AF845514

Carmen C. Hohmann

Ein jüdisches Professorenschicksal zwischen Hamburg und London

Hamburger Studien zur Geschichte der Medizin

herausgegeben von

Kai Sammet und Ursula Weisser

(Institut für Geschichte und Ethik der Medizin,
Universitätsklinikum Hamburg-Eppendorf)

Band 6

LIT

Carmen C. Hohmann

Ein jüdisches Professorenschicksal zwischen Hamburg und London

Der Zahnmediziner Hans Jacob Türkheim (1889 – 1955)

LIT

Umschlagbild: Hans Jacob Türkheim 1954 im Alter von 65 Jahren

∞

Gedruckt auf alterungsbeständigem Werkdruckpapier entsprechend
ANSI Z3948 DIN ISO 9706

Bibliografische Information der Deutschen Nationalbibliothek
Die Deutsche Nationalbibliothek verzeichnet diese Publikation in der Deutschen Nationalbibliografie; detaillierte bibliografische Daten sind im Internet über http://dnb.d-nb.de abrufbar.

ISBN 978-3-643-10077-1
Zugl.: Hamburg, Univ., Diss., 2008

©LIT VERLAG Dr. W. Hopf Berlin 2009

Verlagskontakt:
Fresnostr. 2 D-48159 Münster
Tel. +49 (0) 2 51-620 32 22 Fax +49 (0) 2 51-922 60 99
e-Mail: lit@lit-verlag.de http://www.lit-verlag.de

Auslieferung:

Deutschland: LIT Verlag Fresnostr. 2, D-48159 Münster
Tel. +49 (0) 2 51-620 32 22, Fax +49 (0) 2 51-922 60 99, e-Mail: vertrieb@lit-verlag.de

Österreich: Medienlogistik Pichler-ÖBZ GmbH & Co KG
IZ-NÖ, Süd, Straße 1, Objekt 34, A-2355 Wiener Neudorf
Tel. +43 (0) 22 36-63 53 52 90, Fax +43 (0) 22 36-63 53 52 43, e-Mail: mlo@medien-logistik.at

Schweiz: B + M Buch- und Medienvertriebs AG
Hochstr. 357, CH-8200 Schaffhausen
Tel. +41 (0) 52-643 54 30, Fax +41 (0) 52-643 54 35, e-Mail: order@buch-medien.ch

„… too much anti-German feeling even to consider returning.“

Hans Jacob Türkheim (nach Peter Turkheim)

Für Holger,
Nada und Christian

Inhaltsverzeichnis

* Bearbeitet und ergänzt von Ursula Weisser.

Vorwort

Die vorliegende Arbeit ist eine gründlich überarbeitete und erweiterte Fassung meiner Dissertation, die am 30. Oktober 2008, im 53. Todesjahr des Hamburger Kariesforschers und Prothetikers Professor Dr. med. dent. Hans Jacob Türkheim, vom Fachbereich Medizin der Universität Hamburg angenommen wurde. Sie entstand im Rahmen eines 1989 anläßlich des 100jährigen Jubiläums des Universitätsklinikums Hamburg-Eppendorf von der damaligen Direktorin des Instituts für Geschichte und Ethik der Medizin Frau Professor Ursula Weisser initiierten Forschungsprojekts zur Geschichte des Krankenhauses und der dort angesiedelten Medizinischen Fakultät sowie zu Leben und Werk der sie prägenden Ärzte.

Türkheim war einer der sechzehn jüdischen Professoren und Dozenten der Hamburger Medizinischen Fakultät, die nach der „Machtergreifung" der Nationalsozialisten 1933 aus der Universität vertrieben wurden. Dem Holokaust entging er durch rechtzeitige Flucht nach England im Jahr 1936. Diese Bioergographie beleuchtet über seine Person, sein Lebensschicksal und sein wissenschaftliches und praktisches Wirken hinaus auch die zeitgeschichtlichen Rahmenbedingungen dieses für jüdische Zahnmediziner jener Generation exemplarischen Lebenslaufs: die Entwicklung der Zahnheilkunde zu einem vollwertigen akademischen Fach in Deutschland, die Entstehungsgeschichte des Zahnärztlichen Universitäts-Instituts der Hamburgischen Universität, die schwierige Stellung der Zahnheilkunde im Rahmen der akademischen Medizin während der Weimarer Zeit, die Ausgrenzung und Verfolgung jüdischer Zahnärzte an den Universitäten wie in der Praxis nach 1933 sowie die Situation der britischen Zahnheilkunde, wie Türkheim sie in der Emigration in London antraf.

Während der Vorarbeiten zu meiner historischen Untersuchung habe ich von vielen Seiten bereitwillige Unterstützung erfahren, die sie wesentlich zu ihrer Realisierung beigetragen haben.

Zunächst danke ich Herrn Dr. Kai Sammet für die Überlassung des Themas, die wertvollen Ratschläge, die mir den Einstieg erleichterten, und für seine Anfangsbetreuung.

Danach hat Frau Professor Ursula Weisser die weitere Betreuung übernommen. Besonders hilfreich waren mir ihre schnellen und umfassenden Korrekturen meiner Entwürfe, ihre vielfältigen methodischen Ratschläge zur Auswertung und Interpretation der Quellen nach den Grundsätzen in der Medizinhistorik und ihre Vorschläge zur Strukturierung der Arbeit sowie ihre zahlreichen Hinweise auf weiterführende Literatur. Ich möchte mich daher an dieser Stelle für ihre Geduld und ständige Präsenz in allen Phasen der Bearbeitung ganz herzlich bedanken.

Für die Buchausgabe hat sie überdies vier Unterabschnitte des biographischen Teils komplett überarbeitet und um wichtige Details ergänzt. Für diese Erweiterung meiner Darstellung danke ich ihr ganz besonders. Nicht zuletzt schulde ich ihr großen Dank für die abschließende Bearbeitung von Text und Abbildungen, für die Gestaltung der Druckvorlage sowie für die Anfertigung des Personenindex. Ohne diese technische Unterstützung wäre eine Veröffentlichung in diesem Umfang nicht möglich gewesen. Schließlich danke ich ihr und Herrn Dr. Sammet für die Aufnahme meiner Arbeit in die von ihnen herausgegebene medizinhistorische Reihe.

Professor Hermann Grensemann bin ich zu großem Dank verpflichtet für sein sorgfältiges und kritisches Lektorat. Er hat wichtige Verbesserungsvorschläge gemacht, auf sachliche Ungenauigkeiten hingewiesen und manchen Flüchtigkeitsfehler beseitigt.

Überaus großen Dank schulde ich dem inzwischen (2002) verstorbenen Herrn Peter Turkheim, London, der mir in großzügigster Weise den persönlichen Nachlaß seines Vaters zugänglich gemacht und mir so einen tieferen Einblick in dessen wissenschaftliches und gesellschaftliches Leben ermöglicht hat. Vor allem aber vermittelte er mir einen lebendigen Eindruck von der imponierenden Persönlichkeit seines Vaters. Er wie seine Frau Anne-Marie geb. Eltringham (gest. 2006) stellten sich immer wieder bereitwillig für Befragungen zur Verfügung. Ohne die Großzügigkeit, mit der sie mir ihre Familienüberlieferung und ihre persönlichen Erinnerungen zugänglich gemacht haben, wäre das Bild von Hans Türkheim als Mensch, Forscher und Lehrer, das ich hier zu zeichnen versucht habe, um ein Vielfaches blasser und schemenhafter geblieben.

Im Staatsarchiv der Freien und Hansestadt Hamburg war insbesondere Frau Dr. Heidelies Wittig-Sorg stets hilfreich bei der Suche nach Akten und Sekundärliteratur, ebenso die selbständigen Historikerinnen Frau Claudia Thorn und Frau Silvia Harrfeldt sowie Frau Sybille Baumbach. Ihr schulde ich ganz besonderen Dank dafür, daß sie in der letzten Phase der Überarbeitung unermüdlich im Hamburger Staatsarchiv forschte, um noch vorhandene Lücken in der Familiengeschichte der Türkheims zu schließen. So konnte weitere Daten zum väterlichen Familienzweig, über den keine zusammenfassenden Aufzeichnungen vorlagen, rekonstruiert werden.

Auch danke ich Frau Ines Domeyer, Hauptbibliothekarin und Archivarin am Johanneum Hamburg; sie war mir bei der Beschaffung von Informationen und Dokumenten aus der Schulzeit von drei Generationen der Familie Türkheim eine große Hilfe. Dank gebührt ferner Frau Dipl.-Bibl. Carla Greulich-Spieß vom Hamburger Institut für Geschichte und Ethik der Medizin, die mir bei der Literatursuche immer gern behilflich war.

Zum ersten Einstieg in die Recherche zu Türkheims Leben während seiner Londoner Zeit verhalfen mir Frau Helen Nield, Mitarbeiterin der BDA, sowie Frau Melanie Parker, Museum Education Officer des BDA Dental Museum, und besonders die Archivarin Frau Claire Jackson von der Royal Society of Medicine. Auch diesen Damen möchte ich auf diesem Wege herzlich danken.

Ein großer Dank gilt Herrn Professor Paul Weindling vom Department of History der Oxford Brookes University und seinem 2007 verstorbenen Mitarbeiter Herrn Dr. John Zamet, die mir die gewünschten Auskünfte aus dem Fundus ihres breiten historischen Wissens über die Situation der Emigranten in Großbritannien bereitwillig zur Verfügung stellten.

Des weiteren danke ich Herrn Professor Georg Conrads, Leiter des Lehr- und Forschungsgebietes Orale Mikrobiologie und Immunologie der Medizinischen Fakultät, Universitätsklinikum der RWTH Aachen, für seine Erläuterungen zur Durchführung von bakteriologischen Studien und zur Interpretation ihrer Ergebnisse.

Ein besonderer Dank gilt schließlich meiner Familie, die immer Verständnis für meine Arbeit zeigte und auf deren Unterstützung ich stets zählen konnte – meinem Mann, der mich immer wieder motivierte und bei der Materialbeschaffung eine große Hilfe war, meinem Sohn, der mich mit seinen Computerkenntnissen vor den Tücken der Technik bewahren konnte, die Qualität der beigefügten Abbildungen erheblich verbessert und den im Anhang beigefügten Stammbaum erstellt hat, sowie meiner Tochter, die mir mit ihren Englischkenntnissen zur Seite stand.

Diese erste umfassende Würdigung Hans Türkheims erscheint zur 120. Wiederkehr seiner Geburtstages verbunden mit der Hoffnung, daß sie dazu beitragen möge, die Erinnerung an einen bedeutenden Hamburger Zahnmediziner wachzuhalten, den der in Deutschland unter dem Regime der Nationalsozialisten herrschende Rassenwahn daran hinderte, sein wissenschaftliches Potential voll zu entfalten, der aber selbst fern der Universität in der Emigration seine wissenschaftliche Ideale nicht aus den Augen verlor und sie auch unter schwierigen Bedingungen mit sehr bescheidenen Hilfsmitteln weiterverfolgte.

Hamburg, im Juni 2009 Carmen C. Hohmann

Allgemeine Abkürzungen

*	Bearbeitet und ergänzt von Ursula Weisser
A.C.D.S.	Anglo-Continental Dental Society
ADA	American Dental Association
AJohHH	Archiv der Gelehrtenschule des Johanneums, Hamburg
AJR	Association of Jewish Refugees
AKE	Allgemeines Krankenhaus Eppendorf
ÄZB	Ärztliche Zentralbibliothek
BDA	British Dental Association
BDS	British Dental Society
BMA	British Medical Association
C.D.S.	Continental Dental Society
CfHMS	Centre for Health, Medicine and Society
COR	Central Office for Refugees
E.D.S.	European Dental Society
FDI	Federation Dentaire Internationale
FHH	Freie und Hansestadt Hamburg
GMC	General Medical Council
L.D.S.	Licentiate in Dental Surgery
MedFakHH	Archiv der Medizinischen Fakultät Hamburg, Universitätsklinikum Hamburg-Eppendorf
Nachlaß HT	Nachlaß Hans Türkheim im Besitz der Familie Peter Turkheim
NSDAP	Nationalsozialistische Deutsche Arbeiterpartei
RA(A)	Rechtsanwalt/wälte
RAM	Reichsarbeitsministerium
RM	Reichsmark
SPSL	Society for Protection of Science and Learning
StAH	Staatsarchiv der Freien und Hansestadt Hamburg
StAMü	Staatsarchiv München
StANü	Staatsarchiv Nürnberg
StadtAWü	Stadtarchiv Würzburg
UAWü	Universitätsarchiv der Bayerischen Julius-Maximilians-Universität Würzburg
UKE	Universitäts-Krankenhaus Eppendorf (ab 2000: Universitätsklinikum Hamburg-Eppendorf)
UKE-Archiv	Historisches Archiv des Universitätsklinikums Hamburg-Eppendorf im Institut für Geschichte und Ethik der Medizin
U.O.B.B.	Unabhängiger Orden der B'nai B'rith
ZVH	Zahnärztlicher Verein in Hamburg

1 Einleitung

1.1 Fragestellung

Die vorliegende Arbeit befaßt sich mit der Biographie und dem wissenschaftlichen Werk eines Zahnmediziners, der in der Anfangsphase der Hamburgischen Universität in der Zeit der Weimarer Republik bedeutenden Anteil an der Etablierung der Zahnheilkunde als akademisches Fach in Hamburg hatte. Zugleich verfolgt sie das Ziel, einen Beitrag zur Aufklärung des Schicksals jüdischer Mediziner und Zahnmediziner zu leisten, die im „Dritten Reich" zuerst ihrer wissenschaftlichen und beruflichen Arbeitsmöglichkeiten beraubt und dann aus Deutschland vertrieben wurden, ein Thema, das in Hamburg durch Hendrik van den Bussche schon relativ früh aufgegriffen worden ist. So konnte ich auf seine umfassende Darstellung der Hamburger Medizinischen Fakultät im Nationalsozialismus zurückgreifen, in der er u. a. die Repressionen des Regimes gegen die als „Nichtarier" diffamierten Hamburger Professoren und Dozenten ausführlich beleuchtet.

Die Ausgrenzung aufgrund seiner jüdischen Herkunft erlebte Türkheim als krassen Widerspruch zu seinem Selbstbild, das wie das vieler seiner Leidensgenossen vom Gefühl der vollkommenen Zugehörigkeit zur deutschen bürgerlichen Gesellschaft bestimmt war. Deshalb wird zunächst die Geschichte seiner teilweise bereits seit dem 17. Jahrhundert in Hamburg ansässigen Familie als Beispiel für die Emanzipation und nachfolgende Assimilation der jüdischen Bevölkerung vor dem Hintergrund der allgemeinen Entwicklung im 19. und frühen 20. Jahrhundert unter besonderer Berücksichtigung der Hansestadt dargestellt.

Danach werden Türkheims Werdegang, seine Schul- und seine Studienzeit sowie die Anfänge seiner wissenschaftlichen Tätigkeit in München und seine Rückkehr in seine Vaterstadt geschildert. Seine nur zwölf Jahre umfassende Tätigkeit als Hochschullehrer begann kurz nach der Einrichtung eines Zahnärztlichen Instituts an der 1919 neu gegründeten Hamburgischen Universität, dessen Frühgeschichte als Hintergrund für die Darstellung seines beruflichen Werdegangs ebenfalls kurz skizziert wird.

Eine tiefe Zäsur in Türkheims Leben bildeten die zwangsweise Beendigung seiner akademischen Karriere 1933 und die drei Jahre später folgende Emigration nach London, wo er nur noch als niedergelassener Zahnarzt arbeiten konnte. Mit Ausnahme von Berichten über sein Wirken in Fachgesellschaften, über das einige Veröffentlichungen Auskunft geben, standen daher für die Rekonstruktion dieser Lebensphase lediglich die Erinnerungen seines zur Zeit der Befragung 81jährigen Sohnes Peter und dessen Frau Anne-Marie zur Verfügung.

Türkheims Ausbildung sowie seine Berufs- und seine akademische Tätigkeit fiel in einen Zeitraum, in dem in der Zahnheilkunde in Deutschland noch ein Dualismus zwischen handwerklich orientierten Dentisten und studierten Zahnmedizinern herrschte, der nicht nur zu innerfachlichen Konflikten führte, sondern auch die Behauptung der Odontologie im Rahmen der akademischen Medizin erschwerte. Besondere Bedeutung kam daher ihrer Professionalisierung durch wissenschaftliche Forschung nach Methoden zu, die in der Medizin allgemein anerkannt waren. Unter diesem Aspekt werden Türkheims wissenschaftliche Arbeiten in den Kontext der zahnmedizinischen Forschung der 1920er Jahre gesetzt, einer Zeit, in der die Fachdiskussionen auf diesem Gebiet noch nicht durchweg professionell geführt wurden.

1.2 Einführung in Forschungsstand, Material und Methoden

1.2.1 Zum Forschungsstand

Leben und Werk Hans Jacob Türkheims[1], dessen Namen man selbst im *Biographischen Handbuch der deutschsprachigen Emigration nach 1933* vergeblich sucht, waren bislang noch nicht Gegenstand einer umfassenden historischen Untersuchung. Eine erste Zusammenfassung seines beruflichen und privaten Lebensweges veröffentlichte 1956 sein Freund und Kollege Alfred Kantorowicz in seinem Nachruf auf Türkheim in der *Deutschen Zahnärztlichen Zeitschrift*.[2] In neuerer Zeit wurde er mehrfach in medizinhistorische Untersuchungen über das Schicksal von Verfolgten des nationalsozialistischen Regimes miteinbezogen. So wurde in der von Hendrik van den Bussche herausgegebenen und zu großen Teilen von ihm selbst verfaßten grundlegenden Darstellung über die Medizinische Fakultät der Hansischen Universität Hamburg im „Dritten Reich" aus dem Jahr 1989 neben anderen mit Berufsverboten belegten jüdischen Professoren und Dozenten auch Türkheim berücksichtigt. Dort wird seine Forschungs- und Lehrtätigkeit in Hamburg vor seiner Vertreibung aus seiner Professur sowie als Honorarprofessor in der Nachkriegszeit bis zu seinem Tod 1955 kurz umrissen.[3] In der 1992 erschienenen Übersicht über die *Spuren Vertriebener und Verfolgter der Hamburger Universität* von Angela Bottin und Rainer Nicolaysen findet sich eine kurze stichwortartige Darstellung seiner wissenschaftlichen Biographie.[4]

Einen etwas umfassenderen Überblick über Türkheims Lebensweg bietet Ulrich-Wilhelm Depmer in seiner 1993 erschienen Dissertation über *Weg und Schicksal verfolgter Zahnmediziner während der Zeit des Nationalsozialismus*. Seine Informationen basieren auf dem von Kantorowicz verfaßten Nachruf, den von Bottin zusammengestellten Fakten und den Würdigungen der Persönlichkeit Hans Türkheims in der ersten Gedächtnissitzung der Continental Dental Society zu seinen Ehren im Oktober 1955 sowie auf einer 1985 geführten Korrespondenz mit Türkheims jüngerem Sohn Peter, der auch wichtiges Material für die vorliegende Arbeit geliefert hat.[5] Ähnlich ausführlich geht Peter Schröck-

[1] Bei seiner Einbürgerung nach Großbritannien 1948 (s. Kap. 3.8.2) paßte er die Schreibweise seines Namens englischen Gewohnheiten an und nannte sich fortan „Turkheim" (ohne Umlaut). In dieser Arbeit wird indes für ihn durchgängig die ursprüngliche Namensform verwendet.

[2] Kantorowicz 1956, S. 57 f.

[3] S. Bussche 1989a, S. 50 und 52; vgl. auch den Eintrag im Anhang „Vertriebene Wissenschaftler" in: Krause et al. (Hrsg.), Bd. 3, S. 1480.

[4] S. Bottin/Nicolaysen 1992, S. 8, 34, 49 und 115.

[5] S. Depmer 1993, S. 104-106.

Schmidt in seiner Arbeit *Leuchtende Sterne der Medizin* aus dem Jahr 1996, in dem er u. a. Einzelschicksale von jüdischen Zahnmedizinern schildert, auf Türkheim ein.[6] Türkheims Rückkehr an die Universität Hamburg Anfang der 1950er Jahre behandelte Nicolaysen kürzlich in einem Aufsatz über die Remigration vertriebener Hamburger Hochschullehrer.[7]

Die Vertreibung von Ärzten und Zahnärzten aus Deutschland wie auch speziell aus Hamburg durch das Hitlerregime war bereits Gegenstand so zahlreicher historischer Arbeiten, daß nicht alle hier Berücksichtigung finden konnten. Für die vorliegende Untersuchung wurden zur Darstellung des historischen Rahmens, in dem die Biographie Türkheims zu sehen ist, neben den bereits erwähnten Arbeiten und der Sammelbiographie *2000 Kurzbiographien bedeutender deutscher Juden des 20. Jahrhunderts* von Walter Tetzlaff (1982) vor allem folgende Werke herangezogen: zur Emigration jüdischer Wissenschaftler generell *Der Exodus aus Nazideutschland und die Folgen. Jüdische Wissenschaftler im Exil*, herausgegeben von Marianne Hasler und Jürgen Wertheimer (1997), zur Vertreibung von Zahnmedizinern *Zahnärzte 1933–1945. Berufsverbot. Emigration. Verfolgung* von Michael Köhn (1994) sowie speziell zu Hamburger Ärzten die auf ein einzelnes Krankenhaus fokussierte Dissertation von Matthias Andrae über *Die Vertreibung der Jüdischen Ärzte des Allgemeinen Krankenhauses Hamburg-St .Georg im Nationalsozialismus* (1997, Überarbeitung 2003) und die Magisterarbeit von Anna von Villiez über *Die Verdrängung der jüdischen Ärzte Hamburgs aus dem Berufsleben, 1933–1945* (2002).

Für die Geschichte der Juden und der jüdischen Assimilation und Emanzipation im 19. Jahrhundert beziehe ich mich besonders auf Jakob Katz' Buch *Zur Assimilation und Emanzipation der Juden* von 1982, auf zwei einschlägige Kapitel aus Thomas Nipperdeys *Deutscher Geschichte* aus dem Jahr 1993 sowie auf die Abhandlung von Claus-Dieter Krohn über die *Jüdische Emigration zwischen Assimilation und Verfolgung* von 2001. Für die speziellen Verhältnisse in Hamburg vom 17. bis zum frühen 20. Jahrhundert konnte nur ein kleiner Teil der insbesondere in neuerer Zeit sehr zahlreich erschienenen Studien herangezogen werden, so neben einer älteren Dissertation von Herbert Gonsiorowski über *Die Berufe der Juden Hamburgs* (1927) namentlich Arbeiten von Peter Freimark, Arno Herzig, Helga Krohn, Ina Lorenz und Michael Studemund-Halévy sowie das vom Hamburger Institut für die Geschichte der deutschen Juden unter redaktioneller Leitung von Kirsten Heinsohn 2006 herausgegebene Nachschlagewerk *Das jüdische Hamburg*.

[6] S. Schröck-Schmidt 1996, S. 146-148.

[7] Nicolaysen 2008.

1.2.2 Zum Quellenmaterial

Bei den Nachforschungen über Leben und Werk Hans J. Türkheims wurden neben allgemein zugänglichen gedruckten Quellen, die das politische, soziale und wissenschaftliche Umfeld Türkheims im Blick auf seine jüdische Abstammung genauer beleuchten, auch unveröffentlichte Quellen aus verschiedenen öffentlichen und privaten Archiven herangezogen. Sein seinerzeit in London lebender zweiter Sohn Peter Turkheim[8] (geb. in Hamburg am 13. Juli 1919) gewährte mir Einblick in den in seinem Besitz befindlichen persönlichen Nachlaß seines Vaters. Er besteht aus zwei von diesem selbst geschriebenen Lebensläufen, einem aus der Mitte der 1920er Jahre[9] und einem aus Anlaß der Beantragung der britischen Staatsbürgerschaft ca. 1947 verfaßten[10] mit einer Publikationsliste, ferner Dokumenten aus seiner Studienzeit und Unterlagen zu der von ihm mitbegründeten Continental Dental Society (C.D.S.).[11] Überdies konnte Peter Turkheim mir eine detaillierte Schilderung des Lebens seines Vaters geben. Interviews, die ich am 23. August 2000 und am 16. Januar und 6. September 2001 mit ihm und seiner Ehefrau Anne-Marie führte, sowie ein mehrjähriger Briefwechsel mit beiden vermittelten mir über die Klärung vieler biographischer Details hinaus eine bessere Vorstellung vom Menschen Hans Türkheim. Dem Sohn lag sehr viel an der Fertigstellung dieser Arbeit, er konnte aber nur noch Teile des Entwurfs einsehen. Ehe die endgültige Fassung vorlag, starb er am 2. April 2002 in London im Alter von 83 Jahren.[12]

Im Archiv der von drei Generationen Türkheim besuchten Gelehrtenschule des Johanneums zu Hamburg fanden sich Unterlagen zu Hans Türkheim selbst und zu seinen beiden Söhnen wie auch zu seinem Vater und seinem Onkel Leo Türkheim.

Im Staatsarchiv der Freien und Hansestadt Hamburg (StAH) befindet sich im Bestand Hochschulwesen II eine Personalakte Türkheims, die über den Beginn

[8] Da Türkheims Sohn Peter und dessen Frau Anne-Marie zur Zeit meines Kontakts mit ihnen den bei der Einbürgerung nach Großbritannien ans Englische angepaßten Namen „Turkheim" führten, verwende ich im Folgenden für sie und weitere Mitglieder des in England lebenden Familienzweiges stets die Namensform ohne Umlaut.

[9] Möglicherweise vorgelegt im Zusammenhang mit seiner Kandidatur für die Leitung der Prothetischen Abteilung des Zahnärztlichen Universitäts-Instituts Hamburg 1926.

[10] Laut handschriftlicher Notiz („For Naturalization etc. for Mr. Tooth"). Bei dem Adressaten, der wohl als Anwalt oder Bürge fungierte, handelte es sich um den Londoner Rechtsanwalt Jeffry Tooth (vgl. unten Kap. 3.7.2.4). Das beigefügte Literaturverzeichnis umfaßt sämtliche 65 Arbeiten, die Türkheim bis 1935 veröffentlicht hatte.

[11] Dieser Nachlaß ist nach dem Tod von PeterTurkheims Frau Anne-Marie 2006 in den Besitz ihres Sohnes Michael Turkheim, Kingston/Surrey, übergegangen.

[12] S. Brief von Anne-Marie Turkheim vom 6.4.2002.

und das Ende seiner wissenschaftlichen Karriere an der Hamburger Universität Auskunft gibt, und eine zweite zum Wiedergutmachungsverfahren und zu der ihm in diesem Zusammenhang verliehenen Honorarprofessur. Dazu wurden dort ebenfalls Akten der Zahnärztlichen Universitätsklinik aus den Jahren 1951 bis 1953 und Dokumente zur Verleihung des Professorentitels an Türkheim eingesehen. Des weiteren standen Akten zu Prüfungskommissionen für die Zahnärztliche Prüfung aus der Weimarer Zeit und zu Änderungen des Hamburger Hochschulgesetzes 1929 und 1930 zur Verfügung.

Über Hans Türkheims Vorfahren und weitere Familienangehörige waren im Bestand Wedde[13] I und II, in den Akten der Jüdischen Gemeinde, im Melderegister sowie in den Beständen Medizinalkollegium und Staatsangehörigkeitsaufsicht sowie in den Dozenten- und Personalakten des Hochschulwesens einige Informationen zu finden. Von der mit Türkheim verwandte Familie Lippmann wird im Hamburger Staatsarchiv ein umfangreiches Archiv mit vielen Bilddokumenten aufbewahrt, in dem sich auch ein Bericht des Ehepaars Türkheim über seinen ersten Nachkriegsbesuch in Hamburg findet. Das ebenfalls dort befindliche Familienarchiv Türkheim enthält lediglich 26 Manuskripte größtenteils unveröffentlichter Werke von Hans Türkheims Vater Julius. Sie wären wohl von einigem Interesse für die Geistes- und Mentalitätsgeschichte des Kaiserreichs, konnten hier indes nicht bearbeitet werden.

Das Archiv der Medizinischen Fakultät im Universitätsklinikum Hamburg-Eppendorf stellte mir Akten über Türkheims Antrag auf erneute Lehrtätigkeit nach dem Krieg und über seine Ernennung zum Honorarprofessor zur Verfügung, die über die fakultätsinternen Diskussionen und Entscheidungen Aufschluß geben.

Aus seinem Leben in Großbritannien waren nur begrenzte Informationen zu erhalten. Besonders wertvoll waren die Unterlagen aus der *Biographical Database of European Medical Refugees in Great Britain 1930s–1950s* der Wellcome Trust Centre Unit for Health, the History of Medicine and Society der Oxford Brookes University. Genaueren Aufschluß über seine private wissenschaftliche Tätigkeit in England hätte wohl Türkheims wissenschaftlicher Nachlaß geben können, eine Sammlung von Büchern, Zeitschriftenexemplaren und Farbdiapositiven von seinen mikroskopischen Untersuchungen, die seine zweite Ehefrau Frances (Franziska) 1955 nach seinem Tod der Medical School des University College Hospital in London übergeben und die dort in der Bibliothek der Dental

[13] Der Begriff Wedde, wörtlich „Strafgeld", diente bis 1811 als Bezeichnung der hamburgischen Polizeibehörde, die auch die Funktion eines Einwohnermeldeamtes ausübte, s. Flamme et al. (Hrsg.) 1999, S. 129.

Section ihren Platz gefunden hatte.[14] Wie Peter Turkheim bei einem späteren Treffen mit einer Bibliotheksmitarbeiterin erfuhr, sind diese Zeugnisse des wissenschaftlichen Wirkens seines Vaters indes durch einen Brand vollständig vernichtet worden.[15] Nur ein Teil der Zeitschriften, vorwiegend deutschsprachige Monatsschriften, sowie sonstige Druckschriften, die dort als Dubletten ausgesondert worden waren, überlebten, weil sie an das Londoner College of Surgeons weitergegeben worden waren.[16]

Das frühe Ende von Türkheims akademischer Laufbahn 1933 machte es unmöglich, Studenten oder gar ehemalige Mitarbeiter aus seiner Hamburger Zeit aufzuspüren, deren Erinnerungen es erlaubt hätten, seine Persönlichkeit als Forscher und Lehrer näher zu beleuchten. In London wiederum konnte er keinen Schülerkreis aufbauen, da er in Großbritannien keine Lehrbefugnis erhalten hatte.[17] Auf mein Suchinserat nach Zeitzeugen in der Zeitschrift der Association of Jewish Refugees (*AJR Information*) meldete sich lediglich ein jüngerer Kollege Türkheims, John Ellinger, der seinerzeit in London in unmittelbarer Nachbarschaft praktiziert hatte. Allerdings sollte es bei einem einzigen, sehr knapp gehaltenen Brief seinerseits bleiben, in dem er mir auch nur einen Teil meiner Fragen beantworten konnte.

1.2.3 Zum methodischen Vorgehen

Zunächst wird als Hintergrund für den Lebenslauf Hans Türkheims die allgemeine Situation jüdischer Bürger in Deutschland in der zweiten Hälfte des 19. bis zum Ende des Kaiserreichs sowie die Geschichte seiner jüdischen Vorfahren in Hamburg skizziert. Der spezielle Teil der Arbeit gliedert sich in einen biographischen und einen wissenschaftshistorischen Hauptteil. Der erste umfaßt sowohl Türkheims persönliche Biographie als auch seinen wissenschaftlichen Werdegang und seine akademische Karriere, die durch die Vertreibung aus seinem Lehramt an der Hamburgischen Universität unterbrochen wurde und an die er nach Kriegsende im Rahmen der Wiedergutmachung wieder anzuknüpfen

[14] S. Schreiben der University College Hospital Medical School an Frau Francis Turkheim vom 10.6.1955, Nachlaß HT; vgl. auch Grossmann 1955, S. 7.

[15] Telefonische Mitteilung von Peter Turkheim vom 10.9.2001.

[16] Mitteilung des Dental Department der Medical School an Francis Turkheim vom 22.6.1955, Nachlaß HT.

[17] Auskunft des kürzlich verstorbenen Dr. John Zamet (1932–2007), Professor für Periodontologie i. R., Historiker und Mitarbeiter von Prof. Paul Weindling am CfHMS an der Oxford Brookes University, E-Mail vom 10.7.2003; vgl. auch Weindling 1996. [Zamet, der sich in den letzten Jahren seines Lebens mit historischen Forschungen über deutsche und österreichische Flüchtlinge, insbesondere Zahnärzte, aus Hitler-Deutschland befaßte, erhielt für seine Arbeit darüber postum den PhD-Titel (E-Mail seiner Witwe Susan vom 6.8.2007).]

versuchte, sowie seine Tätigkeit als niedergelassener Zahnarzt und Privatforscher in London. Besonderes Augenmerk gilt dabei seinen Bemühungen um die Hebung des wissenschaftlichen Niveaus der Zahnmedizin seiner neuen Heimat Großbritannien durch die Gründung und Förderung einer zahnärztlichen Vereinigung, die sich die wissenschaftliche Fortbildung der zahnmedizinischen Praktiker durch Verbreitung neuer Erkenntnisse zum Ziel gesetzt hatte.

Als Grundlage der Würdigung von Türkheims wissenschaftlichem Werk im dritten Hauptkapitel wurde anhand der einschlägigen Bibliographien und seiner eigenen Publikationsverzeichnisse eine vollständige Ergographie erarbeitet, die neben drei Monographien zahlreiche Aufsätze in Fachzeitschriften und Handbuchbeiträge umfaßt; alle diese Arbeiten wurden eingesehen und für die Beurteilung ihres Stellenwerts in der damaligen Fachdiskussion im einzelnen ausgewertet. Seine Beiträge betrafen besonders die Gebiete Histologie des Zahnes, Speichelforschung, Kariesforschung, Sinnesphysiologie des Mundraumes und zahnärztliche Werkstoffkunde. Um eine wissenschaftshistorische Einordnung der Forschungen Türkheims zu ermöglichen, wurde jeweils einleitend der damalige Kenntnisstand in diesen Bereichen der Zahnmedizin skizziert. Erschwert wurde die Aufarbeitung des Forschungskontextes durch den Umstand, daß sich in der Zahnheilkunde seinerzeit noch zahlreiche Autoren aus der Praxis zu wissenschaftlichen Fragen zu Wort meldeten, die in biographischen Lexika nicht verzeichnet sind, so daß mehrfach die Lebensdaten und bisweilen selbst die Vornamen nicht ermittelt werden konnten, geschweige denn Näheres zu ihrem wissenschaftlichen Hintergrund.

In Türkheims Ergographie wurden auch die Arbeiten seiner Hamburger Schüler mitaufgenommen. Leider haben die zur Zeit seiner Lehrtätigkeit am Zahnärztlichen Universitäts-Institut der Hamburgischen Universität Promovierten ihre Doktorväter nicht immer eindeutig benannt, so daß sämtliche Hamburger zahnärztlichen Dissertationen jener Jahre auf Anhaltspunkte hin gesichtet werden mußten, die auf ihn als Haupt- oder wenigstens als Mitbetreuer schließen lassen.

2 Der jüdische Familienhintergrund Hans Türkheims

2.1 Juden in Deutschland im 19. und frühen 20. Jahrhundert

2.1.1 Die Emanzipation und Assimilation der Juden in Deutschland

Der jüdische Anteil an der deutschen Gesamtbevölkerung im späteren Reichsgebiet lag 1816 bei 1,1 % und 1871 bei 1,2 %. Jüdische Großgemeinden entstanden vor 1870 in Berlin, Hamburg, Breslau, Posen und Frankfurt/Main. Die Jahre 1780 bis 1815 und 1840 bis 1870 kann man als die Hauptphasen der jüdischen Emanzipation ansehen. Sie korrespondieren mit bestimmten Phasen der allgemeinen politischen und gesellschaftlichen Entwicklung in Deutschland in diesem Zeitraum.[1] Im Zusammenhang mit dem Aufstieg des Bürgertums und der Formierung der bürgerlichen Gesellschaft begann hier um 1780 die bürgerliche Emanzipation, der Prozess der rechtlichen Gleichstellung und sozialen Integration, der Juden.[2] In dieser Zeit, als sich die Gesellschaft von allen Einschränkungen durch Zünfte, Stände und Kirchen zu befreien suchte, wollte sie auch kein besonderes Judenrecht mehr zulassen. Die Emanzipation der Juden war demnach ein Bestandteil des allgemeinen Emanzipationsprozesses, der das Bürgertum aus den Zwängen des ständischen Feudalismus befreite. Das preußische Emanzipationsedikt von 1812 und die Revolution 1848 waren in diesem Prozeß wichtige Teilschritte, doch die endgültige rechtliche Gleichstellung von Bürgern jüdischen Glaubens in ganz Deutschland ermöglichte erst das Reichsgesetz von 1871.[3]

Im Zusammenhang mit der bürgerlichen Revolution von 1848 begannen herausragende Angehörige des Judentums auch eine Rolle im politischen Leben Deutschlands zu spielen; selbst direkte politische Teilhabe wurde möglich. Dabei kam es im Einklang mit den sonstigen Anpassungsbestrebungen nicht zur Gründung einer spezifisch jüdischen Partei, sondern zu einer Verteilung auf die verschiedenen politischen Lager entsprechend der individuellen Überzeugung des Einzelnen. Allerdings war die Mehrheit der politisch aktiven Juden zwischen 1867 und 1878 liberal gesinnt. 16 Angehörige der jüdischen Religion sowie sechs

[1] S. Rürup 1984, S. 106.

[2] Zu den Begriffen Emanzipation (und Assimilation) s. u. a. NLJ, S. 132-134, s. v.

[3] S. Rürup 1984, S. 105-109.

Getaufte waren in dieser Zeit Mitglieder des Reichstags. 1874 befanden sich unter den Linksliberalen sechs bekennende Juden und ein Getaufter, unter den Nationalliberalen sieben Juden und drei Getaufte, hinzu kam ein getaufter Freikonservativer. In den Landtagen sah die Zusammensetzung ähnlich aus.[4]

In den 1860er und 1870er Jahren wurde die bürgerlich-rechtliche Emanzipation der Juden als gesetzlich verankerte Gleichstellung weitgehend vollzogen, doch begleitete den gesamten Emanzipationsprozeß eine judenfeindliche Publizistik.[5] Außerdem gab es nach wie vor öffentliche Bereiche, zu denen Juden nur in stark eingeschränktem Maße Zugang erhielten, vor allem das Beamtentum und das Offizierskorps, jedoch geschah diese Diskriminierung weniger aus antisemitischen Gründen, sondern eher aus der Tradition religiös-kulturell bedingter Vorurteile heraus. In der Folgezeit wurden Verbürgerlichung und sozialer Aufstieg der Juden durch deren Bestrebungen gefördert, sich an die deutsche Gesamtbevölkerung anzupassen. Viele wandten sich stillschweigend oder ausdrücklich von ihren religiösen und kulturellen Traditionen ab. So verbesserte die Taufe als eine Absage an die jüdische Sonderstellung die Chancen bei der Berufsfindung besonders in bezug auf öffentliche Ämter. Gerade bei den gebildeten bürgerlichen Juden war eine Lösung von der Bindung an die „mosaische Konfession" immer häufiger zu beobachten.

Nachdem die Juden ihr reales und geistiges Ghetto hatten verlassen dürfen, paßten sie sich zunehmend ihrer Umwelt an, in Sprache, Sitten, Umgangsformen und Gebräuchen wie in der normalbürgerlichen Moral. In einer Gesellschaft, die sich immer mehr säkularisierte, war Assimilation oft gleichbedeutend mit Akkulturation, mit der Aneignung der deutschen Kultur und der aktiven und schöpferischen Beteiligung am kulturellen Leben der Nation. Die soziale und kulturelle Annäherung an die Mehrheitsgesellschaft reichte bis hin zur vollständigen Verschmelzung, bei der Bürger jüdischer Abstammung ihre traditionelle Lebensweise gegen ein „wahres Deutschtum" einzutauschen suchten.[6] Daß ihre vielfältigen sozialen, kulturellen und wissenschaftlichen Beiträge von einem großen Teil der Nation angemessen gewürdigt wurden, trug zur Verstärkung ihres Zugehörigkeitsgefühls bei. Es traten nicht nur jüdische Künstler und Schriftsteller deutscher Sprache hervor, Forscher jüdischer Herkunft leisteten auch wichtige Beiträge zu den Naturwissenschaften und spielten eine große Rolle in der medizinischen Forschung; die einflußreichen Positionen im Wissenschaftsbetrieb blieben ihnen aber zumeist nach wie vor verschlossen.

[4] S. Nipperdey 1993b, S. 409.

[5] S. ebd., S. 401-409.

[6] S. Volkov 1990, S. 132-144.

Der soziale Kontakt mit Nichtjuden in Beruf, Schule und Studium, in Verbänden und Vereinen war häufig unproblematisch, es gab viele individuelle Freundschaften. Allerdings zeigten sich auch immer wieder Grenzen, da die von vielen Juden erstrebte Assimilation letztlich abhängig war von der Bereitschaft der Majoritätsgesellschaft, die jahrhundertelang als fremdartig empfundene Minderheit als gleichberechtigten Teil des deutschen Volkes zu akzeptieren. Das Bewußtsein des „Andersseins" der jüdischen Bevölkerungsgruppe schwand jedoch nicht vollständig, es erhielt vielmehr im Gefolge der Gründerkrise durch den nunmehr rassisch begründeten Antisemitismus[7] neuen Auftrieb. Auf Seiten der Nichtjuden zeigte sich dies durch gelegentliches Auftreten von Judenfeindschaft in breiteren Schichten der Gesellschaft oder auch im Ausschluß von Juden von bestimmten Vereinen. Diese Beschränkung ihres geselligen Umgangs mit Angehörigen der christlichen Mehrheit hatte zur Folge, daß viele von ihnen sich weiterhin in vorwiegend jüdischen Gesellschaftskreisen bewegten.

Gerade in den Bereichen, wo die Assimilation am weitesten fortgeschritten war, kam es infolge einer Überanpassung der Juden, die oftmals als Vorreiter neuer gesellschaftlicher Entwicklungen auftraten, zu erneuten Spannungen.

> Die Juden, die sich von ihrer eigenen Tradition emanzipierten, assimilierten sich nicht einfach, sie wurden Musterschüler von Bürgerlichkeit und Bildung, das konnte gelegentlich den leicht negativen Eindruck des Forcierten, Künstlichen, Nicht-ganz-Selbstverständlichen erwecken: Musterschüler sind nicht geliebt. Ja, die assimilierten wohlhabenden Juden wurden Protagonisten einer neuen Modernität, die der Normalbürgerlichkeit der Deutschen, auch in ähnlicher sozialer und kultureller Lage weit voraus war. Die späten Schnellstarter überholten die frühen Langsamgeher, das schuf trotz der prinzipiellen Angleichung neue Fremdheit. Der Familienstil schon war anders, geringe Kinderzahl, schneller Abbau des Patriarchalismus, neue Stellung der Frauen; der Sozialstatus disponierte zum großstädtischen Stil der wirtschaftlich oder akademisch gehobenen Berufe, der höheren Bildung und der Feinheit, ja der Nähe zur ästhetischen Moderne – in der Literatur, dem Theater, der bildenden Kunst. Jetzt unterschied sich diese jüdische Gesellschaft von der deutschen nicht mehr durch einen Überhang von „fremder" und vielleicht alter Tradition und durch ihr Wirtschaftsverhalten und ihren ökonomisch-sozialen Status, sondern durch ihre ausgeprägte Modernität von Lebensformen [...] Die Assimilation ins Bürgerlich-Moderne ging so schnell, daß sie die eigentlich erstrebte Normalität überschritt, und also die Distanz zu den Nichtjuden gerade nicht aufhob.[8]

Viele Juden glaubten nach ihrer Assimilation an die bürgerliche Gesellschaft mit der Übernahme der materiellen, politischen und geistigen Errungenschaften der Bevölkerungsmehrheit die endgültige Aufnahme in die deutsche Nation erreicht zu haben. Sie wirkte sich nicht zuletzt in wirtschaftlicher Hinsicht positiv aus.

[7] Zum Begriff (geprägt 1879 von Wilhelm Marr, 1819–1904, vgl. zu ihm Krohn 1974, S. 184-186) und zur Geschichte des Antisemitismus vgl. u. a. NLJ, S. 43-47, s. v.

[8] Nipperdey 1993b, S. 406 f.

Hatten 1848 noch 90% der Juden in Deutschland am Existenzminimum gelebt, so hatten 1871 bereits 60 % den Aufstieg in die mittleren und oberen Steuerklassen geschafft (s. Tab. 1). Sie konnten von den neuen wirtschaftlichen Chancen im Zusammenhang mit der Industrialisierung besonders profitieren, da sie über Jahrhunderte auf Geldgeschäfte und Handel beschränkt gewesen und damit zu Spezialisten auf diesem Gebiet geworden waren. Gerade in den stürmischen Wachstumsjahren nach der Reichsgründung konnten einheimische Juden, die nun vor allem zum Mittelstand, dem wohlhabenden Bürgertum und Großbürgertum gehörten, riesige Vermögen schaffen.[9]

Das soziale Profil der Juden, das durch eine breite Mittelschicht und eine kleine, sehr reiche Oberschicht gekennzeichnet war, unterschied sich erheblich von dem der Gesamtbevölkerung. Dies fiel besonders bei den durchschnittlichen Steuerleistungen ins Gewicht, die siebenmal höher ausfielen als die der Katholiken und dreieinhalbmal so hoch wie die der Protestanten.

Zugehörigkeit zu sozialen Gruppen	1848	1871/74
bürgerlich gesicherte Existenzen (obere und mittlere Steuerstufen)	15–33 %	60 %
kleinbürgerliche und knapp am Existenzminimum Lebende	40–25 %	35–15 %
arme, marginale, nicht verbürgerte Existenzen	40–50 %	5–25 %

Tab. 1: Jüdische Sozialstruktur im Gebiet des Deutschen Reiches[10]

Neben dem Besitz stellt die Bildung die wichtigste Grundlage des sozialen Aufstiegs dar. Weit stärker als der Anteil der Juden an der Gesamtbevölkerung stieg ihre Zahl an höheren Schulen und Universitäten. Die starke Bildungsmotivation der jüdischen Minderheit läßt sich aus ihrem Aufstiegswillen, aber auch aus ihrer eigenen Bildungstradition erklären. Da die Beamtenkarriere für akademisch ausgebildete jüdische Bewerber weiterhin schwer zugänglich war, strebten sie vor allem in die freien Berufe und wurden Ärzte, Anwälte, Journalisten und Schriftsteller.

Feste Anstellungen im wissenschaftlichen Bereich zählten in Deutschland überwiegend zu den Beamtenpositionen, waren somit für Juden meist nur bis zu einer gewissen Stufe erreichbar. Der freie Zugang zur Lehrtätigkeit ermöglichte zunächst vielen von ihnen die Habilitation. Die verhältnismäßig hohe Zahl von Privatdozenten jüdischer Herkunft an den Universitäten erklärte sich freilich nicht

[9] S. Graml 1990, S. 45-49.

[10] Nach Nipperdey 1993a, S. 253. Die Spannen erklären sich aus den unterschiedlichen Verhältnissen in den einzelnen deutschen Ländern. „Für 1848 treffen die ersten Zahlen eher auf Preußen, die zweiten auf Bayern […] zu“ (ebd.).

allein aus dem Bildungsdrang und der neuen Intellektualität der Juden. Da diese Stellung nicht mit einem festen Gehalt verbunden war und somit den Lebensunterhalt ihres Inhabers nicht zu sichern vermochte, bildete der solide finanzielle Hintergrund bürgerlich-jüdischer Familien eine wichtige Voraussetzung für die Wahl einer akademischen Laufbahn, waren die Chancen für die Berufung jüdischer Dozenten auf eine Professur doch stark limitiert. Insbesondere der Aufstieg zum ordentlichen Professor war für sie nur in Ausnahmefällen zu erreichen.[11]

Um die Jahrhundertwende wies die beruflich-soziale Struktur der jüdischen Bevölkerung gegenüber der Situation bei der Reichsgründung kaum Veränderungen auf. So war ihr Anteil an den Erwerbstätigen in Handel und Bankwesen sowie in Industrie und Gewerbe und an den Freiberuflern im Vergleich zur Gesamtbevölkerung nach wie vor überproportional hoch. Grundsätzlich galt, daß sie als Einzelne akzeptiert und integriert waren, jedoch nicht als Gruppe. In staatlichen Berufspositionen und in Teilen der Gesellschaft blieben „die Juden“ Außenseiter.[12]

In Deutschland lebten um 1871 ca. 500 000 Juden, die teilweise im öffentlichen Leben stark präsent waren. Ihr rasches Vordringen auf vielen gesellschaftlichen Gebieten nach der Emanzipation rief in ihrer christlichen Umgebung Neid hervor. Besonders ihre bevorzugte Berufswahl in den Bereichen Handel und freie Berufe wurde ihnen zum Vorwurf gemacht: Sie nähmen zum Nachteil anderer Bevölkerungsgruppen die bequemeren und einträglicheren Erwerbszweige für sich in Anspruch.[13] Als Reaktion setzte mit dem Beginn des Kaiserreichs der Aufstieg einer organisierten antijüdischen Bewegung ein, mit der ein neuer Abschnitt der jüdischen Geschichte begann, der schon nach zwei Generationen in einer Katastrophe enden sollte. Freilich war der Antisemititsmus, wie sich diese Form der Judenfeindschaft nannte, nicht mehr, wie zuvor seit dem Mittelalter, auf Anhänger des jüdischen Glaubens beschränkt, sondern richtete sich nunmehr zunehmend gegen alle Angehörigen einer postulierten „jüdischen Rasse“.[14]

Einen Anlaß bildete die tiefe wirtschaftliche Krise im Anschluß an den Krieg gegen Frankreich und die Gründung des Deutschen Reichs, die 1873 einsetzende „Gründerkrise“, in der fortschreitende Industrialisierung mit wirtschaftlicher Depression und daraus resultierender Zukunftsangst einherging. Unter diesen Bedingungen wuchs, wie häufig während solcher Rezessionsphasen, auch die Bereitschaft, bestimmte Personengruppen für alle Schwierigkeiten verantwortlich zu machen. Die auffallende Rolle der Juden im Bankwesen lieferte scheinbar

[11] S. Nipperdey 1993b, S. 402.

[12] S. ebd., S. 402-413.

[13] S. Katz 1982, S. 194.

[14] S. Wurmbrand/Roth 1999, S. 404.

eine einfache Erklärung: Man unterstellte ihnen, durch ihre Beherrschung des Geldmarktes schuld an der ganzen wirtschaftlichen Misere zu sein.[15]

In den Jahrzehnten vor dem 1. Weltkrieg war die Haltung der nichtjüdischen Mehrheit gegenüber den deutschen Juden ambivalent. Ein großer Teil akzeptierte und begrüßte ihre Integration in die Gesellschaft, während andere offen oder latent antisemitisch gesinnt waren. Diesen galten Juden als „Erreger von Verfallsprozessen"; sie erblickten daher in ihrer fortschreitenden Assimilation einen Prozeß zunehmender Zersetzung des deutschen Volkes und verurteilten die prominente Stellung von Juden in Wirtschaft und Politik als unangemessenen Machtgewinn für das Judentum, das zahlenmäßig nur eine kleine Minderheit bildete.[16]

Im Krieg selbst trat ein bemerkenswerter jüdischer Patriotismus zutage. Die Kriegserklärung Deutschlands im August 1914 rief unter den Juden nicht weniger Begeisterung hervor als in gesamten deutschen Bevölkerung, waren sie doch nach ihrem politischen Selbstverständnis ein loyaler Teil des deutschen Volkes. Daß Juden nun auch Offiziersrang bekleiden konnten, wertete man in dieser vom Militarismus geprägten Zeit sogar als Beweis für eine erfolgreiche gesellschaftliche Integration.[17] Als um 1916 die Kriegslage für Deutschland prekärer und das Leben in der Heimat schwieriger wurde, verschlechterte sich das deutsch-jüdische Verhältnis jedoch zunehmend. Diffamierungskampagnen wie die Denunzierung der Juden als „Drückeberger" – tatsächlich waren 17,3 % von ihnen Kriegsteilnehmer, gegenüber 18,7 % der Nichtjuden –, die Darstellung der aus dem Osten zugewanderten Juden als Gefahr für den Bestand des deutschen Volkes oder die irrige Behauptung einer Dominanz von Juden in den Kriegswirtschaftsgesellschaften bewirkten eine erneute Verstärkung der antisemitischen Stimmung.[18]

Der Kriegseintritt der USA 1917 und die gemeinsame britisch-französische Gegenoffensive im Frühsommer 1918 brachten die Wende an der Front. Die deutschen Truppen wurden zum Rückzug gezwungen, am 11. November 1918 unterzeichnete das Deutsche Reich den Waffenstillstand und erkannte seine militärische Niederlage an.[19] Ein Teil der die Kapitulation mißbilligenden Bevölkerung neigte dazu, auch die Schuld für die militärische Niederlage – neben den Kommunisten – den Juden anzulasten.[20]

[15] S. Graml 1990, S. 58, 105.

[16] S. ebd., S. 80.

[17] S. Lorenz 1991, S. 85.

[18] S. Nipperdey 1993b, S. 412.

[19] S. Forstmann et al. 1996, S. 143.

[20] S. Wurmbrand/Roth 1999, S. 458.

In der Weimarer Republik gab es ernsthafte Bestrebungen, die antijüdischen Vorurteile zu beseitigen. Nach der Überwindung der schwierigen Nachkriegsperiode von 1918 bis 1924 mit Revolution, Bürgerkrieg, ausländischer Besatzung und Inflation gelangten in der liberalen Atmosphäre der „ruhigen Jahre" 1924 bis 1929 jüdische Wissenschaftler zu Weltruf,[21] jüdische Schriftsteller[22] und Künstler[23] verliehen der deutschen Literatur und Kultur neuen Glanz, und jüdische Unternehmer und Staatsmänner hatten großen Anteil an der Gesundung der deutschen Wirtschaft und der Wiederaufnahme Deutschlands in die Gemeinschaft der Völker. So wurde die kurze Glanzperiode der Weimarer Zeit von vielen Juden als Höhepunkt des deutschen Judentums erlebt.[24]

Ende 1929 verschlechterte sich die wirtschaftliche Lage in Deutschland jedoch wieder zusehends. Am 24. Oktober begann ein dramatischer Sturz der Aktienkurse an der New Yorker Börse („Schwarzer Freitag"), aufgrund der internationalen Finanz- und Wirtschaftsverflechtungen weitete sich die amerikanische Krise in kürzester Zeit zur Weltwirtschaftskrise aus. Das Deutsche Reich war nach den USA am stärksten betroffen.[25] Viele große Unternehmen machten Bankrott, die Inflation erschien unaufhaltsam. Infolgedessen erreichte in den Jahren 1929 bis 1933 die Arbeitslosigkeit verheerende Ausmaße, Notverordnungen mußten erlassen werden, die bürgerlichen Parteien zerfielen, in politischen und sozialen Auseinandersetzungen nahm die Gewalttätigkeit zu.[26]

In dieser verzweifelten Lage wurde Adolf Hitler als Führer der Nationalsozialistischen Deutschen Arbeiterpartei (NSDAP) am 30. Januar 1933 zum Reichskanzler ernannt. Er schaffte die parlamentarische Regierungsform ab und errichtete eine brutale Diktatur. Damit begann für die Juden ein Schreckensregiment. Wie Hitler von Anfang an erklärt hatte, sah er die Juden nicht als Religionsgemeinschaft, sondern als „Rasse" an,[27] gegen die er einen Kreuzzug zu führen beabsichtigte. Er gab dem rassistisch definierten Antisemitismus einen neuen Stellenwert, indem er die „Judenfrage" zum Zentrum seines politischen Kampfes

[21] Fünf der 15 deutschen Nobelpreisträger zwischen 1919 und 1933 waren jüdischer Herkunft: Albert Einstein (1921), James Franck (1925) und Gustav Hertz (1925) erhielten den Nobelpreis für Physik, Otto Meyerhof (1922) und Otto H. Warburg (1931) den für Medizin oder Physiologie, s. Sturm 1998, S. 48.

[22] U. a. Alfred Döblin, Lion Feuchtwanger, Anna Seghers, Kurt Tucholsky und Carl Zuckmayer, s. ebd.

[23] Neben vielen anderen die Komponisten Arnold Schönberg und Kurt Weill, der Regisseur Josef von Sternberg sowie zahlreiche Schauspieler und Sänger, darunter etwa drei der sechs Comedian Harmonists, s. ebd.

[24] S. Lorenz 1991, S. 86.

[25] S. Sturm 1998, S. 48.

[26] S. Gay 1970, S. 158 f.

[27] S. Graml 1990, S. 94.

machte.[28] Auch jenen, die der NSDAP nicht in erster Linie wegen des antisemitischen Programms ihre Stimme gaben, mußte klar sein, daß nach deren Machtübernahme Hitlers rassistische Botschaft als eine politische Handlungsanleitung zu sehen war.

*2.1.2 Zur Geschichte der Hamburger Juden**

Die Geschichte der Juden Hamburgs[29] wies gegenüber dieser allgemeinen Entwicklung einige ortsbedingte Besonderheiten auf, die auch für Hans Türkheims Familiengeschichte von Bedeutung waren. Zum einen wurde die Ansiedlung von Juden in Hamburg in der frühen Neuzeit eingeleitet durch sefardische Neuchristen aus Portugal, die der Aufnahme von aschkenasischen oder „hochdeutschen" Juden indirekt den Weg bereiteten. Zum anderen verlief die jüdische Emanzipation zwar auch hier nicht geradlinig, sondern erfuhr wie in Preußen und anderen deutschen Staaten Rückschläge durch die politische Restauration, doch konnte der zu Beginn des Kaiserreichs aufkommende Antisemitismus im liberalen, weltoffenen Hamburg in den ersten Jahrzehnten nur verhältnismäßig wenig Fuß fassen. Unter dem Einfluß des in Hamburg stark vertretenen Reformjudentums erreichten vor allem wohlhabende Familien einen hohen Grad an Assimilation und Akkulturation. Schließlich kam es nach 1867 in Hamburg zu einer Sonderentwicklung innerhalb der Judenschaft, aufgrund derer die rechtlich-soziale Vertretung ihrer Mitglieder getrennt war von der Ausübung des jüdischen Glaubens, die in den Bereich von besonderen Kultusverbänden fiel.

Den Beginn der Verfolgung der Sefarden[30], der Juden der Iberischen Halbinsel, markiert der Fall Granadas, des letzten muslimischen Außenpostens in Europa, im Jahr 1492, der auch die Vertreibung der Juden aus dem nunmehr wieder gänzlich christlich beherrschten Spanien zur Folge hatte.[31] Viele flüchteten zunächst nach Portugal, wurden aber schon 1497 auch von dort vertrieben, nachdem sie zuvor zwangsgetauft worden waren. Die Zwangskonvertierten, Conversos oder verächtlich Marranen („Schweine") genannt, unter denen sich zahlreiche Großkaufleute befanden, suchten nach Zwischenstationen im Mittelmeerraum im 16. Jahrhundert zunehmend Zuflucht in den Seehandelszentren des protestantischen Nordens, wo sie, nach außen hin zunächst als Christen auftretend, ungefährdet zu ihrem ererbten Glauben zurückkehren konnten. Ihr

[28] S. Rürup 1987a, S. 14. Weiteres dazu s. im Kap. 3.6.1.

[29] Eine gute Zusammenfassung bietet Freimark 2005. Vgl. auch den knappen Überblick in NLJ, S. 180 f., s. v. Hamburg.

[30] Zum Namen „Sephardim" vgl. NLJ, S. 421, s. v.

[31] Zur Verfolgungsgeschichte der Sefarden vgl. Battenberg 1990, Bd. 1, S. 135 f. und 253-255.

Hauptziel war anfangs Antwerpen in den spanischen Niederlanden. Da sie dort jedoch seit 1550 ebenfalls verfolgt wurden, siedelten sie sich nach dem Abfall der nördlichen Provinzen der Niederlande von Spanien in Amsterdam an, wo sie durch die dort ausgerufene allgemeine Gewissensfreiheit geschützt wurden.

Im Gefolge des Waffenstillstands zwischen Spanien und den Niederlanden wanderten Anfang des 17. Jahrhunderts weitere spanische und portugiesische Juden nach Amsterdam aus. Von dort wandten sich schließlich einige Familie nach Hamburg, das zum zweiten großen Zentrum des sefardischen Exiljudentums wurde. Hier waren die ersten portugiesischen Marranen um 1590 angekommen, zu einer Zeit, als die Ansiedlung von Juden in Hamburg noch verboten war; sie traten daher anfangs noch nicht offen als Juden auf. Die Hamburger Judenpolitik war lange geprägt von Interessengegensätzen zwischen dem Rat der Stadt, der den wohlhabenden „Juden portugiesischer Nation", die sich zumeist als Importkaufleute, Makler und Bankiers betätigten, aus wirtschaftlichen Gründen nicht abgeneigt war, und der Bürgerschaft, die sich aus Angst vor unerwünschter Konkurrenz und unter dem Einfluß der theologisch motivierten Judenfeindschaft der Geistlichkeit gegen sie stellte. 1612 schloß der Rat gegen Zahlung einer Sonderabgabe einen später mehrfach erneuerten befristeten Niederlassungsvertrag mit der sefardischen Gemeinde, die nach 1621 einen weiteren Zustrom erlebte. Von dieser wirtschaftlichen und kulturellen Elite der Hamburger Juden, der auch einige diplomatische Vertreter ausländischer Staaten angehörten, profitierte die Wirtschaft der Hansestadt im 17. Jahrhundert gewaltig.[32] Um 1663 lebten hier 120 zumeist wohlhabende portugiesische Familien. Da indes der Rat die Auflagen für ihre Aufenthaltsgenehmigung verschärfte und sie sich überdies Verfolgungen ausgesetzt sahen,[33] wanderte die Mehrzahl von ihnen um die Wende zum 18. Jahrhundert wieder nach Amsterdam ab, so daß die Bedeutung der portugiesischen zugunsten der aschkenasischen oder „hochdeutschen" Gemeinde zurücktrat.[34]

Aschkenasische Juden[35] sind in Hamburg seit Beginn des 17. Jahrhunderts in geringer Zahl nachzuweisen. Anfangs wurden sie nur unter dem Protektorat der Portugiesen als deren „Dienstboten" geduldet; mehrfach wurden sie auch nach

[32] Grundlegend zur Bedeutung der Sefarden für die Wirtschaft Hamburgs und seiner Nachbarstädte Kellenbenz 1958.

[33] Vgl. Böhm 1994.

[34] Zur Ansiedlung der „Juden portugiesischer Nation" in Hamburg s. Studemund-Halévy 2000, S. 10-48; vgl. auch die „Chronik", ebd., S. 53-70; Böhm 1991; Kaplan 1994; NLJ, S. 180 f., s. v. Hamburg; DJH, S. 209–212, s. v. Portugiesisch-Jüdische Gemeinden/Sefarden.

[35] „Aschkenas" war im Mittelalter die hebräische Bezeichnung für Deutschland. Als Aschkenasim wurden die Juden aus Deutschland und dem östlichen Mitteleuropa sowie die von dort in andere Länder emigrierten Juden bezeichnet, s. NLJ, S. 50 f., s. v.

judenfeindlichen Unruhen ausgewiesen. Dank der Zuwanderung zahlreicher Aschkenasen besonders aus Polen und Litauen seit der Mitte des Jahrhunderts konnte sich schließlich neben der portugiesischen auch eine eigenständige hochdeutsche Gemeinde bilden,[36] die sich 1671 mit den Gemeinden der beiden judenfreundlicheren Nachbarstädte Altona und Wandsbek zur sogenannten „Dreigemeinde" zusammenschloß.[37] Doch erst ein vom Kaiser bestätigtes „Judenreglement" aus dem Jahr 1710, das die deutsche der bis dahin privilegierten portugiesischen Gemeinde gleichstellte,[38] gewährte allen in Hamburg ansässigen Israeliten ausreichende Rechtssicherheit, die ihnen Chancen zum wirtschaftlichen und sozialen Aufstieg eröffnete.[39] Ihre Blütezeit erlebte die Deutsch-Israelitische Gemeinde im 19. Jahrhundert. 1811 wohnten in Hamburg neben 130 Juden portugiesischer Herkunft 6299 deutsche Juden, die zusammen 6 % der Stadtbevölkerung ausmachten. Damit war Hamburgs jüdische Einwohnerschaft in der ersten Hälfte des 19. Jahrhunderts die größte Deutschlands, später wurde sie nur von der Berlins übertroffen.[40]

In Hamburg hatte es niemals ein eigentliches Ghetto gegeben, doch waren nach antijüdischen Tumulten um 1770 bestimmte Straßen im inneren Stadtgebiet, d. h. der Alt- und der Neustadt, als Wohnquartiere für Juden festgelegt worden.[41] Grundbesitz durften sie freilich lange Zeit noch nicht erwerben. Auch auf sozialem Gebiet waren sie gegenüber der christlichen Bevölkerungsmehrheit benachteiligt.[42] So waren sie von der städtischen Armenpflege ausgeschlossen; die finanzielle Unterstützung für Arme, Kranke und Waisen mußten die beiden jüdischen Gemeinden aus eigener Kraft aufbringen. Ferner wurden Juden zwar zum Dienst im Linien- und Bürgermilitär herangezogen, ein Aufstieg in höhere Ränge blieb ihnen jedoch verwehrt.[43] Die Diskriminierung der jüdische Minderheit und die hartnäckige Weigerung großer Teile der Hamburger Bevölkerung, sie zu integrieren, stellte angesichts der teilweise dominierenden Wirtschaftspräsenz

[36] Zur Entstehung der Hamburger jüdischen Gemeinde „hochdeutscher Nation" s. Marwedel 1991; vgl. auch NLJ, S. 181, s. v. Hamburg. 1663 waren neben den 120 sefardischen bereits 40 bis 50 aschkenasische Familien in Hamburg ansässig, s. Kellenbenz 1958, S. 41; Kaplan 1994, S. 64.

[37] S. DJH, S. 62, s. v.

[38] S. dazu Marwedel 1991, S. 48 f.; DJH, S. 133, s. v. Judenreglement 1710.

[39] Studemund-Halévy 2000, S. 48.

[40] S. Krohn 1967, S. 9; Freimark 2005, S. 69.

[41] S. DJH, S. 198, s. v. Neustadt; vgl. auch Lorenz 1987/92, Bd. 1, S. LXV.

[42] Umfassende Auskunft über die soziale, kulturelle und politische Entwicklung der Hamburger Juden in der ersten Hälfte des 19. Jahrhunderts gibt Helga Krohn 1967, die 1974 auch den sich anschließenden Zeitabschnitt Mitte des 19. bis Mitte des 20. Jahrhunderts beleuchtete (Krohn 1974), ebenso wie Ina Lorenz 1991.

[43] S. Berlin 1998, S. 5.

der Juden auch ein Mittel im Kampf um wirtschaftliche Interessen dar,[44] war aber wohl auch mitbedingt durch die streng christliche Einstellung des Kleinbürgertums.

In der ersten Hälfte des 19. Jahrhunderts intensivierten die Juden ihre Bemühungen um berufliche Angleichung an die christliche Bevölkerungsmehrheit der Stadt, um sich aus ihrer sozialen Sonderstellung zu befreien und durch Schaffung neuer Erwerbsmöglichkeiten für ihre ärmeren Glaubensbrüder mit diesen gemeinsam einen Weg in die bürgerliche Gesellschaft zu finden. Wohlhabende Gemeindemitglieder richteten 1816 zur vorbeugenden sozialen und wirtschaftlichen Unterstützung unbemittelter Juden ein „Vorschußinstitut" ein, das, anders als die christliche Armenhilfe, die erst nachträglich einsprang, das Ziel hatte,

> der Zunahme der Armuth entgegen zu arbeiten, dem Verarmen möglichst zuvor zu kommen, die Zahl der Nothleidenden, denen noch geholfen werden kann, durch Herbeyführung und Wiederbelebung ihres Gewerbes und ihrer gewohnten Thätigkeit unablässig zu vermindern.[45]

Dank dieser Solidarität kam es zu einer auffallenden Besserung der wirtschaftlichen Lage der unteren Schichten des Judentums: Lebten 1832 noch 35 % am Existenzminimum, waren es 1848 nur noch 7 %. Im Vergleich dazu lebten um die Jahrhundertmitte in der gesamten Hamburger Bevölkerung 60 % in dürftigen wirtschaftlichen Verhältnissen. Dieser Unterschied läßt sich teilweise auch aus unterschiedlichen Schwerpunkten in der Erwerbstätigkeit erklären. Bei den potentiellen Armen handelte es sich in der Regel um Freimeister und unzünftige Handwerker („Bönhasen"[46]), besonders aber um Fabrikarbeiter, Tagelöhner und Dienstboten (29,6 %); gerade die drei letztgenannten waren Berufsgruppen, an denen Juden mit nur 3,5 % vergleichsweise gering beteiligt waren.[47]

Da die Wirtschaft Hamburgs durch seinen Hafen insgesamt auf den Handel ausgerichtet war, wiesen die Hamburger Juden in ihrer Beschäftigungsstruktur zwar eine gewisse Sonderstellung auf, die aber nicht so auffallend von der Berufsgliederung der Gesamtbevölkerung abwich wie in anderen Gegenden Deutschlands. 1851 waren 25 % der nichtjüdischen Erwerbstätigen Hamburgs im Handel und 30 % im Handwerk anzutreffen, während die entsprechenden Anteile bei den Juden 67 % und knapp 24 %, gegenüber nur 8 % im Jahre 1815, betrugen. Durch die Zunahme des unzünftigen Handwerks und die Arbeit eines bereits 1823

[44] Vgl. Gonsiorowski 1927, S. 73-75.

[45] Zit. nach Krohn 1967, S. 43.

[46] Als Bönhasen bezeichnete man im Gegensatz zu den registrierten Freimeistern Handwerker, die sich illegalerweise außerhalb der Zünfte betätigten und daher von diesen bzw. von der Obrigkeit verfolgt wurden, vgl. MEL, Bd. 4, S. 489.

[47] S. Krohn 1967, S. 50-52.

gegründeten „Vereins zur Beförderung nützlicher Gewerbe unter den Israeliten“ hatte sich ihr Anteil an der Gruppe der Handwerker in der ersten Jahrhunderthälfte also fast verdreifacht.[48]

In der Phase der jüdischen Emanzipation, die in der Hansestadt erst im 19. Jahrhundert ihren Anfang nahm, schlug sich der Wechsel zwischen politischer Liberalisierung und Restauration auch in der Hamburger Judengesetzgebung nieder.[49] Unter Napoleonischer Herrschaft (1810–1814) mußten sich die Hamburger Aschkenasen wegen der Eingliederung der Hansestadt in den französischen Staat nicht nur aus der Dreigemeinde lösen und eine selbständige Deutsch-Israelitische Gemeinde gründen (1812). Durch die Übernahme des französischen Emanzipationsgesetzes erlangten die Hamburger Juden schon für kurze Zeit die rechtliche Gleichstellung mit der nichtjüdischen Bevölkerungsmehrheit, die nach dem Wiener Kongreß freilich widerrufen wurde, so daß das alte Judenreglement von 1710 wieder in Kraft trat.

Die Zeit zwischen 1830 und 1865 war für die Hamburger Juden die entscheidende Phase für die Entwicklung eines neuen Selbstverständnisses, die vor allem vom Reformjudentum vorangetrieben wurde.[50] In der allgemeinen politischen Entwicklung Hamburgs war es eine Epoche der Reformbestrebungen und der Neugestaltung von Verfassung und Verwaltung, die auch eine Neugestaltung des Verhältnisses zwischen jüdischer Minderheit und der Mehrheitsgesellschaft einschloß.[51] Die bürgerliche Revolution von 1848/49 weckte in dem traditionell lokalpatriotisch eingestellten Hamburg erstmals ein Gefühl der Zugehörigkeit zur deutschen Nation, von dem auch die Juden erfaßt wurden. Die von der Paulskirchenversammlung formulierten „Grundrechte der Deutschen“, die keinen Unterschied zwischen Bürgern verschiedener Konfessionen machten, wurden hier 1849 gesetzlich verankert und, anders als etwa in Preußen, auch nach ihrer Aufhebung durch die Deutsche Bundesversammlung 1851 nicht widerrufen.[52] Somit konnten Juden in Hamburg bereits seit 1849 das Bürgerrecht erwerben und sich 1859 an der Wahl zur neuen Bürgerschaft beteiligen, in die neun liberal eingestellte jüdische Abgeordnete einzogen. Sie verabschiedete im darauffolgenden Jahr eine neue Hamburger Verfassung, die erstmals die vollständige Anerkennung der Juden als Bürger mit gleichen Rechten und gleichen Pflichten

[48] S. ebd., S. 41, 48.

[49] Zur Emanzipation der Hamburger Juden s. bes. Süß 1991; DJH, S. 88 f., s. v. Zum Vergleich mit den Verhältnissen in Preußen s. Herzig 1989.

[50] Vgl. Krohn 1974, S. 9 f.

[51] Vgl. auch Herzig 1991.

[52] S. Krohn 1974, S. 11 f.

festschrieb[53] – immerhin fast ein Jahrzehnt früher als in den meisten anderen deutschen Ländern.

Die rechtliche Emanzipation der Hamburger Judenschaft verlangte nunmehr eine Neuordnung des Verhältnisses der jüdischen Gemeinden zum Hamburgischen Staat und eine Neubestimmung ihrer Aufgaben. Bis dahin hatte Gemeindezwang bestanden, d. h. jeder jüdische Einwohner mußte einer der beiden Hamburger Judengemeinden, der deutschen oder der portugiesischen[54], angehören, die als eine Art Körperschaft für die Selbstverwaltung ihrer jeweiligen Gemeinschaft zuständig waren und diese gegenüber der Stadtregierung vertraten. Nach der Aufhebung des Gemeindezwangs 1864 konnten Juden die hamburgische Staatsangehörigkeit ohne vorherige Gemeindemitgliedschaft erwerben;[55] die Einführung des Zivilstandsregisters 1865 beendete auch die Zuständigkeit der jüdischen Gemeinde für die Registrierung von Eheschließungen, Geburten und Sterbefällen unter ihren Mitgliedern.[56]

Die anschließende Reorganisation des Gemeindewesens, das weiterhin unter staatlicher Aufsicht stand, führte zum sogenannten „Hamburger System“,[57] einem in Deutschland einmaligen Modell der „Integration von jüdischer Kulturgemeinde und religiösen Kultusverbänden“,[58] das eine Trennung von religiöser und „ethnischer“ Identität erlaubte.[59] Seit 1865 wählte die Deutsch-Israelitische Gemeinde, die seit 1819 gleichberechtigt neben den Orthodoxen die Reformjuden des Neuen Israelitischen Tempelvereins (gegründet 1817)[60] einschloß,[61] zur Beratung ihres Vorstandes ein Repräsentanten-Kollegium, das die verschiedenen innerjüdischen Gruppierungen vertrat. Da sich der Interessenausgleich zwischen den Glaubensrichtungen seit jeher als schwierig erwiesen hatte, wurde die Funktion der Gesamtgemeinde auf den sozialen Bereich, das jüdische Schul- und Armen- sowie das Begräbniswesen, beschränkt. Für die Wahrnehmung religiöser Interessen im engeren Sinn wurden in den vom Senat bestätigten Gemeindestatuten 1867 unter ihrem Dach zwei rechtlich selbständige Kultusverbände etabliert, der Orthodoxe Synagogenverband und der Liberale

[53] S. ebd., S. 27 f.

[54] Da die Portugiesische Gemeinde zahlenmäßig kaum noch von Bedeutung war, wird im weiteren von der dominierenden Deutsch-Israelitischen als „der“ jüdischen Gemeinde gesprochen.

[55] S. Krohn 1974, S. 34-36.

[56] Vgl. Lorenz 1987/92, Bd. 1, S. XVIII f.

[57] S. dazu bes. Lorenz 1989.

[58] Lorenz 1987/92, Bd. 1, S. XVI.

[59] S. ebd., S. XXIII.

[60] Vgl. dazu DJH, S. 255 f., s. v.

[61] S. Lorenz 1989, S. 43 f.

Tempelverband.[62] Da die Zugehörigkeit zur Gesamtgemeinde nicht vom Eintritt in einen der Kultusverbände abhängig war, ermöglichte es diese besondere Konstruktion Personen jüdischer Herkunft, die ihre ursprünglichen religiösen Bindungen aufgegeben hatten, ohne zum Christentum zu konvertieren, sich als „konfessionslose" deutsche Bürger weiterhin zu ihrem jüdischen Kulturerbe zu bekennen.

Unmittelbar nachdem die Juden voll anerkannte Bürger des Hamburgischen Staates geworden waren, wurde ihnen auch in der Praxis volle wirtschaftliche und politische Teilhabe gewährt.[63] In Hamburg wurden schon 1860 jüdische Beamte und Richter eingesetzt, die wie alle anderen nach dem Leistungsprinzip befördert wurden, was zu dieser Zeit noch eine Ausnahme darstellte. Im Jahr darauf wählte die Hamburger Bürgerschaft mit Isaac Wolffson (1817–1895) den ersten jüdischen Parlamentspräsidenten Deutschlands.[64] Der staatlich geduldete Antisemitismus, wie er nach der Gründerkrise der 1870er Jahre für das Wilhelminische Kaiserreich charakteristisch war, konnte in Hamburg in den ersten Jahren kaum Fuß fassen.[65] Gesellschaftlicher und politischer Antisemitismus machte sich gleichwohl auch in Hamburg immer wieder vereinzelt bemerkbar, ersterer wohl vielfach bedingt durch den Neid auf den sozialen und wirtschaftlichen Aufstieg der Juden, letzterer besonders in den konservativen Parteien. Antisemitische Organisationen entstanden aber erst gegen Ende des Jahrhunderts; antisemitische Demonstrationen wurden indes vom Senat zum Schutz der öffentlichen Ordnung zumeist verboten.[66]

Durch die rapide ansteigende Bevölkerungszahl der Hansestadt im Zeitalter der Urbanisierung reduzierte sich der Anteil der Juden an der Gesamtbevölkerung von 4,1 % 1871 auf 1,9 % im Jahr 1910, d. h. auf knapp 18 400 von gut 1 Million Einwohnern, wodurch sie auf den vierten Platz im Deutschen Reich hinter den jüdischen Gemeinden von Berlin, Frankfurt am Main und Breslau zurückfielen.[67] Sie gehörten überwiegend dem selbständigen Mittelstand in Handel und Industrie an.[68] 1907 bezogen rund 56 % der Hamburger Juden ihr Einkommen

[62] S. ebd., S. 51 f.; Krohn 1974, S. 60 f.

[63] S. Krohn 1967, S. 78.

[64] Zu ihm s. Hamburgische Biografie, Bd. 2, S. 449-451, bes. S. 450; DJH, S. 285 f.

[65] S. Krohn 1974, S. 182.

[66] S. ebd., S. 186-192; Freimark 2005, S. 74.

[67] S. Freimark 2005, S. 73 f.

[68] Vgl. Lorenz 1987/92, Bd. 1, S. LXIX und LXXXI. Der Anteil der Kaufleute unter ihnen entsprach in etwa dem im gesamten Deutschen Reich, der 1895 bei 56 % der jüdischen Berufstätigen gegenüber ca. 55 % in Hamburg lag; andererseits fielen nur 10 % der nichtjüdischen Erwerbstätigen Deutschlands in diese Kategorie, gegenüber 32% in Hamburg, s. Volkov 1990, S. 136.

aus Handel und Verkehr und 17,33 % aus einer Tätigkeit im produzierenden Gewerbe. Weitere 7,62 % arbeiteten im öffentlichen Dienst und in den freien Berufen, fast 14 % lebten als Rentiers – ein klares Indiz für die Existenz einer relativ großen wohlhabenden Schicht.[69] Überdurchschnittlich hohe Einkommen im Vergleich zur Gesamtbevölkerung belegt auch die Eingruppierung der jüdischen Steuerpflichtigen. 1897 gehörten nur knapp 45 % von ihnen den beiden untersten Steuerklassen (Einkommen bis 2000 M pro Jahr) an, gegenüber knapp 74 % aller Steuerpflichtigen Hamburgs; ein Einkommen von über 5000 M versteuerten von den Juden 17,3 % gegenüber 8,6 % aller Steuerpflichtigen.[70] Aufgrund solcher sozialen Faktoren blieb die jüdische Minderheit trotz weitgehender Assimilation eine von ihrer nichtjüdischen Umwelt deutlich unterscheidbare Gruppe.[71]

Im 20. Jahrhundert zeigten sich in der Judenschaft Hamburgs, ähnlich wie in anderen Großstädten, starke Säkularisierungstendenzen, die sich in der Weimarer Zeit weiter beschleunigten. 1927 gehörten von den ca. 20 000 Juden der Stadt nur noch 8000 der Deutsch-Israelitischen Gemeinde an, im darauffolgenden Jahr wurden nicht weniger als 33 % gemischte Ehen registriert, ein starkes Indiz für die soziale Integration der Juden in eine Gesellschaft, in der dem Glaubensbekenntnis allgemein geringe Bedeutung beigemessen wurde. In Hamburg war nach der Feststellung von Helga Krohn das Miteinander von Juden und Nichtjuden aufgrund der engen Zusammenarbeit auf wirtschaftlichem Gebiet weniger belastet als in anderen deutschen Staaten. Für die Mehrzahl der Juden blieb die völlige Integration in das bestehende gesellschaftliche und politische System oberstes Ziel. Dabei kam es gleichwohl nicht zur Auflösung der jüdischen Gemeinschaft, der sich die meisten nicht religiös eingestellten Hamburger jüdischer Herkunft weiterhin zugehörig fühlten.[72] Man wollte „deutscher" Jude oder besser noch „jüdischer Deutscher" sein – was Wunsch und zugleich Programm ausdrückte.[73]

Die jüdische Minderheit Hamburgs, die sich trotz auch hier spürbarer antisemitischer Widerstände unter den besonderen Bedingungen des liberalen Stadtstaats weitgehend in die Gesamtgesellschaft integrieren und einen bemerkenswerten sozialen Aufstieg verzeichnen konnte, war als soziale Gruppe auch durch überdurchschnittliche Schulbildung charakterisiert. 1903 strebten 95 % aller jüdischen Kinder Hamburgs eine über die Volksschule hinausgehende Schulbildung an; 43,43 % besuchten Realschulen und Gymnasien, während nur 6,18 % aller

[69] S. Krohn 1974, S. 70-74.

[70] S. ebd., S. 78-81.

[71] S. ebd., S. 65.

[72] S. ebd., S. 220 f.

[73] S. bes. Lorenz 1991. Vgl. auch Zimmermann 1979; Berlin 1998.

Hamburger Schüler auf solche höheren Schulen ging.[74] Die verbreitete patriotische Gesinnung[75] weckte in vielen wohlhabenden und gebildeten Juden den Wunsch, ihrem Vaterland und ihrer Vaterstadt zu dienen. Mit ihrem Engagement in vielen Bereichen der Öffentlichkeit, so Peter Freimark, trugen sie „maßgeblich zum politischen, wirtschaftlichen und kulturellen Erscheinungsbild" der Stadt bei und mehrten „als selbstbewußte Bürger einer weltoffenen Hafen- und Handelsstadt Hamburgs Nutzen und Ansehen im Reich und in der Welt".[76]

[74] S. Lorenz 1991, S. 86 f.

[75] Vgl. z. B. die patriotischen Schriften von H. Türkheims Vater Julius (u. a. Türkheim, J. 1920, S. 10 f.); Näheres dazu unten Kap. 2.3.

[76] Freimark 2005, S. 75.

2.2 Türkheims Vorfahren im Spiegel der deutsch-jüdischen Geschichte

Die Familiengeschichte Hans Türkheims zeigt die Besonderheit, daß sich in ihr aschkenasisch-deutsches und sefardisch-portugiesisches Judentum vereinigten. Seine aus Schlesien zugewanderte väterliche Familie gehörte zu den Aschkenasen, den bereits im Mittelalter im deutschen Sprachraum, später auch in Osteuropa ansässigen „hochdeutschen“ Juden. Im Stammbaum seiner Mutter findet sich neben einer aschkenasischen auch eine sefardische Linie, da sie mütterlicherseits von Juden abstammte, die bis zu ihrer Vertreibung im 16. Jahrhundert in Portugal gelebt hatten und vor der spanischen Inquisition in die Niederlande und nach Hamburg geflohen waren. Eine Übersicht über die Abstammung Hans Türkheims bietet der Stammbaum am Ende des Buches.[1]

2.2.1 Die väterliche Familie

Die im vorigen Kapitel geschilderte Entwicklung des Judentums von der Emanzipation zur Assimilation kann am Beispiel der Familie Türkheim über mehrere Generationen hinweg nachvollzogen werden. Allerdings waren die Lebenswege von Hans Türkheims väterlichen Vorfahren, anders als bei denen von mütterlicher Seite, nicht genauer zu rekonstruieren; hier verfügen wir nur über die äußeren Daten zur Biographie und zum Berufsweg, wie sie aus Personenstandsakten und anderen offiziellen Quellen gewonnen werden können.

Hans Türkheims Urgroßvater Moses Tür(c)kheim (gest. vor 1850), über dessen Beruf nichts bekannt ist, lebte mit seiner Ehefrau Rahel geb. Valentin[2] in Breslau, einem der Zentren jüdischen Lebens in Deutschland im 19. Jahrhundert.[3] Dort wurde auch ihr Sohn Jacob Türkheim (1808–1887)[4] geboren. Dieser war in erster Ehe mit Lina geb. Deutz (ca. 1808–?)[5] verheiratet,[6] mit der er in der

[1] Leider konnten von den in Hamburg ansässigen Familienmitgliedern aus neuerer Zeit die biographischen Daten nicht immer vollständig angegeben werden, da das Generalregister der Hamburger Standesämter, das die nach 1875 Verstorbenen verzeichnet und demnächst im Hamburger Staatsarchiv zur Verfügung stehen soll (freundliche Auskunft von Frau Sybille Baumbach, E-Mail vom 19.12.2008), für meine Recherchen noch nicht zugänglich war.

[2] Von beiden sind keine Lebensdaten überliefert; laut Heiratseintrag ihres Sohnes Jacob waren sie bei dessen zweiter Eheschließung 1850 bereits verstorben, s. StAH, 332-1 II Wedde II 8, Bd. 93, 1850, lfd. Nr. 87.

[3] Vgl. Hettling et al. (Hrsg.) 2003.

[4] Lebensdaten nach StAH, 741-2 Genealogische Sammlungen Mappe T, s. v. Türkheim.

[5] Geburtsjahr erschlossen aus dem Protokoll ihrer zweiten Eheschließung 1842 (s. unten): Die Braut Lina Deutz war 34 Jahre, der Bräutigam David Jonas Cohen 27 Jahre alt, s. StAH, 522-1 Jüdische Gemeinden 702b, 1842, lfd. Nr. 38.

[6] Das genaue Heiratsdatum war nicht zu ermitteln.

mecklenburgischen Kreisstadt Perleberg an der Prignitz lebte.[7] Aus der Ehe gingen drei Töchter hervor, Röschen (geb. 1836), Adelheid (geb. 1838) und Bertha (1840–1873), die sich 1865, 1871 und 1870 in Hamburg verheirateten.[8] Ihre Übersiedlung dorthin erfolgte um 1840, da im Heiratsprotokoll der ältesten Tochter Röschen von 1865 vermerkt ist, daß sie sich zu diesem Zeitpunkt bereits 25 Jahre in der Hansestadt aufhielt.[9] Da ihre Mutter Lina bereits 1842 eine neue Ehe mit dem um sieben Jahre jüngeren Hamburger Kaufmann David Jonas Cohen (ca. 1815–?)[10] einging, muß ihre Scheidung von Jacob Türkheim bereits um die Zeit ihres Wohnortswechsels herum erfolgt sein; der genaue Zeitpunkt war nicht zu ermitteln. Vermutlich machte Jacob Türkheim den Umzug nach Hamburg 1840 nicht mit; er ist erst ab 1848 in Hamburg bezeugt,[11] wo er zunächst als Lehrer tätig war.

Sein erstes Quartier in Hamburg, Bei den Hütten 134,[12] befand sich im damaligen „Alten Judenviertel". Dort lernte er seine zweite Frau kennen: Im selben Haus[13] lebte die Witwe des jüdischen Lehrers Isaac Moses Strelitz (1785–1812)[14] Friederike Strelitz geb. Warrisch (ca. 1785–1850),[15] eine Tochter des Rabbiners Hirsch Jacob Warresch[16] und dessen Ehefrau Gelle geb. Hannen

[7] Wann sie dorthin zogen, war nicht zu ermitteln.

[8] StAH, 332-1 II Wedde II 8, Bd. 189, 1865, lfd. Nr. 1403 (Röschen Goldstein geb. Türkheim); ebd., 332-3 Zivilstandsaufsicht B 38, lfd. Nr. 687 (Adelheid Jonkler geb. Türkheim) und B 35, lfd. Nr. 1745 (Bertha Lazarus geb. Türkheim; Sterbedatum nach ebd. C 140, lfd. Nr. 5487).

[9] S. StAH, 332-1 II Wedde II 8, Bd. 189, 1865, lfd. Nr. 1403.

[10] Geburtsjahr erschlossen, s. oben Anm. 5. Aus dieser Ehe ging 1848 eine Tochter namens Pauline (1848–?) hervor, die als „Ladendemoiselle" (Verkäuferin) arbeitete und 1873 den gebürtigen Danziger Baer Goldstein (1849–?) heiratete, s. StAH, 332-3 Zivilstandsaufsicht B 49, lfd. Nr. 2998 (Pauline Goldstein geb. Cohen).

[11] Im Hamburgischen Adressbuch, das jeweils im Vorjahr gedruckt wurde, taucht er erstmals in der Ausgabe für 1849 auf.

[12] Die Straße lag ursprünglich an dem Wall, der die Stadt umgab. Der Name ist auf die aus der ersten Hälfte des 17. Jahrhunderts stammenden kleinen Wohnungen für die dort angesiedelten Stadtsoldaten zurückzuführen, s. Gemeinden und Strassen 1925, S. 30 und 65.

[13] StAH, 112-3 Mairie Hamburg 39, Bd. 6, lfd. Nr. 1210; Hamburgisches Adressbuch 1850, s. v. Lesser, Philipp.

[14] Geburtsjahr errechnet: Laut Heiratsregister waren Braut und Bräutigam zum Zeitpunkt der Eintragung (10.12.1811) 26 Jahre alt, s. StAH, 112-3 Mairie Hamburg 35, Bd. 5a, lfd. Nr. 145; Todesjahr nach StAH, ebd. 39, Bd. 6, lfd. Nr. 1210.

[15] Geburtsjahr errechnet (s. vorige Anmerkung); Todesjahr aus: StAH, 522-1 Jüdische Gemeinden 725g, 1850, lfd. Nr. 140. Hier wird allerdings angegeben, daß sie im Alter von 68 Jahren starb, was auf ein Geburtsjahr 1782/3 führen würde.

[16] Die Schreibweise jüdischer Namen, sowohl der Vor- als auch der Familiennamen, kann in der ersten Hälfte des 19. Jahrhunderts noch stark schwanken.

(Gelo geb. Hahn),[17] mit ihren Kindern. Isaac Moses Strelitz, dessen Eltern Moses Isaac[18] und Rika (Reicke) geb. Lazarus im Jahr 1783 geheiratet hatten,[19] war schon vier Monate nach der Eheschließung verstorben. Seine Witwe hatte 1819 eine zweite Ehe mit dem jüdischen Kaufmann Philipp Las(s)er (ca. 1756–1858)[20] geschlossen. Friederikes einzige Tochter aus erster Ehe, Jette Strelitz (1812–1871),[21] die erst nach dem Tod ihres Vaters zur Welt gekommen war, nahm Jacob Türkheim 1850 zu seiner zweiten Ehefrau. Sie zählte damals bereits 37 Jahre.[22]

Nach seiner Wiederverheiratung suchte er sich neue Aufgaben, die seinen Neigungen wohl mehr entgegenkamen als der Lehrerberuf. Bei den Anmeldungen der Geburten seiner fünf Kinder aus dieser Ehe bezeichnete er sich selbst in den Jahren 1851, 1853 und 1854 als freiberuflicher „Literat", 1852 und 1856 als „Journalist".[23] Offenbar vermochte die publizistische Tätigkeit seiner wachsenden Familie aber kein hinlängliches Auskommen zu sichern, was sich vielleicht daraus erklärt, daß nach Helga Krohn in Hamburg nur eine geringe Zahl jüdischer Journalisten und Redakteure feste Arbeitsmöglichkeiten fand.[24] Jedenfalls eröffnete Jacob Türkheim vermutlich 1860[25] ein „Annoncen-Bureau" in der Altstadt, das bis 1879 unter verschiedenen Adressen in der Nähe der Börse bezeugt

[17] Sie hatten 1768 in Hamburg geheiratet, s. StAH, 332-1 I Wedde I 29, Bd. 36, 1768, S. 150.

[18] Die Identifizierung des unter verschiedenen Namen aktenkundigen Ururgroßvaters von Hans Türkheim anhand des Hebammenregisters (StAH, 522-1 Jüdische Gemeinden 63a, Bd. 1), das für 1785 die Geburt eines Sohnes verzeichnet, verdanke ich Herrn Jürgen Sielemann, ehemals Staatsarchiv der Freien und Hansestadt Hamburg.

[19] S. StAH, 332-1 I Wedde I 29, Bd. 50, 1783, S. 1d.

[20] Geburtsjahr errechnet (starb im Alter von 82 Jahren), Todesjahr nach StAH, 522-1 Jüdische Gemeinden 725 i, 1858, lfd. Nr. 75.

[21] Geburtsjahr nach StAH, 112-3 Mairie Hamburg 27, Bd. 6, lfd. Nr. 3582 und 522-1 Jüdische Gemeinden 696a, 1812, lfd. Nr. 177; Todesjahr nach StAH, 332-3 Zivilstandsaufsicht C 197, lfd. Nr. 658. S. auch StAH, 741-2 Genealogische Sammlungen, Mappe T, s. v. Türkheim.

[22] StAH, 332-1 II Wedde II 8, Bd. 93, 1850, lfd. Nr. 87. Hier lautet die Adresse bei beiden „Bei den Hütten *135*"; anscheinend gründeten sie ihren gemeinsamen Hausstand im Nachbarhaus.

[23] StAH, 522-1 Jüdische Gemeinden 696d, 1851, lfd. Nr. 19; ebd., 696e, 1852, lfd. Nr. 23; 1853, lfd. Nr. 31; 1854, lfd. Nr. 65; 1856, lfd. Nr. 56. Im Hamburgischen Adressbuch erscheint er in den Ausgaben 1851 und 1852 noch als Lehrer, 1853 fehlt ein Eintrag, die Ausgaben 1854 bis 1860 führen ihn durchgängig als „Literat".

[24] S. Krohn 1974, S. 119.

[25] Laut einem Hinweis in der genealogischen Zusammenstellung StAH, 741-2 Genealogische Sammlungen, Mappe T, s. v. Türkheim, auf das Handelsregister soll er bereits 1854 ein „Handelsgeschäft" eröffnet haben, das er anfangs vielleicht nur als Zusatzerwerb zu seiner Tätigkeit als freier Schriftsteller betrachtete: Erst 1866 wurde es nach dieser Quelle ins Handelsregister eingetragen, 1896, neun Jahre nach Jacob Türkheims Tod, wurde dieser Eintrag von Amts wegen gelöscht.

ist,[26] zuerst in der Großen Bäckerstraße, ab 1877 im Großen Burstah, ab 1878 in der Bohnenstraße.[27] Somit war er in Hamburg überwiegend kaufmännisch tätig.

Seine Familie zog bald in die Hamburger Innenstadt, zunächst in die Große Drehbahn und 1856, nach einer kurzen Rückkehr in die alte Straße Bei den Hütten (Nr. 49) in den nahegelegenen Valentinskamp;[28] seit 1869 wohnte sie in St. Pauli in der Glashüttenstraße, drei Jahre später, nach dem Tod der Mutter, verzog sie in den Mön(c)kedamm 16. 1877 schließlich nahm sich Jacob Türkheim eine Wohnung im Laufgraben 12 an der Grenze zwischen den Stadtteilen Rotherbaum und Eimsbüttel.[29] Dieser letzte Adressenwechsel steht im Einklang mit der allgemeinen Tendenz der jüdischen Bevölkerung zu jener Zeit, aus dem inneren Stadtgebiet heraus in die nördlich angrenzenden Vorstädte zu ziehen. Während sich die wohlhabenderen Familien bevorzugt in Harvestehude und im östlichen Teil von Rotherbaum in Alsternähe niederließen,[30] siedelte sich im westlicher gelegenen Grindelviertel, dem man den Laufgraben wohl auch noch zurechnen darf, eher das orthodoxe Kleinbürgertum an – eine Sozialschicht, der die Türkheims nach ihrem intellektuellen Habitus allerdings kaum zuzurechnen waren. Um 1900 lebten in den Vierteln Harvestehude und Rotherbaum rund 40 % aller Hamburger Juden, 1925 waren über 15% ihrer Einwohner Juden.[31] Diese Konzentration in bestimmten Wohngegenden kann im übrigen als Indiz für die unvollständige gesellschaftliche Integration und die Verunsicherung der jüdischen Bürger durch den letztlich auch in Hamburg spürbarer werdenden Antisemitismus angesehen werden.[32]

Jacob Türkheims Kinder aus zweiter Ehe, von denen keines mehr einen typisch jüdischen Vornamen erhalten hatte, wuchsen in der Epoche der kulturellen Assimilation[33] auf. Dies ermöglichte es ihnen, in Berufe vorzudringen, die sich erst zu dieser Zeit dem Judentum öffneten. Friederike (1851–1922),[34] die Erstgeborene und einzige Tochter aus der Verbindung mit Jette Strelitz, war in ihrer

[26] S. Hamburgisches Adressbuch, Ausg. 1861 bis 1879.

[27] Eine Straße dieses Namens existiert heute nicht mehr; seinerzeit eine Fortsetzung der Straße „Neue Burg", s. Gemeinde und Strassen 1925, S. 55, s. v.

[28] Vgl. die in Anm. 24 zitierten Einträge in den Geburtsregistern jener Jahre.

[29] S. Hamburgisches Adressbuch, Ausg. 1851 bis 1879.

[30] 1889 betrug das zu versteuernde Einkommen in Rotherbaum durchschnittlich 8234 M, in Harvestehude sogar 10 390 M, s. Krohn 1974, S. 83.

[31] S. DJH, S. 198, s. v. Neustadt; ebd., S. 96-98, s. v. Grindelviertel.

[32] S. Krohn 1974, S. 82.

[33] S. dazu BE 2006, Bd. 14, S. 137; NLJ, S. 132-134 s. v. Emanzipation und Assimilation (bes. S. 134).

[34] StAH, 522-1 Jüdische Gemeinden 696d, 1851, lfd. Nr. 19; StAH, 332-8 Meldewesen A 30 (Film K 7090), s. v. Türkheim, Friederike.

Heimatstad als Volksschullehrerin tätig,[35] somit in einem der ersten Berufe, die bürgerlichen Frauen offenstanden.[36] Sie trat damit in die Fußstapfen ihres Vaters, von dem indes nicht bekannt ist, ob er seinerzeit an einer staatlichen oder einer privaten jüdischen Schule unterrichtet hatte. Sie zeigte großes Interesse an politischen und militärischen Fragen und stand während des 1. Weltkriegs sogar in Briefwechsel mit den Generälen Paul von Hindenburg und Erich von Ludendorff.[37]

Der erste Sohn Moritz (1852–1917), der nach dem Studium der Rechtswissenschaft zum Dr. jur. promoviert worden war,[38] praktizierte als Rechtsanwalt in Hamburg-Neustadt, zunächst unter der Adresse Hohe Bleichen 9, ab 1882 in der ABC-Straße; er war beim Hamburger Land- und Amtsgericht sowie beim Hanseatischen Oberlandesgericht zugelassen.[39] 1878 erwarb er das Hamburger Bürgerrecht.[40] Sein Sohn Ernst (1890–?),[41] der 1911 nach Kanada auswanderte, trat – offenbar als einziges Familienmitglied – zum evangelischen Glauben über und wurde sogar Prediger.[42] Der zweite Sohn von Jacob und Jette Türkheim, Hans Türkheims Vater Julius (1853–1928), studierte Medizin, eröffnete in seiner Heimatstadt eine Praxis und wurde 1887 Hamburger Bürger.[43] Somit finden wir zwei der drei Söhne in freien Berufen, der bevorzugten Form der Erwerbstätigkeit jüdischer Akademiker. Adolf, der drittälteste Sohn (1854–?)[44], ergriff den Beruf des selbständigen Kaufmanns; nach Auskunft des Hamburger Adreßbuchs befaßte er sich mit „Vertretungen". Bis 1935 findet sich dort eine Eintragung seiner Firma, ab 1925 ist als Teilhaber Adolf Bellingrodt[45] aus Altona verzeichnet, der 1933 bis 1935 als alleiniger Inhaber firmiert.[46] Daraus darf man wohl

[35] Lebenslauf zum Abstammungsnachweis, 12.4.1933, StAH, 361-6 Hochschulwesen, Dozenten- und Personalakten IV 1497, Bl. 47 f.

[36] Vgl. etwa Kleinau 1992.

[37] Interview mit Peter Turkheim am 23.8.2000 in Hamburg.

[38] StAH, 522-1 Jüdische Gemeinden 696e, 1852, lfd. Nr. 23; StAH, 332-8 Meldewesen A 30 (Film K 7090), s. v. Türkheim, Moritz.

[39] S. Hamburgisches Adressbuch 1882; s. auch Moritz Türkheim 1878, StAH, 211 3 Oberappellationsgericht A 607.

[40] StAH, 332-7 Staatsangehörigkeitsaufsicht, A I f 156, 1878, S. 30, lfd. Nr. 7148.

[41] StAH, 332-8 Meldewesen A 30 (Film K 7090), s. v. Türkheim, Ernst.

[42] Interview mit Peter Turkheim am 23.8.2000 in Hamburg. S. auch Vermerk vom 9.10.1916: „seit 1911 in Kanada als Prediger aufhältlich", StAH, 332-8 Meldewesen (wie vorige Anm.).

[43] Näheres zu ihm s. Kap. 2.3.

[44] StAH, 522-1 Jüdische Gemeinden 696e, 1854, lfd. Nr. 65.

[45] Näheres zu ihm und den Umständen seiner Verbindung zu Adolf Türkheim ist nicht bekannt.

[46] S. Hamburger Adressbuch (T. II) 1925; 1932–1935. Zu Bellingrodt s. auch dessen Eintrag im Altonaer Adressbuch, Ausg. 1926 bis 1929 sowie 1930 bis 1935, in der zweiten Periode mit dem Zusatz „in Fa. A. Türkheim in Hamburg". Seit 1937 ist er dort als Inhaber einer

schließen, daß sich der betagte Firmengründer Ende 1931 oder 1932 zur Ruhe gesetzt hat oder verstorben ist. Adolf Türkheim hatte sich im übrigen erst 1901 mit 47 Jahren in Hamburg einbürgern lassen.[47] Keines dieser vier Türkheim-Kinder hat je seine Entlassung aus dem Hamburger Staatsverband beantragt.[48]

Hingegen erwarb der jüngste Sohn Leo (1856–1917),[49] der Lehrer an höheren Schulen geworden war, nach seinem Umzug in die fränkische Stadt Fürth 1891, wo er von 1892 bis 1898 am Gymnasium unterrichtete, die bayerische Staatsangehörigkeit. Von 1900 bis 1902 lehrte er in Würzburg an der Königlichen Kreis-Realschule Französisch und Englisch.[50] 1902 kehrte er für drei Monate nach Hamburg zurück; im September desselben Jahres meldete er sich von dort nach Mühlheim ab.[51] Von 1911 bis mindestens 1914 lebte er schließlich wieder in Franken, diesmal in Nürnberg; dort unterrichtete er neben Englisch und Französisch auch die Alten Sprachen,[52] mit denen er sich bereits früher intensiv befaßt hatte: Schon 1887 hatte er in der renommierten *Cotta'schen Bibliothek der Weltliteratur* eine Übersetzung *Sämtlicher Werke* des Sophokles in zwei Bänden veröffentlicht. Seine Tochter Nora Cäcilia (1898–?)[53] studierte wie ihr Vetter Hans Zahnmedizin und promovierte 1922 in Würzburg.[54] 1933 emigrierte sie nach Italien.[55]

eigenen Firma in Hamburg verzeichnet (s. ebd., 1937), bei der es sich um eine Fortsetzung der Türkheimschen unter seinem eigenen Namen gehandelt haben könnte.

47 StAH, 332-7 Staatsangehörigkeitsaufsicht, A I f 194, S. 171, lfd. Nr. 341, 26.2.1901.

48 StAH, 332-7 Staatsangehörigkeitsaufsicht, A IV 3, Bd. 3, 1830–1919.

49 StAH, 522-1 Jüdische Gemeinden 696e, 1856, lfd. Nr. 56; Nachlaßakte StANü, Amtsgericht Nürnberg, Nachlassakten VI, Nr. 2655/1917; Personalakte, StANü, Hans-Sachs-Gymnasium Nürnberg, Personalakt Nr. 171.

50 StadtAWü, Einwohnermeldebögen jüngere Reihe, s. v. Türkheim, Leo. In Würzburg lebte er in der Ludwigstraße 20, s. StadtAWü, Grundliste, Ludwigstraße 20.

51 StAH, 332-8 Meldewesen A 30 (Film K 7090), s. v. Türkheim, Leo. Welcher Ort dieses Namens gemeint ist, muß offenbleiben.

52 Hof- und Staatshandbuch für das Königreich Bayern 1892, S. 575, 1900, S. 480, 1911, S. 42; Würzburger Adreßbuch 1905, S. 512; StadtAWü, Einwohnermeldebögen jüngere Reihe, s. v. Leo Türkheim.

53 S. StadtAWü, Einwohnermeldebogen jüngere Reihe, s. v. Nora Cäcilia Türkheim.

54 S. ihre Doktorarbeit, Türkheim, N. C. 1922.

55 Interview mit Peter Turkheim, 23.8.2000.

*2.2.2 Die mütterliche Familie**

Verlieren sich die Spuren von Hans Türkheims aus Schlesien stammenden väterlichen Vorfahren nach nur drei Generationen, läßt sich die Abstammungsgeschichte seiner Mutter – vor allem dank der im Familienarchiv Lippmann erhaltenen Aufzeichnungen seines Vetters Leo Lippmann[1] – bis zur ersten Ansiedlung der beiden in ihr vereinigten Familienzweige in Hamburg im 17. Jahrhundert zurückverfolgen. Sie bietet ein interessantes Beispiel für die Geschichte wohlhabender jüdischer Kaufmannsfamilien in Hamburg und soll daher etwas ausführlicher skizziert werden. Als geborene Laskar – bis Mitte des 19. Jahrhunderts lautete der Familienname Lazarus – gehörte Hans Türkheims Mutter Marie väterlicherseits einer der angesehensten deutsch-jüdischen Familien Hamburgs an.[2] Sie hatte sich wie andere Aschkenasen im Gefolge der vom Rat der Stadt begünstigten Ansiedlung von sefardischen Großkaufleuten in Hamburg niedergelassen; woher sie ursprünglich stammte, war nicht zu ermitteln. Da sie im Kolonialwarenhandel tätig war und neben Südfrüchten vor allem Palmöl importierte, führte sie in der jüdischen Gemeinde den Namen Kyk (hebräisch für „Palmöl").[3]

Ihr erster in Hamburg sicher nachgewiesener Vertreter war der wohl kurz nach der Mitte des 17. Jahrhunderts eingewanderte Esriel Kyk (?–1714); der Name seines Vaters, Israel Naphtaly, der anscheinend noch nicht in Hamburg ansässig gewesen war, ist nur durch die Angabe auf Esriels Grabstein bekannt. Neben seiner Handelstätigkeit zeichnete sich Esriel als Gelehrter und Vorsteher der Deutsch-Israelitischen Gemeinde Hamburgs aus. U. a. vertrat er 1671 die Hamburger deutsch-jüdische Gemeinde beim Zusammenschluß mit den Nachbargemeinden von Altona und Wandsbek zur Dreigemeinde;[4] ferner ist er für 1670 als Mitbegründer der Beerdigungsbrüderschaft Chevra Kadischa bezeugt.[5] Esriels Sohn Leser (Lazarus, 1650/60–1714) führte die Handelsfirma seines Vaters sehr erfolgreich weiter. Er und seine fünf Söhne, die im Umgang mit den Ämtern ihren Vatersnamen „Lazarus" als Familiennamen annahmen, sind zwischen

[1] Zu ihm s. weiter unten. Für die ältere Zeit konnte er sich auf Recherchen des Altonaer Rabbiners und Historikers der Hamburger Juden Eduard Duckesz (1868–1944) (s. zu ihm Hamburgische Biografie, Bd. 4, s. v.; DJH, S. 62 f., s. v. Du(c)kesz, Eduard Jecheskel) u. a. auf dem jüdischen Friedhof in Ottensen stützen, s. Ms. Lippmann I, StAH, 622-1 Familienarchive 55 A 12, Bl. 43. Die Familiengeschichte ist in verkürzter Form auch in Lippmanns postum veröffentlichten Lebenserinnerungen (Lippmann 1964, S. 13-22) zu finden.

[2] S. Lippmann 1964, S. 14 f.

[3] Einen Stammbaum der Familie Kyk/Lazarus s. in der Anlage zu Ms. Lippmann I, StAH, 622-1 Familienarchive 55 A 12, nach Bl. 95.

[4] Vgl. oben Kap. 2.1.2.

[5] S. Ms. Lippmann I, StAH, 622-1 Familienarchive 55 A 12, Bl. 43. Zu der Beerdigungsbruderschaft vgl. Zürn 2006, S. 32.

1686 und 1726 mehrmals als Teilnehmer der Leipziger Messe aufgeführt. Der früh verstorbene jüngste Sohn Jacob Lazarus (?–1717), den eine größere Stiftung als wohlhabenden Mann ausweist, bekleidete wiederum das Amt des Gemeindevorstehers, ebenso wie sein ältester Sohn Loeb (Levin) Jacob Lazarus (ca. 1704–1759), der 1743 über ein Vermögen von 43 000 M Bco.[6] verfügte.[7]

Zu noch größerem Ansehen und Vermögen gelangte die Familie in der nächsten Generation vor allem durch die erfolgreiche Geschäftsführung von Loeb Jacobs sechstem Sohn Israel Levin Lazarus (1745–1819); auch er war zeitweilig Vorsteher der Hamburger Deutsch-Israelitischen Gemeinde. In zweiter Ehe heiratete er eine Tochter aus angesehenem jüdischem Hause, Sorele (Sara) Geismer (?–1826); ihr Bruder Jacob Simon Michel Geismer[8], der 1808 den Namen Bensa annahm, war Landvorsteher der Hessischen Juden und, als Konkurrent der Frankfurter Rothschilds, einer der Bankiers am Kurhessischen Fürstenhof. Aus dieser Verbindung ging als jüngster von fünf Söhnen Hans Türkheims mütterlicher Urgroßvater Simon Israel Lazarus (1784[9]–1831) hervor, der keine Gemeindeämter bekleidete, sondern neben seiner Tätigkeit als Makler[10] offenbar ein ruhiges Gelehrtenleben führte: Er ist bezeugt als Subskribent mehrerer hebräischer Bücher, die Anfang des 19. Jahrhunderts in Hamburg erschienen.[11] Seine Frau Ranette (Rane) geb. Pola(c)k (1783–1851) war eine Tochter von Samuel Pola(c)k (1755–1825) und seiner Frau Sara geb. Pesche (1753–1836). Die Familie war aus Meseritz in Posen nach Wandsbek eingewandert; dort taucht der Vater 1803 im Steuerregister auf.[12]

Das achte Kind von Simon und Ranette Lazarus, Hans Türkheims Großvater, hatte bei der Geburt den Vornamen „Israel“ erhalten,[13] den er jedoch vermutlich schon früh ablegte und sich „Eduard“ nannte; seinen Zunamen änderte er Ende der 1840er Jahre in „Laskar“ um (s. unten). Eduard Laskar (1822–1899) wandte sich als erster von der kaufmännischen Familientradition ab und ergriff einen

[6] Die Mark Banko, die in Hamburg und Schleswig-Holstein im Großhandel als Verrechnungseinheit gebräuchlich war, hatte den Wert von ca. 1,52 Mark (als Münzeinheit), s. MGK, Bd. 13, S. 317.

[7] S. Ms. Lippmann I, StAH, 622-1 Familienarchive 55 A 12, Bl. 44 f.

[8] Lebensdaten bislang nicht nachzuweisen.

[9] In Ms. Lippmann I (StAH, 622-1 Familienarchive 55 A 12, Bl. 46) lautet das Geburtsjahr 1783.

[10] S. den Eintrag in der Sterbeurkunde seines Sohnes Eduard Laskar, Anlage zu Ms. Lippmann I, StAH, 622-1 Familienarchive 55 A 12, nach Bl. 95.

[11] S. ebd., Bl. 45 f.; Lippmann 1964, S. 14 f.

[12] S. Ms. Lippmann I, StAH, 622-1 Familienarchive 55 A 12, Bl. 47.

[13] S. Auszug aus dem Geburtsregister der Deutsch-Israelitischen Gemeinde in Hamburg 1822, Nr. 92, ausgefertigt 1846, Anlage zu Ms. Lippmann I, StAH, 622-1 Familienarchive 55 A 12 (nach Bl. 55).

damals noch recht jungen Handwerksberuf, in dem er seinem Interesse für die Technik nachgehen konnte. Als gelernter Klempner führte er mit seiner Ehefrau Auguste geb. Menke (1833–1898) (Abb. 1) eine Gasinstallations- und Mechanikerfirma. Als Handwerker war er somit in einem Erwerbszweig tätig, in dem in Hamburg um die Mitte des 19. Jahrhunderts, wie gezeigt, bereits zahlreiche Juden anzutreffen waren.[14] Über Laskars beruflichen Weg berichtet Lippmann:

> Mein Großvater hatte in seiner Jugend das Klempnerhandwerk erlernt und war, wie er mit Stolz erzählte, nach Einführung der Gasbeleuchtung der erste oder einer der ersten Hamburger „Gasfitter" gewesen. Im Jahre 1848 hatte er in Paris die Revolution miterlebt und das Experiment der „Nationalwerkstätten"[15] kennengelernt. [...] er habe von vornherein das Scheitern dieses Experiments erwartet. [...] In Paris hatte er seinen Familiennamen „Lazarus" in „Laskar" umgewandelt. Seit dem 13. Dezember 1850 führte er den Namen Laskar mit Genehmigung des Senats auch in Hamburg.[16]

Diese amtliche Umbenennung erfolgte im Zusammenhang mit Eduard Laskars Erwerb des Bürgerrechts,[17] konnten doch nach der rechtlichen Gleichstellung 1849 alle Juden, die Mitglieder der jüdischen Gemeinde waren, das Hamburger Bürgerrecht erwerben.[18] Da die Namensgebung der Juden bis dahin recht willkürlich und schwankend gehandhabt worden war, wurde eine eigene „Commission zur Feststellung der Namen der Juden"[19] eingesetzt, die sicherstellen sollte, daß alle jüdischen Bürger feste Familiennamen führten.[20]

Die Laskars gehörten zu den wohlhabenden und angesehenen jüdischen Hamburger Handwerkerfamilien, da Eduard von seinen Eltern ein kleines Vermögen geerbt und seine Frau 1854 eine beachtliche Mitgift mit in die Ehe gebracht hatte. So konnten sie nach Aussage ihres Enkels Leo Lippmann „doch recht behaglich leben", obwohl sie niemals ein nennenswertes Einkommen aus ihrem Betrieb erzielten.[21] Anfangs wohnten sie in der Hamburger Altstadt in der Deichstraße

[14] S. Lippmann 1964, S. 15-20. Vgl. dazu oben Kap. 2.1.2.

[15] Die im März 1848 in Betrieb genommenen „Nationalwerkstätten" waren Arbeiterproduktionsgenossenschaften, in denen Arbeitslose beschäftigt wurden und deren Erträge vollständig den Arbeitern zugute kamen. Sie waren nur vier Monate in Betrieb; wegen Unwirtschaftlichkeit wurden sie noch im Juni desselben Jahres wieder geschlossen; vgl. Lassalle 1888.

[16] S. Lippmann 1964, S. 19.

[17] S. Urkunde über die Ablegung des Bürger-Eides durch Eduard Laskar, 13.12.1850, Anlage zu Ms. Lippmann I, StAH, 622-1 Familienarchive 55 A 12, nach Bl. 55.

[18] Lorenz 1989, S. 45 f.; vgl. auch oben Kap. 2.1.2.

[19] S. Nachtrag vom 13.12.1850 auf dem Auszug aus dem Geburtsregister der Deutsch-Israelitischen Gemeinde in Hamburg 1822, Nr. 92, ausgefertigt 1846, Anlage zu Ms. Lippmann I, StAH, 622-1 Familienarchive 55 A 12 (nach Bl. 55).

[20] S. Krohn 1974, S. 31; Süß 1989, S. 284.

[21] S. Lippmann 1964, S. 19-21.

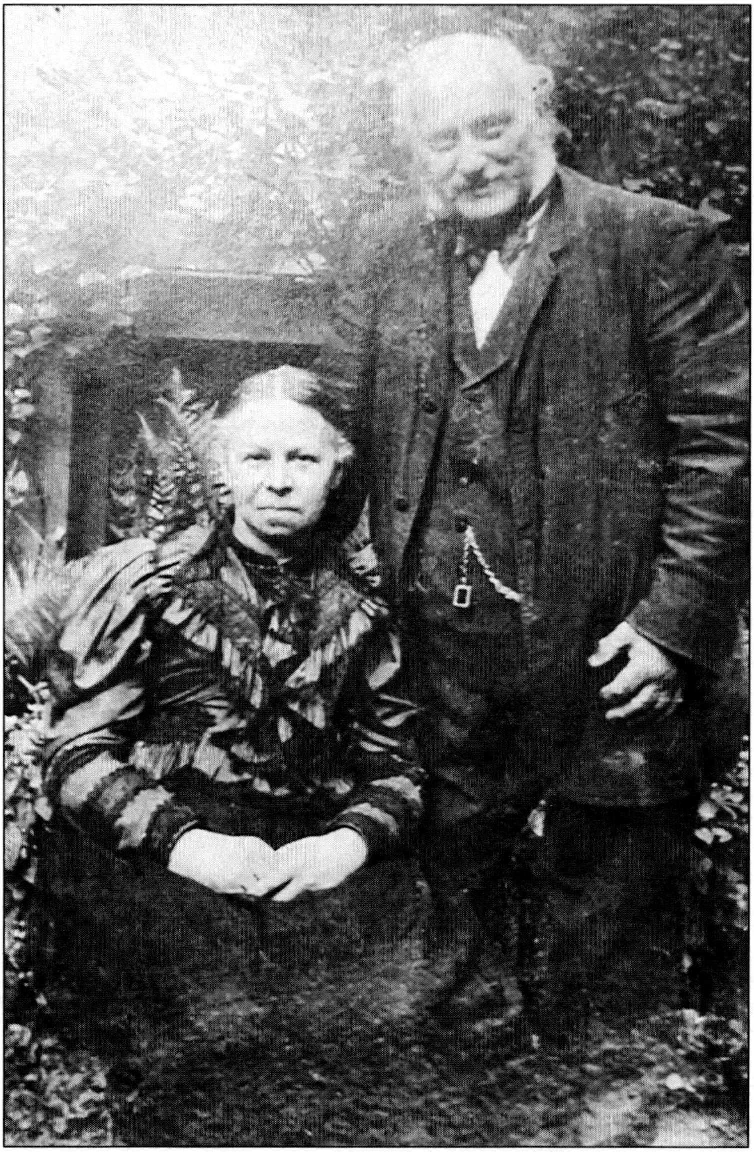

Abb. 1: Hans Jacob Türkheims Großeltern mütterlicherseits,
Eduard Laskar (1818–1899) und Auguste Laskar geb. Menke (1833–1898).[22]

[22] Foto Ms. Lippmann I, StAH, 622-1 Familienarchive 55 A 12, Anlage (nach Bl. 55).

in einem umgebauten alten Haus, das den Großen Brand von 1842 überstanden hatte, bis sie Mitte der 1880er Jahre, dem bereits erwähnten Trend unter den wohlhabenderen Hamburger Juden folgend,[23] mit ihren vier Kindern im Theresienstieg auf der Uhlenhorst in unmittelbarer Nähe der Außenalster ein eigenes kleines Haus (Nr. 1) bezogen. Zu der Zeit hatte Eduard Laskar sein Klempnergeschäft, das ohnehin wenig abwarf, bereits aufgegeben und ging seiner technischen Liebhaberei nur mehr in seiner privaten Werkstatt nach.[24]

Hans Türkheims Vetter mütterlicherseits Leo Lippmann[25] beschrieb den gemeinsamen Großvater in seinen Lebenserinnerungen sehr lebendig:

> Er war eine stattliche Erscheinung. Neben ihm erschien die zarte Großmama [...] verschwindend klein. Die schönen, strahlenden Augen meines Großvaters Laskar zeigten den Grundzug seines Wesens, einen köstlichen Humor, der meinen Großvater zum Unikum machte. Dieser Humor hatte trotz allem Sarkasmus fast immer etwas Gütiges, so daß er nicht verletzte, selbst wenn mein Großvater sich über die Schwächen seiner Mitmenschen lustig machte.[26]

Weiterhin stellte er Eduard Laskar als einen Mann mit einem überaus starken Rechtsempfinden dar. Unaufrichtigkeit konnte ihn sehr zornig machen, insbesondere bei seinen Enkelkindern. Von diesen Charakterzügen berichtete mir auch sein Urenkel Peter Turkheim, der ihn selbst nicht mehr kennenlernen konnte, und illustrierte sie durch einige Anekdoten, die in die Familiengeschichte eingegangen waren.

Seine Ehefrau Auguste konnte auf vornehme jüdische Ahnen zurückblicken: Sie stammte mütterlicherseits von der sefardischen Familie Curiel (später Curjel) ab,[27] Marranen, die sich unter dem Druck der spanischen Inquisition hatten taufen lassen, aber insgeheim der Religion ihrer Väter treu geblieben waren. Das erste Mitglied dieser Familie, das sich in Hamburg ansiedelte, war der Großkaufmann Jacob Curiel (1587–1664), mit „bürgerlichem“ Namen Duarte[28] Nunes da Costa.[29] Er war 1609 vor der Inquisition aus Lissabon geflohen und

[23] Ihre bevorzugten Wohnquartiere lagen nach 1880 allerdings eher links der Alster in den Stadtteilen Harvestehude und Rotherbaum, vgl. weiter oben.

[24] S. Lippmann 1964, S. 19 f.

[25] Zu ihm s. weiter unten.

[26] S. Lippmann 1964, S. 19 f.

[27] S. Lippmann: „Meine Vorfahren“, 1939, StAH, 622-1 Familienarchive 55 A 12, S. 48-52; Lippmann 1964, S. 16-18. Einen Stammbaum der Familie Curiel s. in der Anlage zu Ms. Lippmann I, StAH, 622-1 Familienarchive 55 A 12, nach Bl. 95; ein lückenhafter Stammbaum für die Frühe Neuzeit auch bei Kellenbenz 1958, S. 489.

[28] Nach Lippmann, der sich u. a. auf Recherchen seines Onkels Hugo Lippmann (1866–1934) stützte, lautete sein bürgerlicher Rufname „Alexander“, s. Lippmann 1964, S. 17.

[29] Zu seiner Biographie s. neben Ms. Lippmann I, StAH, 622-1 Familienarchive 55 A 12, 48-50 bes. Israel 1994; Studemund-Halévy 2000, S. 379-384; DJH, S. 51 f., s. v.

zunächst als Kolonialhändler mit Schwerpunkt Nordafrikahandel in Madrid und Florenz tätig gewesen. Nachdem er durch die Heirat mit Lea Abas (Inez Lopes George, ?–1640),[30] einer Erbin aus der sefardischen Elite von Antwerpen, seinen Reichtum beträchtlich vermehrt hatte, übersiedelte er 1621 nach Amsterdam, wo bereits eine größere Gemeinde jüdisch-portugiesischer Flüchtlinge lebte. Dort konnte er sich wieder zu seiner angestammten Religion bekennen.

Das strenger werdende Embargo Spaniens gegen seine abtrünnigen Provinzen in Holland veranlaßte Jacob Curiel 1626, nach kurzer Zwischenstation im damals dänischen Glückstadt an der Unterelbe den Hauptsitz seiner Firma, die u. a. mit Zucker aus Südamerika und Diamanten handelte, nach Hamburg zu verlegen. Er gehörte demnach zu jenen sefardischen Kaufleuten, die erst nach dem Abschluß des ersten Niederlassungsvertrages der portugiesischen Juden mit dem Rat der Hansestadt dorthin übersiedelten. In Hamburg betätigte er sich u. a. auch als Munitionslieferant für Spanien. Nach der Befreiung Portugals von der spanischen Herrschaft 1640 stellte er seine weitreichenden internationalen Beziehungen in den Dienst der portugiesischen Krone. Dafür verlieh ihm der neugewählte König João IV. von Portugal im folgenden Jahr den Adelstitel „Fidalgo" und ernannte ihn zum portugiesischen Residenten für die Vereinigten Provinzen (Holland), 1644 auch für Hamburg.[31]

Da ihn seine diplomatischen Aufgaben stark in Anspruch nahmen, überließ er das Handelsgeschäft seinen beiden Söhnen Selomo (Manoel, ?–1679) und David (Jorge, ?–1698),[32] und widmete sich ansonsten vor allem gesellschaftlichen und sozialen Pflichten. Als einer der reichsten Männer der Hansestadt, der sich als offizieller Vertreter der portugiesischen Krone in der Neustadt auf dem Krayenkamp ein imposantes Haus errichtete, gehörte Jacob Curiel zu den bedeutendsten Vertretern der sefardischen Juden der Stadt. 1652 spielte er eine wichtige Rolle bei der Vereinigung der drei hier bestehenden portugiesischen Synagogengemeinden zur Beth Israel-Gemeinde, deren Vorstand er angehörte, und bewährte sich dort in der Folgezeit als Friedensstifter bei Streitigkeiten. Seinem Einfluß war es offenbar auch wesentlich zu verdanken, daß der Senat ihr erstmalig die Erlaubnis zum Bau einer öffentlichen Synagoge erteilte,[33] die allerdings wegen der Proteste der lutherischen Geistlichkeit nicht fertiggestellt werden konnte.[34] Sein zweitältester Sohn Selomo, auf den 1644 das Amt des

[30] S. Studemund-Halévy 2000, S. 385.

[31] Vgl. auch Kellenbenz 1958, S. 33

[32] S. zu ihnen Studemund-Halévy 2000, S. 387 f. und 378 f.; vgl. auch ebd., S. 382. Neben diesen sind in dem Abschnitt über die Grabstätten der Curiels (ebd., S. 378-388) noch etliche weitere Familienangehörige verzeichnet.

[33] S. Israel 1994, S. 287-290; vgl. auch Kaplan 1994, S. 64.

[34] S. Rohde 1994, S. 143.

portugiesischen Residenten übertragen worden war, wurde 1678 zum Vorsitzenden der Beth Israel-Gemeinde bestimmt.[35]

Diese schon im 17. Jahrhundert in Hamburg ansässige Linie der Curiels starb freilich im folgenden Jahrhundert aus. Türkheims Großmutter Auguste war vielmehr eine direkte Nachfahrin des ältesten Sohnes von Jacob Curiel, Mozeh (Jeronimo Nunes da Costa, 1620–1687),[36] der um 1642 nach Amsterdam zurückgekehrt war, um dort die Geschäfte seines Vaters zu vertreten, in enger Verbindung mit Wilhelm III. von Oranien stand und in literarischen Kreisen verkehrte.[37] Sein Sohn Jacob Curiel II (1650-1703) nahm Violante Abas zur Frau, die aus einer angesehenen sefardischen Familie stammte. Nach ihrer Verwitwung 1703 trat sie unter Änderung der Schreibweise des Namens in „Curjel" zur aschkenasischen Gemeinde Amsterdams über, gemeinsam mit ihrem Sohn Abraham (1690–1750), der später Vorsteher der dortigen deutsch-jüdischen Gemeinde wurde. Dessen Sohn Hirsch Curjel (1710–1769), ein angesehener jüdischer Gelehrter, hatte zwei Söhne, die sich wie ihre Vorfahren als Kaufleute betätigten.

Der jüngere von ihnen, Hertz Hartog Curjel (1748–1794), vermählte sich mit Gutchen (Gertrud) Proops[38] (?–1823), einer Tochter von Abraham Proops (?–1792) aus der berühmten Amsterdamer Druckerfamilie, die im 18. und frühen 19. Jahrhundert hebräische Literatur überwiegend religiösen Inhalts verlegte.[39] Nach dem Tod ihres Gatten heiratete die Witwe Gertrud Curjel 1797 nach Altona[40] und nahm ihre Kinder mit dorthin. Ihr noch in Amsterdam geborener Sohn aus erster Ehe Hirsch Curjel (1784–1853) gründete Anfang des 19. Jahrhunderts in Emden eine Manufakturwarenhandlung und ehelichte eine Emderin namens Hanna Lipmann (1789–1866). Ihre Tochter Bertha (1809–1879), Hans Türkheims Urgroßmutter, kehrte wieder an die Elbe zurück und schloß 1830 die Ehe mit dem zwei Jahre zuvor aus Gifhorn nach Hamburg eingewanderten jüdischen Kaufmann Alexander Jeremias Menke (1802–1878).[41] Auch er entstammte einer

[35] S. Studemund-Halévy 2000, S. 382; Israel 1994, S. 288, Anm. 86.

[36] Geburtsjahr nach Israel 1994, S. 272; Lippmann 1964, S. 17, nennt das Jahr 1615.

[37] S. Studemund-Halévy 2000, S. 381.

[38] Lippmann (1964, S. 17) schreibt den Namen „Proobs".

[39] S. EJ, Bd. 16 [Suppl.], Sp. 1554 f., s. v. Proops, family of hebrew printers, publishers, and booksellers in Amsterdam. Sie produzierte u. a. 1752 bis 1765 (mit Unterbrechungen) eine eigene Ausgabe des Talmud, der grundlegenden Sammlung der jüdischen Traditionen und ihrer rabbinischen Kommentare.

[40] Ihr zweiter Mann war ein Mitglied des Altonaer Zweiges der Familie Warburg, die um diese Zeit herum in Hamburg das bekannte Bankhaus begründete, s. DJH, S. 270, s. v. Warburg, Familie.

[41] Im Hamburgischen Adressbuch für 1870 ist er als Teilhaber der Firma „Menke & Busse, Kaufleute" in der Catharinenstr. 25 verzeichnet.

wohlhabenden Kaufmannsfamilie; sein Vater Jeremias Menke, der Ende des 18. Jahrhunderts als Schutzjude[42] des Fürstentums Braunschweig-Celle die Erlaubnis zur Ansiedlung in Gifhorn erhalten hatte, entrichtete dort beträchtliche Schutzgelder und Abgaben.[43] Aus dieser Ehe ging schließlich Auguste Menke, verheiratete Laskar, hervor.

Seine Großmutter Auguste charakterisierte Leo Lippmann genauso bildhaft wie ihren Mann. Die zierliche, „überaus gütige Frau, die mit den Enkeln niemals schalt" und im Haus immer ein Spitzenhäubchen trug, arbeitete ständig an Stikkereien. Sie wurde von ihrem Mann, der sie wie ein Kind behandelte und ihr alle schweren Arbeiten abnahm, treu umsorgt.[44] In diesem von Liebe und Fürsorge geprägten Elternhaus verlebten die vier Kinder von Auguste und Eduard Laskar, Antonie (Toni) Ranette (1855–1930),[45] Paul Simon (1857–1926),[46] Marie Susanna (1860–1928)[47] und Robert (1866–?)[48], eine schöne und sorgenfreie Kindheit, wenngleich ihr Vater sie recht streng zu Verantwortungsgefühl, Bescheidenheit und Sparsamkeit erzog. Die jüdisch-religiöse Tradition spielte in der Familie freilich keinerlei Rolle mehr.[49] Wie bereits die Aufgabe des jüdischen Vornamens „Israel" erkennen läßt, verstand sich Eduard Laskar, dessen Vater noch ein jüdischer Gelehrter gewesen war, als „Freigeist", der Gott in der Natur fand und religiöse Bindungen und Riten vollkommen ablehnte.[50] Bezeichnenderweise erhielten auch seine Kinder keine typisch jüdischen Rufnamen mehr.[51]

[42] Bezeichnung für wohlhabende Juden, denen von den Herrschaftsträgern gegen Zahlung von Schutzgeldern die Ansiedlung in ihrem Territorium gestattet und Schutz gegen Verfolgung gewährt wurde, s. Battenberg 1990a; ders. 1990b, Bd. 2, S. 26 f. und 66 f.; NLJ, S. 318 s. v.

[43] S. Lippmann 1964, S. 17 f.

[44] S. Lippmann 1964, S. 18 und 20.

[45] S. StAH, 522-1 Jüdische Gemeinden 696e, 1855, Nr. 149.

[46] S. ebd., 1857, Nr. 36. Sterbedatum nach dem Mitgliederverzeichnis der Henry Jones-Loge (s. dazu Kap. 3.5.5), Anonymus 1933e, S. 3, wo der Name in „Paus Lasker" verschrieben ist.

[47] S. ebd., 1860, Nr. 261; Sterbedatum nach Hans Türkheims Lebenslauf zum Abstammungsnachweis, StAH, 361-6 Hochschulwesen, Dozenten- und Personalakten IV 1497, Bl. 47 f.

[48] S. StAH, 522-1 Jüdische Gemeinden 696g, 1866, Nr. 50. Bei diesem Eintrag fehlt zwar eine Angabe in der Rubrik „Vorname", doch muß es sich um Robert handeln, da das Geburtsdatum mit dem auf der Meldekarte Robert Laskars übereinstimmt, s. StAH, 332-8 Meldewesen A 30 (Film K 6489), s. v. Laskar, Robert.

[49] S. Lippmann 1964, S. 21.

[50] S. ebd., S. 19.

[51] Daß der älteste Sohn und die älteste Tochter als zweite Vornamen die Namen ihrer Großeltern erhielten, war wohl eher Ausdruck allgemeiner Pietät gegenüber der vorherigen Generation der Familie.

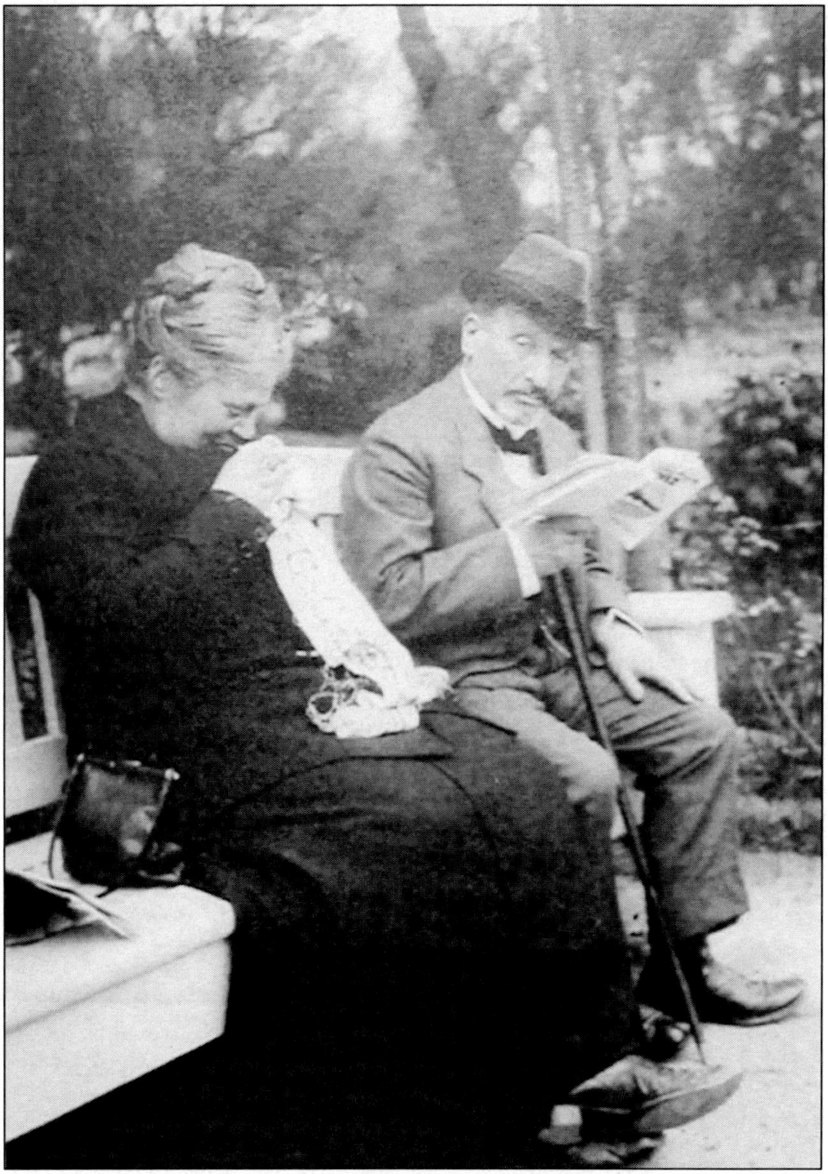

Abb. 2: Die älteste Schwester der Mutter Hans Jacob Türkheims, Toni Lippmann geb. Laskar (1855–1930), mit ihrem Mann Joseph Lippmann (1851–1928).[52]

[52] Foto aus Ms. Lippmann I, StAH 622-1 Familienarchive 55 A 12, Anlage (nach Bl. 58).

Die älteste Tochter Toni heiratete den aus Franken stammenden jüdischen Geschäftsmann Joseph Behr Lippmann (1851–1928)[53] (Abb. 2), der seit 1870 in der Metallgroßhandlung seines Onkels Henri Lippmann (1832–1890) tätig war und später zum Teilhaber aufstieg. Im Gegensatz zu seiner Frau besaß er eine enge Bindung an die jüdische Religion. In seiner Jugend hatte er aufgrund seiner orthodoxen Erziehung die rituellen Vorschriften streng eingehalten, doch nahm er in Hamburg mehr und mehr eine freiere Haltung ein. Er engagierte sich in der Leitung des liberalen Israelitischen Tempelverbandes und war lange Jahre im Vorstand der Deutsch-Israelitischen Gemeinde aktiv.[54] Dennoch wählte er für seine drei Söhne Leo Karl (1881–1943), Artur Siegfried (1884–1950) und Franz Berthold (1886–?), denen er eine liberale religiöse Erziehung angedeihen ließ,[55] deutsche bzw. christliche Namen.

Leo Lippmann (Abb. 3), der nach einem juristischen und volkwirtschaftlichen Studium in München, Berlin und Kiel die Beamtenlaufbahn einschlug, wurde eine der Säulen der Hamburger Finanzverwaltung.[56] Von 1906 bis 1920 war er in Hamburg zuständig für das Liegenschaftsamt; im 1. Weltkrieg war er zudem als Referent der Kommission für Kriegsversorgung verantwortlich für die Kriegswirtschaftsmaßnahmen der Stadt. Dank seines Organisationstalentes war die Versorgungslage hier weitaus besser als in anderen deutschen Großstädten. Auch unter den veränderten politischen Verhältnissen der Nachkriegszeit bekleidete er hohe Ämter. 1920 wurde er zum Senatssekretär und 1921 zum ersten Staatsrat der Finanzdeputation ernannt. Als oberster Beamter der Behörde trieb er insbesondere den Aufbau einer effizienten Steuerverwaltung voran.

1933 wurde er bereits im März von den neuen Machthabern suspendiert und ohne Rücksicht auf seine Verdienste um die Hansestadt trotz all seiner Bemühungen um Weiterbeschäftigung schließlich 1935 definitiv als „Nichtarier" entlassen. Danach engagierte sich Leo Lippmann, der eine Emigration ablehnte, mit ganzer Kraft als zweiter Vorsitzender in der Deutsch-Israelitischen Gemeinde,

[53] S. Lippmann 1964, S. 3-13.

[54] S. ebd., S. 8-10.

[55] S. Andrae 2003, S. 53.

[56] Zu seiner Biographie s. neben seinen Memoiren (Lippmann 1964) „Der Lebenslauf des Verfassers dieser Schrift: Staatsrat a. D. Dr. Leo Lippmann", Anlage VII zu Ms. Lippmann I, StAH, 622-1 Familienarchive 55 A 12; Jochmann 1964; Hamburgische Biografie, Bd. 1, S. 188 f.; DJH, S. 177 f.; Grolle/Lorenz 2008, S. 93 f. Sein Schicksal erfuhr in einer Novelle von Gino Leineweber (2004) auch eine literarische Gestaltung. – Seine Ehefrau Anna Josephina geb. von der Porten (1881–1943), die aus einer alteingesessenen jüdischen Arztfamilie stammte, war die Schwester des bekannten Narkoseforschers Ernst von der Porten (1884–1940) (s. zu ihm Goerig/Schulte am Esch 2004); zu ihrer Familie vgl. Ms. Lippmann II, StAH, 622-1 Familienarchive 55 A 18, S. 15; Lippmann 1964, S. 68-75.

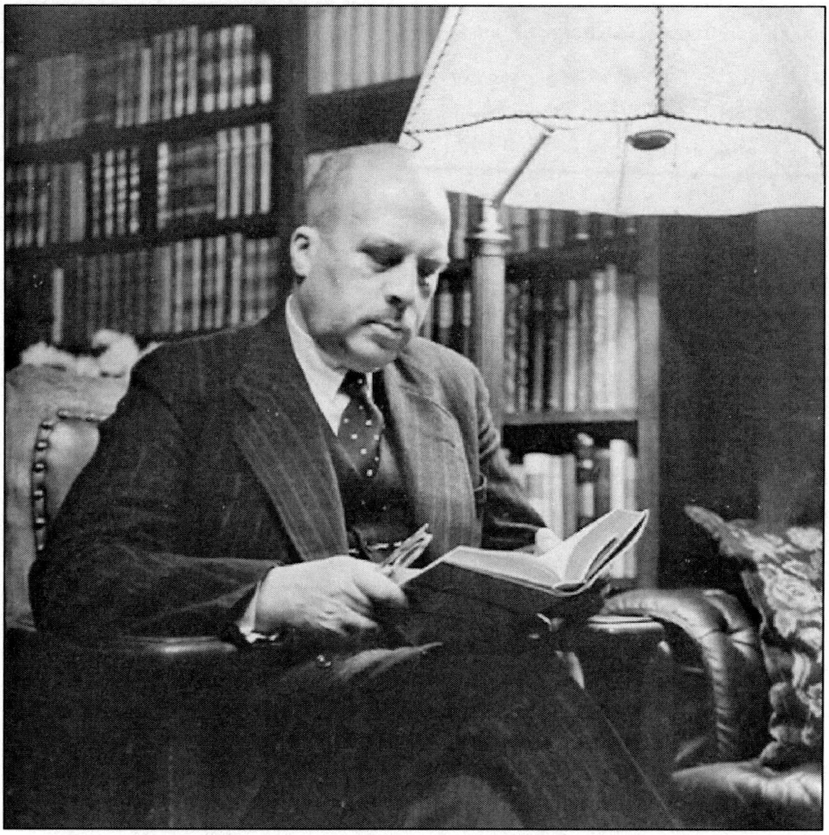

Abb. 3: Hans Jacob Türkheims ältester Vetter mütterlicherseits, Staatsrat Leo Lippmann (1881–1943) (Lippmann 1964, S. 641).

die 1938 mit der Portugiesisch-Jüdischen zum „Jüdischer Religionsverband in Hamburg" zusammengefaßt wurde; dieser Verband hatte vorwiegend die Anordnungen des Regimes im Rahmen der „Endlösung der Judenfrage" durchzuführen.[57] Als die Gestapo der Verbandsleitung am 10. Juni 1943 die unmittelbar bevorstehende Deportation der jüdischen Restbevölkerung Hamburgs ins Konzentrationslager Theresienstadt ankündigte, faßte der damals bereits schwerkranke Mann[58] den Entschluß, noch in der selben Nacht seinem Leben ein Ende

[57] S. DJH, S. 58-60, s. v. Deutsch-Israelitische Gemeinde (DIG), hier S. 60; zur Rolle des Verbandes im „Dritten Reich" s. Lorenz 1992; vgl. auch Jochmann 1964, S. XXXIII.

[58] S. dazu Andrae 2003, S. 97.

zu setzen, um nicht anderen Betroffenen zu Last zu fallen. Seine Frau, die ebenfalls als „Nichtarierin" bedroht war, ging mit ihm in den Tod.[59]

Der berufliche Werdegang seines Bruders Artur Lippmann[60] ähnelt in vieler Hinsicht dem seines Vetters Hans Türkheim, wenngleich er sich der Medizin, nicht der Zahnmedizin, zuwandte. Er studierte an den Universitäten Freiburg i. Br., München und Kiel und arbeitete nach Staatsexamen und Promotion 1907 zunächst als Volontärarzt, dann zwei Jahre als Assistenzarzt am Hamburger AK St. Georg, wo er durch Vermittlung seines Onkels Julius Türkheim bereits nach dem ersten Semester hatte famulieren dürfen. 1910 ließ er sich als praktischer Arzt nieder. Daneben war er weiterhin am AK St. Georg tätig, wo ihn der Internist Theodor Deneke (1860–1954)[61] zwei Jahre später zum wissenschaftlichen Assistenten seiner Direktorialabteilung beförderte. Im ersten Weltkrieg diente er als Sanitätsarzt an der Ostfront. Nach der Gründung der Hamburgischen Universität 1919[62] beteiligte er sich am medizinischen Unterricht und erhielt 1932 die Dienstbezeichnung Professor. Wie Hans Türkheim wurde er 1933 aufgrund des *Berufsbeamtengesetzes* als „Nichtarier" entlassen; sein Sohn Rudolf, der sein Medizinstudium nicht fortsetzen durfte, schied im Alter von 20 Jahren freiwillig aus dem Leben.[63] Der jüngste Lippmann-Bruder Franz trat in die Fußstapfen des Vaters und führte die Blech- und Metallgroßhandlung der Familie weiter.[64] 1938 emigrierten Artur und Franz Lippmann, dessen Firma „arisiert" worden war,[65] mit ihren Familien nach Sydney, wo sie Verwandte hatten. Nachdem er wegen einer Zulassungssperre für Flüchtlinge zunächst nur als nichtärztlicher Therapeut hatte praktizieren können, erhielt Artur 1941 die Approbation als „Medical Practitioner". Er starb 1950 in Melbourne an den Folgen eines Schlaganfalls.

Der ältere Bruder ihrer Mutter Toni, Paul Laskar, der unverheiratet blieb, scheint vorwiegend von seinem ererbten Vermögen gelebt zu haben, auch wenn er in

[59] S. Abdruck seines Abschiedsbriefs an den Neurologen Max Plaut (1901–1974), den Geschäftsführer des Jüdischen Religionsverbandes (s. zu ihm DJH, S. 206 f.), Andrae 2003, S. 96-99; Jochmann 1964, S. XXXIII; Zeitungsausschnitt Hamburger Abendblatt, 15.7.1993, Bibliothek der Genealogische Gesellschaft Hamburg, Familienarchiv, Familienakte Lippmann; Lorenz 1992, S. 222; vgl. auch Sielemann (Bearb.) 1995, S. 252.

[60] S. die ausführliche Biographie in Andrae 2003, S. 32-67; vgl. auch Ms. Lippmann I, StAH, Familienarchive 55 A 12, S. 62; Lippmann 1964, S. 88.

[61] Zu ihm s. Fischer 1962, Bd. 1, S. 306; DBE, Bd. 2, S. 485.

[62] S. dazu unten Kap. 3.5.3.

[63] S. Jochmann 1964, S. XXXI.

[64] S. Lippmann 1964, S. 88.

[65] S. Lippmann 1964, S. 8, Anm. 1.

einigen Quellen als „Kaufmann“ firmiert;[66] auf welchem Gebiet des Handels er sich betätigte, ist nicht bekannt. Obwohl er keine traditionelle jüdische Erziehung genossen hatte, widmete er seine ganze Kraft der Unterstützung bedürftiger jüdischer Bürger. Neben Aktivitäten für den Hilfsverein deutscher Juden,[67] der sich um die Jahrhundertwende für die Unterbringung der jüdischen Immigranten aus Rußland und Polen einsetzte, und im Arbeitsausschuß der Arbeiterfürsorgestelle der Jüdischen Organisationen in Hamburg wirkte er am Ausbau des 1893 gegründeten Israelitisch-Humanitären Frauenvereins in Hamburg[68] mit und engagierte sich für dessen Hauptprojekt, den Betrieb der Kinderheilstätte Segeberg.[69] Dabei arbeitete er eng mit Sidonie Werner (1860–1932) zusammen, der prägenden Persönlichkeit der deutsch-jüdischen Frauenbewegung in Hamburg im frühen 20. Jahrhundert, die als ausgebildete Lehrerin auf verschiedenen Feldern Sozialarbeit für Frauen, Kinder und Jugendliche leistete und seit 1908 dem Frauenverein vorstand.[70] Mindestens fünf Jahre – 1921 bis 1925 – gehörte Paul Laskar, der für die Gruppe der Religiös-Liberalen kandidiert hatte, auch dem Repräsentanten-Kollegium der Deutsch-Israelitischen Gemeinde an.[71]

Ob der Jüngste der Familie Laskar, Robert, einen Beruf erlernt hat, geht aus den Quellen nicht eindeutig hervor. Nach Andeutungen seines Neffen Leo Lippmann, der nur wenige Worte über ihn verliert, war er das schwarze Schaf der Familie:

> An Robert Laskar erinnere ich mich nur wenig. Ich sehe den stattlichen jungen Menschen in seiner Uniform als Ratzeburger Jäger noch vor mir. Nach seiner Dienstzeit kam Robert in schlechte Gesellschaft. Er ist in Amerika verschollen.[72]

Nachdem er sich am 11. Juli 1892 aus Hamburg abgemeldet hatte, hielt er sich zunächst etwa ein Jahr in England in der Stadt Bradford/Yorkshire auf, wo er anscheinend in eine Firma eintrat. Falls hinter diesem Ortswechsel die Absicht der Familie stand, dem ungeratenen Sohn die Möglichkeit zur Bewährung im

[66] So 1920 auf einer Kandidatenliste für die Wahl zum Repräsentanten-Kollegium der Deutsch-Jüdischen Gemeinde, s. Lorenz 1987/92, S. 175. Möglicherweise hatte er im Krieg sein Vermögen verloren und war nun gezwungen, sich seinen Lebensunterhalt zu verdienen.

[67] S. Lorenz 1987/92, S. 956 und 965.

[68] Zu diesem s. DJH, S. 125 f., s. v.

[69] S. Ms. Lippmann I, StAH, 622-1 Familienarchive 55 A 12, S. 60.

[70] S. zu ihr Hamburgische Biografie, Bd. 1, S. 343 f.; DJH, S. 275.

[71] S. Lorenz 1987/92, Bd. 1, S. 175 und 181 f. Dieses Gremium stellte in der Weimarer Zeit eine Art parlamentarischer Gegenspieler zum Gemeindevorstand dar; seine Mitglieder wurden über Listen gewählt (vgl. Krohn 1974, S. 179). Bei seiner erneuten Kandidatur 1925 wurde Paul Laskar trotz eines aussichtsreichen Listenplatzes wegen der Möglichkeit der Kumulierung von Stimmen auf einzelne Kandidaten nicht gewählt, s. Lorenz 1987/92, Bd. 1, S. 199, 214 und 222.

[72] Ms. Lippmann I, StAH, 622-1 Familienarchive 55 A 12, Bl. 60.

Ausland zu geben, erfüllte sich diese Hoffnung nicht; denn im September 1893 suchte ihn der Chief Constable von Bradford wegen einer nicht genannten Verfehlung per Steckbrief.[73] Ob er sich aufgrund dieses Vorfalls direkt nach Amerika absetzte oder erst noch einige Zeit in Europa aufhielt, ist nicht bekannt.

Die jüngere Laskar-Schwester Marie Susanna schließlich heiratete Julius Türkheim. Ihr Sohn Hans Jacob, der im Mittelpunkt unserer Untersuchung steht, wuchs bereits in einer Zeit auf, in der ein Großteil der gebildeten Hamburger Juden ganz deutsch fühlte und lebte. Viele bekannten sich zwar weiterhin zu ihrer jüdischen Herkunft und hielten Kontakt mit der jüdischen Kulturgemeinde, doch selbst unter denen, die noch die jüdische Religion praktizierten, waren weder die traditionelle religiöse Literatur noch die hebräische Sprache präsent. In Hans Türkheims Generation war seine Familie in ihrem Lebensstil und ihrer Denkweise vollständig assimiliert.

[73] Eintrag auf Roberts Meldekarte vom 21.9.1893, StAH, 332-8 Meldewesen A 30 (Film K 6489), s. v. Laskar, Robert.

2.3 Das Elternhaus: Julius und Marie Susanna Türkheim geb. Laskar*

Der Vater Julius Türkheim wurde am 2. Mai 1853 in Hamburg geboren. Die ersten Schuljahre verbrachte er noch an der bereits 1805 gegründeten jüdisch-orthodoxen Talmud Tora-Schule, die als erste Schule Deutschlands traditionelles Judentum mit moderner Bildung verband.[1] Von 1869 bis 1874 besuchte er wie sein jüngerer Bruder Leo und später sein Sohn Hans sowie seine beiden Enkelsöhne Peter und Herbert die traditionsreiche Gelehrtenschule des Johanneums[2] und legte dort sein Abitur ab.[3] Nach dem Medizinstudium in Leipzig, Tübingen und München arbeitete er 1877/78 als Assistenzarzt an der Irrenanstalt Karthaus-Prüll in Regensburg, nach seiner Promotion mit der Arbeit *De idearum amentium pathogenesi [Zur Pathogenese der Wahnideen]* 1879 in München[4] war er 1879/80 in gleicher Stellung an der Landesirrenanstalt Stephansfeld in Brumath (Brumpt)/Elsaß-Lothringen tätig.[5]

Danach kehrte er nach Hamburg zurück, wo er zunächst ein Jahr am Allgemeinen Krankenhaus der damals noch preußischen Nachbarstadt Altona arbeitete, ehe er sich 1882 als praktischer Arzt im Stadtteil St. Georg in der Langen Reihe 101 niederließ, ganz in der Nähe des Hamburger Allgemeinen Krankenhauses; privat wohnte er am nahegelegenen Georgsplatz 13 in der Altstadt.[6] Von 1881 bis 1884 war er zugleich als Armenarzt des 2. Bezirks am Pferdemarkt 1 bestellt,[7] wo er „von den Pflegeorganen zugesandte Personen" zu untersuchen und diese bedürftigen Armen anschließend zu behandeln hatte.[8] 1888 heiratete er Marie Laskar, die eine für jene Zeit nicht unbeträchtliche Mitgift in die Ehe mitbrachte.[9] Am 23. Juli 1889 wurde ihr einziges Kind Hans Jacob Türkheim geboren.

[1] S. DJH, S. 253 f., s. v.

[2] S. zu dieser unten Kap. 3.1.

[3] S. Album der Gelehrtenschule des Johanneums 1865–1921, AJohHH, S. 14, Zugangsnr. 4074 (Julius) und S. 24, Zugangsnr. 4269 (Leo); Abiturientenverzeichnis der Gelehrtenschule des Johanneums 1804–1909, lfd. Nr. 672 (Julius) und 696 (Leo). Zu Hans, Herbert und Peter (Franz-Alfred): AJohHH, Schülerkarten 7200, 9249 und 9569.[3]

[4] Curriculum vitae von Julius Türkheim, 13.7.1896, StAH, 352-3 Medizinalkollegium IV C 34, Bl. 1; Resch/Buzas 1915, S. 175.

[5] Curriculum vitae von Julius Türkheim, 13.7.1896 (wie vorige Anm.); s. auch Vorfahrensnachweis zum Abstammungsnachweis von Hans Türkheim, 12.4.1933, StAH, 361-6 Hochschulwesen, Dozenten- und Personalakten IV 1497, Bl. 47 f.

[6] Bibliothek des Ärztlichen Vereins Hamburg, Biographischer Zettelkatalog, s. v. Türkheim, Julius; Börner's RMK 1892, S. 374 und 1893, S. 375; Ärztliches Handbuch 1921, S. 341; 1924/25, S. 383.

[7] S. Personalakte Julius Türkheim, StAH, 352-3 Medizinalkollegium IV C 34, Bl. 1v.

[8] S. Goverts 1901, S. 434; Joachim 1901, S. 13.

[9] S. Lippmann 1964, S. 19 f.

Die Geburtsurkunde des Sohnes (Abb. 4) belegt, daß sich sein Vater zu dieser Zeit schon völlig vom jüdischen Glauben gelöst hatte:[10] Während seine Ehefrau, obgleich wie ihre Geschwister ohne religiöse Bindungen erzogen, nach Ausweis des Dokuments formal noch dem Judentum angehörte,[11] ließ er für sich unter „Religion" „konfessionslos" eintragen. Wie oben dargestellt, ermöglichte das Hamburger System der jüdischen Gemeindeorganisation schon seit 1867 den Austritt aus der Religionsgemeinschaft ohne Konversion zu einer anderen Konfession,[12] während der Status der Konfessionslosigkeit im Deutschen Reich ansonsten erst nach der allgemeinen Säkularisierung 1888 anerkannt wurde.[13]

In welchem Jahr Julius Türkheim zu einem der neun Polizeiärzte Hamburgs ernannt wurde, ließ sich nicht ermitteln. In dieser Position hatte er die medizinische Versorgung von an öffentlichen Orten erkrankten oder verunglückten Personen und von Obdachlosen sicherzustellen sowie gerichtsärztliche Gutachten abzugeben und war auch für die ärztliche Kontrolle der Polizeiwachmannschaften verantwortlich.[14] Nach 40jährigem Wirken in Hamburg starb Julius Türkheim am 21. März 1928 im Alter von 73 Jahren, seine sieben Jahre jüngere Frau nur vier Wochen nach ihm.

Neben seinem ärztlichen Beruf war er, wie sein Vater, auch schriftstellerisch tätig[15] und veröffentlichte zwischen 1900 und 1920 drei eher schmale Bände mit zeit-, kultur- und religionskritischen Betrachtungen. Hatte er als Kind noch eine jüdische Schule besucht, so hatte er als Erwachsener, wohl nicht zuletzt unter dem Einfluß der am Johanneum genossenen Gymnasialbildung, wie viele um Assimilation bemühte Juden seiner Zeit die Bildungsgüter seiner christlich geprägten deutschen Umwelt an die Stelle der ererbten jüdischen Kultur gesetzt. Nach dem Zeugnis seines angeheirateten Neffen Leo Lippmann war er ein „literarisch und philosophisch hochgebildete[r] Mann", der „in seinem späteren Leben [...] Freigeist [...] und ein begeisterter Anhänger Nietzsches" geworden war.[16]

[10] S. dazu auch weiter unten.

[11] Geburtsurkunde Hans Türkheims aus dem Geburtsregister, Standesamt 1, Hamburg, Hauptregister. Vgl. auch Hans Türkheims Schülerkarte, Abb. 5.

[12] S. oben Kap. 2.1.2.

[13] S. Lorenz 1987/92, Bd. 1, S. XXIV.

[14] S. Reincke 1901, S. 67.

[15] Lebenslauf zum Abstammungsnachweis, 12.4.1933, StAH, 361-6 Hochschulwesen, Dozenten- und Personalakten IV 1497, Bl. 47 f. Im Familienarchiv Türkheim, StAH, 662-1 Familienarchive 105, A 1 bis A 26, werden Exemplare seiner Schriften aufbewahrt.

[16] Lippmann 1964, S. 45.

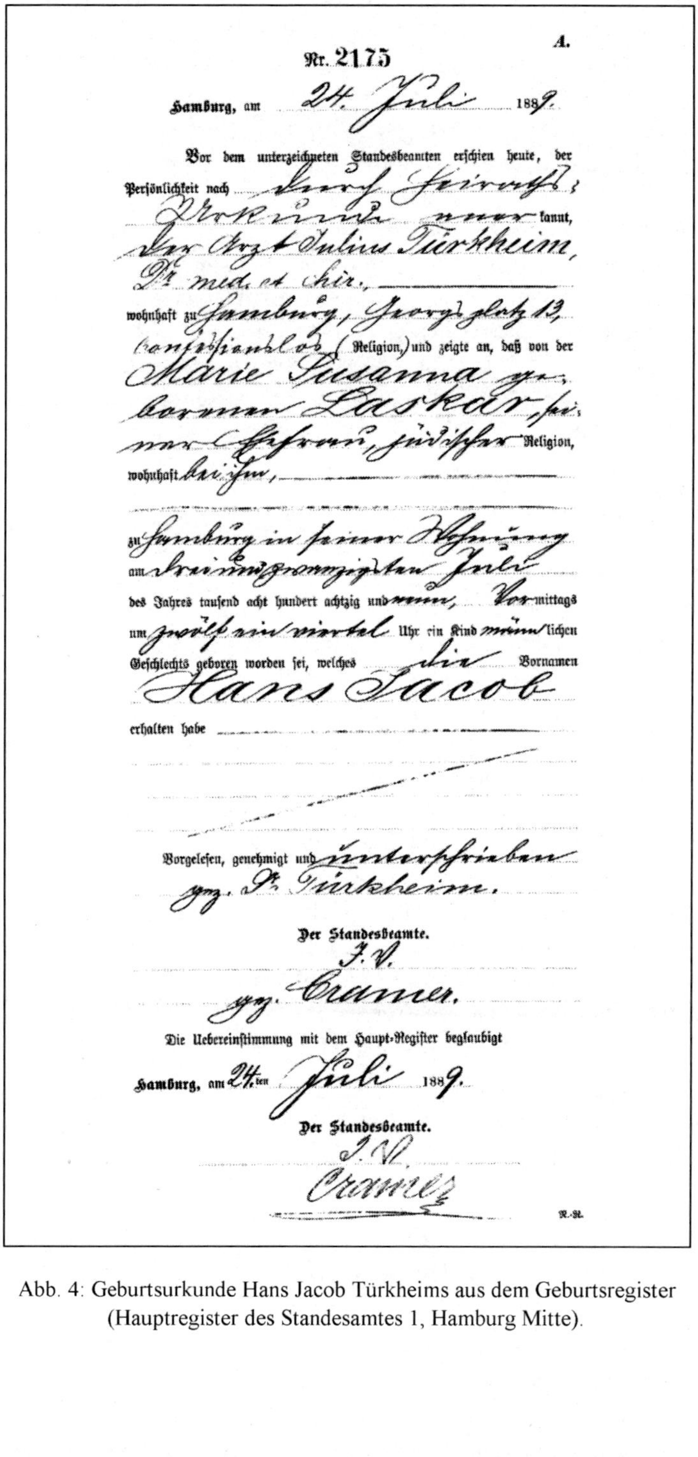
Nr. 2175 A.

Hamburg, am 24. Juli 1889.

Vor dem unterzeichneten Standesbeamten erschien heute, der Persönlichkeit nach durch Heirathsurkunde anerkannt, der Arzt Julius Türkheim, Dr. med. et chir.,

wohnhaft zu Hamburg, Georgsplatz 13, confessionslos (Religion,) und zeigte an, daß von der Marie Susanna geborenen Laskar, seiner Ehefrau, jüdischer Religion,

wohnhaft bei ihm,

zu Hamburg in seiner Wohnung am dreiundzwanzigsten Juli des Jahres tausend acht hundert achtzig und neun, Vormittags um zwölf ein viertel Uhr ein Kind männlichen Geschlechts geboren worden sei, welches die Vornamen Hans Jacob erhalten habe.

Vorgelesen, genehmigt und unterschrieben gez. Dr. Türkheim.

Der Standesbeamte.
I.V.
gez. Cramer.

Die Uebereinstimmung mit dem Haupt-Register beglaubigt

Hamburg, am 24.ten Juli 1889.

Der Standesbeamte.
I.V.
Cramer

R.-N.

Abb. 4: Geburtsurkunde Hans Jacob Türkheims aus dem Geburtsregister (Hauptregister des Standesamtes 1, Hamburg Mitte).

Seine durch Nietzsche mitgeprägte Geisteshaltung verraten nicht zuletzt die Titel seiner um die Jahrhundertwende erschienenen Werke philosophisch-psychologischen Inhalts, *Zur Psychologie des Willens*" (1900) und *Zur Psychologie des Geistes: Tier- und Menschengeist* (1904). Sein besonderes Interesse an den Äußerungen der Seele hatte sich schon früh gezeigt, hatte er sich nach dem Studium seine Weiterbildungsstellen doch an psychiatrischen Anstalten gesucht. In der ersten Schrift erörterte er u. a. die Begriffe „Wille" und „Seele" unter Bezug auf zeitgenössische wissenschaftliche Erkenntnisse, insbesondere auf Arbeiten von Wilhelm Wundt (1832–1920),[17] einem der Mitbegründer der naturwissenschaftlichen Psychologie. In der zweiten Schrift behandelte er auf derselben wissenschaftlich-psychologischen Basis die Begriffe „Geist" und „Wissen" und legte seine spezielle Weltanschauung dar. Außerdem übersetzte er zu dieser Zeit den Ratgeber für Erblindete *Entre Aveugles* des Pariser Augenarztes Émile Javal (1839–1907) aus dem Französischen (*Der Blinde und seine Welt*, 1904).

Das viel später erschienene Buch *Probleme – eine Reihe von Abhandlungen über wichtige Fragen*[18] ist eine Sammlung von Essays zu politischen, kulturellen und philosophischen Themen, wiederum zu einem großen Teil auf psychologischer Grundlage, die er schon lange Zeit vor dem 1. Weltkrieg verfaßt hatte, jedoch erst 1920 publizierte. Nur der erste Teil mit der Überschrift *Der Staat und das Mitleid* war schon einmal Anfang der 80er Jahre des 19. Jahrhunderts in der von Leopold von Sacher-Masoch (1836–1895) herausgegebenen literarischen Zeitschrift *Auf der Höhe* publiziert worden.[19] Beim Wiederabdruck relativierte der Autor allerdings die extrem sozialdarwinistische Position, die er seinerzeit wohl auch unter dem Eindruck seiner frischen Erfahrungen als Armenarzt eingenommen hatte, in einem Zusatz, der vom sozialhygienischen Gedankengut des späten Kaiserreichs mitbeeinflußt erscheint. Alle Beiträge des Sammelbandes enthalten Betrachtungen über soziale Probleme, die Julius Türkheim schon länger erfüllten und beunruhigten, und Vorschläge zu deren Lösung, die er nun in einer Zeit veröffentlichte, in der Deutschland unter der militärischen Niederlage und den harten Bedingungen des Versailler Vertrags litt, in einer Ära der Depression und zahlreicher unlösbar erscheinender sozialer Aufgaben, wie z. B. der gesellschaftlichen Reintegration der Kriegsheimkehrer.

Offenkundig sucht er den Leser aus dem allgemeinen Gefühl der Ohnmacht zu befreien und zu mehr Eigeninitiative und Verantwortung aufzurufen: Der Bürger solle dem Staat dienen und sich nicht von ihm bedienen lassen.[20] Türkheim

[17] S. BLÄ, Bd. 6, S. 338 f.; Lamberti 1995.

[18] S. Türkheim, J. 1920. Das Manuskript dazu ist noch im Nachlaß HT erhalten.

[19] S. ebd., S. 7.

[20] S. ebd., S. 133.

selbst beschreibt seine Motivation für die Veröffentlichung seiner von patriotischer Gesinnung erfüllten Überlegungen gerade zu dieser Zeit im Begleitwort seines Buches folgendermaßen:

> Die Aufsätze stehen im bewussten Widerspruch zu dem Geist, der jetzt das Denken unseres Volkes beherrscht und den es niederzuringen gilt, wenn wir uns wieder zu der uns im Rate der Völker gebührenden Stellung emporarbeiten wollen, wenn wir den Stimmen, die uns als Odium generis humani [Gegenstand des Hasses des Menschengeschlechts] bezeichnen möchten, nicht Recht geben wollen.[21]

Dazu fordert er aufgrund teilweise radikaler Positionen einschneidende Reformen auf verschiedenen Gebieten.

In den nachfolgenden Essays erörtert er zunächst die in Deutschland herrschenden Prinzipien des Strafrechts und leitet daraus die Notwendigkeit einer radikalen Strafrechtsreform ab. Sodann entwirft er eine Theorie über den Ursprung des Rechts und hebt die Bedeutung der Entwicklung des Rechtsgefühls des Einzelnen für das gesellschaftliche Zusammenleben hervor. Ferner analysiert er das Wesen der Arbeit und ihrer verschiedenen Formen auf historischer und psychologischer Basis.[22] Die beiden letzten Kapitel enthalten einzelne Beobachtungen und Gedanken, der letzte mit dem Titel *Aphorismen und Einfälle*[23] solche sehr disparater Natur, der vorangehende, *Die Frau* betitelte, befaßt sich in Wahrheit eher mit dem Wesen der *beiden* Geschlechter, die Julius Türkheim als absolut gegensätzlich auffaßt.[24] So schreibt er der Frau als „Erhalterin des Menschengeschlechts" im Vergleich zum Mann eine grundsätzlich andersartige Geistesbeschaffenheit zu und lehnt die Frauenemanzipation in einer ungewöhnlich scharfen Form ab, die zumindest für die Zeit der Veröffentlichung fast schon anachronistisch erscheint. Besonders bemerkenswert ist diese Haltung angesichts des Umstandes, daß seine ältere Schwester zweifellos eine emanzipierte Frau war, seine Einstellung demnach wohl nicht typisch für seine Herkunftsfamilie war.

In unserem Zusammenhang ist von besonderem Interesse der Essay mit dem Titel *Pessimismus und Judentum*, in dem sich Türkheim grundsätzlich mit dem Ursprung und dem Sinn der Religion auseinandersetzt und dabei erkennen läßt, weshalb er persönlich sich von jeder Konfession distanzierte.[25] Er versteht unter

[21] Ebd., Begleitwort.

[22] S. Türkheim, J. 1920, S. 43-7; 273-132; 143-160.

[23] „Aphorismen über wissenschaftliche, politische und philosophische Fragen" hatte er laut einem im Familienarchiv Türkheim erhaltenen Manuskript dieses Titels seit 1873 aufgezeichnet, StAH, 622-1 Familienarchive 105 A 23, Titelblatt.

[24] S. ebd., S. 161-184.

[25] Vgl. auch seinen Aphorismus: „Jedes formulirte Gebet, jedes Massengebet, ja, das bloße Vorhandensein von Bethäusern, Kirchen, Tempeln, ist schon Götzendienst." Ebd., S. 173.

Religion letztlich jede Antwort auf die Sinnfrage des Lebens, weil der zweifelnde Mensch ohne ein Lebensziel unglücklich sein müsse. Sie mache ihm das Leben erträglich und diene der Überwindung seines aus Zweifeln und Fragen geborenen Pessimismus. Das einfache Volk, das nur für den Tag lebe, bedürfe dagegen keiner Religon, ebensowenig wie „starke harmonische Persönlichkeiten“.[26]

Wie die Religion als Gottesglaube durch die Juden in die Welt kam, erklärt er, wiederum in der Nachfolge Wundts, mit einem völkerpsychologischen Ansatz: „Naive, heitergestimmte Völker“ wie Griechen, Römer und Germanen kamen „gar nicht auf den Einfall [...], über den Sinn des Lebens nachzudenken“.[27] Ganz anders die Juden, „das zweifelsüchtigste und kritischste unter allen Völkern, vielleicht auch das unzufriedenste“. Da sie alles hinterfragten, war ihre Weltsicht geprägt durch einen tiefen Pessimismus, dem sie aus Selbsterhaltungstrieb einen Glauben entgegensetzten, der ihrem negativen Denken Beschränkungen auferlegte: „Die Juden sind [...] das erste Volk das am Leben litt. Als Heilmittel ... zwangen sie sich zu einer optimistischen Welt[an]schauung, die ihrem Wesen fremd ist und unter der ihr Lebensschmerz immer wieder zum Durchbruch kommt.“[28] Die Ursache für die pessimistische Grundhaltung als Charakteristikum des jüdischen Wesens sieht Julius Türkheim in einer stark entwickelten Neigung zum Mitleiden, das später auch die christliche Religion geprägt habe, sowie in ihrer schwachen Konstitution und ihrem empfindlichen Nervensystem. „Die Juden waren vielleicht die ersten Psychastheniker, die ersten Kulturmenschen, die an Stimmungen und Verstimmungen litten ...“[29] Die scheinbar damit in Widerspruch stehende hohe Eigenwertung der Juden interpretiert er als notwendige Folge dieser Schwäche, die sie das Leben nur mit Hilfe des Mythos ertragen ließ, trotz aller Mißerfolge und Niederlagen das auserwählte Volk Gottes zu sein.[30] Am Ende kommt er zu einem höchst ambivalenten Schluß. Er stellt zunächst als unbestreitbare Tatsache fest:

> Gewaltigeres hat kein anderes Volk geleistet. Es hat für Jahrtausende das Denken der Menschheit, der abendländischen wie der morgenländischen, festgelegt, auf die sozialen Einrichtungen der modernen Völker bestimmend eingewirkt [...],

um sodann kritisch anzufügen, es habe zugleich

> die Bewertung des Individuums, des Einzellebens in's Törichte und Bedenkliche gesteigert.[31]

[26] S. ebd., S. 135 f.

[27] Ebd., S. 136.

[28] Ebd., S. 137.

[29] Ebd. S. 140 f.

[30] S. ebd., S. 141 f.

[31] Ebd., S. 142.

Damit greift er das zentrale Thema des obenerwähnten ersten Beitrags des Bandes auf, wo er darlegt, warum das aus jüdisch-christlicher Tradition entspringende „Mitleid“ als Handlungsprinzip für den Staat untauglich ist.

Julius Türkheims Betrachtungen über das Judentum und das „jüdische Gemüt“ bilden letztlich eine Facette des Prozesses der Assimilation und Akkulturation der Juden, ihres Strebens nach vollständiger gesellschaftlicher wie kultureller Eingebürgerung in die deutsche Geschichte. Offenbar betrachtete er das angeborene jüdische Wesen als Erschwernis für diese Anpassungsprozesse. Er fügt sich damit ein in zeitgenössische Ansätze zu jüdischer Selbstreflexion, die wie in seinem Fall in der Spannung stehen zwischen dem Herausstellen jüdischer Leistungen und Besonderheiten der jüdischen „Rasse“ einerseits und der Kritik am Festhalten an jüdischen Eigenheiten andererseits bis hin zur haßerfüllten Herabsetzung dieser Eigenheiten.[32] Das Motiv des angeblichen jüdischen „Selbsthasses“ ist schon öfter behandelt worden.[33] Auch bei Türkheim finden wir jene Verbindung der Vorstellung vom besonders selbstkritischen Juden mit der einer speziellen jüdischen Psychopathologie, die „in den letzten Jahrzehnten des 19. Jahrhunderts in der Rassentheorie das Klischee vom selbsthassenden Juden entstehen“ ließ.[34] Die Modekrankheit der Zeit, die Neurasthenie[35] – die er als Psychasthenie bezeichnet – galt auch ihm als Arzt mit speziellen psychiatrischen Interessen als eine typische Krankheit der Juden.[36]

Seine Überlegungen waren wohl mitangeregt durch den in Deutschland an Einfluß gewinnenden Antisemitismus, zu dem er in seinen *Aphorismen* bemerkt: „Ist es nicht [...] eine verwunderliche Tatsache, daß 60 Millionen Deutsche vor Sechs Hunderttausend Juden zittern?“[37] Dennoch läßt sich seine Haltung nicht als apologetisch beschreiben. Die von ihm nicht ganz ernsthaft vorgeschlagene Lösung des Problems der Judenfeindschaft durch die simple Aufgabe von jüdischen Speisegesetzen und Sabbatheiligung, welche die Juden in den Augen ihrer christlichen Umwelt fremdartig erscheinen ließen,[38] steht ganz im Einklang mit

[32] Vgl. auch Nipperdey 1993b, S. 408.

[33] Vgl. u. a. Gilman 1993, bes. S. 210-241. Der Begriff wurde wohl erst 1930 von dem Publizisten Theodor Lessing (1872–1933) geprägt, s. Lessing 1930 (vgl. dazu auch Gilman 1993, S. 228-230).

[34] Gilman 1993, S. 211.

[35] Zu diesem Topos allgemein vgl. u. a. Radkau 1998.

[36] Zur Neurasthenie als typische Erscheinung bei Juden s. Gilman 1993, S. 213-217. Zur Diskussion über spezifische Krankheiten der Juden in dieser Zeit vgl. Tschoetschel 1990.

[37] Türkheim, J. 1920, S. 165.

[38] „Die Juden könnten ihrem Stamm keinen größeren Dienst erweisen und den Antisemiten keinen ärgeren Schabernack spielen, als indem sie die Speisegesetze abschafften und den Sonnabend auf den Sonntag verlegten. Das Fremdartige ihres Wesens, das Mißtrauen erweckt, käme dann ganz in Wegfall. Die Juden würden dann fast nur noch als eine Sekte

seiner Ablehnung ritualisierter Religionsformen. Insgesamt führt Julius Türkheim seine Diskussion um das Wesen der Religion, des jüdischen Glaubens und des jüdischen Stammescharakters durchweg als außenstehender Beobachter in einem nüchternen, distanzierten Ton. Er tritt als objektiver Analytiker der jüdischen Seele auf, der nicht erkennen läßt, daß er selbst ein Mitglied der Gruppe ist, über die er vermeintlich wissenschaftlich urteilt. Er greift in seiner Darstellung der physischen und psychischen Eigenheiten, die angeblich die Judenheit als Ganze charakterisieren, sogar Negativklischees der nichtjüdischen Anthropologie auf.

Im Begleitwort zu den *Problemen* kündigte Türkheim ein weiteres, umfangreicheres Buch *Über Wesen und Ursprung der Moral* an, das jedoch das Licht der Öffentlichkeit nicht mehr erblickte, sei es, daß die Inflation der nächsten Jahre das Projekt zunichte machte, sei es aus dem allgemeinen Grund, den der letzte Aphorismus am Schluß jener Essaysammlung folgendermaßen formuliert: „Es ist viel leichter, ein gelehrtes Buch zu schreiben, als einen Verleger dafür zu finden.“[39] Das fertige Manuskript, dessen Umfang im Druck der Autor auf ca. 280 Quartseiten schätzt, bildet zusammen mit 25 anderen meist unpublizierten Manuskripten[40] das Familienarchiv Türkheim im Hamburger Staatsarchiv.[41]

Der Tenor dieser unveröffentlichten Arbeiten, die zeitgenössische Diskussionen aufgreifen, entspricht weitgehend der in den eben besprochenen Büchern dargelegten Weltanschauung. Selbst in den im weiteren Sinn medizinischen Beiträgen, die sich überwiegend mit aktuellen und zudem gesellschaftlich besonders relevanten Fragestellungen wie Bakteriologie und Antikontagionismus, „Nervosität“, Alkoholismus und Vererbung befassen, ist die gesellschaftsreformerische Tendenz unübersehbar. Weitere Arbeiten betreffen z. B. Mystik und Religion, das Gottesbild der Bibel, die Unterscheidung von Seele und Geist, Tod und Sterben, das Wesen der Wissenschaft, Darwinismus und Monismus, nationalökonomische und juristische Fragen oder das Thema *Bürger, Proletarier und Kultur*. Neben einem im engeren Sinn literarischen Werk, einer Novelle mit dem Titel *Gesühnt*, steht am Ende eine Betrachtung *Ich und mein Werk*.[42] Diese

erscheinen, deren es doch so viele in Deutschland giebt. Und könnten doch mit aller Begeisterung an ihrem Stamm und ihrer Geschichte festhalten. – Aber freilich: Ehe Jenes geschieht, lassen sich alle Pastoren und alle Priester beschneiden.“ *Aphorismen*, ebd., S. 181.

[39] Türkheim, J. 1920, S. 184.

[40] Vier davon bilden Vorarbeiten zu den in den *Problemen* abgedruckten Essays.

[41] StAH, 622-1 Familienarchive 105 A 12, Inhaltsverzeichnis, S. o. Nr. Die übrigen Schriften tragen die Signaturen A 1 bis A 11 und A 13 bis 26. Die Manuskripte wurden 1964 von Hans Türkheims Witwe Franziska (Frances) dorthin abgegeben (s. StAH, Geschäftsakte 218-1).

[42] StAH, 622-1 Familienarchive 105 A 25 und A 26.

bislang unbekannten Beiträge eines jüdischen Arztes zu Zeitfragen der Kaiserzeit, die in ihrer Auseinandersetzung mit bedeutenden und heute weniger bekannten Denkern vom späten 18. Jahrhundert bis in seine eigene Zeit von einer erstaunlichen Belesenheit des Autors zeugen, verdienten wohl eine ausführlichere Analyse, die indes den Rahmen dieser Arbeit sprengen würde.

Die zeitkritischen Essays Julius Türkheims, in denen er sich von der Religion und den damit verbundenen Sondertraditionen und -denkweisen der Juden distanziert und seine Mitbürger ohne Ansehen von Religion und Herkunft zur Verantwortung für das deutsche Volk aufruft, lassen etwas von der geistigen Atmosphäre erahnen, in der sein einziger Sohn Hans aufwuchs. Wie weit dieser die teilweise recht radikale Denkweise seines Vaters übernommen hat, muß offen bleiben, da er keine vergleichbaren zeitkritischen Schriften verfaßt hat. In jedem Falle äußerten sich Julius Türkheims gesellschaftliche Reformbestrebungen auch in dem Drang, die Jugend zu seinen Idealen zu erziehen, wie sein Neffe Leo Lippmann bezeugt, der seinen Onkel in seinen Erinnerungen als „treue[n] Unterweiser und geistige[n] Führer" sowie „überaus gute[n] Freund" würdigt.[43]

Wenn Lippmann hervorhebt, sein Vetter Hans habe „den Witz und den Geist seiner Eltern geerbt",[44] so kann wohl kein Zweifel daran bestehen, wie diese Eigenschaften beim Ehepaar Türkheim verteilt waren. War der Vater ein ernster, nachdenklicher Mann, so war die Mutter Marie, die in ihrer Herkunftsfamilie nur „Mariechen" gerufen wurde, in ihrer Jugend ein äußerst lebhaftes, witziges und zu lustigen Streichen aufgelegtes Mädchen, das wohl namentlich unter den Herren ihres Alters äußerst beliebt war. Die den Grundzug ihres Wesens ausmachende Heiterkeit dürfte in der Familie einen Ausgleich zur Strenge ihres Gatten gebildet und ihrem Sohn die Herzenswärme vermittelt haben, die ihn, nach den wenigen Zeugnissen zu seiner Persönlichkeit zu urteilen, sein Leben lang auszeichnete.[45]

[43] Lippmann 1964, S. 45.

[44] Ms. Lippmann I, StAH, 622-1 Familienarchive 55 A 12, S. 61.

[45] S. unten Kap. 3.9.

3 Hans Türkheims Lebenslauf

3.1 Schulische Bildung in Hamburg 1896 bis 1908

Hans Türkheim begann seine schulische Ausbildung im Jahre 1896 mit dem Besuch der Vorschule des Johanneums in Hamburg und setzte sie sodann an dessen Gelehrtenschule fort. Am 13./14. Februar 1908 legte er an diesem renommierten humanistischen Gymnasium sein Abitur ab; bereits damals nannte er als Studienwunsch die Zahnmedizin.[1] War sein Vater schon vor der Geburt seines Sohnes 1889 aus der jüdischen Gemeinde ausgetreten, wie die Geburtsurkunde von Hans (Abb. 4) dokumentiert, so wurde bei dessen Einschulung ins Johanneum auf der Schülerkarte als Konfession sogar die Angabe „evang[elisch-] luth[erisch]" notiert.[2] Dabei scheint es sich freilich um ein Versehen des Schreibers gehandelt zu haben, ist doch dieser Eintrag in der Rubrik „Bekenntnis" in „konfessionslos" korrigiert worden (Abb. 5);[3] eine entsprechende Angabe findet sich auch im Abiturientenverzeichnis des Johanneums.[4] Auf Hans' Schülerkarte wurde in dieser Rubrik zudem nachträglich der für Juden seit Beginn des Jahres 1939 vorgeschriebene zusätzliche Vorname „Israel" hinzugefügt,[5] im Abiturientenverzeichnis wurde sein Name wie der anderer jüdischer Schüler mit einem Hakenkreuz [!] markiert.[6]

Das Johanneum, die älteste höhere Schule Hamburgs, die jahrhundertelang ein geistiges Zentrum der Stadt bildete, war am 24. Mai 1529 von dem hamburgischen Reformator Johannes Bugenhagen (1485–1558)[7] im ehemaligen Kloster St. Johannis gegründet worden. 1840 bezog es einen Neubau in der Altstadt am Speersort, wo auch Türkheim zur Schule ging. 1914/15 schließlich erhielt es den

1 Jahresbericht der Gelehrtenschule des Johanneums zu Hamburg 1904–1910, S. 7, lfd. Nr. 1612, AJohHH.

2 Album der Gelehrtenschule des Johanneums 1865–1921, S. 176, AJohHH.

3 Schülerkarte der Gelehrtenschule des Johanneums, Nr. 7200, AJohHH.

4 Abiturientenverzeichnis der Gelehrtenschule des Johanneums Hamburg 1804–1909, lfd. Nr. 1612, AJohHH, F VII 1.

5 Übergeschrieben in der Rubrik 6 „Bekenntnis" (in Abb. 5 nur schwach zu erkennen), Schülerkarte der Gelehrtenschule des Johanneums, Nr. 7200, AJohHH.

6 Abiturientenverzeichnis der Gelehrtenschule des Johanneums Hamburg 1804–1909, lfd. Nr. 1612, ebd., F VII 1.

7 Bugenhagen wurde 1528 nach Hamburg berufen. Seine Reformen sind in der ersten Hamburger Kirchenordnung niedergelegt, darunter Regelungen zum Gottesdienst, zu sozialen Fragen und zum Schulwesen, s. Hamburgische Biografie, Bd. 2, S. 79-81.

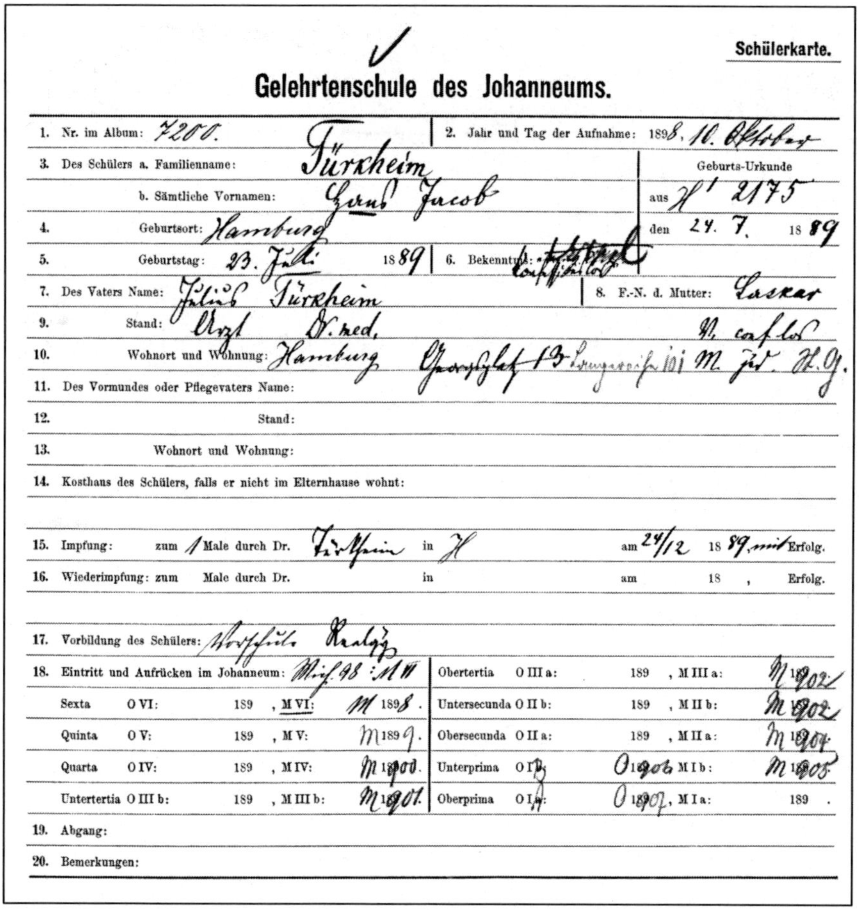

Schülerkarte.

Gelehrtenschule des Johanneums.

1. Nr. im Album: 7200. | 2. Jahr und Tag der Aufnahme: 1898, 10. Oktober
3. Des Schülers a. Familienname: Türkheim | Geburts-Urkunde
b. Sämtliche Vornamen: Hans Jacob | aus H¹ 2175
4. Geburtsort: Hamburg | den 24. 7. 1889
5. Geburtstag: 23. Juli 1889 | 6. Bekenntnis:
7. Des Vaters Name: Julius Türkheim | 8. F.-N. d. Mutter: Laskar
9. Stand: Arzt Dr. med.
10. Wohnort und Wohnung: Hamburg
11. Des Vormundes oder Pflegevaters Name:
12. Stand:
13. Wohnort und Wohnung:
14. Kosthaus des Schülers, falls er nicht im Elternhause wohnt:
15. Impfung: zum 1 Male durch Dr. Türkheim in H am 24/12 1889 mit Erfolg.
16. Wiederimpfung: zum Male durch Dr. in am 18 , Erfolg.
17. Vorbildung des Schülers:
18. Eintritt und Aufrücken im Johanneum: Mich. 98 : M VI

Sexta	O VI:	189	, M VI:	M 1898.	Untersecunda O II b:	189	, M II b:	M 1902
Quinta	O V:	189	, M V:	M 1899.	Obersecunda O II a:	189	, M II a:	M 1904
Quarta	O IV:	189	, M IV:	M 1900.	Unterprima O I b:	O 1906	M I b:	M 1905
Untertertia	O III b:	189	, M III b:	M 1901.	Oberprima O I a:	O 1907	, M I a:	189 .
					Obertertia O III a:	189	, M III a:	M 1902

19. Abgang:
20. Bemerkungen:

Abb. 5: Hans Jacob Türkheims Schülerkarte
(Archiv der Gelehrtenschule des Johanneums, Hamburg).

noch heute genutzten, von dem bekannten städtischen Oberbaudirektor Fritz Schumacher (1869–1947)[8] entworfenen Bau in der Maria-Louisen-Straße.[9] Die Gelehrtenschule des Johanneums hat bis heute ihre humanistische Identität bewahrt und genießt über die Stadtgrenzen hinaus einen guten Ruf. Wesentliches Charakteristikum dieser Schule ist ein pädagogisches Konzept, das auch in

[8] Architekt, 1910–1933 Leiter des staatlichen Hochbauwesens in Hamburg, s. Hamburgische Biografie, Bd. 2, S. 388-390; NDB, Bd. 23, S. 736-739.

[9] S. Langmaack 1979, S. 91.

unserer Zeit noch bewußt die Pflege der Alten Sprachen betreibt und aufgrund ihres humanistischen Bildungsideals auch in den übrigen Fächern einen hohen Anspruch vertritt.[10]

Zu Beginn des 19. Jahrhunderts hatten weite Kreise der Gesellschaft die Bildung als Mittel zum sozialen Aufstieg erkannt. Nach dem Amtsantritt des Rektors Johannes Gurlitt (1754–1827)[11] im Jahr 1802 öffnete sich dank dessen toleranter Grundhaltung das Johanneum bereits im folgenden Jahr erstmals jüdischen Schülern, während andere Gymnasien Deutschlands ihnen noch in den 1820er Jahren den Zugang verweigerten. Fortan wurde am Johanneum eine ganze Reihe von jüdischen Knaben unterrichtet, die später wichtige Beiträge zur sozialen, wirtschaftlichen und kulturellen Entwicklung der Gesamtgesellschaft leisten sollten. Zu Gurlitts Schülern zählten z. B. der liberale Paulskirchenabgeordnete und erste jüdische Richter an einem Obergericht in Deutschland Gabriel Riesser (1806–1863),[12] der von der Frankfurter Nationalversammlung 1848 ernannte Reichsminister für Justiz bzw. Äußere Angelegenheiten Johann Heckscher (1797–1865) und der Bibliothekar der Stadtbibliothek Hamburg Meyer Isler (1807–1888)[13].

Auch Gurlitts Tod 1827 änderte nichts an der liberalen Haltung der Gelehrtenschule gegenüber jüdischen Gymnasiasten. Weitere bedeutende Schüler waren der Altphilologe, Philosophiehistoriker und Direktor der Universitätsbibliothek Bonn Jakob Bernays (1824–1881)[14], der bekannte Dermatologe und Histopathologe Paul Gerson Unna (1850–1929)[15] und der Historiker Hans Liebeschütz (1893–1978)[16], um nur diese zu nennen. Gegenüber Bewerbungen jüdischer Lehrer um eine Anstellung an dem Gymnasium allerdings verhielten sich das Johanneum und die Schulbehörde sehr restriktiv. So wurde nicht nur dem bereits genannten Meyer Isler die Zulassung zum Examen für eine Unterrichtstätigkeit am Johanneum[17] verweigert, manche Gesuche von jüdischen Schulamtskandidaten wurden sogar mehrfach abgelehnt. Eine offizielle Begründung für diese Haltung lieferte die abschließende Erklärung des zuständigen Senators zu dem

[10] S. Homepage der Gelehrtenschule des Johanneums, http://www.johanneum-hamburg.de (eingesehen 17.5.2004)

[11] S. Kelter 1928, S. 111, 135.

[12] S. Hamburgische Biografie, Bd. 3, S. 312-314; Kaufmann 2006.

[13] Zu ihm s. Kopitzsch 2006.

[14] Zu ihm, der sich stets zum orthodoxen Judentum bekannte, s. Krohn 1974, S. 117 f.

[15] Zu ihm s. bes. Stumm 1990.

[16] Zu ihm s. DJH, S. 175.

[17] Um an der Gelehrtenschule des Johanneums zu lehren, benötigten die Bewerber ein spezielles Schulamtskandidaten-Examen.

Anstellungsgesuch eines Dr. phil. Marcus Maas[18] aus dem Jahr 1852, wo es hieß, das Johanneum sei als eine „evangelisch-lutherische Schule“ gestiftet worden; „der Vorstand kann daher auch keine anderen als christliche Lehrer ohne eine höhere Bestimmung anstellen“. Um zu unterstreichen, wie unzweckmäßig die Zulassung eines jüdischen Kandidaten zu einer Prüfung sei, aus der er entgegen diesem Grundsatz ein Anrecht auf Einstellung ableiten könne, führt er die angebliche Unersättlichkeit der Juden ins Feld:

> Ich bin aber überzeugt, wenn er [Marcus Maas] nur erst ein solches Examen gemacht hat, so würde er auch die Behörden bei der ersten Vacanz überlaufen, denn die Juden sind mit dem bereits Erlangten nicht zufrieden, deswegen kann ich mich auch nur wiederholt für die Abweisung erklären.[19]

In der Folgezeit strebten jüdische Schüler verstärkt an öffentliche Gymnasien, die den Zugang zum Bildungsbürgertum eröffneten. Als sich nach der Reichsgründung der moderne Antisemitismus auszubreiten begann, blieb auch das Johanneum vom Rassismus nicht völlig verschont. Im Kaiserreich und in der Weimarer Zeit waren, der liberalen Tradition Hamburgs entsprechend, antisemitische Ressentiments freilich noch kaum erkennbar, und auch nach der „Machtergreifung“ der Nationalsozialisten blieb die Schulleitung zunächst zurückhaltend. Noch 1935 wurden in den Verzeichnissen ehemaliger Schüler jüdische Namen nicht getilgt, obwohl in diesem Jahr für den Verein der Ehemaligen der „Arierparagraph“ eingeführt wurde. Später allerdings wurden nun Schüler jüdischer Herkunft nicht mehr geduldet. Der Schriftsteller, Journalist und Fernsehdokumentarist Ralph Giordano (geb. 1923) verlieh 1982 in seinem teilweise autobiographischen Werk *Die Bertinis* den Geschehnissen am Johanneum in der NS-Zeit literarische Gestalt.[20] Er selbst mußte aufgrund der jüdischen Herkunft seiner Mutter 1940 nach der Obersekunda (Klasse 11) die Schule verlassen.[21] Über seine Schulzeit berichtet er:

> 1933 gab es auf dem Johanneum einen beträchtlichen Teil von Schülern, die nach der Rassenarithmetik der Nazis plötzlich zu „Nichtariern“ erklärt wurden, und zwar sowohl „Volljuden“ als auch „jüdische Mischlinge 1. Grades“, worunter ich fiel, weil ich zwar

[18] Zu dem Fall s. Freimark 1979, S. 126-128. Maas hatte zwischen 1833 und 1840 in Hamburg das Johanneum und danach das Akademische Gymnasium besucht, anschließend war er als Privatlehrer tätig. 1851 stellte er einen Antrag an die Schuldeputation auf Zulassung zum Schulamtskandidaten-Examen für die Gelehrtenschule des Johanneums, der schließlich 1852 definitiv abgelehnt wurde.

[19] Zit. nach Freimark 1979, S. 128.

[20] S. Müller 2004, S. 56 f.

[21] S. Freimark 1979, S. 123-129; Drefahl 1979, S. 130-143.

> einen „arischen“ Vater, jedoch eine jüdische Mutter hatte. Ich habe auf dem Johanneum Antisemitismus [...] von mehreren Seiten erfahren.[22]

Hans Türkheim hatte ein Vierteljahrhundert zuvor keine derartigen Erfahrungen machen müssen. Wie sein acht Jahre älterer Vetter Leo Lippmann angibt, war „der Verkehr und Ton unter uns Mitschülern“ allgemein „stets ein freundschaftlicher“.[23] Da die Gelehrtenschule des Johanneums allen ihren Zöglingen ohne Ansehung ihrer Abstammung einen „vaterstädtischen und nationalen Patriotismus“[24] einpflanzte, dürften die dort verbrachten Jahre sein schon von zuhause mitgebrachte Gefühl verstärkt haben, ein vollwertiger Hamburger und Deutscher zu sein. In jedem Falle muß er seine Zeit an diesem Gymnasium mit angenehmen Erinnerungen verbunden zu haben. Auch später hielt er Kontakt zu seiner alten Schule und beteiligte sich gut zwanzig Jahre nach seinem Abgang an der Festschrift zum 400jährigen Bestehen der Gelehrtenschule des Johanneums 1929 mit einem kulturwissenschaftlichen Aufsatz über *Die Zähne des Menschen in ethnologischer und voelkerpsychologischer Beziehung*.[25] Auch außerhalb der Schule dürfte er in seiner Jugend, zumal in den Kreisen, in denen seine Familie verkehrte, kaum mit antisemitischen Attacken konfrontiert worden sein; denn, wie WernerJochmann mit Bezug auf seinen Vetter Leo hervorhebt:

> Religiöse Vorurteile oder gar antisemitische Tendenzen waren in diesen Jahrzehnten in Hamburg noch nicht gesellschaftsfähig. Sofern derartigen Zeitströmungen gehuldigt wurde, bekannte sie mit Rücksicht auf das Ansehen der jüdischen Familien Hamburgs niemand öffentlich.[26]

[22] Zit. nach der Internetseite der Gelehrtenschule des Johanneums, http://www.johanneum-hamburg.de, Rubrik „Ehemalige“ (eingesehen 17.5.2004).

[23] Lippmann 1964, S. 42.

[24] Jochmann 1962, S. XVII.

[25] S. unten Kap. 4.1.4: Sinnesphysiologie.

[26] Jochmann 1964, S. XVI.

3.2 Studienzeit 1908 bis 1911

3.2.1 Zahnheikundliche Berufsbilder: Zahnärzte und Dentisten

Im Zusammenhang mit Türkheims Werdegang ist die geschichtliche Entwicklung der Berufsbilder in der Zahnheilkunde[1] von Bedeutung, da im Kampf um die Anerkennung der Zahnärzteschaft als den übrigen Medizinern gleichgestellte Vollakademiker, von dem er selbst direkt betroffen war, die Frage nach der Bedeutung der handwerklich-technischen Komponente des Faches eine wesentliche Rolle spielte. Ende des 19. und in der ersten Hälfte des 20. Jahrhunderts übten in Deutschland zwei verschiedene Berufsstände mit unterschiedlichen Ausbildungsgängen, akademisch gebildete Zahnärzte und handwerklich-technisch orientierte Dentisten, nebeneinander die Zahnheilkunde aus. Die Entstehung dieser beiden Berufsstände läßt sich nach Norbert Fischer folgendermaßen skizzieren:

> Vor Erlaß der Gewerbeordnung 1869 wurde die Zahnbehandlung selbständig nur von Zahnärzten ausgeübt, die aber am Anfang des 19. Jahrhunderts nur dem Stande niederer Chirurgen angehörten, meistens frühere Barbiere waren. Als Vorbedingung für die Ausübung wurde eine Prüfung verlangt, die aber nur niedere Chirurgie-Kentnisse (Zahnziehen, Zahnschmerz heilen) verlangte. Diese Zahnärzte nahmen auch Bestellungen auf technische Zahnersatzstücke entgegen, ließen diese von geschickten Drechslern ausführen. Angefertigt wurden Knochengebisse und künstliche Zähne aus Elfenbein, Walroß- und Flußpferdzähnen. In der Folgezeit nahm die gewerbliche zahntechnische Kunst einen großen Aufschwung. Anstelle der o. g. Zähne traten Porzellanzähne in Gebrauch, welche festgelötet wurden. Aus Drechslern, Goldschmieden, Uhrmachern bildete sich nach und nach der Stand der Zahntechniker oder Zahnkünstler. Mit der Zeit wurde es üblich, daß die Zahntechniker nicht nur künstliche Gebisse anfertigten, sondern auch kleinere operative Arbeiten (Zahnfüllen) für die Zahnärzte ausübten. Viele machten nach mehrjähriger Praxis die zahnärztliche Prüfung, die eine geringe Schulbildung zur Voraussetzung hatte, und wurden als Zahnärzte selbständig. Nach 1869 änderten sich die Verhältnisse. Viele Zahntechniker machten sich auch ohne zahnärztliche Prüfung selbständig und betrieben die Zahnheilkunde in vollem Umfang. Die Zahnärzte dagegen sahen sich verschärften Prüfungsanforderungen gegenüber.[2]

Grundlage dieser Veränderung war die 1869 erlassene neue Gewerbeordnung für den Norddeutschen Bund, der Preußen und 17 norddeutsche Staaten umfaßte; nach der Reichsgründung erhielt sie für ganz Deutschland Gültigkeit. In diese Gewerbeordnung war auf Drängen von Teilen der Ärzteschaft auch die Medizin aufgenommen worden, da sich manche Ärzte von der Einstufung ihres Standes als Gewerbe eine größere Freiheit in der Berufsausübung und weniger staatliche Einschränkungen versprachen. Allerdings wurde gleichzeitig die Kurierfreiheit

[1] Zum Gesamtkomplex vgl. Groß 1994.

[2] Fischer 1980, S. 85 f.

eingeführt, d. h. die Heiltätigkeit wurde für jedermann freigegeben. Wurden die eigentlichen Zahnärzte nach dieser Gewerbeordnung durch eine staatliche Approbation auf der Grundlage eines zahnmedizinischen Studiums zur Ausübung der zahnärztlichen Praxis zugelassen, so besaßen die Dentisten, die Zahnbehandlungen durchführen, sich aber nicht „Zahnärzte" nennen durften, unterschiedlichste praktische Ausbildungen. Als nichtapprobierte Zahnbehandler betätigten sich spezialisierte Zahntechniker mit einer bis zu dreijährigen Lehrzeit sowie Bader und Barbiere, die von Haus aus nur einfache chirurgische Operationen ausführten und zusätzlich zahntechnische Kenntnisse erworben hatten, aber auch Personen ohne jegliche fachgerechte Vorbildung, was dem Ansehen der auf dem Gebiet der Zahnheilkunde tätigen Nichtapprobierten abträglich war und es den Zahnärzten erleichterte, die gesamte Berufsgruppe als Kurpfuscher zu diffamieren. Daher waren die gelernten „Zahnkünstler" bestrebt, auch für ihren Berufsstand einheitliche Ausbildungsstandards zu schaffen und sich so von mangelhaft ausgebildeten Laienbehandlern abzugrenzen. An neugeschaffenen Fachschulen und später an dentistischen Lehrinstituten wurde der Schwerpunkt vorrangig auf die zahntechnische Ausbildung gelegt, was den Dentisten zumindest im Bereich der Zahnersatzkunde eine gewisse Überlegenheit gegenüber vielen Zahnärzten brachte.[3]

Als die Dentisten durch den Besuch solcher Lehreinrichtungen immer mehr Zugang zu den theoretischen Grundlagen des Faches erhielten, bemühten sie sich zunehmend um die staatliche Anerkennung als eigener, den Zahnärzten vergleichbarer Berufsstand, um ihre rechtliche Stellung zu sichern. Einen ersten Erfolg konnten sie 1913 mit dem Zugeständnis einer staatlichen Prüfung für Zahntechniker im Bundesstaat Elsaß-Lothringen erringen, wo Dentisten allerdings die Behandlung von Mund- und Kieferkrankheiten untersagt war. Erst vier Jahre nach dem Ende des 1. Weltkriegs konnten sie ihre staatliche Anerkennung reichsweit durchsetzen.[4]

Da sich die Betätigungsfelder von Zahnärzten und Dentisten stark überschnitten, war ihr Verhältnis seit je von Spannungen und Gegensätzen geprägt, nicht zuletzt deshalb, weil die Zahntechniker durch ihre zahlenmäßige Überlegenheit eine ernsthafte wirtschaftliche Konkurrenz für die Zahnärzte bildeten. Die Dentisten, die ihre Behandlung zu geringeren Preisen durchführten, wurden stärker von einkommensschwächeren Patienten frequentiert. Sie konnten sich besonders in Kleinstädten und Landgemeinden etablieren, die akademischen Zahnärzte hingegen bevorzugten Groß- und Mittelstädte.[5]

[3] S. Riemer 2001, S. 13-16; Fischer 1980, S. 96-100.

[4] S. weiter unten.

[5] S. Riemer 2001, S. 13-16.

Die Zahnärzte, die ein akademisches Studium absolviert hatten, wehrten sich dagegen, daß Dentisten trotz geringerer theoretischer Ausbildung die gleichen zahnärztlichen Leistungen erbringen durften, weil sie befürchteten, in den Augen der Öffentlichkeit mit ihnen auf eine Stufe gestellt zu werden. Darin sahen sie eine Gefahr für ihr Bestreben nach gleichberechtigter Anerkennung mit anderen akademischen Ärzten, die ihnen trotz der Zulassung zu den Universitäten verwehrt geblieben war, weil in der Zahnarztausbildung geringere Anforderungen an die Bewerber gestellt wurden. Die Prüfungsordnung von 1899 verlangte als Voraussetzungen für das Staatsexamen anstelle des Abiturs nur die Primareife, eine einjährige praktische Ausbildung bei einem Zahnarzt oder an einem Universitätsinstitut sowie ein sechssemestriges Universitätsstudium in drei Teilfächern.[6] Da für den zahnärztlichen Studiengang kein Abitur (Matura) verlangt wurde, waren die Studierenden der Zahnheilkunde als „Immaturi" nicht in der Medizinischen, sondern in der Philosophischen, der alten „unteren" Fakultät, angesiedelt; deshalb war auch eine medizinische Promotion für Zahnärzte nicht möglich.[7]

Die Zahnärzteschaft einschließlich der Dozenten an den Universitäten wehrte sich anfangs vehement gegen eine staatliche Anerkennung der Dentisten als nichtapprobierte Zahnbehandler. Sie monierte, daß dadurch ein zweiter Berufsstand offiziell die Befugnis erhalte, zahnheilkundliche Behandlungen aller Art durchzuführen, obwohl er aufgrund seiner primär handwerklich orientierten Ausbildung nie den vollen akademischen Standard erreichen könne. Dies bedeute einen Rückschlag für die Etablierung der Zahnheilkunde als wissenschaftliche Disziplin.

Auch Ärzte und Apotheker, die mit Zahnbehandlern zusammenarbeiteten und damit angeblich die Kurpfuscherei unterstützten, wurden zum Angriffsziel der Zahnärzteschaft. Die betroffenen Ärzte wiesen jedoch die Vorwürfe zurück und äußerten ihrerseits Zweifel an der behaupteten Überlegenheit der Zahnärzte. Die Quintessenz einer derartigen Stellungnahme von Wilhelm Benninghoven (1862–?)[8] mit dem Titel *Aerzte, Zahnärzte, Zahntechniker und Kurpfuscher – Kritische Betrachtungen* aus dem Jahr 1905 faßt Norbert Fischer folgendermaßen zusammen:

> Die Vorbildung und Ausbildung der Zahnärzte liegt bei weitem unter der der praktischen Ärzte. Deshalb können die Zahnärzte nur sehr zweifelhaft den Namen Arzt beanspruchen. Ferner sind die Zahnärzte auf dem Gebiet der Zahntechnik einem durchschnittlichen Zahntechniker weit unterlegen. Daß die Zahnärzte tatsächlich nicht voll

[6] S. Rohrmeier 1985, S. 20.

[7] S. dazu auch unten Kap. 3.3 und 3.5.2.

[8] Geburtsjahr nach dem Lebenslauf in seiner Dissertation, Benninghoven 1887.

> akademisch anerkannt werden können, zeigt sich darin, daß sie nicht der medizinischen, sondern der philosophischen Fakultät unterstehen. Mit anderen Worten bekleidet der Zahnarzt eine Zwitterstellung: er ist auf technischem Gebiete dem Zahntechniker, auf medizinischem Gebiete dem praktischen Arzt weit unterlegen.[9]

Dieses Zitat beschreibt exakt die schwierige Position der damaligen Zahnheilkunde zwischen akademischem Anspruch und praktischem Können und macht verständlich, warum sich die Zahnärzteschaft so vehement für die Gewährung des Promotionsrechts einsetzte,[10] welche die wissenschaftliche Gleichberechtigung mit anderen Medizinern besiegeln sollte.

Sobald die Position der Zahnärzte als vollwertiger akademischer Berufsstand durch die Aufnahme der Zahnheilkunde in die Medizinische Fakultät im Jahr 1909 und die Einführung der zahnmedizinischen Promotion in der Prüfungsordnung von 1919[11] endgültig gesichert war, ließ ihr Widerstand gegen die staatliche Anerkennung der Dentisten nach. Diese wurde nach dem 1. Weltkrieg schrittweise in allen deutschen Staaten – 1919 etwa in Hessen und 1920 in Baden und Preußen – vollzogen, wobei sich Hamburg am schwersten damit tat; hier wurde sie erst 1922 realisiert.[12] Die Grundzüge dieser Neuordnung des Berufsstandes und der Ausbildung seiner Mitglieder werden in einer Informationsbroschüre des Reichsverbandes Deutscher Dentisten e. V. von 1926 unter der Überschrift *Die Dentisten im Dienste der Gesundheitspflege des Deutschen Volkes* mit folgenden Worten skizziert:

> Es gibt in Deutschland zur Zeit ca. 10 000 gesetzlich anerkannte, zum größten Teil staatlich geprüfte Dentisten. Die Organisation des Reichsverbandes Deutscher Dentisten umfaßt über 9000 Standesangehörige und wurde im Jahr 1880 gegründet. Jeder neu aufgenommene Dentist hat folgenden Revers zu unterzeichnen: Keinen Lehrling unter 3 Jahren auszubilden und keinen Gehilfen zu beschäftigen, der nicht eine dreijährige Lehrzeit nachweisen kann. In öffentlichen, auf meinen Beruf bezüglichen Ankündigungen, marktschreierische Reklame zu unterlassen [...] Keine Narkose persönlich vorzunehmen, sondern ihre Vornahme einem Arzt zu überlassen.
>
> Der Ausbildungsgang der Dentisten kommt aus der praktischen Tätigkeit heraus. Er umfaßt: eine dreijährige Ausbildungszeit als Zahntechniker; eine zweiundhalb- bis dreijährige Zahntechnikertätigkeit; der Besuch eines Fach- oder Fortbildungsinstituts von ein bis drei Semestern. Frühestens nach sechs Jahren kann man sich dann um Zulassung zu einer staatlichen Prüfung bewerben. Nach Bestehen der Prüfung kann man dann als staatlich anerkannter Dentist tätig sein.[13]

[9] Fischer 1980, S. 114.

[10] Vgl. dazu auch unten Kap. 3.3.

[11] S. dazu auch unten Kap. 3.5.2 und 3.5.3.

[12] S. Fischer 1980, S. 99.

[13] Zit. nach Fischer 1980, S. 99 f.

Nachdem somit die Stellung der konkurrierenden Gruppen zur jeweiligen Zufriedenheit geklärt war, koexistierten die beiden zahnheilkundlich behandelnden Berufsstände gut zwei Jahrzehnte friedlich miteinander. Nach dem 2. Weltkrieg zeigten sich indes starke Bestrebungen, den nicht mehr als zeitgemäß empfundenen Dualismus ganz aufzuheben; 1952 wurden durch eine gesetzliche Regelung beide Stände vereinigt. Alleinige Voraussetzung für die Ausübung der Zahnheilkunde war von da an die Reifeprüfung und ein volles zahnmedizinisches Studium von 10 Semestern.[14]

3.2.2 Türkheims Studium in Würzburg und München

Hans Türkheim, der sich für die akademische Ausbildung entschieden hatte, nahm mit knapp 19 Jahren am 22. April im Sommersemester 1908 das Studium der Zahnmedizin an der Julius-Maximilians-Universität Würzburg auf. Er wohnte zunächst in der Juliuspromenade 13, später in der Koellikerstraße 1; beide Unterkünfte befanden sich in unmittelbarer Nähe der Zahnklinik.[15] An den meisten Universitäten war der zahnärztliche Unterricht im 19. Jahrhundert von Provisorien geprägt; er wurde vorrangig in Privatinstituten oder in chirurgischen und medizinischen Bettenstationen abgehalten. So verhielt es sich auch in Würzburg. Der dortige Dozent für Zahnheilkunde Dr. Jakob Berten (1855–1934),[16] auf den im anschließenden Abschnitt „Akademische Lehrer" noch genauer eingegangen wird, war niedergelassener Zahnarzt mit einer großen Privatpraxis. 1895 hatte er mit der Gründung einer privaten zahnärztlichen Poliklinik in der Wilhelmstraße 3 erstmals eine Möglichkeit für den praktischen zahnärztlichen Unterricht an der Universität Würzburg geschaffen. Im Sommersemester 1896 fanden erste zahnmedizinische Vorlesungen sowie praktische Kurse der Zahntechnik statt, die Berten in seinem Privatlaboratorium durchführte. In der „Commission für die zahnärztliche Prüfung" der Universität war er als Prüfer für Zahntechnik tätig. 1898 folgte er jedoch einem Ruf nach München als außerordentlicher Professor und Vorstand des dort neu zu errichtenden Zahnärztlichen Universitäts-Instituts.

Erst 1901 wurde das Würzburger zahnärztliche Privatinstitut zu einer universitätseigenen Einrichtung. Schon vier Jahre später mußte es wegen der ständig steigenden Studentenzahl in ein größeres Gebäude am Paradeplatz 2 umziehen.

[14] S. ebd., S. 85-121; vgl. auch Franken 1977.

[15] S. Personalbestand der königlich-bayerischen Julius-Maximilians-Universität Würzburg im Sommersemester 1908, S. 60, UAWü.

[16] Zu ihm s. Egerer-Röhricht 1971, S. 34; vgl. auch unten Kap. 3.2.3.

Bertens Nachfolger Andreas Michel (1861–1921),[17] der wissenschaftliche Veröffentlichungen über die Gebiete der Kieferchirurgie und Kieferverletzungen (1901), Kariologie, Mund- und Kieferkrankheiten (1912), Speicheluntersuchungen (1901, 1911) und Prothetik vorlegte, wurde 1904 zum Professor ernannt.[18] Unter seiner Ägide (1898–1921) wies Würzburg von allen deutschen Universitäten die größte Studentenfrequenz in der Zahnheilkunde auf. Die Zahl der Studierenden wuchs so schnell, daß 1910 der Neubau einer Zahnklinik notwendig wurde. Als diese nach zwei Jahren fertiggestellt war, galt sie als modernste Institution ihrer Art in Deutschland. Trotz des starken Studentenzustroms standen Michel, der weiterhin der einzige Professor war, im Sommersemester 1912 für den umfangreichen Unterricht nur vier Assistenten, zwei Volontärassistenten und zwei Co-Assistenten – wahrscheinlich Studenten höherer Semester – zur Seite; doch hatte sich damit der Personalstand in den elf Jahren seit dem Sommersemester 1901, in dem es nur zwei Assistenten gab, immerhin vervierfacht.[19]

Nach dem zweiten Semester wechselte Türkheim am 1. März 1909 für die beiden letzten Jahre seines Studiums nach München[20] an das Zahnärztliche Institut der Ludwig-Maximilians-Universität, das unter den anderen damals bereits bestehenden Einrichtungen an den Universitäten Berlin, Leipzig, Breslau, Marburg und Würzburg insofern eine Sonderstellung einnahm, als es als erstes zahnärztliches Universitätsinstitut Deutschlands in einem eigens dafür errichteten Neubau untergebracht und entsprechend gut ausgestattet war.[21] Diese Tatsache sowie die größere Zahl der dort lehrenden Dozenten könnten wohl ausschlaggebend für Türkheims Wechsel gewesen sein.

Berten hatte bei der Übernahme der Leitung des Instituts 1898 von Anfang an eine organisatorische Dreiteilung des Faches in Einzeldisziplinen eingeführt, wie sie den Unterrichtsanforderungen der seit dem 1. November 1889 gültigen Prüfungsordnung für Zahnmediziner entsprach. Er selbst leitete die Abteilung für Zahn-, Mund- und Kieferheilkunde, daneben gab es eine Konservierende Abteilung unter Leitung des Privatdozenten Otto Walkhoff (1860–1934)[22] sowie eine Prothetische Abteilung, die durch den Privatdozenten Gottlieb Port (1867–1918)[23] geführt wurde. Als Port bereits im Juni 1901 zum Direktor des Zahnärztlichen Instituts in Heidelberg berufen wurde, übernahm seine Stelle Fritz Julius

[17] S. Scheckel 1985, S. 103.

[18] S. Eulner 1970, S. 689.

[19] S. Scheckel 1985, S. 99-101, 124-126; vgl. Klumpp 1971; Lommel 1927.

[20] Abgangszeugnis der Julius-Maximilians-Universität Würzburg vom 1.3.1909, Nachlaß HT.

[21] S. Scheckel 1985, S. 42.

[22] S. Rohrmeier 1985.

[23] Zu ihm s. Fischer 1962, Bd. 2, S. 1237; DBE, Bd. 8, S. 39; Franken 1977, S. 101; Strübig 1989, S. 101.

Meder (1862–1945)[24], bei dem Türkheim im Wintersemester 1910/11 den Kursus für Kronen- und Brückenarbeiten mit praktischen Übungen, den Kursus für Zahn- und Kiefersatz, verbunden mit Demonstrationen und Klinik, sowie Übungen im Laboratorium absolvierte. Im Sommersemester 1909 war er für zwei Veranstaltungen von Berten eingeschrieben, „Zahnärztliches Kolloquium" sowie die Vorlesung „Pathologie und Therapie der Zahn- und Mundkrankheiten", im Wintersemester 1909/10 besuchte er dessen Vorlesungen zur „Klinik der Zahn- und Mundkrankheiten", über „Ausgewählte Kapitel der Zahnheilkunde" und über „Pathologie und Therapie der Zahn- und Mundkrankheiten". Im Sommersemester 1910 hörte er erneut „Ausgewählte Kapitel der Zahnheilkunde" sowie die „Klinik der Zahn- und Mundkrankheiten", die auch im Wintersemester 1910/11 fortgesetzt wurde. Bei Walkhoff war er in allen vier Semestern (Sommersemester 1909 bis Wintersemester 1910/11) für den „Kursus der konservierenden Zahnheilkunde" eingeschrieben, weiter besuchte er dessen Vorlesungen über „Konservierende Zahnheilkunde I und II". Walkhoffs Vorlesungen zur „Normalen" und zur „Pathologischen Histologie der Zähne" sowie seine Anleitung zum „Arbeiten im wissenschaftlichen Laboratorium" (Wintersemester 1909/10) sollten Türkheim für seine späteren Forschungsarbeiten besonders nützlich werden. Neben dem Besuch der zahnmedizinischen Veranstaltungen fand Türkheim noch Zeit, seiner Vorliebe für die schöne Literatur nachzugehen. So belegte er im Sommersemester 1910 „Übungen in literarischer Kritik: Unsere Lyrik seit 1880".[25]

Am 1. Juni 1911 schloß er sein Studium in München mit dem Prädikat „gut" ab und erhielt im Alter von nur 22 Jahren seine zahnärztliche Approbation.[26] Im zahnärztlichen Staatsexamen wurden damals die Fächer Anatomie, Allgemeine Pathologie, Physiologie, Therapie und Heilmittellehre einschließlich Toxikologie sowie die Chirurgisch-Zahnärztliche Pathologie und Therapie mündlich geprüft. Hinzu kam ein Examen über die praktischen Kenntnisse am Patienten in der Konservierenden und der Prothetischen Zahnheilkunde, eine mündliche Prüfung über Allgemeinmedizin auf der Grundlage eines Fragenkatalogs und schließlich eine schriftliche Ausarbeitung über „Natur, Ätiologie und Behandlung eines dem Prüfling vorgeführten Krankheitsfalles betreffend eine Affektion der Zähne oder des Zahnfleisches, des harten Gaumens usw.", die Diagnose, Heilplan und Epikrise umfassen sollte.[27]

[24] S. Egerer-Röhricht 1971, S. 68; Scheckel 1985, S. 44.

[25] Abgangszeugnis der Universität München vom 20.8.1913, Nachlaß HT.

[26] Approbationsurkunde, München 15.6.1911, Nachlaß HT (s. Dokumentarischer Anhang, Abb. 29).

[27] S. Rohrmeier 1985, S. 20.

Während seines Münchner Studiums lernte Türkheim auch seine zukünftige Ehefrau kennen, die rund sechs Jahre ältere Margarete Speyer, genannt Grete, die sich wie er der Zahnmedizin widmete.[28] Ebenfalls jüdischer Herkunft, war sie am 12. März 1883 in Köln als erste der beiden Töchter von Adolf Speyer (1845–?) und seiner Frau Ida geb. Ballin (1859–?)[29] geboren worden.[30] Nach ihrem Abitur in Köln studierte Grete Speyer dort zunächst Medizin, wechselt dann jedoch zur Zahnheilkunde und an die Universität in München, wo sie 1913 auch als Zahnärztin approbiert wurde.[31]

Türkheim nahm nach seiner Approbation 1911 eine Assistentenstelle am Münchner Zahnärztlichen Universitätsinstitut an, blieb aber noch bis zum 20. August 1913 immatrikuliert, um gebührenpflichtige medizinische und allgemeinbildende Vorlesungen besuchen zu können. So hörte er im Wintersemester 1911/12 „Morphologie des Kopfes“ und „Syphilido-dermatologische Klinik“, im Sommersemester 1912 „Hygiene II“; im folgenden Wintersemester besuchte er den „Laryngoskopischen Kurs“ sowie eine Vorlesung über „Spezielle pathologische Anatomie“, im Sommersemester 1913 die „Laryngoskopische Poliklinik“ und eine Vorlesung über die „Architektur Münchens“.[32]

[28] Briefliche Mitteilung von Peter Turkheim, 21.3.2001.

[29] Näheres zu ihnen konnte nicht ermittelt werden, da eine am 1.3.2009 an das Historische Archiv der Stadt Köln gerichtete Anfrage nach weiteren biographischen Daten wegen des Einsturzes des dortigen Archivgebäudes nicht mehr beantwortet werden konnte. So muß auch offenbleiben, ob Ida Speyer, eine gebürtige Ballin, einer der in Hamburg und seinen Nachbarorten nachweisbaren Familien dieses Namens (vgl. Ballin 1977; diesen Nachweis verdanke ich Herrn Dr. Johannes Gerhardt) entstammte.

[30] Ihre jüngere Schwester Hedwig Speyer, geboren am 25. März 1886, wurde ein Opfer des Nationalsozialismus. Sie war nach 1933 in Deutschland geblieben und nahm sich 1942 einen Tag vor ihrer Deportation in ein Konzentrationslager das Leben. Briefliche Mitteilung von Peter Turkheim, 19.2.2001.

[31] Briefliche Mitteilung von Peter Turkheim, 19.2.2001.

[32] Kollegienbuch der Universität München für Herrn stud. med. dent. Hans Türkheim, Nachlaß HT.

3.2.3 Türkheims akademische Lehrer

Die Anregungen, die Türkheim während seiner Studienzeit vor allem von seinen Münchner Lehrern erhielt, sollten für seine späteren Arbeitsschwerpunkte richtungweisend werden. Daher sollen diese Forscher näher vorgestellt werden. Besonders beeinflußt wurde er von Otto Walkhoff, der in den Jahren 1900 bis 1922 die Konservierende Abteilung am neuen zahnärztlichen Institut in München leitete.[33] Er beschäftigte sich in dieser Zeit besonders mit der Standespolitik und mit Fragen der öffentlichen Gesundheitsfürsorge. So zeigte er Zusammenhänge zwischen mangelnder Mundhygiene und dem Auftreten von Karies auf und wies auf den Nutzen von Schulzahnkliniken für die Zahngesundheit der Kinder hin. In diesem Bereich der Zahnheilkunde sollte Türkheim später selbst praktische Erfahrungen sammeln. Weiterhin beschäftigte sich Walkhoff ausführlich mit der Kariesätiologie, mit der Pathologie und Therapie der Pulpaerkrankungen sowie mit werkstoffkundlichen Untersuchungen über Füllungen. Besonders seine histologischen Studien über die Zahnhartsubstanz, die Struktur des Schmelzes und die umstrittene Frage der Schmelzernährung, über den Bau der Dentinkanälchen sowie über die Behandlung des sensiblen Dentins[34] sollte Türkheim weiterführen und dabei die Ergebnisse seines Lehrers teilweise korrigieren.

Eine weitere für Türkheims Werdegang wichtige Persönlichkeit war der Institutsdirektor Jakob Berten, dem er seine erste akademische Anstellung verdankte und der ihm auch eigene wissenschaftliche Studien ermöglichte. Untersuchungen über Parodontopathien, den Mechanismus des Zahndurchbruchs, die Kinderzahnheilkunde und die Bedeutung der Mundhygiene stellten neben der Verbesserung der Technik der Zahnentfernung Bertens Hauptarbeitsgebiete dar,[35] Themen, die Türkheim in seiner selbständigen Forscherkarriere freilich nur ansatzweise aufgriff.

Der Name Fritz Julius Meder, der die Abteilung für technische Zahnheilkunde und zahnärztliche Orthopädie leitete, ist eng mit Verbesserungen der praktischen Ausbildung des zahnärztlichen Nachwuchses verbunden. Mit der Gründung zahnärztlicher Universitätsinstitute um die Jahrhundertwende war die zahntechnische Unterweisung der Studenten, die bis dahin in den Privatpraxen älterer Kollegen stattgefunden hatte, verstärkt in die Universitäten verlegt worden. Der Praktiker Meder erstellte einen systematischen Lehrplan der Zahnersatzkunde und verknüpfte darin den wissenschaftlichen Aspekt mit den praktischen Grundlagen, die sich die Studenten in einem von ihm erstmals eingeführten planmäßig

[33] S. Scheckel 1985, S. 44.

[34] S. Rohrmeier 1985, S. 35-45.

[35] S. Scheckel 1985, S. 50.

aufgebauten Phantomkurs erarbeiteten, wie er noch heute Teil des vorklinischen Unterrichts an den deutschen Hochschulen ist.[36] Als repräsentativ für Meders Lehrangebot seien hier seine Lehrveranstaltungen im Wintersemester 1912/13 genannt, in dem er einen „Kurs für Zahn- und Kieferersatz für Klinikpatienten“, einen „Phantomkurs der Zahnersatzkunde für Anfänger“ und einen „Kurs für Kronen- und Brückenarbeiten“ abhielt.[37] Die bei ihm genossene Grundausbildung auf diesem Gebiet sollte Türkheim später in seiner Lehr- und Forschungstätigkeit als Leiter der Prothetischen Abteilung des Hamburger Zahnärztlichen Universitäts-Instituts sehr zustatten kommen.

[36] S. ebd., S. 54.

[37] S. Rohrmeier 1985, S. 22.

3.3 Assistentenzeit in München 1911 bis 1913

Nach seinem Staatsexamen wurde Hans Türkheim von Berten zum 1. November 1911 für zwei Jahre als Assistent an die Klinische Abteilung des Zahnärztlichen Instituts der Universität München verpflichtet. Zur Überbrückung der Monate bis zum Eintritt in den Staatsdienst übernahm er im Sommer 1911 zunächst Praxisvertretungen in Bad Oldesloe, Reutlingen und Lüneburg. Danach fungierte er u. a. als Bertens Vorlesungsassistent; seine Hauptaufgabe bestand aber in der ständigen Assistenz in der Zahnärztlich-Chirurgischen Poliklinik, wo Studierende die Behandlungen durchführten. Seine dortige Tätigkeit umfaßte neben der Auswahl der Patienten die Durchführung örtlicher Betäubungen, da die Anästhesierung nur von examinierten Ärzten durchgeführt werden durfte. Ferner gehörte zu seinen Pflichten die selbständige Ausführung von Operationen, Extraktionen und Nachbehandlungen.

Seine dabei gesammelten Erfahrungen spiegeln sich in zwei Veröffentlichungen in der *Deutschen Monatsschrift für Zahnheilkunde* 1913 wider. Im ersten Artikel schilderte er aus seiner poliklinischen Sprechstunde einen Fall, der auf einen Zusammenhang von intermittierenden klonischen Krämpfen im Gebiet des Nervus mandibularis mit psychiatrischen Erscheinungen hindeutete.[1] Der zweite befaßt sich mit dem Thema Lokalanästhesie; unter dem Titel *Eine Modifikation der Mandibularanästhesie* wertete er seine klinischen Erfahrungen an 69 Patienten aus, an denen er mit Erfolg eine spezielle Form der Leitungsanästhesie mittels von ihm mitentwickelter gebogener Kanülen angewandt hatte.[2] Um sich über die genaue Lage des Injektionsdepots zu vergewissern, hatte er zusätzlich experimentelle Untersuchungen an Leichenschädeln vorgenommen, anhand derer er die Wirksamkeit seiner Methode bestätigen konnte.[3]

Neben seiner klinischen Arbeit leitete Türkheim das Wissenschaftliche Laboratorium der Abteilung, in dem er als einziger Assistent in erster Linie histologisch arbeitete sowie bakteriologische Untersuchungen für die Klinik durchführte. Dabei kamen ihm insbesondere seine bereits während des Studiums in den Semesterferien im Hamburger Privatlaboratorium des renommierten Mykologen Hugo Carl Plaut (1858–1928)[4] erworbenen Kenntnisse zugute.[5] Da Plaut über ein beträchtliches Vermögen verfügte – später stattete er auch das von ihm geleitete neue Institut für Pilzforschung (gegründet 1913) auf dem Gelände des

[1] Türkheim II 1913a.

[2] Türkheim II 1913b.

[3] S. Lebenslauf I, Nachlaß HT.

[4] Zu ihm und seinen Verdiensten um die Mykologie s. jetzt Schirren 2004, S. 11-28.

[5] Es handelte sich wohl um eine Famulatur. Eine genaue Zeitangabe fehlt in Türkheims Aufzeichnungen.

AK Eppendorf aus eigenen Mitteln großzügig mit modernsten Geräten aus[6] –, fand Türkheim seinerzeit auch bereits in seinem privaten Labor ausgezeichnete Arbeitsbedingungen vor.[7]

Zu Beginn seiner Assistententätigkeit äußerte Türkheim den Wunsch, im Fach Zahnmedizin zu promovieren, und wurde darin von seinem Chef Berten unterstützt.[8] Aufgrund des damaligen Promotionsrechts bestand jedoch zu jener Zeit noch keine unmittelbare Aussicht auf Verwirklichung dieser Absicht. Nach der Reichsprüfungsordnung von 1889 setzte, wie oben dargestellt, das zahnmedizinische Studium keine Reifeprüfung voraus; zudem war der Abschluß bereits nach einem zweijährigen Studium und einer einjährigen praktischen Ausbildung möglich. Da die Universitäten als Voraussetzung für eine Promotion aber generell das Abitur und eine längere Studiendauer verlangten, lehnten sie die Einführung eines „Doctor medicinae dentariae“ ab, solange diese Mindeststandards in der zahnärztlichen Ausbildung nicht gewährleistet waren. Die am 15. März 1909 in Kraft getretene neue Prüfungsordnung hatte zwar verschiedene neue Regelungen eingeführt, die das zahnärztliche Studium aufwerteten – die Zahnmedizin durfte aus der Philosophischen in die Medizinische Fakultät wechseln, die Semesterzahl wurde auf sieben erhöht und die Vor- und Abschlußprüfung nach dem Vorbild der Prüfungen in der Medizin gestaltet –, eine Promotion im Rahmen der Medizinischen Fakultät blieb Zahnmedizinern aber weiterhin verwehrt. Für sie bestand lediglich die Möglichkeit einer Promotion zum Dr. phil., d. h. in der Philosophischen Fakultät, mit einer naturwissenschaftlichen Arbeit, sofern sie nicht bereit waren, zwecks Erwerbs des Dr. med. ein volles medizinisches Zusatzstudium zu absolvieren.[9]

Türkheim wollte zunächst diesen zweiten Weg beschreiten und wählte für seine Dissertation ein histologisches Thema. Während er erste Studien dafür durchführte, verstärkte die Zahnärzteschaft unter der Führung von Otto Walkhoff ihren standespolitischen Einsatz für die Einführung des zahnmedizinischen Doktorgrades, da sie sich davon die endgültige Gleichstellung der Zahnmediziner mit den medizinischen „Vollakademikern“ und zugleich eine deutlichere Distanzierung von den zahnärztlich tätigen Zahntechnikern erwarteten, ein Ziel, das sie durch die neue Prüfungsordnung noch nicht vollständig erreicht sahen. Da sich die Verhandlungen gut anließen, war man allgemein optimistisch, in absehbarer Zeit auch für die Zahnmedizin ein Promotionsrecht durchzusetzen.

[6] S. Schirrren 2004, S. 14 f.

[7] Lebenslauf I, Nachlaß HT.

[8] Ebd.

[9] S. Rohrmeier 1985, S. 40 f.

Türkheim teilte diese Hoffnung. Im Vertrauen auf die Zusage von Berten, ihn in seinem eigentlichen Fach zu promovieren, sobald die rechtlichen Voraussetzungen dafür geschaffen waren, sah er davon ab, ein regelrechtes Medizinstudium aufzunehmen,[10] wenn er auch, wie geschildert, während seiner Assistentenzeit vom Wintersemester 1911/12 bis zum Sommersemester 1913 einzelne medizinische Vorlesungen belegte.[11] Jedoch konnte er seinen Promotionsplan bis zum Ablauf seiner Assistentenzeit in München am 30. Oktober 1913 nicht mehr verwirklichen, da sich die Einführung des Dr. med. dent. verzögerte und schließlich, wohl mitbedingt durch den Ausbruch des Krieges, erst 1919 vollzogen werden konnte. Daher veröffentlichte er seine vergleichenden histologischen Untersuchungen zur Mikroanatomie sowie zu Strukturabweichungen des Zahnschmelzes, die auf Anregung und mit Unterstützung von Berten zustande gekommen waren, 1914, als er schon in Hamburg tätig war, als Aufsatz in der Deutschen Monatsschrift für Zahnheilkunde unter dem Titel *Zur Kenntnis der Schmelzhypoplasien*.[12]

[10] Lebenslauf I, Nachlaß HT.

[11] Kollegienbuch für Herrn stud. med. dent. Hans Türkheim der Universität München, Nachlaß HT.

[12] Lebenslauf I, Nachlaß HT.

3.4 Sozialhygienische Arbeit mit Alfred Kantorowicz

Eine besondere Rolle in Türkheims Leben spielte sein neun Jahre älterer Kollege Alfred Kantorowicz (1880–1963), dem er am Zahnärztlichen Institut in München begegnete und der einer seiner besten Freunde wurde. Beide standen bis zu Türkheims Tod in engem persönlichem Kontakt; zeitweise, besonders nach ihrer Vertreibung aus Deutschland, konnten sie ihre wissenschaftlichen Ergebnisse freilich nur über Briefwechsel austauschen.[1]

3.4.1 Kantorowicz' Werdegang

Alfred Kantorowicz[2] wurde am 18. Juni 1880 in Posen geboren. Nach dem Besuch eines humanistischen Gymnasiums, das er mit 17 Jahren mit der Primareife abschloß, studierte er Zahnmedizin in Berlin. Seine Approbation erhielt er schon mit 20 Jahren am 17. Dezember 1900 und arbeitete danach zunächst ein halbes Jahr in der Praxis eines Kollegen mit. Diese berufliche Tätigkeit schien ihn indes nicht zufriedenzustellen, vor allem weil ihm neben seiner praktischen Arbeit keine Zeit für wissenschaftliche Forschung blieb. Deshalb faßte er den Entschluß, zusätzlich Medizin zu studieren. Dafür mußte er das Abitur nachholen, das er 1902 als Externer am Luisengymnasium in Berlin-Steglitz ablegte. Seine Approbation als Arzt erhielt er in Berlin am 7. August 1906.

Nach Assistenzzeiten ebenda am Rudolf-Virchow-Krankenhaus sowie an dem seinerzeit für Robert Koch (1843–1910) eingerichteten Institut für Infektionskrankheiten von 1907 bis 1909 ging er als Assistent zu Walkhoff nach München. Dort forschte er besonders auf den Gebieten der Histologie der Zähne und der Bakteriologie. Seine Habilitationsschrift legte er mit Genehmigung der Universität München der Medizinischen Fakultät der Universität Göttingen vor und erwarb im Dezember 1911 aufgrund dieser auswärtigen Habilitation die Venia legendi in München. Seine dortige Antrittsvorlesung hielt er im Januar 1912, acht Wochen später wurde er als Privatdozent in den Kreis der akademischen Lehrer der Medizinischen Fakultät aufgenommen. In der Folgezeit betrafen seine Hauptarbeitsgebiete die Pathologie der Zähne und die Karies. Dieses zweite Thema führte ihn über den Gedanken, die Kariesprophylaxe möglichst früh im Kindesalter beginnen zu lassen, zur sozialen Seite der Zahnmedizin – zur Schulzahnpflege.[3] 1914 veröffentlichte er seine erste Arbeit auf sozialhygienischem

[1] S. den Nachlaß HT.

[2] Zu ihm s. Fischer 1962, Bd. 1, S. 737, Bd. 3, S. 758; BHDE, Bd. II, T. 1, S. 593; NDB, Bd. 11, S. 127.

[3] S. Rose 1969, S. 10-13.

Gebiet,[4] in der er die Verhütung und Bekämpfung von Zahnkrankheiten durch eine systematische Schulzahnpflege propagierte.

Noch während seines freiwilligen Dienstes als „landsturmpflichtiger Zivilarzt“ im 1. Weltkrieg wurde Kantorowicz zum 1. April 1918 unter Verleihung des Professorentitels als „Lehrer der Zahnheilkunde“ an die Universität Bonn berufen, zunächst freilich noch nicht im Beamtenverhältnis. 1921 wurde er Außerordentlicher und 1923 Ordentlicher Professor der Zahnmedizin an der Medizinischen Fakultät der Universität Bonn.[5] 1933 verlor er als Jude sein Amt und wurde als SPD-Mitglied für ca. ein dreiviertel Jahr in den Konzentrationslagern Börgermoor und Lichtenstein interniert. Zu Weihnachten 1933 konnte er dank ausländischer Proteste gegen seine Inhaftierung und geschickter Verhandlungen seiner Tochter mit der Gestapo das Lager verlassen und, da er einen Ruf nach Istanbul erhalten hatte, in die Türkei emigrieren.[6] Bereits im Januar 1934 nahm er dort die Lehrtätigkeit auf. Nach dem Krieg kehrte er im Jahr 1950 nach Bonn zurück, übte dort aber keine Lehrtätigkeit mehr aus, sondern ließ sich aus gesundheitlichen Gründen emeritieren. Er fungierte jedoch noch einige Zeit als zahnärztlicher Berater des Bundesministeriums für Arbeit, Soziales und Wiederaufbau.[7]

3.4.2 Sozialhygienische Ansätze in der deutschen Zahnheilkunde

Die zu Beginn des 20. Jahrhunderts entstandene Sozialhygiene bezog sich auf alle Aspekte von Krankheit, die in den Lebensbedingungen der Bevölkerung begründet lagen oder von diesen gefördert wurden. Einen besonderen Aufschwung erlebte dieser neue Leitgedanke der Gesundheitspolitik in den zwanziger und frühen dreißiger Jahren.[8] Auch die Entwicklung und der Ausbau der Schulzahnpflege in den Jahren 1902 bis 1918 vollzogen sich unter dem Einfluß allgemeiner sozialhygienischer Konzepte, in denen die Gesundheitserziehung breiten Raum einnahm.

Zu jener Zeit fehlte in der breiten Bevölkerung noch in ganz erheblichem Maße das Verständnis für die Notwendigkeit einer kontinuierlichen Zahnpflege, was sich in einer allgemein schlechten Zahngesundheit niederschlug. Um diesen Mißstand zu beseitigen, hielten es die Sozialhygieniker für die aussichtsreichste

[4] S. Kantorowicz 1914, S. 577.

[5] S. Rose, 1969, S. 15.

[6] Weiterführende Informationen zu seinem Wirken in der Türkei bei Doyum 1985; Reisman 2007, S. 6-15. Zur jüdischen Emigration in die Türkei vgl. auch unten Kap. 3.7.1.2.

[7] S. Rose 1969, S. 18-23.

[8] S. Eckart 1998, S. 340 f.

Strategie, möglichst früh, d. h. bereits bei den Kindern anzusetzen, zumal diese Altersgruppe vollständig über die Schulen erreicht werden konnte. Die erste Schulzahnklinik Deutschlands wurde 1902 durch Ernst Jessen (1859–1933), Privatdozent für Zahnheilkunde an der Reichsuniversität in Straßburg,[9] eröffnet; sie war zugleich die erste offizielle Einrichtung dieser Art weltweit. Von da an machte die schulzahnärztliche Fürsorge rasche Fortschritte; in den folgenden Jahren entstanden 1905 in Mühlhausen, 1906 in Offenbach und Ulm, 1907 in Bielefeld, Erfurt und Münster, 1908 in Heidelberg, Karlsruhe, Köln, Marburg und Saarbrücken weitere Schulzahnkliniken. Waren 1909 bereits in 42 deutschen Städten solche Einrichtungen etabliert, so hatten sie sich bis 1911 fast verdoppelt auf 78, und 1913 existierten bereits 209 städtische Schulzahnkliniken. Entsprechend wuchs die Zahl der behandelten Kinder von 1909 bis 1913 von 56 800 auf 227 000; das entsprach einer Vervierfachung. Ein ähnliches Bild ergab sich bei den in der Schulzahnpflege tätigen Zahnärzten: Hier stieg die Zahl in dieser Zeit von 81 auf 331 an.

Die Krankenkassen zahlten jedoch zu jener Zeit nur für Heilbehandlungen, kamen somit für derartige Maßnahmen, die der Prophylaxe zugerechnet wurden, noch nicht auf. Die Finanzierung der Schulzahnpflege war von Ort zu Ort unterschiedlich geregelt. Nicht von allen Gemeinden konnte eine kostenlose Vorsorge angeboten werden; so wurden vielerorts pro Kind und Schuljahr Beiträge von 0,50 bis 3,00 M erhoben, die von den Eltern aufgebracht werden mußten. Die Untersuchung umfaßte neben der Kontrolle des Gebisses auch die Belehrung der Schulkinder über die Bedeutung eines gesunden Gebisses und die richtige Zahnpflege. So wurde die individuell- und kollektivprophylaktische Aufklärung zur wichtigsten Aufgabe der sozialhygienischen Fürsorge durch den Schulzahnarzt. Die Anleitung zur Kariesprophylaxe erstreckte sich auch auf die Schulung von Eltern und Erziehern: Vorträge auf Lehrerversammlungen, Schulkonferenzen und Elternabenden stellten einen weiteren Schwerpunkt dar. Dafür standen Hilfsmittel zur Veranschaulichung des Lehrstoffes in Form von Modellen, Bildtafeln und Lichtbildern zur Verfügung. Den dritten Grundpfeiler der Schulzahnpflege bildete neben der Schuluntersuchung und der Aufklärungsarbeit die Behandlung der kariösen Zähne.[10]

Das durch die beschriebene Ausweitung der Einrichtungen dokumentierte Interesse des Staates an frühzeitigen Vorbeugungsmaßnahmen, wie sie die Schulzahnpflege anbot, resultierte zu einem wesentlichen Teil aus der Erkenntnis, daß bei Wehrpflichtigen und Soldaten oft katastrophale Gebißzustände herrschten,

[9] Zu ihm s. Einfeldt 1959.

[10] S. Uschkureit 1989, S. 29-33.

die Felddienstuntauglichkeit zur Folge hatten.[11] Um diesem Übel für die Zukunft abzuhelfen, wurde die systematische Zahnkontrolle im Kindesalter gefördert, weil auf diese Weise die zukünftigen Rekruten am wirkungsvollsten erfaßt werden konnten. Bis zum 1. Weltkrieg war die Schulzahnpflege allgemein als notwendig anerkannt und, wie beschrieben, mancherorts auch schon etabliert, aber die Organisationsform blieb Gegenstand der Diskussion. In den Städten existierten für diese Fürsorge drei verschiedene Modelle. Sie wurde geleistet

- durch städtische Kliniken unter ehrenamtlicher Leitung mit haupt- oder nebenamtlich tätigen Zahnärzten,
- durch die zahnärztlichen Universitätskliniken unter Aufwendung städtischer Mittel, oder
- durch ortsansässige Zahnärzte, die auf der Basis entsprechender Verträge neben ihrer Privatpraxis die Schulzahnpflege durchführten.

Bei der Entscheidung für die eine oder die andere Variante spielten u. a. wirtschaftliche Interessen eine Rolle, da die niedergelassenen Zahnärzte immer stärker die freie Zahnarztwahl auch für Schulkinder propagierten, um sich so einen Anteil an den Aufwendungen für dieses Vorsorgeprogramm zu sichern.[12]

Alle drei Modelle hatten die vollständige Sanierung des Gebisses bis zur Schulentlassung zum Ziel, was nur über eine systematische Behandlung erreichbar war, der eine halbjährliche Kontrolle folgte.[13] Auf dem Land stellte sich die Durchsetzung der Schulzahnpflege schwieriger dar. Hier waren Aufklärungsgespräche mit Eltern weniger leicht durchzuführen; zudem war die Zahnarztdichte weitaus geringer als in den städtischen Gebieten.[14] Besonders die schlechte Verkehrsanbindung an die Städte, welche die nur dort vorhandenen Schulzahnkliniken schwer erreichbar machte, wurde zum grundlegenden Problem. 1910 kam daher in Dortmund eine erste fahrbare Zahnklinik für die ländliche Umgebung zum Einsatz.[15] Georg Scherer (1876–1938), ein ehemaliger Schüler von Jessen, fuhr mit einem selbst umgebauten Möbelwagen „über Land", um die Kinder vor Ort zu behandeln.[16]

Mit Ausbruch des Krieges kamen die Bemühungen um die Schulzahnpflege größtenteils zum Stillstand, nicht aus Mangel an Idealismus und Einsatzbereitschaft, sondern weil etwa die Hälfte der Zahnärzte im Deutschen Reich einberufen

[11] S. Hüpper 1971, S. 60.

[12] Zu den unterschiedlichen Systemen der Aufgabenverteilung s. auch weiter unten.

[13] S. Uschkureit 1989, S. 20-45.

[14] S. Bender 1970, S. 87.

[15] S. Kantorowicz 1914, S. 583.

[16] S. Uschkureit 1989, S. 51.

wurde, somit für die Betreuung der Schulkinder nicht mehr zur Verfügung stand, und weil die dafür bestehenden Institutionen meist in Lazarette umgewandelt wurden.[17] Im 1. Weltkrieg zeigte sich jedoch, daß die bisherigen Bemühungen um die Sanierung der Gebisse zukünftiger Soldaten noch keine ausreichenden Früchte getragen hatten.[18] Vor diesem Hintergrund führte der systematische und nachdrückliche Einsatz von Kantorowicz für Jugend- und Schulzahnpflege einen Tag nach Kriegsende, am 12. November 1918, zu einem Antrag der Preußischen Zahnärztekammer an das Preußische Ministerium für Volkswohlfahrt, die Einrichtung von Lehrstühlen für Soziale Zahnheilkunde an den Universitäten zu ermöglichen,[19] der allerdings angesichts der allgemeinen Nöte der Nachkriegszeit nicht zum Erfolg führte.

Trotz aller Einsicht in ihren sozialhygienischen Nutzen wurde die Lage für die systematische Schulzahnpflege nach dem Krieg zunächst schwieriger. Das Fehlen von gesetzlichen Grundlagen und einheitlichen Richtlinien für die Durchführung, vor allem aber die ungesicherte Finanzierung stellten unüberwindbare Hürden dar. Von einer planmäßigen Schulzahnpflege konnte nicht mehr gesprochen werden. Erschwerend kamen Streitigkeiten der Zahnärzte untereinander hinzu. Jede Gruppe machte für sich ein vorrangiges Recht auf Durchführung der Behandlungen geltend. Die freipraktizierenden Zahnärzte forderten, die beamteten Kollegen in den Schulzahnkliniken sollten sich auf die Untersuchung beschränken und die Behandlung ihnen überlassen. Das lehnten wiederum die in der Schulzahnpflege tätigen Zahnärzte ab, weil sie es für unzweckmäßig hielten, die Vorsorgeuntersuchung und die Behandlung der Kinder voneinander zu trennen. Zudem wirkte sich auch hier die Abwehrhaltung der Zahnärzteschaft gegenüber dem Berufsstand der Dentisten aus, da sie nicht bereit war, in diesem neu erschlossenen Arbeitsbereich eine Konkurrenz der Zahntechniker zu dulden. Dieser Streitpunkt wurde erst viel später durch ein Urteil des Preußischen Oberverwaltungsgerichtes vom 7. Juni 1932 entschieden, das die Beschäftigung von Dentisten in der Schulzahnpflege endgültig verbot.[20]

In den Jahren der allgemeinen Besserung der wirtschaftlichen Lage in der zweiten Hälfte der Weimarer Zeit konnte die planmäßige Schulzahnpflege nochmals einen gewaltigen Aufschwung verzeichnen. Bis 1929 entstanden dank der intensiven Öffentlichkeitsarbeit besonders in der Lehrerschaft fast 1000 neue Schulzahnpflegeeinrichtungen. Kantorowicz begann in Bonn sogar, neben der konservierenden Behandlung systematisch Kieferfehlstellungen zu therapieren.

[17] S. Hüpper 1971, S. 23.

[18] Vgl. dazu auch unten Kap. 3.5.1.

[19] S. Rose 1969, S. 31.

[20] S. Hüpper 1971, S. 26.

Eine wichtige Vorbedingung für die Ausweitung der Schulzahnpflege war, daß nun auch die Krankenkassen 50 % zu den laufenden Kosten beisteuerten.[21]

Nach 1929 zwangen die Wirtschaftskrise und die fortschreitende Inflation die Kommunen wieder zu Einsparungen, so daß die Schulzahnpflege als regelmäßige Fürsorgemaßnahme deutschlandweit erneut fast völlig zum Erliegen kam. Da sie nicht mehr genügend Mittel für die Bezahlung des Personals zur Verfügung hatten, mußten viele Schulzahnkliniken ihre Tätigkeit einstellen oder zumindest einschränken. Da Ärzte und Zahnärzte angesichts der verbreiteten Arbeitslosigkeit um ihr Einkommen fürchteten, wandten sich die Standesorganisationen zudem vehement gegen alle mit öffentlichen Mitteln finanzierte Ambulatorien, die ihnen Patienten zu entziehen drohten, und diffamierten sie als „Behandlungsfabriken" mit Massenabfertigung. So war der Unmut gegen sozialhygienische Institutionen bereits vor der Machtübernahme der Nationalsozialisten verbreitet.

In der Zeit des Nationalsozialismus wurde der sozialhygienische Ansatz generell durch die sozialdarwinistische Rassenhygiene als neue Leitideologie ersetzt, die auf der Vorstellung basierte, der gesunde Volksgenosse werde sich aus eigener Kraft durchsetzen, der kränkliche und schwache verdiene keine Unterstützung durch Hilfsmaßnahmen. Daß die Ärzte in den Fürsorgestellen und -kliniken häufig den Linksparteien nahestanden und daher als politisch unzuverlässig galten, erleichterte die allmähliche Schließung der sozialhygienischen Zwecken dienenden Einrichtungen nach 1933.[22] Unmittelbar nach der Errichtung der Hitler-Diktatur verkündete das Reichsinnenministerium ein Notprogramm in Form von Sparmaßnahmen, die u. a. zur Einschränkung der Gesundheitsfürsorge führten. Davon waren auch die Schulzahnkliniken betroffen; viele wurden geschlossen und die dort tätigen Zahnärzte aus dem kommunalen Dienst entlassen. In den wenigen noch existierenden Schulzahnpflegestätten mußten sich die erfahrenen Praktiker, wenn sie weiterhin dort arbeiten wollten, den neuen politischen Konzepten unterordnen; andernfalls wurden sie durch „politisch besser funktionierende" Kollegen ersetzt.[23]

Andererseits war die Zahngesundheit zukünftiger Soldaten den Nationalsozialisten im Hinblick auf ihre von Anfang an bestehenden Kriegspläne außerordentlich wichtig. Die Bedeutung, die solchen Prophylaxemaßnahmen im Hinblick auf die Kriegsvorbereitungen zugemessen wurde, zeigt eindrucksvoll eine 1935/36 unter Leitung des Reichzahnärzteführers Ernst Stuck (1893–1974)[24] durchgeführte großangelegte Schulzahnpflegeaktion, die unter den vom

[21] S. ebd., S. 32.

[22] S. Eckart 1998, S. 340-347.

[23] S. Uschkureit 1989, S. 70-75.

[24] Zu ihm s. jetzt Heidel 2007.

Nationalsozialismus propagierten Schlagwörtern der „Wehrhaftigkeit“ und des „kerngesunden Körpers“ die Sorge des Regimes um die Gesundheit der Gebisse der Kinder als zukünftiger Soldaten und Soldatenmütter zum Ausdruck brachte.

Folgerichtig wurde die in der Weimarer Repubik rein kommunal organisierte Schulzahnpflege in den Jahren 1936/37 zentralisiert und vereinheitlicht. Ein Runderlaß des Reichs- und Preußischen Ministers des Inneren vom 22. Januar 1936 verfügte, daß jedes Gesundheitsamt einen Zahnarzt für die Untersuchung und Beratung der Schulkinder einzustellen habe, allerdings nur als unbesoldeten Hilfsarzt. Die Behandlung der vorgefundenen Erkrankungen sollte nicht zu seinem Aufgabenkreis gehören – ein Zugeständnis an die niedergelassenen Zahnärzte. Aufgrund der Verlagerung ihrer Aufgaben in die allgemeinen Gesundheitsämter waren beim Zusammenbruch des „Dritten Reichs“ von den einstmals rund 1000 deutschen Schulzahnkliniken nur noch 31 übrig. Im Zusammenhang mit den organisatorischen Neuerungen wurde im übrigen das „Deutsche Zentralkomitee für Zahnpflege in den Schulen“ in „Arbeitsgemeinschaft für Jugend-Zahn- und Mundpflege“ umbenannt, ein Zeugnis für die Absicht, die zahnärztliche Betreuung auch auf die Jugend jenseits des schulpflichtigen Alters auszuweiten. Es blieb allerdings bei der Änderung des Namens, konkrete Maßnahmen zu einer weitergehenden Jugendzahnpflege wurden nicht ergriffen.[25]

3.4.3 Die Schulzahnklinik in Ruhpolding

Zu den Vorreitern der Schulzahnpflege gehörte, wie oben erwähnt, auch Alfred Kantorowicz. Schon vor dem 1. Weltkrieg hatte er die Erfahrung gemacht, daß sich erfahrungsgemäß nur wenige Eltern um die Pflege des Gebisses ihrer Kinder kümmerten und sie erst im Notfall zum Zahnarzt brachten. Deshalb schlug er vor, alle Kinder obligatorisch vom 6. Lebensjahr an regelmäßig durch Schulzahnärzte untersuchen zu lassen. Besonderes Gewicht legte er dabei auf die Aufklärung der Schüler über die Zahnhygiene. 1912 ging er selbst in Ruhpolding, einer Gemeinde bei München, zu einer „planmäßigen Schulzahnpflege“ über. Dazu begab er sich direkt in die Schulen, um die Kinder dort zu untersuchen und zu behandeln. 1912/13 ermöglichte eine größere Geldspende eines wohlhabenden Münchner Bürgers die feste Etablierung einer ambulanten Einrichtung zur Untersuchung und Behandlung der Schulkinder in der Schule, die Kantorowicz als „Schulzahnklinik“ bezeichnete. Die Besonderheit seines Verfahrens, das nach seinem späteren Wirkungsort unter dem Namen „Bonner System“ bekannt wurde, lag in der vollständigen Zentralisierung der Aufgaben,

[25] S. Hüpper 1971, S. 38-42.

d. h. in der Vereinigung von Untersuchung und Behandlung in einer Hand, im Unterschied zum „Frankfurter System", wo die Untersuchung von hauptamtlich angestellten Zahnärzten durchgeführt und festgestellte Schäden dann von nebenamtlich mitwirkenden freipraktizierenden Zahnärzten behandelt wurde, das also eine Art Überweisungssystem darstellte, und dem „Mannheimer System", das beides, Untersuchung und Behandlung, nebenamtlich angestellten freipraktizierenden Zahnärzten übertrug.[26]

Offensichtlich war Kantorowicz' Arbeit von Erfolg gekrönt: Bei einer Gesamtzahl von 400 Kindern konnten in Ruhpolding zur Zeit seines Weggangs nach Bonn in den drei Jahren 1917 bis 1919 rund 90 % der Gebisse während der Schulzeit saniert werden,[27] 1920 waren es schon fast 97 %.[28] Vorher war Zahnschmerz die häufigste Ursache für das Fehlen im Unterricht gewesen. Kantorowicz legte Wert darauf, Vorsorgeuntersuchung und Behandlung während der Unterrichtszeit durchzuführen, damit während seiner Sprechzeiten alle Patienten verfügbar waren und kein Zeitverlust durch individuelle Einbestellungen entstand. Zudem suchten die Kinder, da sie solange vom Unterricht freigestellt wurden, den Behandlungsraum der Schule gerne auf.[29] Er beschreibt sein Modell der zahnärztlichen Betreuung in den Schulen selbst folgendermaßen:

> Behandlung der Kinder in der Schulzeit, möglichst sogar in der Schule selbst. Diese Dezentralisierung ist zwar nicht unbedingt erforderlich, sie vereinfacht jedoch den Betrieb ungeheuer. Die Kinder brauchen nicht erst durch ein Bestellsystem in die Klinik zitiert werden. Die Störung des Unterrichts ist eine minimale, während bei einer Zentralklinik die Lehrer, denen an den Tagen der Durchbehandlung der Klasse doch stets etwa 20–30 Kinder entzogen werden, mit Recht über eine Störung Klage führen könnten.[30]

Auch der weit überwiegende Teil der Eltern (95 %) war mit der Behandlung ihrer Kinder einverstanden. Bereits bei der Einschulung ihrer Kinder gaben sie ihr Einverständnis für diese zahnärztliche Betreuung, so daß sie ohne weitere Elternbefragungen während ihrer gesamten Schulzeit klassenweise untersucht werden konnten. Die Kontrolle wurde zweimal jährlich durchgeführt, im Falle der Behandlungsbedürftigkeit wurde das betroffene Kind aus der Klasse herausgerufen und das defekte Gebiß saniert. Schon der kleinste kariöse Defekt wurde mit einer Füllung versehen.[31]

[26] S. Uschkureit 1989, S. 62 f.

[27] S. Kantorowicz 1919, S. 71.

[28] S. Guggenbichler 1988, S. 147.

[29] S. Hüpper 1971, S. 16 f.; Kantorowicz 1914, S. 577-580.

[30] Kantorowicz 1919, S. 25.

[31] S. Uschkureit 1989, S. 66.

In der Regel übte Kantorowicz die schulzahnärztliche Tätigkeit in Ruhpolding selbst aus. Im Sommer 1913 jedoch übertrug er die Leitung seiner Schulzahnklinik in den Semesterferien vertretungsweise Hans Türkheim, mit dem er durch die gemeinsame Tätigkeit am Zahnärztlichen Institut der Universität München in Kontakt gekommen war. So konnte dieser nun ebenfalls wertvolle Erfahrungen auf diesem Gebiet sammeln. „Durch diese Tätigkeit lernte ich die außerordentliche Bedeutung einer systematischen Schulzahnpflege kennen", vermerkt er in seinem Lebenslauf.[32]

Auch in seiner Forschungstätigkeit wurde Türkheim von Kantorowicz beeinflußt. So griff er dessen wissenschaftliche Studien zur Kariesentstehung später mehrfach wieder auf. Im übrigen arbeitete Türkheims zukünftige Frau Grete Speyer in München gleichfalls mit Kantorowicz zusammen, u. zw. zum Thema Kariesentstehung unter Berücksichtigung des Rhodangehaltes im Speichel.[33]

[32] Lebenslauf I, Nachlaß HT.

[33] Kantorowicz/Speyer 1914; s. dazu auch Kap. 4.1.2.

3.5 Die Hamburger Jahre 1913 bis 1933

3.5.1 Niederlassung und Kriegsjahre

Nach Teilnahme an einem kurzen Fortbildungskurs im Deutschen Zahnärztehaus in Berlin[1] ließ sich Türkheim im Dezember 1913 als Zahnarzt in seiner Heimatstadt Hamburg nieder. Seine privatzahnärztliche Praxis eröffnete er an einer guten Adresse, in den Colonnaden 96 nahe dem Jungfernstieg.[2] In seiner Wohnung am Eppendorfer Baum 14 war eine Praxis für seine zukünftige Frau Grete Speyer miteingeplant, die er im Februar 1914 in ihrer Heimatstadt Köln heiratete. Am 14. November 1914 wurde ihr erster Sohn Herbert geboren. Fast fünf Jahre später, am 13. Juli 1919, folgte der zweite Sohn Franz-Alfred, der nach dem nahen Freund der Familie Alfred Kantorowicz benannt war. Diesen Vornamen benutzte er jedoch nie; da er in seiner Kindheit von seiner Mutter „Peterle" gerufen worden war, blieb er auch später bei „Peter"[3] und wird daher auch in dieser Arbeit so genannt. 1928 bezog die Familie das untere, sehr geräumige Stockwerk des Hauses Schlüterstraße 5 (Abb. 6) im Stadtteil Rotherbaum in unmittelbarer Nachbarschaft zum Universitätshauptgebäude sowie zur Staats- und Universitätsbibliothek, in dem neben der Privatwohnung beide Praxen untergebracht werden konnten. Diese Gegend war geprägt von großbürgerlichen Etagenhäusern aus dem Anfang des 20. Jahrhunderts mit großzügigen Treppenhäusern und luxuriösen Wohnungen.

Der Ausbruch des 1. Weltkriegs 1914 hatte auch Auswirkungen auf Türkheims Berufstätigkeit, maß man doch der Zahnpflege der Soldaten hohen militärischen Nutzen bei. Da die Arbeit der Schulzahnkliniken noch längst nicht alle nunmehr zum Wehrdienst Eingezogenen erfaßt hatte, mußte man nach der Mobilmachung feststellen, daß sich bei vielen Soldaten die Mundhöhle in einem so desolaten Zustand befand, daß sie infolge akuter Zahnbeschwerden ihren Dienst häufig nicht ausüben konnten. Die aus diesem Grund eingeführte systematische Militärzahnpflege umfaßte Mundpflege, Kariestherapie und die Herstellung von Zahnersatz. So hoffte man die Schwächung der Truppen durch immer wiederkehrende Zahn-, Mund- und Kieferkrankheiten vermeiden zu können, denn, wie Wilhelm Pfaff (1862–1942), der Verfasser eines 1906 erschienenen *Lehrbuchs der Orthodontie*,[4] 1915 in einer Zusammenstellung „kriegszahnärztlicher" Überlegungen in der *Deutschen Zahnärztlichen Zeitschrift* zitiert wird, der „Gefechtswert

[1] S. Schmidt 1910, S. 240.
[2] RMK 1926/27, Teil II, S. 683.
[3] Briefliche Mitteilung von Frau Anne-Marie Turkheim, 22.8.2004.
[4] S. zu ihm Henke 1972.

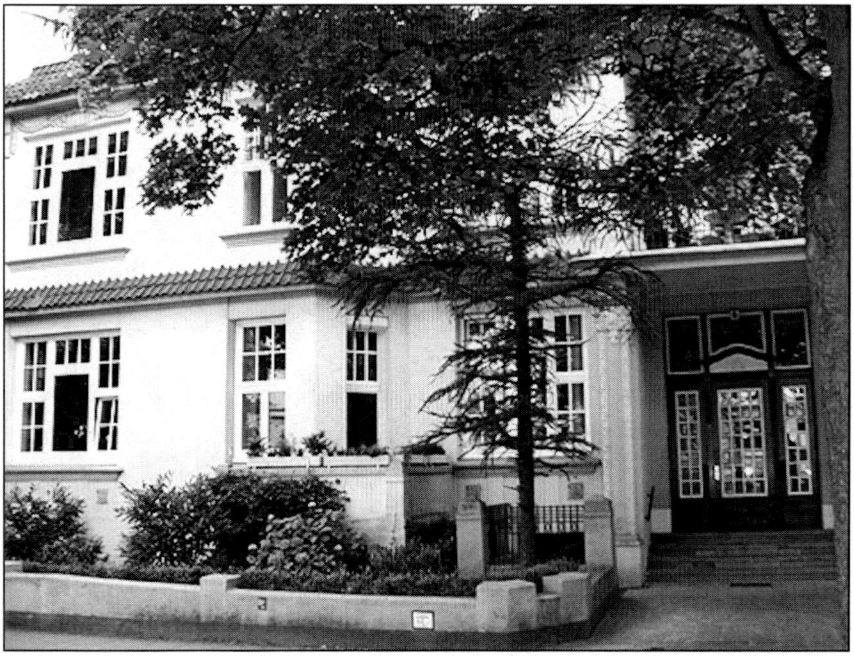

Abb. 6: Das Haus Schlüterstraße 5, in dessen unterer Etage die Familie Türkheim seit 1928 wohnte, im Juli 2004 (Foto: Carmen C. Hohmann).

einer Truppe mit gut gepflegtem Gebiss ist ungleich höher als der einer Truppe mit gänzlich vernachlässigten Zähnen".[5]

Eine vollständige Sanierung des Gebisses, die in der Regel langwierig war, konnte aus militärischen wie aus zeitlichen Gründen im Feld nicht in Frage kommen. Durchgeführt wurde lediglich eine Behandlung akut erkrankter Zähne, wenn nötig auch deren Extraktion. Neben speziell ausgebildeten Truppenzahnärzten, die in dafür eingerichteten Zahnstationen der Kriegs-, Feld- und Etappenlazarette die Behandlung der Mannschaften sicherstellten, kamen auch fahrende Kliniken zum Einsatz, mit deren Hilfe Behandlungen durchgeführt, die Mund- und Zahnpflege der Soldaten an der Front überwacht und Zahngesundheitsaufklärung betrieben wurden.[6] In Lazaretten im Hinterland wurden Zahnärzte zur konservierenden Behandlung von Wehrmachtsangehörigen eingesetzt. Mit zunehmender Kriegsdauer wurde es jedoch erforderlich, sie in die

[5] S. Anonymus 1915, S. 54.

[6] S. Uschkureit 1989, S. 58-60; Gutzeit 1924, S. 23, 40.

Feldlazarette zu verlegen, damit die sehr zahlreichen Kieferverletzten schneller versorgt werden konnten. Mit einer Erstbehandlung direkt hinter der Front konnten Kieferfrakturen durch das Anlegen von einfachen Drahtschienen sofort ruhiggestellt werden, um die Verlagerung der Bruchstücke zu vermeiden und so die Weiterbehandlung zu erleichtern.

Im übrigen wurden die in großer Zahl eingezogenen Zahnärzte, anders als die übrigen Mediziner im Sanitätsdienst, nicht in die allgemeine militärische Rangordnung eingegliedert, ein weiterer Hinweis darauf, daß sie die vollständige Gleichstellung mit den Ärzten noch nicht erreicht hatten. Der Kriegszahnarzt gehörte nicht dem Sanitäroffizierscorps an, sondern hatte Beamtenstatus und trug dementsprechend keine militärische, sondern Beamtenuniform.[7]

Obwohl Türkheim 1911 wegen einer angeborenen Wirbelsäulenverkrümmung als untauglich für den Militärdienst ausgemustert worden war,[8] meldete er sich im Jahr 1915 freiwillig und wurde dem Landsturmbataillon IX/28 Hamburg zugeteilt. Dort war er als Bataillonszahnarzt tätig, bis er 1916 ohne Nachuntersuchung als kriegsuntauglich entlassen wurde[9] und seine Tätigkeit als Privatzahnarzt wieder aufnehmen konnte.

3.5.2 Erneute Promotionsbemühungen

Neben seiner praktischen Tätigkeit verfolgte Türkheim in Hamburg weiterhin wissenschaftliche Interessen, was zu zwei weiteren Artikeln in der zahnärztlichen Fachpresse führte. 1918 veröfffentlichte er eine theoretisch-terminologische Arbeit mit dem Titel *Vorschläge für eine einheitliche Bezeichnung der Zähne* und 1919 eine technisch orientierte über *Injektionskanülen und Spritzen*.[10] Auch den Gedanken an den Erwerb des Doktortitels verlor er nicht aus den Augen. Da während des Krieges die Aussichten auf eine baldige Einführung der Promotion in seinem eigenen Fach schwer abzuschätzen waren, beschloß er, seiner Neigung für die Physiologie zu folgen, um mit einer wissenschaftlichen Arbeit auf diesem Gebiet den philosophischen Doktorgrad zu erlangen. In Hamburg war dies indes zu jener Zeit noch nicht möglich, da die Hansestadt noch keine Universität besaß, sondern lediglich eine Art Fachhochschule für Kolonialstudien, das im Jahr 1908 gegründete Kolonialinstitut, das Kolonialbeamten, aber auch Kaufleuten und anderen Interessierten ohne allgemeine

[7] S. Bender 1970, S. 31.

[8] Lebenslauf I, Nachlaß HT.

[9] Ebd.; Vorfahrensnachweis zum Abstammungsnachweis von Hans Türkheim, 12.4.1933, StAH, 361-6 Hochschulwesen, Dozenten- und Personalakten IV 1497, Bl. 47 f.

[10] Ergographische Auflistung aus dem Nachlaß HT.

Studienberechtigung die Möglichkeit bot, sich auf eine Tätigkeit in Übersee vorzubereiten.[11] Daß Türkheim mit dem dortigen Vertreter des Faches Experimentelle Psychologie William Stern bekannt war, sollte ihm bei der Vorbereitung einer Promotion zum Dr. phil. von großem Nutzen sein.[12]

Louis William Stern (1871–1938), der Philosophie und Psychologie studiert hatte, ist vor allem als Entwicklungspsychologe und Begründer der Differentiellen Psychologie bekannt geworden.[13] Zunächst lehrte er19 Jahre als Extraordinarius an der Universität Breslau, wo er experimentalpsychologisch arbeitete und verschiedene wissenschaftliche Beiträge zur Wahrnehmungspsychologie leistete. 1906 gründete er dort zusammen mit Otto Lipman (1880–1933)[14] ein „Institut für angewandte Psychologie und psychologische Sammelforschung", bevor er 1916 als Nachfolger des frühverstorbenen ersten Lehrstuhlinhabers für Philosophie, Psychologie und Pädagogik Ernst Meumann (1862–1915)[15] als Professor an das Hamburger Kolonialinstitut berufen wurde, wo sein Vorgänger bereits ein „Psychologisches Laboratorium" gegründet hatte. Stern gelang es, diese Einrichtung, die 1919 Universitätsinstitut wurde,[16] zu einem der größten und bedeutendsten Psychologischen Institute Deutschlands in der Weimarer Zeit auszubauen, das eine außerordentlich vielseitige Forschungs- und Lehraktivität entfaltete.

1933 teilte er das Schicksal aller „nichtarischen" Professoren und Dozenten der Hamburgischen Universität. Aufgrund seiner jüdischen Abstammung wurde er entlassen, das Betreten seines Instituts wurde ihm untersagt; die von ihm herausgegebenen Zeitschriften sowie seine Schriftenreihe mußten ihr Erscheinen einstellen. Noch im selben Jahr ging er ins Exil, zunächst in die Niederlande, dann in die USA, wo er bis zu seinem Tod an der Duke University in Durham/North Carolina lehrte.

Da das Kolonialinstitut keinen Universitätsstatus hatte und damit auch kein Promotionsrecht besaß, konnte Stern Türkheim nicht selbst promovieren, sondern ihn lediglich bei seinen Forschungen unterstützen. Im Sommer 1918 riet er ihm, sich mit seinem Promotionswunsch an den Professor für Philosophie und damaligen Rektor der Christian-Albrechts-Universität in Kiel Götz Martius (1853–1927)[17] zu wenden. Dieser erklärte sich bereit, ihn als Doktoranden anzunehmen, und

[11] Vgl. zur Gründung und Geschichte dieser Institution jetzt Ruppenthal 2007.

[12] Lebenslauf I, Nachlaß HT.

[13] Zu seinem nachfolgend skizzierten Lebenslauf s. Lück/Löwisch, 1994, S. 185–190; DJH, S. 241 f.

[14] Zu ihm s. Kürschner 1931, S. 1755; Lück/Löwisch 1994, S. 195.

[15] S. ebd., S. 191.

[16] Zur Gründung der Hamburger Universität s. weiter unten.

[17] Zu ihm s. DBI 1998, Bd. 5, S. 2250.

akzeptierte sein wohl von Stern angeregtes Dissertationsthema „Experimentell-psychologische Untersuchungen in der Mundhöhle und an den Zähnen“.[18]

Während Türkheim noch mit den Vorarbeiten dazu beschäftigt war, wurde schon 1919 durch den Erlaß einer neuen Prüfungsordnung die Promotion in der Zahnmedizin möglich. Als Voraussetzungen für die Verleihung des zahnmedizinischen Doktorgrades wurden nunmehr die Reifeprüfung, ein achtsemestriges Studium der Zahnmedizin, die Approbation und eine Dissertationsschrift in deutscher Sprache festgelegt.[19] Als erstes Land führte Baden den zahnmedizinischen Doktortitel ein, gefolgt von Preußen; ihrem Vorbild folgten bis zum Jahresende auch die übrigen Länder des Deutschen Reiches.[20] Hamburg zog erst am 10. Mai 1920 mit dem Erlaß einer zahnärztlichen Promotionsordnung nach;[21] denn an der dortigen Universität, die, wie gleich näher ausgeführt werden soll, im Frühjahr 1919 unter großem Zeitdruck neu gegründet worden war, konnte die Zahnheilkunde erst zwei Semester später definitiv als akademisches Lehrfach etabliert werden, so daß sich auch der Erlaß einer Promotionsordnung für dieses Gebiet entsprechend verzögerte.

Diese unverhofft günstige Entwicklung veranlaßte Türkheim zu einer erneuten Änderung seiner Pläne, wie er in dem Lebenslauf, der die Zeit bis 1926 umfaßt, erläutert:

> Bis zum Sommer 1919 arbeitete ich mich in Hamburg unter Prof. Stern in die experimentelle Psychologie ein und hätte dann wohl noch etwa ein bis zwei Semester auf die Dissertation verwenden müssen, als um die gleiche Zeit endlich die Promotion im eigenen Fach ermöglicht wurde; daher stellte ich die andere Arbeit vorläufig zurück und erlangte im Mai 1920 in Hamburg die zahnärztliche Doktorwürde.[22]

Seine unterbrochenen Forschungen auf dem Gebiet der experimentellen Psychologie setzte er danach sogleich fort; er legte sie ein Jahr später als Habilitationsschrift vor.[23]

Mit Ablegung der Doktorprüfung am 19. Mai, nur eine gute Woche nach Erlaß der Promotionsordnung, wurde Türkheim zum ersten Dr. med. dent. der jungen Hamburger Medizinischen Fakultät.[24] Das Angebot, ihn in der Zahnheilkunde

[18] Lebenslauf I, Nachlaß HT.

[19] S. Rohrmeier 1985, S. 43.

[20] S. Fischer 1981, S. 36.

[21] S. Hausser/Rottke 1989, S. 315.

[22] Lebenslauf I, Nachlaß HT.

[23] Vgl. den folgenden Abschnitt.

[24] S. Hochschulschriftenverzeichnis 1926, Bd. 42, S. 318. Vgl. auch seine Promotionsurkunde, Abb. 30 im Dokumentarischen Anhang.

zu promovieren, war von Guido Fischer (1877–1959)[25] gekommen, dem ersten Leiter des neuen Zahnärztlichen Instituts der Universität; auf ihn wird weiter unten ausführlicher eingegangen.

3.5.3 Anstellung am Zahnärztlichen Institut der neugegründeten Hamburgischen Universität

Die Hamburgische Universität war 1919 in unmittelbarem Zusammenhang mit dem Kriegsende nach jahrelangen Debatten in Politik und Öffentlichkeit in großer Eile eingerichtet worden, um angesichts der Überfüllung der bestehenden Universitäten durch die vielen gleichzeitig aus dem Feld heimkehrenden Studienanwärter zusätzliche Studienmöglichkeiten besonders für Einheimische zu schaffen.[26] Daß die hierfür notwendigen Voraussetzungen bestanden, war vor allem der Zielstrebigkeit Werner von Melles (1853–1937)[27] zu verdanken, der erst als Senatssyndikus, dann als Senator und Mitglied der Oberschulbehörde mehr als zwei Jahrzehnte für eine Hamburgische Universität gekämpft hatte. Das bereits erwähnte Kolonialinstitut bildete einen ersten Schritt auf dem Weg zu der von ihm angestrebten vollwertigen Universität. 1912 legte der Senat der Hansestadt der Bürgerschaft einen Antrag auf Gründung einer Universität vor, den diese allerdings im darauffolgenden Jahr ablehnte, obwohl von Melle, um ihr in der Kostenfrage entgegenzukommen, auf die Einbeziehung einer Medizinischen Fakultät verzichtet hatte, und setzte statt dessen einen Ausschuß zur Beratung über die Weiterentwicklung des Kolonialinstituts ein.

Nachdem dessen Tätigkeit in den ersten Kriegsjahren zum Erliegen gekommen war, sprachen sich nach der Wiederaufnahme seiner Arbeit zwei Drittel seiner Mitglieder im Januar 1918 für den Ausbau der vorhandenen Einrichtungen zu einer regelrechten Hochschule aus, in welche die als allzu teuer eingeschätzte Medizin freilich erst zu einem späteren Zeitpunkt einbezogen werden sollte. Jedoch erst das Kriegsende brachte eine definitive Entscheidung für eine Universitätsgründung, teils aufgrund der veränderten Kräfteverhältnisse in der Bürgerschaft nach der erstmals nach demokratischen Regeln durchgeführten Neuwahl vom März 1919, aus der die Sozialdemokraten als stärkste Fraktion hervorgingen, teils unter dem Zwang der Verhältnisse.

Da die deutschen Universitäten den großen Ansturm von studierwilligen Kriegsheimkehrern nicht bewältigen konnten, veranstalteten Dozenten der bestehenden

[25] S. Hausser/Rottke 1989, S. 314.

[26] Zur verwickelten Vorgeschichte der Universitätsgründung s. bes. Bolland 1969 und Fouquet 1999.

[27] Zu ihm s. Hamburg-Lexikon 1998, S. 318.

Wissenschaftlichen Institute und Ärzte der Staatlichen Krankenhäuser Hamburgs im Januar 1919 provisorische Universitätskurse für anderswo abgewiesene Studienbewerber; ihr Besuch konnte aber nur für ein Semester als reguläre Studienleistung anerkannt werden. Deshalb nahm die neue Bürgerschaft am 28. März 1919 rückwirkend zum 6. Januar ein von den Sozialdemokraten eingebrachtes Notgesetz zur Gründung einer Hamburgischen Universität an, die alle an den Notkursen beteiligten Einrichtungen umfassen sollte. Da sich auch die Mediziner an der akademischen Hilfsaktion für Kriegsteilnehmer beteiligt hatten, wurde die Medizinische Fakultät, die bei den Planungen bis dahin immer ausgeklammert worden war, durch das Gesetz quasi automatisch mit ins Leben gerufen. Mit der Eröffnungsfeier der Universität am 5. Mai 1919 hatte von Melle mehr erreicht, als er ursprünglich geplant hatte – eine Hamburgische Universität mit Einschluß einer Medizinischen Fakultät.

Anfangs fehlten wie in anderen Bereichen der neuen Hochschule noch detaillierte Konzepte für ihren Aufbau und die Organisation der neuen Aufgaben in Forschung und Lehre. Infolge der überstürzten Gründung der Fakultät und der schwierigen allgemeinen Wirtschaftslage in der Nachkriegszeit hatten Studenten und Professoren noch lange Zeit mit schweren Mängeln in der Sach- und Personalausstattung zu kämpfen. Das vorläufige Universitätsgesetz sah für die Medizinische Fakultät zunächst lediglich zwei neue Professorenstellen vor, u. zw. für Anatomie und Pharmakologie, die als reine Universitätsdisziplinen bis dahin in den Hamburger Krankenhäusern und medizinischen Instituten nicht vertreten gewesen waren. In den anderen Fächern wurden keine neuen Planstellen benötigt, da die Professuren hier Chefärzten – nach damaliger Terminologie „Oberärzten" – der Staatskrankenanstalten übertragen werden konnten. Für die Lehrstühle wurden in erster Linie Ärzte des renommiertesten Hamburger Krankenhauses, des AK Eppendorf, ausgewählt, so daß Forschung und Lehre überwiegend dort angesiedelt wurden.[28]

Ein Lehrstuhl für Zahnmedizin war zunächst nicht vorgesehen worden, wohl vor allem deshalb, weil ein entsprechendes Institut bzw. eine entsprechende klinische Abteilung in den städtischen Krankenhäusern nicht existierte. Zwar war das Fachgebiet im Rahmen der vorläufigen Universitätskurse Anfang 1919 durch einen Propädeutischen Kurs für Zahnersatzkunde vertreten gewesen, ihn hatten jedoch, anders als alle übrigen medizinischen Veranstaltungen, drei niedergelassene Zahnärzte, Artur Seefeld (1874–1963), Rudolf Krüger (1886–?) und Dr. Moritz Pflüger (1887–?),[29] ehrenamtlich abgehalten. Indes konnten diese provisorischen Dozenten wegen ihrer Vollzeittätigkeit in eigener Praxis kein

[28] S. Weisser/Uhlmann 1989, S. 63-66.

[29] S. Riemer 2001, S. 96.

komplettes Lehrprogramm durchführen, so daß eine Fortsetzung dieser Notlösung nach der Universitätsgründung nicht in Frage kam. Eine Weiterführung des zahnmedizinischen Studiums war daher in Hamburg zunächst nicht möglich.

Daraufhin schlossen sich 47 betroffene Studenten zu einer „Vereinigung der Studierenden der Zahnheilkunde" zusammen und forderten, unterstützt von ihrem bisherigen Dozenten Pflüger und weiteren Zahnärzten Hamburgs, die Fortsetzung des zahnärztlichen Unterrichts und die Gründung eines eigenen Zahnärztlichen Instituts an der Universität. Als Fachvertreter und Leiter dieses Instituts schlugen sie den Extraordinarius Guido Fischer von der Universität Marburg vor, der in Hamburg bereits im Anschluß an das Sommersemester 1919 einen Ferienkurs abgehalten hatte.[30] Schließlich bewilligte die Bürgerschaft am 17. Dezember 1919 – äußerst knapp bemessene – Gelder zur Etablierung eines Zahnärztlichen Universitäts-Instituts in sieben nunmehr leerstehenden Baracken eines ehemaligen Kriegslazaretts auf dem Gelände des Eppendorfer Krankenhauses. Es umfaßte Abteilungen für Zahnärztliche Chirurgie, Konservierende Zahnheilkunde sowie Klinische und Propädeutische Technik, eine Patientenaufnahme und Unterrichtsräume. Der Senat der Stadt erließ zudem eine Prüfungsordnung für Zahnärzte und, entsprechend den Regelungen in den anderen deutschen Ländern, im folgenden Jahr eine Promotionsordnung für die Erlangung des Dr. med. dent.[31]

Wie oben dargestellt, hatte Türkheim schon in der zweiten Hälfte des Jahres 1919 begonnen, sich auf eine zahnheilkundliche Promotion vorzubereiten, zu einer Zeit, als das Institut noch nicht gegründet war und auch noch kein regulärer Studiengang für diese Fachrichtung in Hamburg existierte. Vermutlich hatte er sich schon während Fischers provisorischer Lehrtätigkeit im Sommer dieses Jahres mit ihm über das Promotionsthema „Untersuchungen über das Empfindungsvermögen des Dentins"[32] verständigt.

Am 12. März 1920 wurde wunschgemäß Guido Fischer, der sich mit seinem Lehrbuch *Die örtliche Betäubung in der Zahnheilkunde* (1911) internationale Anerkennung erworben hatte, auf das neugeschaffene Extraordinariat für Zahnheilkunde berufen. So konnte mit dem Sommersemester 1920 der reguläre Unterrichtsbetrieb aufgenommen werden. Wie der Hamburger Senat im Februar 1920 dem Senatskommissar für die Hamburgische Universität von Melle

[30] Medizinische Fakultät der Hamburgischen Universität, Dekan Hermann Kümmell, an den Senatskommissar für die Hamburgische Universität, 10.2.1920, StAH, 361-5 II Hochschulwesen II Ai 6/2, Bl. 3-6.

[31] S. Hausser/Rottke 1989, S. 314 f.

[32] Türkheim I 1920, veröffentlicht in der von Fischer herausgegebenen Zeitschrift *Ergebnisse der gesamten Zahnheilkunde*.

mitteilte, wurde im Haushaltsplan zunächst nur eine feste Beamtenstelle, die des Extraordinarius, zur Verfügung gestellt. Daneben waren die Stelle eines wissenschaftlichen Assistenten in der Funktion eines Abteilungsleiters sowie drei weitere wissenschaftliche Assistentenstellen vorgesehen.[33] Für die erstere hatte Fischer aus Marburg einen seiner bisherigen Mitarbeiter, den Privatdozenten Heinrich Fabian (1884–1970)[34], mitgebracht, der anfangs das Amt des Leiters der Propädeutischen Technik bekleidete und 1924 die Leitung der Konservierenden Abteilung übernahm.[35]

Nach Türkheims Promotion am 19. Mai 1920 bot ihm Fischer, der seinerseits mit der vierten Auflage seines Lehrbuchs über die örtliche Betäubung die Promotion zum Dr. med. dent. nachholte,[36] eine Stelle als unbezahlter Volontärassistent an seinem Institut an. In dieser Position übernahm er ein Jahr später die Leitung des Wissenschaftlichen Laboratoriums der dem Zahnärztlichen Ambulatorium des AKE angeschlossenen Schulzahnklinik[37] sowie die Betreuung der Institutsbibliothek.[38] Er hatte ferner die Aufgabe, die Doktoranden des Instituts zu beraten, was ihn nach seinen eigenen Angaben stark in Anspruch nahm.[39] Leider ist es nicht mehr möglich festzustellen, welche Arbeiten er seinerzeit als Assistent betreute, da offizielle Danksagungen der Doktoranden an nichthabilitierte Mitarbeiter nicht üblich waren. Zudem wurden nach Eröffnung der neuen Promotionsmöglichkeit, nach dem Umfang der Promotionslisten zu schließen, in den allerersten Semestern viele niedergelassene Zahnärzte auch von auswärts mit Dissertationen promoviert, die nicht am Hamburger Zahnärztlichen Institut entstanden waren. In das unten im Rahmen von Türkheims Ergographie zusammengestellte Dissertationsverzeichnis sind nur Arbeiten aufgenommen worden, die er nachweislich selbst initiierte oder zumindest als Dozent bzw. Professor neben dem eigentlichen Doktorvater intensiv mitbegleitete.

Das neue Institut erhielt enormen Zulauf. Hatte der mit der Planung beauftragte Universitätsausschuß für das Eröffnungssemester nur mit 60 Studierenden

[33] Senat an den Senatskommissar für die Hamburgische Universität, 11.2.1920, betr. Bürgerschaftsbeschluss zur Errichtung eines zahnärztlichen Instituts an der Hamburgischen Universität, StAH, 361-5 II Hochschulwesen II Ae 2/1, Bd. 1, Bl. 56 r; Grawinkel an die Hochschulbehörde, 7.6.1921: Antrag auf feste Anstellung als wissenschaftlicher Mitarbeiter, ebd., Al 1, Bl. 2-4, 7 f.

[34] Zu ihm s. Fischer 1962, Bd. 1, S. 384, Bd. 3, S. 387.

[35] S. Hausser/Rottke 1989, S. 315.

[36] S. Wolf 1981, S. 54.

[37] Zu den verschiedenen Einrichtungen der Schulzahnpflege in Hamburg s. weiter unten.

[38] S. Personalnachweisung, StAH, 361-6 Hochschulwesen, Dozenten- und Personalakten IV 1497, Bl. 1 f.; Lebenslauf I, Nachlaß HT.

[39] S. ebd.

gerechnet, schrieben sich fast doppelt so viele, 116 Studenten, für das Fach ein; ein Jahr später hatte sich diese Zahl nochmals mehr als verdoppelt. Diese Fehlplanung hatte schwerwiegende personelle und räumliche Engpässe in der Lehre zur Folge. Daher wurden bereits im ersten Semester nach amerikanischem Vorbild vier angesehene Hamburger Zahnärzte, Helmut Outzen (1891–?),[40] Alfred Rohrer (1886–?),[41] Albert Georg Kadner (1887–?)[42] und Carl Julius Grawinkel (1876–1930)[43] zu Dozenten und Demonstratoren ernannt, die neben Fischer ehrenamtlich Vorlesungen abhielten und Demonstrationen in ihren Praxen veranstalteten. Von ihnen wurde Grawinkel bereits am 3. Juli 1920 zum besoldeten wissenschaftlichen Assistenten befördert und zum Leiter der Klinisch-Technischen Abteilung des Zahnärztlichen Instituts ernannt.[44]

Wegen der Unzulänglichkeiten der Unterbringung seines Instituts sah sich Fischer schon im September 1920 gezwungen, sich um eine bessere räumliche Lösung zu bemühen. In seinem Antrag an die zuständige Behörde wies er u. a. darauf hin, daß aufgrund der undichten Wände der seinerzeit nur für kurzfristigen Gebrauch eingerichteten Lazarettbaracken die Instrumente bereits stark rosteten. Nach einigem Hin und Her zeigte seine Beschwerde Erfolg; 1922 konnte das Zahnärztliche Institut eine ca. fünf Kilometer stadteinwärts gelegene Villa am Alsterglacis 1 beziehen, wo zuvor das Medico-Mechanische Zander-Institut, eine orthopädische Rehabilitationseinrichtung, untergebracht gewesen war.[45] Die Sachausstattung indes blieb weiterhin unzulänglich, wodurch auch Türkheims Tätigkeit im Universitätsdienst erschwert wurde. Zwar konnte er sich am neuen Standort Laboratorium und Bibliothek weitgehend nach seinen speziellen Forschungsbedürfnissen einrichten; er mußte aber diese Einrichtungen des Instituts selbst finanzieren. Dafür konnte er neben eigenen Mitteln Spenden jüdischer Mäzene aus den Vereinigten Staaten einsetzen.[46] Wie die Kontakte zu ihnen zustande gekommen waren, läßt sich nur vermuten. So könnte ihm sein Chef Fischer, der bereits 1910 aufgrund seiner Pionierstudien zur lokalen Novokain-

[40] Karteikarte von Helmut Outzen, StAH, 332-8 Meldewesen A 30 (Film K 6697), s. v.

[41] Biographischer Bogen von Alfred Rohrer, StAH, 361-6 Hochschulwesen, Dozenten- und Personalakten IV 853, Bl. o. Nr.

[42] S. Matrikeleintrag für Dr. med. Albert Georg Kadner, 30.4.1920, StAH, 352-3 Medizinalkollegium I C 12, Bd. 1, Bl. 206.

[43] S. Matrikeleintrag für Dr. phil. Karl [sic] Julius Grawinkel, 30.12.1920, ebd., Bl. 219; Personalakte Grawinkel, StAH, 361-6 Hochschulwesen, Dozenten- und Personalakten IV 1582, Bl. 48.

[44] S. ebd., Bl. 1.

[45] S. Hausser/Rottke 1989, S. 315; Riemer 2001, S. 98.

[46] Vorfahrensnachweis Hans Türkheim, 12.4.1933, StAH, 361-6 Hochschulwesen, Dozenten- und Personalakten IV 1497, Bl. 47 f.; Anonymus 1933f, S. 3.

Suprarenin-Anästhesie[47] von sechs nordamerikanischen Universitäten zu wissenschaftlichen Vorträgen eingeladen worden war[48] und daher über amerikanische Verbindungen verfügte, bei der Vermittlung behilflich gewesen sein.

Türkheims Bestrebungen, sich neben seiner Praxistätigkeit wissenschaftlich zu betätigen, wurde auch durch den Präsidenten des Hamburger Gesundheitsamtes Ernst Pfeiffer (1870–1933) gefördert,[49] der ihm die Benutzung der Laboratorien der Schulzahnklinik[50] in der Ringstraße (heute Gorch-Fock-Wall) 15 / Dammtorwall 10[51] gestattete.[52]. Diese Institution, die im Rahmen der oben geschilderten allgemeinen sozialhygienischen Bestrebungen in der deutschen Zahnheilkunde entstand, ging auf die dort angesiedelte Zahnklinik der Dienstbotenkrankenkasse[53] der Hamburger Behörde für das Versicherungswesen zurück, die seit dem 1. April 1911 auch für die poliklinische Versorgung von Schulkindern zur Verfügung stand.[54] Diese erhielten vor der Behandlung ein vom Medizinalamt ausgegebenes Formular, das der Dokumentation des Falles in der dort geführten Statistik und als Beleg für die vom Medizinalamt zu erstattenden Unkosten von 70 Pfennig pro Kind diente.[55]

Neun Jahre später, zum 1. April 1920, übernahm der Hamburger Staat diese Einrichtung[56] vollständig als Schulzahnklinik (Abb. 7). Diese verfügte über ein

[47] Zu dieser vgl. unten Kap. 4.1.4.1.

[48] S. Riemer 2001, S. 97.

[49] S. Weisser/Uhlmann, 1989, S. 69. Er war 1902 zum Verwaltungsphysicus gewählt worden und wurde nach dem 1. Weltkrieg 1920 Präsident des Gesundheitsamtes und Leiter der neugegründeten Hamburger Gesundheitsbehörde, s. Weisser/Uhlmann, 1989, S. 94, Anm. 53 (zu S. 69).

[50] S. Eintrag zu Hans Türkheim unter der Rubrik „Privatdozenten“ mit Hinweis auf seine Sprechstundenadresse im „Laboratorium des zahnärztlichen Instituts Ringstraße 15 (Behörde für Versicherungen)“, Hamburger Adressbuch 1923, T. I.

[51] Die Doppeladresse erklärt sich daraus, daß das Gebäude zwischen den beiden parallel zueinander verlaufenden Straßen lag und zu beiden hin Zugänge aufwies, s. StAH, Plankammer 344-5, 1: Straßenplan Gänsemarkt.

[52] S. Eintrag zu Hans Türkheim unter der Rubrik „Privatdozenten“, mit Hinweis auf seine Sprechstundenadresse im „Laboratorium des zahnärztlichen Instituts Ringstraße 15 (Behörde für Versicherungen)“, Hamburger Adressbuch 1923, T. I, S. 32.

[53] Deutsches Zentralkomitee für Zahnpflege in den Schulen e. V. an den Magistrat der Stadt Hamburg im September 1917, StAH, 352-3 Medizinalkollegium II S 7 f, Bd. 1, Bl. 57.

[54] S. Anonymus 1920.

[55] Behörde für das Versicherungswesen an das Medizinalamt, 21.8.1919, und Behörde für öffentliche Jugendfürsorge an das Gesundheitsamt, 10.10.1921: Ungenügende zahnärztliche Behandlung der Zöglinge im Landheim in Besenhorst, StAH, 352-3 Medizinalkollegium, II S 7 f, Bd. 1, Bl. 80 und 88.

[56] Unter ihrer Adresse sind im Hamburger Straßenverzeichnis von 1920 außerdem verschiedene Verwaltungsabteilungen, die Fürsorgestelle für Alkoholkranke und die Behörde für Versicherungen eingetragen.

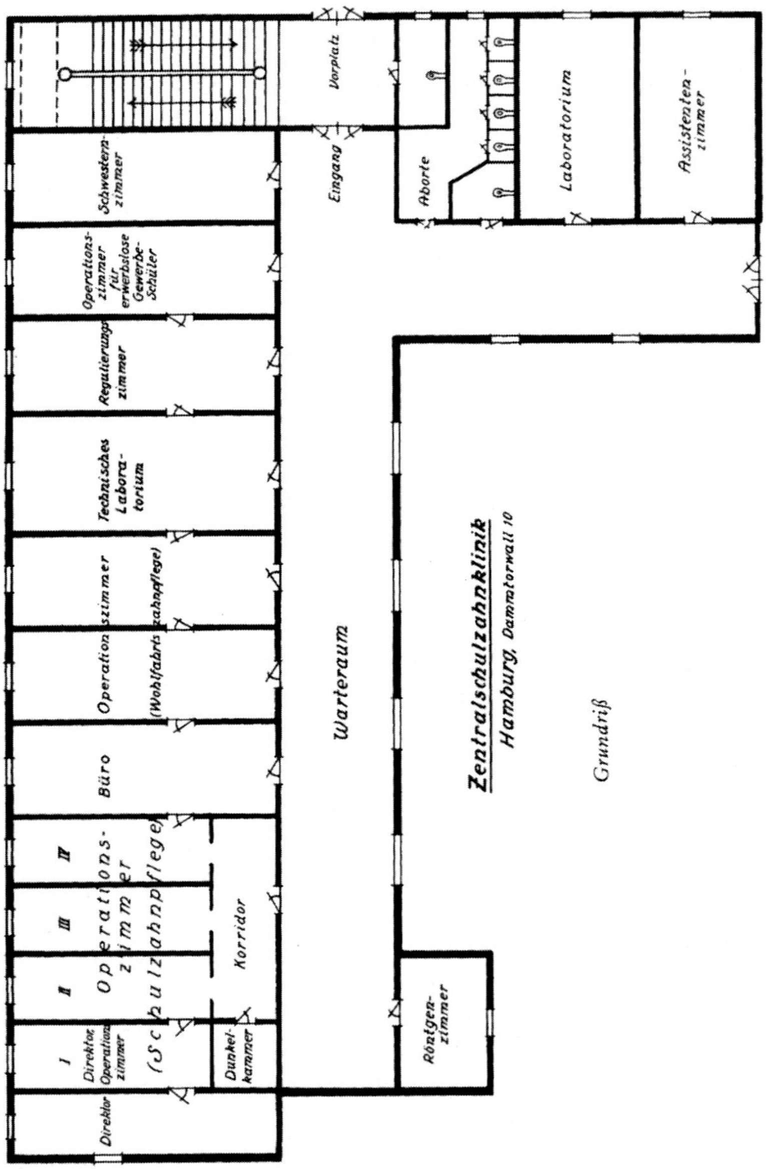

Abb. 7: Grundriß der Zentralschulzahnklinik Hamburg, Dammtorwall 10.
Rechts unten das Laboratorium, in dem Türkheim arbeitete (Glaubitz 1928, S. 340).

histologisches und bakteriologisches Laboratorium und einen Röntgenapparat für Mund- und Nebenhöhlenaufnahmen.[57] Außerdem war ihr eine gesonderte Abteilung zur zahnärztlichen Behandlung von erwachsenen Wohlfahrtspatienten, erwerbslosen Gewerbeschülern und Kindergartenkindern angegliedert, die durch je drei Zahnärzte, Zahnschwestern und Zahntechniker sichergestellt wurde; 1928 wurden dort 16 059 Patienten behandelt. Ihre Leistungen umfaßten neben der schmerzbeseitigenden, chirurgischen und konservierenden Behandlung sogar die Herstellung von Prothesen, teilweise auch für Patienten des Allgemeinen Krankenhauses St. Georg. Für diese Kosten kam die Wohlfahrtsbehörde auf.[58]

Im übrigen erlebte das Schulzahnpflegewesen auch in Hamburg, wie in anderen Ländern des Deutschen Reiches, im dritten Jahrzehnt des 20. Jahrhunderts einen Aufschwung. Ab 1923 erhielten die Volksschulkinder vom Schuleintritt bis zur Schulentlassung eine systematische Sanierung der Zähne, 1924 wurde diese Behandlung um die kieferorthopädische Regulierung erweitert. Schon 1920 waren Nebenstellen der Schulzahnklinik in den drei Allgemeinen Krankenhäusern St. Georg, Barmbek und Eppendorf eingerichtet worden,[59] in denen nun täglich von 9.00 bis 14.00 Uhr vorwiegend von Schulärzten überwiesene Schulkinder behandelt wurden.[60] Bis 1928 kam es zur Gründung von vier weiteren Filialen für andere Stadtteile Hamburgs, 1920 für Rothenburgsort in der dortigen Kinderpoliklinik, 1927 für Hamm-Horn und für Unterbarmbek, 1928 für Eimsbüttel und seine Umgebung (Abb. 8).

Diese dezentralisierte Struktur erleichterte die Durchführung der Behandlungen, weil die Kinder unmittelbar in ihren Wohnvierteln versorgt werden konnten.An diesem Angebot bestand großer Bedarf, da der Gesundheitszustand der Zähne der Schulkinder Hamburgs in der Kriegs- und Nachkriegszeit außerordentlich schlecht war. Durch die Einführung einer regelmäßigen Überwachung und Sanierung der Gebisse sowie durch gezielte Aufklärung konnte die Zahngesundheit langsam verbessert werden. Gerade die Belehrung der Schulkinder über den Wert gesunder Zähne und die richtige häusliche Zahnpflege stellte in dieser Zeit eine

[57] S. Anonymus 1920.

[58] Deutscher Städtetag an den Senat der FHH, 14.11.1929: Zahnärztliche Versorgung der Anstaltsinsassen, und Antwort des Senats vom 14.11.1929, StAH, 352-3 Medizinalkollegium I H 1 b, Bl. 1-4.

[59] S. Glaubitz 1928, S. 339-341.

[60] S. Anonymus 1920.

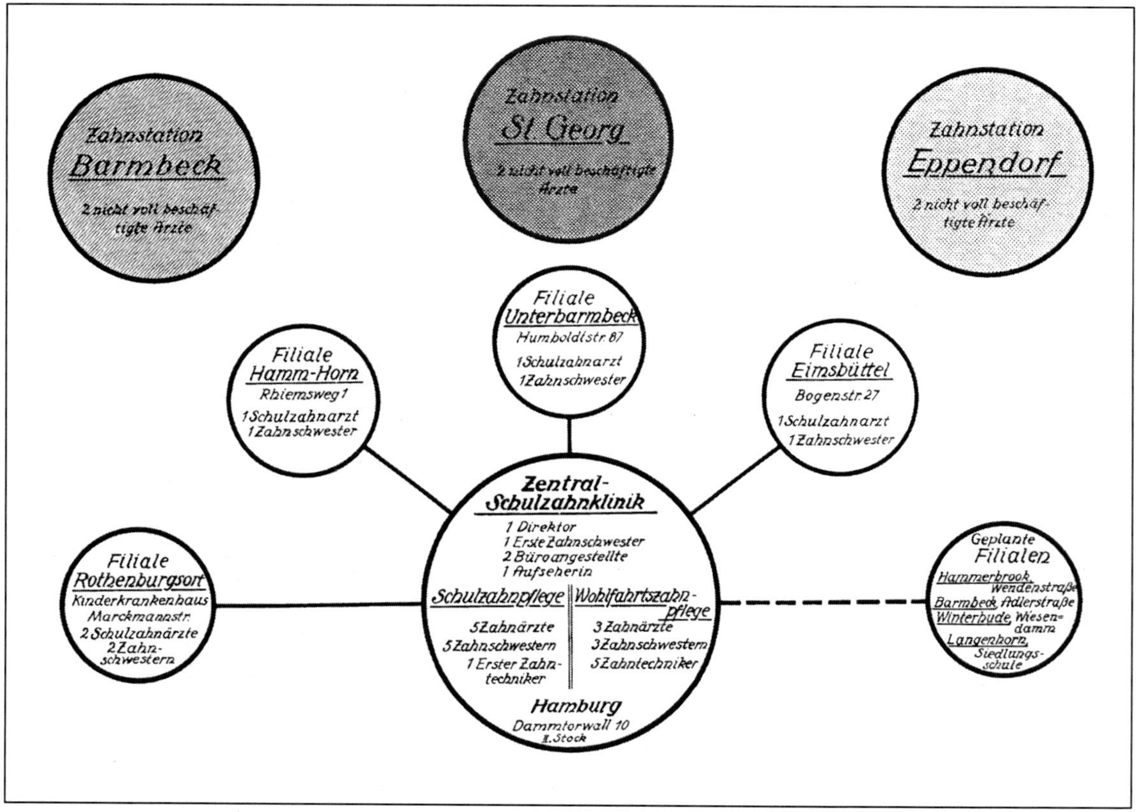

Abb. 8: Dezentralisierte Organisation der Schulzahnpflege in Hamburg Ende der 1920er Jahre (Glaubitz 1928, S. 340).

wesentliche Aufgabe dar. Diese Aufklärung wurde regelmäßig bei den klassenweisen Untersuchungen in den Schulen selbst durchgeführt, während die Behandlung, wie beschrieben, in den zuständigen Zweigstellen der Schulzahnklinik erfolgte.[61] Trotz der Intensivierung der Bemühungen war jedoch der Anteil behandlungsbedürftiger Kinder Ende der 1920er Jahre immer noch sehr hoch; in den Jahren 1927/28 lag er bei 60 bis 80 %.[62]

Die Einrichtungen zur Schulzahnpflege waren für Türkheims wissenschaftliche Karriere insofern von Bedeutung, als es deren Laboratorien – zunächst in der Filiale im AKE, dann in der Zentralschulzahnklinik – waren, die ihm die Durchführung von Forschungsarbeiten im Rahmen seiner Anstellung an der Hamburgischen Universität gestatteten. Nach Angabe eines Nachrufes befaßte er sich im übrigen auch mit der Verbesserung der Organisation der Schulzahnpflege in Hamburg, indem er für ein „local dental committee" eine Denkschrift über Leitlinien für die Einführung einer systematischen Schulzahnpflege erarbeitete,[63] die anscheinend nicht erhalten ist. Auch über die Abfassungszeit dieses Memorandums ist nichts bekannt. Möglicherweise entstand es im Zusammenhang mit der Arbeit des sechsköpfigen zahnärztlichen Beirats, der 1920 bei der Neuorganisation der Hamburger Gesundheitsbehörde bei dieser eingerichtet worden war.[64]

Offenbar hatte er sich als Wissenschaftlicher Assistent so gut bewährt, daß ihm der Institutsdirektor Fischer schon nach kurzer Zeit anbot, ihn zu habilitieren,[65] als ersten Zahnmediziner in Hamburg. Die Habilitation wurde bereits 1921 aufgrund jener bei Stern begonnenen Arbeit über *Die Sinnesphysiologie der Mundhöhle und der Zähne*[66] vollzogen. Anschließend wurde Türkheim als Privatdozent in den Lehrkörper der Universität aufgenommen, seine Antrittsvorlesung über „Die Psychophysiologie des Zahnschmerzes" in der Fachpresse veröffentlicht.[67]

Zudem wurde er nun Mitarbeiter verschiedener Fachzeitschriften, u. a. als ständiger Referent über die amerikanische Zeitschriftenliteratur bei der *Zahnärztlichen Rundschau*, während Fischer selbst ihn als Berichterstatter für die angloamerikanische Fachliteratur bei den von ihm herausgegebenen *Ergebnissen der*

[61] S. Anonymus 1920.

[62] S. Glaubitz 1928, S. 341.

[63] S. Salomon 1955b, S. 5. Der Auftraggeber könnte eine Kommission des Hamburger Zahnärztlichen Vereins gewesen sein. Zu Türkheims Aktivitäten im ZVH s. unten Kap. 4.2.1.

[64] S. Benrath 1927, S. 6. Ob Türkheim diesem angehörte, konnte allerdings bislang nicht geklärt werden.

[65] S. Lebenslauf I, Nachlaß HT.

[66] S. Türkheim 1921a.

[67] S. Türkheim 1921b, S. 269-271.

gesamten Zahnheilkunde verpflichtete.[68] Diese Rezensionstätigkeit gestattete es ihm, einen umfassenden Überblick über die internationale zahnmedizinische Forschung zu gewinnen, der ihm bei seinen eigenen Untersuchungen zugute kam. Nach der jahrelangen wissenschaftlichen Isolierung infolge des Krieges setzte nach dem Ende der Hyperinflation 1924 nicht zuletzt dank des nun wieder möglichen Zugangs zur ausländischen Literatur auch in Deutschland endlich ein stürmischer Aufschwung der Zahnheilkunde ein.[69]

3.5.4 Leitung der Prothetischen Abteilung und Ernennung zum außerordentlichen Professor

Grawinkel, der erste Leiter der Prothetischen Abteilung, war zwar 1923 zum Professor ernannt worden,[70] doch schon drei Jahre später erhoben sich, wie aus seiner Personalakte hervorgeht, Bedenken hinsichtlich seiner Leistungen in der Lehre. Da sie nach Ansicht der Medizinischen Fakultät „den zu stellenden Anforderungen nicht entsprochen" hatten, wurde seine befristete Dozentur nicht verlängert. Auf Antrag von Fischer erhielt Türkheim 1926 die durch Grawinkels Ausscheiden freigewordene Abteilungsleiterstelle[71] und trat damit in den besoldeten Universitätsdienst ein.[72]

Da er als Leiter der Prothetischen Abteilung den technischen Unterricht der vorklinischen Semester durchzuführen hatte, äußerte er den verständlichen Wunsch, anstelle seines bis dahin damit beauftragten Kollegen Fabian auch bei der jeweils nach drei Semestern stattfindenden Zahnärztlichen Vorprüfung mitwirken[73] sowie bei der Zahnärztlichen Prüfung zum Studienabschluß im Abschnitt „Zahnersatzkunde" prüfen zu dürfen. Für dieses Anliegen fand er Unterstützung bei der Fakultät; der entsprechende Antrag des damaligen Dekans, des Gynäkologen Theodor Heynemann (1878–1951)[74], wurde von der Hochschulbehörde ohne weiteres genehmigt, Fabian wurde zu seinem Stellvertreter

[68] Lebenslauf I, Nachlaß HT.

[69] S. Bender 1970, S. 115.

[70] Personalakte Grawinkel, StAH, 361-6 Hochschulwesen, Dozenten- und Personalakten IV 1582, Bl. 29a-b.

[71] Ebd., Bl. 41v und 43.

[72] Guido Fischer an die Hochschulbehörde, 1.3.1926, StAH, 361-6 Hochschulwesen, Dozenten- und Personalakten IV 1497, Bl. 6; Türkheims Rechtsanwalt Carl Seiring an die Personalstelle der Universität Hamburg wegen Gehalts- und Ruhegeldansprüchen, 16.3.1951, ebd., IV 1497, Bl. 79.

[73] S. Bekanntmachung, betreffend die Prüfungsordnung für Zahnärzte vom 14.4.1920, StAH, 364-5 I Universität I M 70.21, Bd. 1, nach Bl. 9 ff.

[74] Zu ihm s. Quellmann 2002.

ernannt.[75] Bis 1933 war Türkheim als ständiges Mitglied der Prüfungskommission für die Zahnärztliche Prüfung und Vorprüfung für die Prothetik zuständig.

Als weiterer Karriereschritt stand nun die Verleihung des Professorentitels an, der jedoch im ersten Jahrzehnt der Hamburger Universität besonders schwierig zu erlangen war. Der ursprüngliche Entwurf zum 1921 erlassenen Hamburger Hochschulgesetz hatte keinerlei Regelungen für die Verleihung einer Professur an Privatdozenten enthalten. In anderen deutschen Ländern konnte ihnen nach einer gewissen Zeit ohne weitere Formalitäten die Amtsbezeichnung „Professor" beigelegt werden; speziell dafür war die Institution des „nichtbeamteten außerordentlichen Professors" geschaffen worden, so z. B. an der Universität Kiel. Der Bürgerschaftliche Universitätsausschuß dagegen hatte in seinem 1920 vorgelegten Gesetzentwurf sogar die Ernennung zum Honorarprofessor gestrichen, um „das übertriebene Titelwesen und den Titelmissbrauch im Keime zu erstikken";[76] denn Titel und Ehrenzeichen wurden in der Freien und Hansestadt Hamburg stets mit Mißtrauen betrachtet. In der 2. Lesung des Hochschulgesetzes war jedoch folgende Klausel hinzugefügt worden:

> Der Senat kann wissenschaftlich hervorragend bewährten Privatdozenten nach einer 10jährigen Lehrtätigkeit an deutschen Hochschulen auf Antrag der zuständigen Fakultät für die Dauer ihrer Zugehörigkeit zur Hamburgischen Universität die Amtsbezeichnung Professor beilegen. (§ 12, Abs. 2)

Weiterhin wurde § 39 des Gesetzes um den Passus erweitert, daß

> die Direktoren [der Institute] die Amtsbezeichnung Professor führen, und daß den übrigen wissenschaftlichen Beamten auf Grund hervorragender wissenschaftlicher Leistungen die Amtsbezeichnung Professor beigelegt werden kann.[77]Die gesetzlich festgelegte zehnjährige Wartezeit wurde von den Hamburger Dozenten freilich als besondere Härte empfunden, weil an anderen Hochschulen kürzere Fristen für die Erlangung des Titels bestanden. Deshalb beantragte die Hochschulbehörde nach einigen Jahren, diese strenge Zeitvorgabe aufzuheben. Eine vollständige Abschaffung der Wartezeit, wie sie zunächst erwogen worden war, konnte in der Bürgerschaft nicht durchgesetzt werden, die sich darauf berief, daß eine solche an allen deutschen Hochschulen bestehe.

Mit der Änderung des Hochschulgesetzes vom 19. März 1930 erhielt der betreffende Absatz in Artikel 1, § 12, Abs. 2 daher folgende Fassung:

> Der Senat kann wissenschaftlich hervorragend bewährte Privatdozenten in der Regel nach einer sechsjährigen Lehrtätigkeit an deutschen Hochschulen auf Antrag der zuständigen Fakultät und auf Vorschlag der Hochschulbehörde für die Dauer ihrer Zugehörigkeit zur

[75] Dekan Heynemann an die Hochschulbehörde, 5.7.1926, StAH, 361-5 II Hochschulwesen II Uf 1/4, Bl. 199.

[76] Das geht aus einer späteren Stellungnahme zum ursprünglichen Entwurf des Hochschulgesetzes vom 25. April 1929 hervor (Unterschrift des Verfassers unleserlich), StAH, 361-5 II Hochschulwesen II Pb 2, Bd. 2, St. 4, S. 1 f.

[77] Ebd., Bd. 2, St. 4.

> Hamburgischen Universität zu nichtbeamteten ausserordentlichen Professoren ernennen. Durch die Ernennung erwerben sie keinen Anspruch an den Staat, insbesondere keine Anwartschaft auf die Übertragung eines planmäßigen Lehrstuhls.[78]

Die Festsetzung einer Sechsjahresfrist hatte der Senat bei der Vorlage in der Bürgerschaft mit der Notwendigkeit begründet,

> sich dem Verfahren in anderen Ländern anzuschliessen und [...] für den Regelfall auch hier die 6jährige Karenzzeit innezuhalten, zumal auch für die Verleihung der Amtsbezeichnung „Professor" an die Oberärzte an den staatlichen Krankenhäusern diese Frist gilt.[79]

Von dieser Änderung im Hochschulgesetz profitierte auch Türkheim, der bereits ca. vier Wochen nach ihrem Inkrafttreten, am 25. April 1930, zum außerordentlichen Professor ernannt wurde – nach immerhin bereits neun Jahren Dozententätigkeit, von denen er vier Jahre lang die Prothetische Abteilung selbständig geleitet hatte.[80]

Während seiner gesamten akademischen Tätigkeit in Hamburg arbeitete er in der Zeit, die ihm neben Forschung und Lehre verblieb, weiter in seiner Privatpraxis. Die Genehmigung für die Ausübung dieser Nebentätigkeit war zeitlich begrenzt; er mußte sie alljährlich erneut bei der Hochschulbehörde beantragen, unter der Zusicherung, daß dadurch „keine Beschränkung seiner dienstlichen Inanspruchnahme statt[finde]".[81] Aufgrund dieser zusätzlichen Einkommensquelle wurde ihm allerdings seine Beamtenvergütung um 25 % gekürzt.[82]

In dieser Zeit entstand eine Reihe weiterer wissenschaftlicher Arbeiten, die Türkheim in Fachzeitschriften und im Rahmen des Zahnärztlichen Vereins in Hamburg (ZVH) vorstellte. Insgesamt legte er zwischen 1913 und 1935 nicht weniger als drei Monographien sowie rund 70 Originalarbeiten und Übersichtsartikel in zahnmedizinischen Zeitschriften und Sammelwerken vor, davon einen Großteil zu dem von ihm mitbegründeten Forschungsgebiet der psychophysiologischen Aspekte der Schmerzempfindung. Damit bildete seine Zeit am Zahnärztlichen Institut Hamburg den Höhepunkt seines wissenschaftlichen Schaffens.

[78] Gesetz zur Änderung des Hochschulgesetzes, 19.3.1930, StAH, 361-5 II Hochschulwesen II Pb 2, Bd. 2, Bl. 80.

[79] Mitteilung des Senats an die Bürgerschaft zur Änderung des Hochschulgesetzes, Oktober 1929, ebd., Bl. 26 f.

[80] Bekanntmachung des Senats, Abschrift aus *Amtlicher Anzeiger* vom 29.4.1930, StAH, 361-6 Hochschulwesen, Dozenten- und Personalakten IV 1497, Bl. 43.

[81] Türkheim an Zahnärztliches Institut der Hamburgischen Universität, 19.10.1927, ebd., Bl. 36.

[82] Revisions- und Kontrollbureau, Anzeige an die Finanzdeputation vom 30.3.1926, ebd., Bl. 14; Errechnung des Vergütungsdienstalters durch das Rechnungsamt des Hamburgischen Senats, 24.4.1926, ebd., Bl. 15.

*3.5.5 Engagement im Orden B'nai B'rith**

Neben seiner wissenschaftlichen und praktischen Berufstätigkeit engagierte sich Türkheim auch im sozialen Bereich. So gehörte er einige Zeit einer in Hamburg etablierten jüdischen Loge an.[1] Am 15. Oktober 1843 hatten deutschstämmige Juden in New York den „Independent Order of B'nai B'rith [Söhne des Bundes] (U.O.B.B.)" begründet, einen der Freimaurerei ähnlichen jüdischen Orden, der sich ausdrücklich als säkulare Vereinigung verstand und nur humanitäre, keine religiösen Ziele verfolgte. Sein Wahlspruch war „Wohlwollen, Bruderliebe und Eintracht".[2] Am 2. Januar 1887 errichteten 39 Männer jüdischer Herkunft auch in Hamburg eine Loge dieses Ordens mit anfangs 39 Mitgliedern, die sie nach einem der Mitbegründer der New Yorker Urloge, dem gebürtigen Hamburger Henry Jones (ursprünglich Heinrich Jonas, 1811–1866), benannten. Ihre Mitglieder, die zumeist aus den mittleren Schichten stammten,[3] widmeten sich kulturellen und wohltätigen Zielen in ausschließlicher Ausrichtung auf die jüdische Gemeinschaft. 1909 und 1922 kamen zwei weitere Logen des Ordens, die Steinthal- und die Nehemia Nobel-Loge[4], hinzu. Sie fügten sich ein in ein breites Netz von jüdischen Vereinigungen, die sich in allen Bereichen der Sozialarbeit engagierten, aber auch der Förderung der Geselligkeit vor allem unter Angehörigen des gehobenen Mittelstandes dienten.[5]

Die Gründung ausschließlich jüdischer Logen in Deutschland ist als Reaktion auf die Verunsicherung durch den wachsenden Antisemitismus im Gefolge der Gründerkrise zu verstehen, der zur erneuten gesellschaftlichen Isolierung namentlich nichtgetaufter Juden zu führen drohte.[6] Zwar stieß ihre jüdische Exklusivität anfangs auf Widerstand seitens jener Teile der jüdischen Bevölkerung, die sich um rasche Assimilation an die Bevölkerungsmehrheit bemühten, nicht zuletzt in Hamburg. Denn hier ließen die fünf Freimaurerlogen, im Gegensatz zu vielen solcher Vereinigungen in anderen Teilen Deutschlands, bereits seit 1841 auch Juden als Mitglieder zu und ermöglichen ihnen so eine konfessionsunabhängige Zusammenarbeit bei der gemeinsamen Verfolgung humanistisch-sozialer Aufgaben. Damit „realisierten [sie] die Gleichberechtigung der Juden [noch] vor ihrer Durchsetzung im politischen Bereich". Um die Jahrhundertwende

[1] Zum folgenden vgl. Hirsch 1991, bes. S. 64-68; DJH, S. 180 f., s. v. Logenwesen; s. auch den Exkurs in Held 1983, S. 104-109.

[2] Goldschmidt 1953, S. 57.

[3] S. Krohn 1974, S. 170.

[4] Benannt nach dem kurz zuvor verstorbenen Präsidenten des Allgemeinen Deutschen Rabbinerverbandes Nehemia Nobel (1871–1922), der von 1907 bis 1909 als Rabbiner in Hamburg gewirkt hatte, s. Lorenz 1987/92, Bd. 2, S. 1449, Anm. 34.

[5] Zum jüdischen Vereinswesen Hamburgs vgl. DJH, S. 263–265, s. v.

[6] S. Goldschmidt 1953, S. 58.

stellten Juden fast ein Drittel ihrer Mitgliedschaft.[7] Nach Helga Krohn schlossen sich liberale und wohlhabende Juden auch nach der Gründung von Logen des U.O.B.B. in Hamburg vorzugsweise den Freimaurern an.[8]

Dennoch entwickelte sich die Henry Jones-Loge in kürzester Zeit zu einer innerhalb der Hamburger Judenheit sehr einflußreichen Vereinigung, einer Stätte, „wo Menschen der verschiedensten jüdischen Richtungen und Parteien [...] sich freundschaftlich treffen konnten, [...] wo geistig interessierte Menschen jüdische und Menschheitsprobleme sub specie aeternitatis zu betrachten und zu erörtern versuchten".[9] Insbesondere befaßten sie sich mit verschiedenen Aspekten der kulturellen Tradition des Judentums.[10] Nach außen hin überwog indes wohl ihr Image als Wohltätigkeitsorganisation. Zu den zentralen Projekten der Henry Jones-Loge und der ihr angeschlossenen Vereine gehörte etwa die Ausbildung von jüdischen Krankenpflegerinnen und die Förderung des jüdischen Handwerks, aber auch die Unterstützung von Emigranten, die vor den Pogromen in Osteuropa geflüchtetet waren. Die 1893 entstandene Frauenvereinigung der Loge[11] widmete sich besonders dem Kampf gegen den osteuropäischen Mädchenhandel.[12] Durch die Gründung spezieller Vereinigungen wie eines Jugendverbandes, des Hamburgischen Vereins für jüdische Literatur und Geschichte sowie der Gesellschaft für jüdische Volkskunde suchte sie zudem ein modernes Selbstverständnis des Judentums zu fördern und so zur Stärkung der jüdischen Identität jenseits des religiösen Bekenntnisses beizutragen.

Im rund 600 Namen umfassenden[13] *Verzeichnis der Mitglieder der Drei Hamburger Logen* für die Zeit vom 1. April 1932 bis zum 31. März 1933, das im Hamburger Institut für die Geschichte der deutschen Juden eingesehen werden konnte, wird Türkheim als Mitglied der Henry Jones-Loge XVIII Nr. 367 geführt, die seit 1904 mit den ihr assoziierten Vereinigungen in einem repräsentativen Gebäude in der Hartungstraße, dem Logenheim, residierte. Das Datum seines Eintritts konnte nicht ermittelt werden, da weitere Mitgliederverzeichnisse anscheinend nicht erhalten sind.[14] Deshalb lassen sich nur Vermutungen darüber anstellen, auf welche Weise er mit der Loge in Verbindung gekommen war.

[7] Held 1983, S. 13 f. (Zitat S. 13).

[8] S. Krohn 1974, S. 170.

[9] So beschreibt F. Goldschmidt nach dem 2. Weltkrieg die Rolle der Logen des jüdischen Ordens B'nai B'rith, Goldschmidt 1953, S. 58.

[10] S. Krohn 1974, S. 169 f.

[11] Vgl. oben Kap. 2.2.2.

[12] S. Hirsch 1991, S. 74 f.

[13] S. Held 1983, S. 104. In dieser Zahl sind auch die Verstorbenen miteinbegriffen.

[14] Henry Jones-Loge XVII Nr. 367, Verzeichnis der Mitglieder, Beamten und Ausschüsse für den 47. Termin vom 1. April bis 31. März 1933, in: Anonymus 1933, s. v.

Möglicherweise wurde er durch einen seiner Verwandten mütterlicherseits eingeführt, die als Mitglieder der beiden älteren Hamburger Logen des U.O.B.B. bezeugt sind. In erster Linie kommt dafür wohl der jüngere Bruder seiner Mutter Paul Laskar in Frage, der oben als jüdischer Philanthrop vorgestellt wurde; er gehörte bereits bei der Eröffnung des Logenheims 1904 der Henry Jones-Loge an.[15] Türkheims Vettern Franz und Artur Lippmann waren dagegen in der Steinthal-Loge aktiv,[16] in der sich bevorzugt wohlhabendere Juden zusammengefunden hatten,[17] Franz Lippmann zeitweilig sogar als Präsident.[18] Im übrigen findet sich unter den drei weiteren Zahnärzten, die 1933 der Henry Jones-Loge angehörten,[19] auch Rudolf Möller (1887–?),[20] der ab 1921 eine Zeitlang mit Türkheim im Wissenschaftlichen Ausschuß des Hamburger Zahnärztlichen Vereins zusammengearbeitet hatte,[21] eine Verbindung, die für Türkheims Engagement in der Loge ebenfalls eine Rolle gespielt haben könnte.

Einem gebildeten Deutschen jüdischer Abstammung wie Hans Türkheim, dessen Weltbild von einem freigeistigen, patriotisch denkenden, dem Judentum eher kritisch gegenüberstehenden Vater geprägt worden war, bot die Mitwirkung in dieser Vereinigung eine Möglichkeit, sich zu seinen jüdischen Wurzeln zu bekennen und seine humanitären Überzeugungen im Dienste der jüdischen Gemeinschaft zu praktizieren, ohne als Glaubensjude eine religiöse Bindung an eine Kultusgemeinde einzugehen. Für säkularisierte Juden bot die in diesem Rahmen geübte materielle Wohltätigkeit, die als humanitärer Ausfluß der jüdischen Religion gelten konnte, einen Ersatz für die von ihnen aufgegebene Teilnahme an der religiösen Praxis.[22] Man darf wohl davon ausgehen, daß Türkheims spätere aufopferungsvolle Hilfsbereitschaft und Sorge um seine Schicksalsgenossen in der Emigration, von der unten zu berichten sein wird, auch im Zusammenhang mit den Idealen des Ordens B'nai B'rith, der Überzeugung von der ethischen Mission des Judentums, zu sehen sind.[23]

[15] S. Anonymus 1904, S. 56 und 58. In dem zitierten Mitgliederverzeichnis von 1933 ist er wohl mit dem unter den 1926 Verstorbenen verzeichneten „Paus Lasker [!]“ zu identifizieren, Anonymus 1933e, S. 3.

[16] S. Anonymus 1933e, S. 46.

[17] S. Krohn 1974, S. 170.

[18] S. Anonymus 1933e, S. 36. In der Nehemia Nobel-Loge, die in erster Linie als Zusammenschluß von Akademikern galt (s. Krohn 1974, S. 170), war hingegen kein naher Verwandter Türkheims nachzuweisen.

[19] Anonymus 1933e, S. 8, 19 und 24.

[20] Geburtsjahr aus dem Lebenslauf in seiner Dissertation, Möller 1921; Todesjahr nicht zu ermitteln.

[21] S. unten Kap. 4.2.1.

[22] S. Krohn 1974, S. 174.

[23] Vgl. ebd., S. 180.

Dem NS-Regime, das nicht nur die Juden verfolgte, sondern auch die Freimaurerei als internationale Bewegung sowie aus ideologischen Gründen generell ablehnte, waren die Angehörigen des U.O.B.B. als angebliche „Generalstabsoffiziere für die jüdische Weltherrschaft"[24] somit in doppelter Weise ein Dorn im Auge. Im April 1937 löste es unter dem Vorwurf staatsfeindlicher Aktivitäten den Orden in Deutschland auf und beschlagnahmte sein gesamtes Vermögen.[25] Zu diesem Zeitpunkt hatte Türkheim sein Vaterland bereits verlassen. Mangels Mitgliederlisten aus den letzten Jahren der Loge läßt sich das Ende seiner Mitgliedschaft ebensowenig bestimmen wie deren Beginn. Sofern sie nicht durch seine Emigration im Jahr 1936 beendet wurde, muß sie spätestens bei der zwangsweisen Schließung der Loge 1937 automatisch erloschen sein.

[24] S. Goldschmidt 1953, S. 61.

[25] S. DJH, S. 181, s. v. Logenwesen.

3.6 Türkheim im „Dritten Reich“

3.6.1 Die nationalsozialistische „Machtergreifung“ und erste antisemitische Maßnahmen

Die „freiwillige Selbstausschaltung“ des Reichsparlaments 1930, das Bestreben von Industrie und Banken, nach den erfolglosen Regierungen Brüning, Papen und von Schleicher unter der Führung eines Reichskanzlers Hitler endlich einen wirtschaftlichen Aufschwung zu erreichen, und nicht zuletzt die Zerstrittenheit der Linksparteien KPD und SPD führten schließlich zur „Machtüberlassung“ an Hitler, der am 30. Januar 1933 als Regierungschef in die Berliner Reichskanzlei einzog. Einen Tag später bereits ließ er den Reichstag auflösen, um durch Neuwahlen für seine NSDAP eine absolute Mehrheit zu erreichen, was ihm am 5. März mit 52 % der Stimmen auch gelang. Nach drei Wochen legte er dem neuen Reichstag das sogenannte Ermächtigungsgesetz zur Abstimmung vor, mit dem er das Parlament dauerhaft ausschaltete. In den darauffolgenden 18 Monaten wurden zwecks Vereinheitlichung des Reiches sämtliche Länder „gleichgeschaltet“ und der Reichsregierung unmittelbar unterstellt. Auf diese Weise konnte diese auf allen Ebenen von Regierung und Verwaltung direkten Einfluß auf die Entscheidungen nehmen.[1]

Die Wurzeln von Hitlers Rassenwahn reichen weit zurück, wenngleich sich ältere Formen des Rassismus noch keineswegs gegen die Juden richteten. Bereits der französische Adel begründete 1789 seine gehobene Stellung auf rassistische Weise damit, daß er germanischen Ursprungs sei, die Bauern und Bürger des Landes hingegen von den Galliern abstammten. Im 19. Jahrhundert wurde diese pseudowissenschaftliche Rassenlehre in einen weiteren Kontext gestellt: Joseph Arthur de Gobineau (1816–1882) erstellte in Anlehnung an frühere Klassifikationsversuche der wissenschaftlichen Anthropologie einen Katalog der Rassenwertigkeit, in dem Arier und Germanen an oberster, Neger, Indianer und Juden an unterster Stelle stehen.[2] Eugen Dühring (1833–1921)[3], Houston Stewart Chamberlain (1855–1927) und andere Rassentheoretiker suchten danach die kulturelle Überlegenheit der nordischen Rasse zu begründen; sie allein galt ihnen als Schöpferin von Kultur und Zivilisation.[4]

Durch die neue Rassenlehre erhielt auch die Judenfeindschaft neuen Antrieb. Zu dem aus dem Mittelalter überkommenen christlichen Antijudaimus mit seiner religiösen Grundmotivation und seinen kulturellen, sozialen und ökonomischen

[1] Vgl. Mehringer 1997, S. 40 f.; Michalka 1999, S. 11-13.

[2] S. Graml 1990, S. 40.

[3] S. ebd., S. 72.

[4] S. DBE, Bd. 2, S. 303.

Varianten, wie sie sich in der Neuzeit herausgebildet hatten, trat nun eine neue, vermeintlich wissenschaftlich-anthropologisch begründete Komponente, die den Judenhaß weiter verschärfte.[5] Der neue Rassenantisemitismus basierte auf der Annahme einer physischen Andersartigkeit der jüdischen Rasse, wobei jede ihrer angeblichen „Rasseneigenschaften" negativ bewertet wurde. Hatte sich zuvor ein Jude, der wegen seines abweichenden religiösen Bekenntnisses diskriminiert wurde, durch die Taufe von diesem „Makel" befreien und an die Mehrheitsgesellschaft anpassen können, so war die „rassische" Eigenheit der Juden, da angeblich angeboren, auf diese Weise nicht zu kurieren. Für die „Lösung" der neuen „Judenfrage" blieb danach nur noch der Weg der Ausgrenzung und Vertreibung, der im Nationalsozialismus zum Völkermord eskalierte. Hitler begründete seinen irrationalen Judenhaß bereits in seiner Hetzschrift „Mein Kampf", wo er die Juden als Rasse, nicht als Religionsgemeinschaft einstuft. Als Volk ohne territorialen Staat nähmen sie zwar am allgemeinen Kampf der Völker um die Macht teil, dieser äußere sich aber nicht auf „normale" Weise im Kampf um Lebensraum für das eigene Volk, sondern richte sich gegen die Nation schlechthin. Aus diesem Grunde seien sie der Feind nicht nur des deutschen, sondern aller Völker.[6]

Mit der Machtübernahme der NSDAP 1933 wurde die neue, auf pseudowissenschaftlichen Annahmen beruhende Rassenlehre zur Staatsdoktrin, in der Folge wurde „der Jude" als „Nichtarier" zum Staatsfeind Nr. 1 stilisiert. Durch die Schaffung dieses Feindbildes wurde der Judenhaß zugleich zum Mittel der Solidarisierung der „Arier".[7] Der noch diffuse Antisemitismus des frühen 20. Jahrhunderts wurde von Hitler zu einer sehr wirksamen Ideologie zusammengefaßt. Ausgrenzung, Verdrängung und schließlich „Ausmerzung" der „Rassenfremden" wurden zu einem bestimmenden Faktor der deutschen Politik in den Jahren 1933 bis 1945.

Die nationalsozialistische Politik gegenüber den Juden läßt sich in vier Phasen einteilen, die zunehmende Radikalisierungen markieren. Die erste breit angelegte antisemitische Aktion, die sich gegen die Tätigkeit von Juden in einzelnen Bereichen richtete, fand am 1. April 1933 in Form des Boykotts von jüdischen Geschäften, Kanzleien und Arztpraxen im gesamten Deutschen Reich statt, der von SA-Formationen erzwungen wurde. Danach folgte eine Welle gesetzlicher Anordnungen auf allen Ebenen, darunter das berüchtigte *Gesetz zur Wiederherstellung des Berufsbeamtentums* vom 7. April 1933, das die Entfernung jüdischer und politisch andersdenkender Beamter, Angestellter und Arbeiter aus

[5] S. Benz 2004, S. 34.

[6] S. Jäckel 1992, S. 90 f.

[7] S. Benz 2004, S. 41-45; Michalka 1999, S. 92.

dem Staatsdienst verfügte.[8] Davon ausgenommen waren anfänglich lediglich „Altbeamte“ aus der Zeit vor dem 1. Weltkrieg sowie „Frontkämpfer“ und Hinterbliebene gefallener Soldaten.[9] Zwecks Durchführung des Gesetzes wurde für alle Staatsbediensteten der Nachweis „arischer“ Abstammung obligatorisch.[10]

Auf diese Weise wurden insbesondere Juden im Staatsdienst innerhalb kürzester Zeit aller beruflichen Kontakte zur nichtjüdischen Bevölkerung beraubt, während gesellschaftliche Verbindungen, die informell verliefen, oftmals weiterexistierten. Die Türkheims besaßen einen großen Freundeskreis, auch viele nichtjüdische Freunde gingen bei ihnen ein und aus. Besonders das Ferienhaus der Familie am Lütjensee östlich von Hamburg wurde, wie Sohn Peter berichtete, von Freunden seines Vaters stets gerne besucht, wenn nicht bisweilen sogar überlaufen. Bei einem solchen Anlaß wurde Hans Türkheim einmal sogar ein Schild zur Abwehr übermäßiger Freundschaftserweise überreicht (Abb. 9).[11] Nach der Erinnerung des Sohnes änderte sich auch nach 1933 nichts an diesen freundschaftlichen Verbindungen.

Anders sah es in Türkheims beruflichem Umfeld aus. In seinem Bericht über seine erste Deutschlandreise nach dem Krieg 1948[12] beschreibt er, wie Kollegen ihn schon 1933 als Juden gemieden hatten – so etwa der Leiter der Kieferorthopädischen Abteilung des Zahnärztlichen Universitäts-Instituts Heinrich Schröder, dem er deshalb im selben Jahr sein gerade veröffentlichtes *Taschenbuch der klinischen Prothetik* mit der ironischen Widmung zukommen ließ:

> Herrn Dr. Heinrich und Frau Dr. Carla Schröder in aufrichtiger Verbundenheit überreicht vom *ungenannten Verfasser* [Hervorhebung d. Verf.]. Hamburg, Sept. 33.[13]

Damit spielte er wohl darauf an, daß es manche Wissenschaftler unter nationalsozialistischer Herrschaft nicht mehr opportun fanden, jüdische Autoren in ihren Publikationen namentlich zu zitieren,[14] deren Schriften vielmehr anonym („ungenannter Autor“) anführten. Offenbar gehörte auch der überzeugte Nationalsozialist Schröder zu ihnen.[15]

[8] Berufsbeamtengesetz 1933; s. Michalka 1999, S. 27 f.; Gruner 2002, S. 48.

[9] Berufsbeamtengesetz 1933, § 3 Abs. 2/1; s. Michalka 1999, S. 28.

[10] Zu dieser Zeit finden sich gehäuft Inserate von Agenturen zur Stammbaumrecherche in den Fachzeitschriften, s. Köhn 1994, S. 38.

[11] Interview mit Peter Turkheim in Hamburg am 23.8.2000. Falls seine Datierung des Fotos zutrifft, erscheint das Hakenkreuz in der rechten unteren Ecke besonders bemerkenswert.

[12] Mehr dazu Kap. unten 3.8.2.

[13] Widmung im Exemplar der ÄZB des UKE von Türkheim I 1933, die das Buch 1959 von Schröder zum Geschenk erhielt.

[14] Ein offizielles Verbot, von „Nichtariern“ verfaßte Fachliteratur zu verwenden, hat es niemals gegeben, s. Böhnigk 2002, S. 32.

[15] Vgl. unten Kap. 3.8.2.

Aufgrund der schlagartigen Deklassierung jüdischer Staatsbürger entschlossen sich etliche von ihnen zur Emigration, besonders wohlhabende Juden, Künstler und Wissenschaftler, deren Familien zumeist seit Generationen in Deutschland lebten, die sich als Deutsche fühlten und oftmals herausragende Leistungen für ihr Vaterland vollbracht hatten. Viele blieben jedoch noch in Deutschland in der Annahme, daß sich die Verfolgung nach einiger Zeit wieder legen würde. Bestärkt wurden sie in dieser Einschätzung unter anderem darin, daß die antisemitische Propaganda vor allem auf dem Land nur geringe Resonanz in der Bevölkerung fand.[16] Hinzu kam, daß dem deutschen Judentum im ersten Halbjahr 1934 eine „Ruhepause" vergönnt war, obwohl sich der Prozeß seiner Isolierung im Kleinen schleichend fortsetzte. Diese trügerische Ruhe war bedingt durch interne Konflikte zwischen verschiedenen Organisationen der NS-Bewegung, die eine verstärkte Aufmerksamkeit der Reichsführung erforderten, aber auch durch internationale Rücksichten, da der Austritt aus dem Völkerbund im Jahr zuvor das deutsche Reich zu isolieren drohte, und schließlich durch taktische Überlegungen im Zusammenhang mit der bevorstehenden Abstimmung der Bevölkerung des Saarlandes über eine Rückkehr ins Deutsche Reich, die man nicht durch zu hartes Vorgehen gegen die Juden verschrecken wollte. Sofort nach der Saarabstimmung nahmen die judenfeindlichen Aktivitäten im ganzen Land wieder sprunghaft zu.[17]

In der zweiten Phase, welche die Jahre 1935 bis 1938 umfaßt, wurde die Entrechtung der Juden durch weitere und radikalere Maßnahmen vorangetrieben.[18] Mit den Nürnberger Gesetzen über die Staatsbürgerschaft von 1935, nach denen Straftatbestände, die als solche vorher nicht existiert hatten, sogar rückwirkend geahndet werden konnten, begann eine Verfolgungskampagne mit juristischen Mitteln, durch welche die NS-Staatsführung allen Juden systematisch die Existenzgrundlage entziehen wollte. Da diese Gesetze sie in jeder Beziehung zu Menschen zweiter Klasse herabstuften und von der „arischen" Bevölkerung isolierten, sahen sie sich nunmehr neben der Verfolgung durch den Staat und seine Organe auch durch die eigenen Mitbürger bedroht.[19] Dennoch wurden die neuen Gesetze von den Entrechteten teilweise mit einer gewissen Erleichterung aufgenommen, weil sie glaubten, damit sei endgültige Klarheit über die nationalsozialistischen Absichten zur Lösung der „Judenfrage" geschaffen und somit das Schlimmste überstanden. Viele sahen sich daher in ihrer abwartenden Haltung bestärkt, so auch Türkheims Cousin Leo Lippmann, der, wie erwähnt,

[16] S. Graml 1990, S. 126 f.

[17] Ebd., S. 133-144.

[18] In Hamburg wurde dafür eine Sonderstrafkammer eingerichtet, welche die strafgerichtliche Praxis besonders hart betrieb, s. Lorenz 1991, S. 93.

[19] S. Lorenz 1991, S. 93.

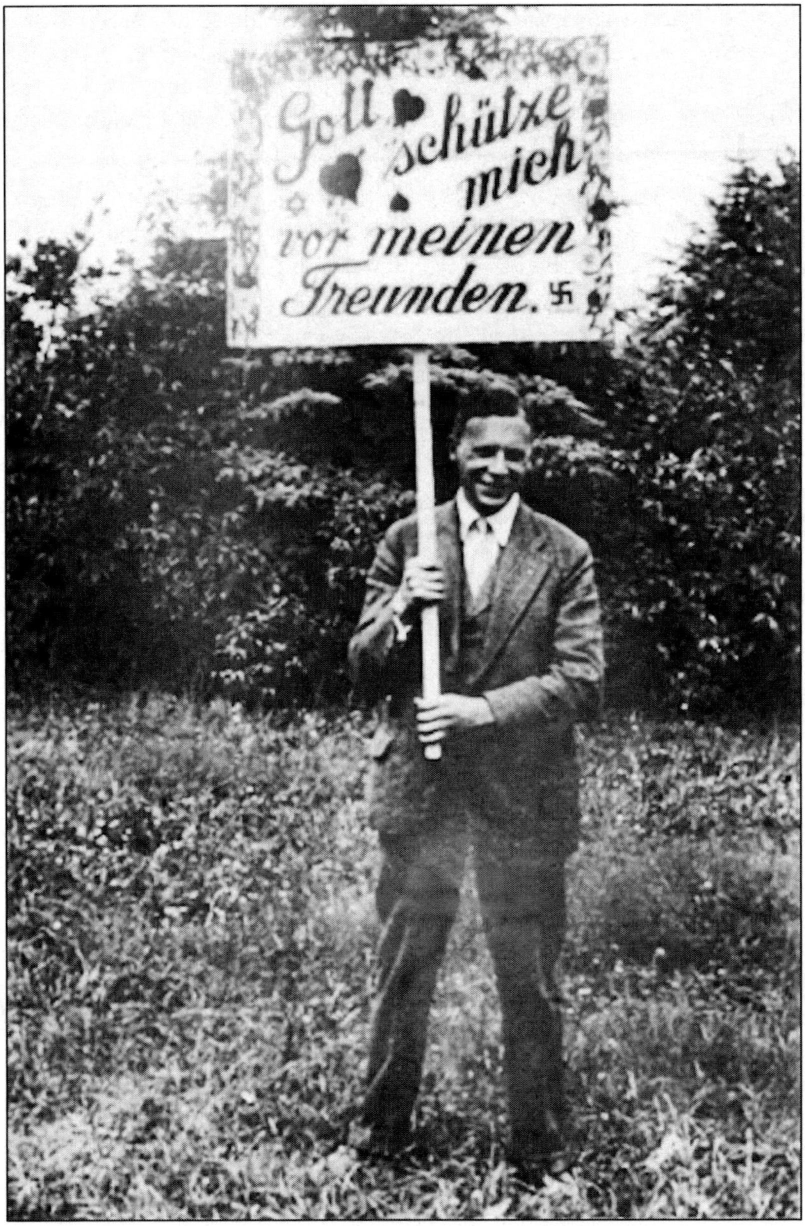

Abb. 9: Hans Türkheim im Garten seines Ferienhauses am Lütjensee 1932 (?) (Nachlaß HT).

1933 seinen Posten als Staatsrat in der Finanzdeputation verloren hatte. Im Gegensatz zu Türkheim versäumte er den letzten Zeitpunkt für eine Flucht aus Deutschland; 1943 nahm er sich zusammen mit seiner gleichfalls „nichtarischen" Frau angesichts ihres bevorstehenden Abtransports ins Konzentrationslager das Leben.[20] Freilich war die Auswanderung auch für viele Juden aus finanziellen Gründen ein nur schwer gangbarer Ausweg.

In der dritten Phase (1938 bis 1942) folgte die systematische Einengung des Lebensraums der verbliebenen Juden. Ihre Handlungsfreiheit auf privatem und wirtschaftlichem Gebiet wurde durch Berufs- und Besitzverbote drastisch beschränkt. So wurde die jüdische Bevölkerung immer stärker in eine politische, juristische, soziale und allgemein menschliche Isolierung gedrängt. Einen ersten Höhepunkt im immer brutaler werdenden Vorgehen gegen die „nichtarische" Restbevölkerung bildete die Reichspogromnacht, die Nacht vom 9. zum 10. November 1938, in der im ganzen Reich Ausschreitungen gegen Juden, Zerstörungen und Plünderungen jüdischer Geschäfte, Brandstiftungen an Synagogen, Ermordung von Hunderten und Mißhandlungen von Tausenden von Juden stattfanden; ca. 2000 „Nichtarier" wurden in Konzentrationslager eingeliefert. Diese Ereignisse machten schlagartig klar, daß mit den Nürnberger Gesetzen nur eine Zwischenstation passiert worden war.[21]

In der vierten Phase von 1942 bis 1945 schließlich sollte die „Judenfrage" durch die physische Vernichtung der in Deutschland verbliebenen Juden in Tötungsanstalten einer „Endlösung" zugeführt werden, wie der Mordplan beschönigend genannt wurde.

Im Rahmen dieser Abläufe, die hier nur grob skizziert werden konnten, vollzog sich die nationalsozialistische Politik gegenüber den jüdischen Medizinern im allgemeinen und den Zahnärzten im besonderen. Wie die Vereine nahmen auch die Berufsverbände den neuen „Arierparagraphen" in ihre Satzungen auf,[22] was den mehr oder minder raschen Ausgeschluß jüdischer Mitglieder zur Folge hatte. Im April 1933 äußerte sich Hitler in einer Rede vor Vertretern der deutschen Ärzteorganisation über seine allgemeinen Ziele bei der Neuordnung der Verhältnisse in der Ärzteschaft nach einem Referat in den *Zahnärztlichen Mitteilungen* folgendermaßen:

> Die Reinigung des Volkes und namentlich der intellektuellen Schichten von fremdstämmigem Einfluß und rassenfremder Durchsetzung sei eine Aufgabe, an der durch wissenschaftliche Forschung, durch Aufklärungsarbeit und praktisches Wirken mitzuarbeiten besonders die deutsche Ärzteschaft berufen sei. [...] Mit einer [...] ähnlichen

[20] Vgl. oben Kap. 2.2.2.

[21] S. Graml 1990, S. 154–181.

[22] S. Lorenz 1991, S. 93.

> gesetzlichen Regelung der ärztlichen und zahnärztlichen Verhältnisse und der Zulassung von Nichtariern zum Besuch der Universitäten ist zu rechnen.[23]

Über die entsprechenden Pläne der Regierung teilte die Zeitschrift im folgenden Heft mit, „daß Nichtarier zur Ausbildung auf den höheren Schulen und zum Hochschulstudium künftig nur nach dem prozentualen Anteil an der Gesamtbevölkerung Deutschlands zugelassen werden sollen".[24]

Fast gleichzeitig mit dem Erlaß des *Gesetzes zur Wiederherstellung des Berufsbeamtentums*, wodurch zunächst die beamteten und angestellten jüdischen sowie politisch links orientierten Ärzte und Zahnärzte aus öffentlichen Beschäftigungsverhältnissen entfernt wurden, wurde eine Neuregelung der Zulassung von Zahnärzten und Zahntechnikern zur Zahnbehandlung auf Kosten der Krankenkassen angekündigt. In derselben Quelle hieß es dazu:

> Im RAM [Reichsarbeitsministerium] wurde ein Gesetzentwurf ausgearbeitet, der die Zulassungsverhältnisse für Ärzte und Zahnärzte in der Krankenversicherung generell regeln soll. Sinngemäß sollen die Grundsätze des Gesetzes zur Wiederherstellung des Berufsbeamtentums auch auf die Vorschriften über die Beschäftigung der Ärzte und Zahnärzte in der Krankenversicherung und in der Fürsorge Anwendung finden. Bis zur endgültigen gesetzlichen Regelung ist die Neuzulassung von Ärzten allgemein gestoppt worden. Entsprechend der Regelung für die Beamten und die Anwälte werden jüdische Kassenärzte und Zahnärzte, soweit für sie die Ausnahmebestimmungen nicht in Betracht kommen, von der Kassenpraxis ausgeschlossen werden.[25]

Nachdem bereits am 3. Mai 1933 die angekündigte Zulassungssperre für „nichtarische" Zahnärzte und Dentisten zur Kassenpraxis in Kraft getreten war, wurde am 2. Juni 1933 – in Analogie zu der schon im April ergangenen „Verordnung über die Zulassung von Ärzten zur Tätigkeit bei den Krankenkassen" – eine wie diese am 1. Juli 1933 in Kraft tretende *Verordnung über die Zulassung von Zahnärzten und Zahntechnikern bei den Krankenkassen* erlassen, die im wesentlichen die Bestimmungen des „Gesetzes zur Wiederherstellung des Berufsbeamtentums" auf die niedergelassenen Zahnärzte ausdehnte. Sie beendete das Recht aller bisher in Kassenpraxis tätigen „nichtarischen" und „politisch unzuverlässigen", d. h. links orientierten Zahnmediziner, Patienten nach § 225 der Reichsversicherungsordnung (RVO) auf Kosten der Krankenkassen zu behandeln.[26] Grundlage für die Durchführung der Verordnung war eine Befragungsaktion der Kassenzahnärztlichen Vereinigung, die im April 1933 ihren Mitgliedern jüdischer Abstammung einen obligatorisch auszufüllenden Fragebogen zur Überprüfung ihrer „arischen" Abstammung bis zur Großelterngeneration

[23] Anonymus 1933a, S. 430.

[24] Anonymus 1933b, S. 463.

[25] Ebd., S. 463 f.

[26] S. Depmer 1993, S. 18-20.

übersandt hatte, anhand dessen über ihre weitere Zulassung zu den Krankenkassen entschieden werden sollte.[27]

Der Verlust der Kassenzulassung entzog Zahnärzten, deren Klientel nur wenige Privatpatienten umfaßte, die Existenzgrundlage, so daß einige schon früh den einzigen Ausweg in der Auswanderung sahen. Anfangs waren wie bei den Beamten jüdische Ärzte und Zahnärzte, deren Niederlassung aus der Zeit vor dem 1. August 1914 datierte, die im 1. Weltkrieg gekämpft bzw. in einem Seuchenlazarett gedient hatten oder deren Väter oder Söhne gefallen waren, von der Maßnahme ausgenommen. Nach einer Zusatzverordnung vom 20. November sollte Entsprechendes auch für „nichtarische" Ärztinnen, Zahnärztinnen und Zahntechnikerinnen gelten, deren Ehemänner im Weltkrieg gefallen waren. Da den Angehörigen dieser Gruppen durch den Erhalt der Kassenzulassung ihre Existenz weiterhin gesichert erschien, wiegten sich manche in falscher Sicherheit. Für die Zahnärzte wurde diese Ausnahmeregelung indes schon Anfang 1935 widerrufen.[28] Die Verordnung enthielt noch weitere ergänzende Bestimmungen. Das Ausscheiden der Betroffenen – diesmal ist nur von „Nichtariern" die Rede – aus der Vertragstätigkeit sollte bis zum Jahresende abgeschlossen sein; eine Neuzulassung von Juden zu den reichsdeutschen Krankenkassen wurde grundsätzlich untersagt. Noch vor dem allgemeinen Entzug der Kassenzulassung hatte das Reichsarbeitsministerium am 18. Mai 1933 mit Wirkung zum 1. September eine Verordnung erlassen, wonach Rechnungen „nichtarischer" Ärzte nur für „nichtarische" Patienten erstattet werden durften; damit wurde das allgemeine Verbot der Behandlung „arischer" Patienten durch „Nichtarier" vorbereitet, das 1938 gesetzlich verordnet wurde.

In den folgenden Jahren erfuhr die jüdische Ärzte- und Zahnärzteschaft weitere Benachteiligungen, die zu einer erneuten Auswanderungswelle von jüdischen Medizinern führten. Die *Dritte Verordnung über die Zulassung von Zahnärzten und Dentisten zur Tätigkeit bei den Krankenkassen* vom 13. Februar 1935 schaffte, wie bereits angedeutet, die Sonderstellung von Frontkämpfern und anderen im Krieg verdienten Zahnmedizinern ab und führte genaue Bestimmungen über das Verfahren beim Nachweis der „arischen" Abstammung von Antragstellern nebst Ehegatten als Voraussetzung zur kassenzahnärztlichen Tätigkeit ein.[29] Zum 1. Januar 1938 erfolgte schließlich noch der Ausschluß jüdischer Ärzte und zum 20. Januar der jüdischer Zahnärzte von der Zulassung zu den Ersatzkassen

[27] S. Köhn 1994, S. 36-38. Vgl. dazu auch weiter unten.

[28] S. weiter unten.

[29] S. ebd., S. 18-23; mit einer vierten Verordnung nur drei Monate später (9. Mai 1935) wurde klargestellt, daß die vorige Verordnung nur für Neuzulassungen galt.

und im selben Jahr auch zu nichtgesetzlichen Krankenkassen wie z. B. der Postbeamtenkasse und der Polizeikrankenkasse.[30]

Nutznießer all dieser Neuregelungen im kassenzahnärztlichen Vertragswesen waren „arische" Zahnärzte, insbesondere solche, die bereits vor 1933 in nationalsozialistischen Organisationen aktiv gewesen waren. Sie wurden bei der Zulassung zur kassenzahnärztlichen Praxis bevorzugt berücksichtigt.[31] In einem Artikel in den *Zahnärztlichen Mitteilungen* von 1941 hieß es dann rückblickend auch ganz offen zu den Berufsaussichten von Zahnärzten:

> Da bei Ausscheiden der Juden aus den Stellen des öffentlichen und privaten Gesundheitsdienstes [...] der nationale Nachwuchs in die frei werdenden Stellen rückt, sind die Aussichten in diesen Berufen günstiger geworden.[32]

Dieser hier unverhohlen angesprochene Eigennutz war neben der verbreiteten Obrigkeitshörigkeit zweifellos eine der Ursachen dafür, daß die Mehrzahl der deutschen Zahnärzte die Maßnahmen des Regimes stillschweigend hinnahm, wenn nicht sogar begrüßte. Außerdem spielte wohl auch die Verbreitung einer konservativ-nationalen, mit Staatsgläubigkeit einhergehenden Haltung in der Ärzteschaft eine Rolle, für die u. a. der überproportional hohe Organisationsgrad von Medizinern in NS-Organisationen und ihr Engagement in antisemitischen Vereinigungen vor 1933 spricht.[33] Proteste gegen den Ausschließungsprozeß stellten in der Ärzte- und Zahnärzteschaft die Ausnahme dar.[34]

Den letzten Schritt zur Verdrängung der „Nichtarier" aus den medizinischen Berufen wurde mit der *Vierten* bzw. *Achten Verordnung zum Reichsbürgergesetz* vom 25. Juli 1938 bzw. 17. Januar 1939 vollzogen, nach der die Approbation aller jüdischen Ärzte am 30. September 1938, aller jüdischen Zahnärzte am 31. Januar 1939 erlosch; denn mit dem Verlust der Bestallung wurde ihnen die rechtliche Grundlage ihrer Berufsausübung entzogen. Fortan war nur wenigen jüdischen Zahnärzten und Dentisten unter der Bezeichnung „Zahnbehandler" – in Analogie zu den „Krankenbehandlern" bei den Ärzten – die Ausübung der Zahnheilkunde zur Versorgung jüdischer Versicherter widerruflich gestattet.[35] Schließlich durften sie aufgrund der am 19. September 1939 erlassenen „Verordnung über die Teilnahme an der kassenzahnärztlichen und kassendentistischen

[30] S. Depmer 1993, S. 24; Köhn 1994, S. 16-22.

[31] S. Depmer 1993, S. 22.

[32] Anonymus 1941, S. 267.

[33] S. Kröner 1989b, S. 40.

[34] Eine Reihe von persönlichen Erfahrungen anschließend emigrierter Zahnärzte findet sich bei Depmer 1993, S. 129.

[35] S. Köhn 1994, S. 51.

Versorgung" selbst jüdische Versicherte nur noch mit Genehmigung des Reichsarbeitsministeriums behandeln.[36]

Damit war die letzte Voraussetzung für die völlige Ausschaltung der Juden auch auf dem Gebiet der Zahnheilkunde erbracht, und Reichszahnärzteführer Ernst Stuck konnte stolz verkünden:

> Damit [d. h. mit der Eliminierung jüdischer Zahnärzte aus dem Berufsstand] übernimmt die Deutsche Zahnärzteschaft die Verpflichtung, die vom fremdrassigen Einfluß vollkommen freie deutsche Zahnheilkunde im Sinne ihrer großen Lehrer nach Kräften weiterzuentwickeln und das Beste für die deutsche Volksgesundheit zu leisten. Die Geschichte soll und wird einmal sagen können, daß die gegenwärtige Generation sich dieses großen Auftrages, der ihr vom Führer gestellt ist, würdig erwiesen hat.[37]

In Zahlen ausgedrückt reduzierte sich die Gesamtzahl der jüdischen Zahnärzte im Reichsgebiet von 1064 – größtenteils mit Kassenzulassung – im Jahr 1934 in den fünf Jahren bis 1939 um fast zwei Drittel auf 372, von denen nur noch 250 eine Kassenzulassung besaßen. Gleichzeitig erhöhte sich die Gesamtzahl der Zahnärzte in Deutschland um 32 % von 11 332 auf 15 006.[38]

Als letzte Demütigung wurden den jüdischen Ärzten und Zahnärzten wie allen „nichtarischen" Universitätsabsolventen aufgrund des *Gesetzes über die Führung akademischer Grade* vom 7. Juni 1939 auch noch ihre akademischen Titel aberkannt.

3.6.2 Die Situation der Hamburger Medizinischen Fakultät

Auch die Medizinische Fakultät der Hamburgischen Universität, die zu Beginn des Jahres 1934 als Zeichen ihrer neuen politischen Ausrichtung den Namen „Hansische Universität" erhalten sollte,[39] blieb von den neuen politischen Verhältnissen nicht unberührt. Nach den Recherchen von Hendrik van den Bussche war die überwiegende Mehrheit ihrer Mitglieder eher allgemein konservativ und national als nationalsozialistisch eingestellt, brachte dem neuen Regime aber Sympathie entgegen, da sich dessen oberflächlich erkennbaren Ziele in Einklang mit ihrer politischen Orientierung zu befinden schienen, so daß sie sich von ihm den nationalen Aufschwung erhofften. Gab es vor 1933 im Lehrkörper fast keine NSDAP-Mitglieder, so war im Sommersemester 1934 nach dem Parteieintritt von ca. 30 Hochschullehrern bereits ein Nazifizierungsgrad von fast 50 % erreicht. Die Beweggründe, die zu dieser Beitrittswelle führten, sind im einzelnen

[36] S. Depmer 1993, S. 24.

[37] Stuck 1939, S. 84.

[38] S. Köhn 1994, S. 88, Tab. 1.

[39] S. Vogel 1991, S. 47 f.

nicht bekannt. Möglicherweise spielte für einige die Hoffnung eine Rolle, das neue Regime werde die drohende Schließung der Fakultät verhindern, die aufgrund der katastrophalen Finanzlage der Stadt während und nach der Weltwirtschaftskrise ernsthaft diskutiert wurde. Beim wissenschaftlichen Nachwuchs war ein mögliches Motiv die Erwartung besserer Aufstiegschancen für Angehörige der NSDAP nach der Entlassung ihrer jüdischen Kollegen;[40] bezeichnenderweise stellten den überwiegenden Anteil der Parteimitglieder außerplanmäßige Professoren und Privatdozenten.[41]

Unter den planmäßigen Professoren gab es bis auf wenige Ausnahmen keinen offenen Antisemitismus. Der Internist und damalige Prorektor Ludolph Brauer (1865–1951),[42] langjähriger Ärztlicher Direktor des AKE, z. B. war 1932/33 in Auseinandersetzungen mit nationalsozialistischen Studenten verwickelt worden, weil er aktiv für einzelne Juden eingetreten war, was ihn allerdings nicht davon abhielt, in seiner Begrüßungsansprache bei der von der Universität veranstalteten Mai-Feier 1933 Hitler als „kraftvollen Reichskanzler“ zu preisen, der „die Einheit des deutschen Volkes vollendet“ habe.[43]

Der Antisemitismus fand indes schon früher, aber von anderer Seite her Eingang ins AKE. Durch den Medizinstudenten Heinz Haselmeyer (1906–?),[44] der sich im Sommersemster 1930 in Hamburg immatrikulierte, wurde bereits früh antijüdische Agitation in die Fakultät getragen. 1931 gewann der Nationalsozialistische Deutsche Studentenbund (NSDStB) an der Hamburgischen Universität die Wahlen zum Allgemeinen Studentenausschuß (AStA). Zu diesem Zeitpunkt betrug die Zahl der Parteimitglieder in der gesamten Studentenschaft ca. 50, d. h. rund 1 %.[45]

Nach der „Machtübernahme“ begannen im Frühjahr 1933 gezielte Aktionen der NS-Studierenden gegen jüdische und „marxistische“ Professoren und Studenten. Gleichzeitig breitete sich in der Studentenschaft der Antisemitismus aus.

[40] S. Bussche 1989a, S. 39 f.; Bussche et al. 1989, S. 204.

[41] S. Bussche 1989a, S. 38-42.

[42] Zum Lebenslauf Brauers: Studium in Bonn, Marburg, München und Freiburg i. Br., 1892 Promotion, anschließend Assistentenzeit in Heidelberg, 1897 Habilitation. 1904 a. o. Prof. und Leiter der Medizinischen Universitätspoliklinik Marburg, 1905 Ernennung zum Ordinarius für Innere Medizin und Direktor der Medizinischen Universitätsklinik Marburg, 1910 Ärztlicher Direktor des AKE in Hamburg, 1919 bis 1934 Ordinarius für Innere Medizin, 1930/31 Rektor der Hamburgischen Universität, s. Fischer 1962, Bd. 1, S. 164; Bd. 3, S. 174; Uhlmann/Weisser 1989, S. 55.

[43] Bericht in den Hamburger Nachrichten, 2.5.1933 (zit. nach Bussche 1989a, S. 42); s. auch ebd., S. 56; Eckhardt 1991, S. 188 f.

[44] Geboren in Würzburg, Gründer der Ortsgruppe des NSDStB in seiner Heimatstadt, s. Bussche 1989a, S. 32.

[45] S. ebd., S. 32 f.

Nazi-Studierende vertrieben ihre jüdischen Kommilitonen von der Universität, die wenigen, die noch immatrikuliert blieben, waren schweren Schikanen ausgesetzt. Durch gesetzliche Regelungen wie das „Gesetz gegen die Überfüllung deutscher Schulen und Hochschulen“ vom 25. April 1933 wurden Neuzulassungen zunächst von ausländischen, zum Jahresende auch von inländischen Juden zum Studium ausgesetzt, bis am 28. April 1938 schließlich alle „nichtarischen“ Studierenden von den Universitäten verwiesen wurden.[46]

Wie in anderen Einrichtungen wurde das Personal aufgrund des „Gesetzes zur Wiederherstellung des Berufsbeamtentums“ von „unerwünschten Elementen gereinigt“. In der Medizinischen Fakultät wurden 16 Angehörige des Lehrkörpers, immerhin ein Anteil von 14 %, als „Nichtarier“ entlassen;[47] sie kamen überwiegend aus den Reihen der außerordentlichen Professoren und Privatdozenten.[48] Diese Maßnahme verlief ohne sichtbare Zeichen der Solidarität, geschweige denn des Protestes seitens nicht betroffener Kollegen.[49] Auch später war eine Opposition gegen das NS-Regime im Lehrkörper der Hamburger Medizinischen Fakultät nur vereinzelt anzutreffen.[50]

Da die neue Hochschulpolitik eine „nationale Erneuerung“ der Universitäten im Sinne der NS-Ideologie anstrebte, bemühte man sich auch, durch Zwangsemeritierungen aus Altersgründen die älteren, zu einem guten Teil als „politisch unzuverlässig“ eingestuften Professoren durch regimetreue jüngere Kräfte zu ersetzen. Deshalb wurde Anfang 1935 die Altersgrenze für die Entpflichtung reichsweit auf 65 Jahre herabgesetzt.[51] Zwei Medizinprofessoren, die zugleich Leiter von Krankenanstalten waren, wurden bereits vor der allgemeinen Herabsetzung der Altersgrenze aufgrund spezieller Hamburger Bestimmungen zum 31. März 1934 vorzeitig emeritiert, darunter der Ärztliche Direktor des gleichzeitig offiziell zum „Universitätskrankenhaus“ ernannten Eppendorfer Krankenhauses (UKE) Brauer, der sich beim neuen Regime unbeliebt gemacht hatte.[52] Insgesamt betrug bei den Ordinarien aufgrund der Entlassungen und

[46] S. ebd., S. 35 f.

[47] Aktive Anhänger der Linksparteien scheint es unter den Hamburger Professoren und Dozenten nicht gegeben zu haben, s. ebd., S. 39.

[48] Von den Ordinarien waren immerhin zwei betroffen, der Anatom Heinrich Poll (ehem. Pollak, 1877–1939) und der Physiologe Otto Kestner (ehem. Cohnheim, 1873–1953), s. Bussche et al. 1989, S. 205; Bussche 1989a, S. 46-53. Zu Poll s. Fischer 1962, Bd. 2, S. 1231 f.; zu Kestner s. ebd., Bd. 1, S. 722, Bd. 3, S. 777; NDB, Bd. 14, S. 410.

[49] S. Bussche et al. 1989, S. 204.

[50] Vgl. Bottin/Bussche 1989.

[51] S. Bussche 1989a, S. 55 f.

[52] S. ebd., S. 56. Diese Ereignisse und ihre Hintergründe werden in der derzeit von Claudia Bedenbecker am Hamburger Institut für Geschichte und Ethik vorbereiteten Dissertation über Leben und Werk Brauers näher beleuchtet werden.

vorzeitigen Emeritierungen die Neuernennungsquote in den Jahren 1933 bis 1937 mehr als 50 %.[53]

3.6.3 Die Situation am Zahnärztlichen Universitäts-Institut

Von der Entlassung von Lehrstuhlinhabern unter dem neuen Regime war auch Türkheims Chef und Gründer des Zahnärztlichen Instituts Guido Fischer betroffen. In seinem Fall erfolgte sie ausnahmsweise aus rein politischen Gründen, und dies, obwohl er als einziger planmäßiger Professor der Medizinischen Fakultät bereits 1932 der NSDAP beigetreten war. Im Frühjahr 1933, kurz vor der erhofften Ernennung zum Ordinarius, wurde er Opfer von Machtrangeleien und Intrigen in der Hamburger Zahnärzteschaft. Als Drahtzieher benannte Fischer selbst drei SS-Mitglieder, Heinrich Fabian, Hans Pflüger (1884–1967)[54] und Axel Westphal (1902–?)[55], die sich seiner Ansicht nach davon persönliche und wirtschaftliche Vorteile erhofften. Der Privatdozent Hans Pflüger, ein Bruder des bereits mehrfach erwähnten Moritz Pflüger, war damals Leiter eines von Brauer im AKE begründeten privat finanzierten Forschungsinstituts für zahnärztliche Forschung,[56] Westphal sein Assistent.[57] Nach der „Machtergreifung“ waren beide aufgrund ihres Engagements für den Nationalsozialismus in Führungspositionen des Reichsverbandes der Zahnärzte wie des ZVH gelangt.[58]

Neben der Zweckentfremdung von Institutsmitteln für seine Privatpraxis wurde Fischer politische Unzuverlässigkeit vorgeworfen, für die eine Reise in die bolschewistische Sowjetunion zu einem Vortrag vor dem Odontologenkongreß in Moskau im November 1923[59] sowie sein Übertritt zur katholischen Konfession

[53] S. Bussche et al. 1989, S. 208.

[54] 1931 Habilitation in Hamburg, 1936 nichtbeamteter a. o. Professor, 1939 außerplanmäßiger Professor, 1941 Ordinarius in Hamburg. 1934 in die SS, 1936 in die NSDAP eingetreten, s. Bussche 1989b, S. 105 mit Anm. 272. 1945 wurde er aufgrund seiner NS-Belastung vorzeitig pensioniert, neun Jahre später aber doch noch emeritiert, s. ebd., S. 425.

[55] Geburtsjahr nach dem Lebenslauf in seiner Dissertation, Westphal 1929; Todesjahr nicht zu ermitteln.

[56] Diese Einrichtung war 1931 auf dem Gelände des AKE eröffnet worden; im Kuratorium waren neben den Zahnärztlichen Vereinen Norddeutschlands der Reichsverband der Zahnärzte und die Hamburgische Gesundheitsbehörde vertreten, s. Bussche 1989b, S. 94, Anm. 223.

[57] Beide sollen noch in weitere Verleumdungsaktivitäten involviert gewesen sein, s. Otto und Gunborg Westphal an Guido Fischer, betr. Bezeugung der Verleumdung Fischers, 20.6.1949, StAH, 361-6 Hochschulwesen, Dozenten- und Personalakten I 22, Bd. 2, Bl. 219.

[58] S. Bussche 1989a, S. 44.

[59] Fischer und sein Bonner Kollege Kantorowicz waren die einzigen nichtrussischen Teilnehmer dieses Kongresses gewesen, wo sie „über die Schulzahnpflege und die Behandlung organisierter Massen“ referiert hatten, s. Doyum 1985, S. 40.

nach seiner Heirat als Beweise angeführt wurden. Die Hamburger Zahnärzteschaft führte sogar eine offene Kampagne gegen Fischer. Auf einer eigens dafür einberufenen Versammlung forderte Westphal, einer der Hauptinitiatoren des Treffens, „daß an der Spitze des Hamburgischen Zahnärztlichen Instituts ein politisch absolut einwandfreier Mann stehen sollte".[60] Die gegen Fischer erhobenen Vorwürfe führten dazu, daß er bis zu ihrer Klärung durch die Hochschulbehörde vom Dienst suspendiert wurde. Weiterhin kam es zur Einleitung eines Strafverfahrens, das allerdings ein halbes Jahr später von der Staatsanwaltschaft eingestellt wurde, so daß er seinen Dienst wieder aufnehmen durfte.[61]

Er hatte jedoch auf der Suche nach Unterstützung durch Fachkollegen das gegen ihn laufende Ermittlungsverfahren in der amerikanischen Fachzeitschrift *Oral Hygiene* publik gemacht und die zahnärztlich-wissenschaftlichen Organisationen der USA aufgefordert, „to protest to the University of Hamburg by letter or cable to the scandalous way I have been treated".[62] Daraufhin bezichtigten ihn seine Gegner des „Landesverrats und der Greuelpropaganda"[63], so daß er am 20. Oktober 1933 erneut suspendiert und zudem aus der Partei ausgeschlossen wurde. Mitte 1934 wurde er schließlich vom Hamburger Senat nach 13jähriger Tätigkeit als Leiter der Zahnklinik im Alter von 57 Jahren in den vorzeitigen Ruhestand versetzt,[64] allerdings offiziell nicht wegen politischer Unzuverlässigkeit – als Parteimitglied sympathisierte er vielmehr mit den Zielen des NS-Systems –, sondern aufgrund von § 6 des Gesetzes zur Wiederherstellung des Berufsbeamtentums, wonach „zur Vereinfachung der Verwaltung […] Beamte in den Ruhestand versetzt werden [können], auch wenn sie noch nicht dienstunfähig sind",[65] eine Formulierung, die auf aus vielerlei anderen Gründen mißliebige Staatsbedienstete angewandt werden konnte.[66]

[60] Otto und Gunborg Westphal an Guido Fischer, betr. Bezeugung der Verleumdung Fischers, 20.6.1949, StAH, 361-6 Hochschulwesen, Dozenten- und Personalakten I 22, Bd. 2, Bl. 218.

[61] S. Schreiben der Landesunterrichtsbehörde an Guido Fischer vom 12.10.1933, ebd., Bd. 1, Bl. 108.

[62] Vgl dazu Bussche 1989a, S. 44.

[63] Ebd.

[64] S. Hausser/Rottke 1989, S. 315. Nach 1945 kämpfte Fischer um Wiedergutmachung, wobei er u. a. die Ansicht vertrat, sein Fall müsse dringlicher behandelt werden als der von Hans Türkheim, der ihm seinerzeit unterstellt gewesen sei, s. Fischer an Medizinische Fakultät, 5.4.1952 und 15.8.1952, UKE-Archiv, Akte Guido Fischer. Sein Antrag blieb jedoch ohne Erfolg, s. Bussche 1989c, S. 426. Vgl. auch Wolf 1981.

[65] Berufsbeamtengesetz 1933, S. 175.

[66] S. Hausser/Rottke 1989, S. 315.

Nach der Entfernung Fischers aus seinem Amt Ende 1933 wurde Eduard Precht (1893–1938)[67] aus Königsberg am 31. Mai 1934 zu seinem Nachfolger als Direktor des Zahnärztlichen Instituts sowie auf den in ein Ordinariat umgewandelten Lehrstuhl für Zahnheilkunde berufen.[68] Gleichzeitig wurde das Zahnärztliche Institut verlegt und umstrukturiert. Bis dahin war es, wie oben berichtet, außerhalb des Eppendorfer Krankenhauses im Haus Alsterglacis 1 untergebracht gewesen. Auf dem Gelände des UKE befanden sich bis dahin nur ein Zahnärztliches Ambulatorium unter Leitung von Moritz Pflüger, das nicht der Universität angeschlossen war, sowie das von dessen Bruder Hans geleitete, durch private Stiftungsgelder finanzierte Institut für Zahnärztliche Forschung, das nun geschlossen wurde.[69] Nach der Neuberufung Prechts wurden alle Abteilungen des Universitäts-Instituts ins UKE verlegt, wo spezielle Räumlichkeiten dafür geschaffen wurden, und die dortige Schulzahnklinik vom Krankenhausgelände entfernt.[70] Precht selbst übernahm neben der Gesamtdirektion die Leitung der Prothetischen Abteilung, die Abteilung für Zahnärztliche Chirurgie wurde Hans Pflüger übertragen, der sich 1931 für dieses Fach habilitiert hatte,[71] die Konservierende Abteilung verblieb bis 1945 bei Fabian, und die Kieferorthopädische Abteilung leitete weiterhin der Privatdozent Heinrich Schröder (1889–?)[72], der dieses Amt schon 1928 übernommen hatte.[73]

[67] Studium der Zahnheilkunde in Berlin, 1914 Zahnärztliches Staatsexamen, 1914 bis 1918 Feldzahnarzt, Studium der Medizin, 1920 Medizinisches Staatsexamen, anschließend Assistent der Zahnklinik Universität Königsberg, 1925 Habilitation daselbst, Studienreisen in die USA, 1930 nichtbeamteter außerordentlicher Professor in Königsberg, s. Riemer 2001, S. 99, Anm. 673.

[68] S. Bussche 1989b, S. 94.

[69] S. Riemer 2001, S. 100.

[70] S. ebd., S. 100 f.

[71] S. Hausser/Rottke 1989, S. 315.

[72] S. Schröder an die Zahnärztekammer betr. Parteimitgliedschaft, 9.3.1949, StAH, 221-11 Staatskommissar für die Entnazifizierung M 1676, Bl. o. Nr. Näheres zu seiner Person war nicht zu ermitteln, da Personalakten u. dgl. nicht erhalten sind. Vgl. auch unten Kap. 3.8.2.

[73] Eintrag in die Matrikel der hamburgischen Zahnärzte, StAH, Medizinkollegium, I C 12, Bd. 2, 1928, lfd. Nr. 79; Verfügung der Landesunterrichtsbehörde, Hochschulwesen, 2.6.1936, StAH, 361-5 II Hochschulwesen II Al 16, Bl. 21a; Supper 1932, S. 4; Hausser/Rottke 1989, S. 315.

3.6.4 Türkheims Entlassung aus dem Hochschuldienst und weitere Restriktionen

Das Jahr 1933 stellte für Türkheim beruflich wie privat einen Tiefpunkt seines Lebens dar. Zu den außerordentlichen Professoren jüdischer Herkunft, die ihr Lehramt an der Hamburger Medizinischen Fakultät verloren, gehörte auch er. Am 12. April 1933 hatte er auf Anforderung der Hochschulbehörde im Zusammenhang mit dem eine Woche zuvor erlassenen „Gesetz zur Wiederherstellung des Berufsbeamtentums" den verlangten Nachweis über seine Abstammung über zwei Generationen, d. h. bis auf seine beiderseitigen Großeltern, vorgelegt und eine Übersicht über seine berufliche Laufbahn beigefügt, um damit sein Deutschtum, wie er es verstand, darzutun.[74] Jedoch schon am 27. April wurde ihm von der Hochschulbehörde auf dem Dienstweg über das Zahnärztliche Institut die Kündigung seines Beamtenverhältnisses aufgrund seiner „nichtarischen Herkunft" zum nächsten gesetzlich zulässigen Zeitpunkt – das war der 31. Juli – übermittelt. Gleichzeitig wurde er mit sofortiger Wirkung „von der Ausübung [seiner] Dienstgeschäfte entbunden".[75]

Ein weiterer Schicksalsschlag traf ihn nur wenige Tage später. Am 3. Mai starb seine Frau und Kollegin Grete nach längerem Krebsleiden und wurde zwei Tage später in Hamburg beigesetzt. Sie hinterließ ihre beiden Söhne Herbert und Peter im Alter von 18 und 13 Jahren.[76] Vielleicht trug die zusätzliche Belastung durch den Verlust seiner Frau mit dazu bei, daß Türkheim sich, anders als sein Vetter Leo Lippmann,[77] nicht um eine Anfechtung seiner Entlassung bemühte, obwohl er sie wohl nicht weniger ungerecht empfand. Drei Monate später wurde ihm der Bescheid des Reichsstatthalters Karl Kaufmann (1900–1969), des Hamburger Regierungschefs, zugestellt, der ihm zum Datum seiner Entlassung aus dem Beamtenverhältnis auch die Lehrbefugnis unwiderruflich entzog.[78]

Die Beendigung seiner akademischen Laufbahn bedeutete zugleich das Ende seiner Forschungstätigkeit in akademischem Rahmen. Türkheim konnte nicht

[74] Vorfahrensnachweis zum Abstammungsnachweis von Hans Türkheim, 12.4.1933, StAH, 361-6 Hochschulwesen, Dozenten- und Personalakten IV 1497, Bl. 47 f.

[75] Kündigungsschreiben an Herrn Professor Dr. Hans Türkheim vom Zahnärztlichen Institut, 27.4.1933, ebd., Bl. 31; Kündigungsmitteilung der Landesunterrichtsbehörde an den Senat, ebd., Bl. 52.

[76] Türkheim, Mitteilung von Grete Türkheims Tod an die Hochschulbehörde, 9.5.1933, ebd., Bl. 53.

[77] Vgl. Lippmann 1964, S. 620-625.

[78] Mitteilung der Landesunterrichtsbehörde an Türkheim über den Entzug seiner Lehrbefugnis, 31.7.1933, StAH, 361-6 Hochschulwesen, Dozenten- und Personalakten IV 1497, Bl. 62.

Abb. 10: Hans Türkheim 1935, ein Jahr vor seiner Emigration (Nachlaß HT).

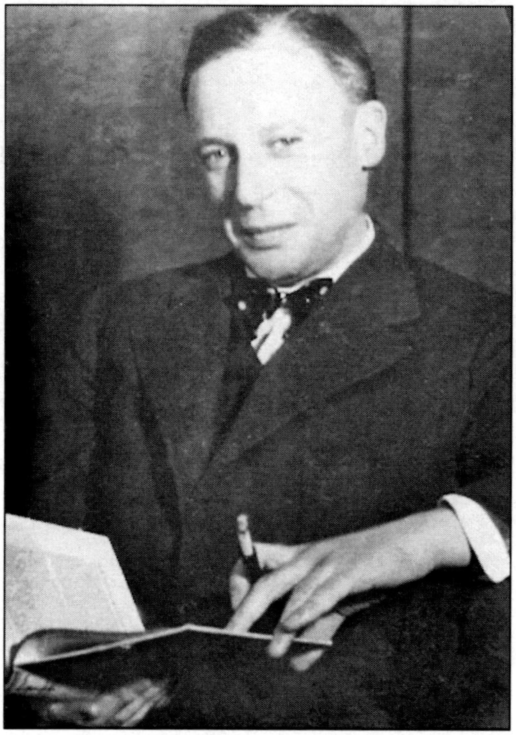

einmal mehr seine laufenden chemischen und physiologischen Versuche zu Ende führen, da ihm nunmehr der Zugang zu einem entsprechend eingerichteten Laboratorium versagt war.[79] Seine erzwungene wissenschaftliche Schaffenspause sollte bis 1940 andauern. 1935 veröffentlichte er mit einem Kollegen noch eine reine Literaturarbeit *Zur Kritik der Kariesfrage*, die als Zusammenfassung seiner bisherigen Kariesforschung keine neuen experimentellen Untersuchungen erforderte.[80] Sie durfte wegen der jüdischen Herkunft der Verfasser schon nicht mehr in Deutschland veröffentlicht werden und erschien daher in der in Österreich publizierten *Zeitschrift für Stomatologie*. Es sollte für die nächsten 13 Jahre Türkheims letzte Publikation sein. Er war jedoch weiterhin als Zahnarzt in seiner Praxis in der Schlüterstraße 5 tätig.

Mit seinem Ausscheiden aus dem Lehramt hatte Türkheim auch den Professorentitel verloren. Daher wurde er am 19. September 1936 von der Nachfolgerin der

[79] Lebenslauf II, Nachlaß HT.

[80] Türkheim/Laband II 1935. Zum Mitautor und zum Inhalt der Arbeit s. unten Kap. 4.1.3.3.

Hochschulbehörde, der Landesunterrichtsbehörde, aufgefordert, das Namensschild an Wohnung und Praxis entsprechend zu ändern.[81] Da Türkheim zu diesem Zeitpunkt bereits seine Auswanderung vorbereitete – am selben Tag überwies er die von den Emigranten geforderte „Reichsfluchtsteuer", die in seinem Fall über 1000,– RM betrug –,[82] erfüllte er diese Auflage nur halbherzig. Er überstrich den Zusatz lediglich mit schwarzer Farbe, die aber, da sie wasserlöslich war, der Witterung nicht lange standhielt. Daher sah sich die Landesunterrichtsbehörde veranlaßt, die Polizei einzuschalten. Mit dem Hinweis an die Polizeibehörde, Türkheim habe sich trotz entsprechender Anordnung immer noch nicht um eine definitive Korrektur seines Namensschildes bemüht, erbat sie deren Eingreifen.[83] Den drohenden Zwangsmaßnahmen entging er jedoch knapp, da er sich kurz vorher beim Meldeamt der Polizeibehörde zum 23. Oktober 1936 mit Auswanderungsziel England abgemeldet hatte.[84] Bereits einen Tag später wurde das Praxisschild polizeilich entfernt und seine Wohnung Schlüterstraße 5 geräumt.[85] Schon am 12. September hatte die Landesunterrichtsbehörde das Fernsprechamt Hamburg von der Streichung seines Titels informiert, das schnell reagierte und fünf Tage später die verlangte Abänderung seines Eintrags im Telefonbuch für 1937 bestätigte.[86] Dieses kleine Detail illustriert vorzüglich, mit welcher technokratischen Perfektion die Amtsträger vom Regime angeordnete Maßnahmen exekutierten.

Eine nachträgliche Demütigung der Emigrierten bedeutete die mit moralisch-geistiger Ächtung verbundene Ausbürgerung aus Deutschland, die anfangs individuell-fakultativ erfolgte. Zwischen 1933 und 1945 wurden auf diese Weise durch das NS-Regime 39 006 deutsche Emigranten ausgebürgert, seit April 1937 verstärkt Juden, da zu diesem Zeitpunkt die politische Motivation für die Emigration in den Hintergrund getreten war. Nach der 11. Verordnung zum Reichsbürgergesetz vom 25. November 1941 fiel bei ihnen fortan die Prüfung des Einzelfalls weg. Durch die nun praktizierte kollektiv-automatische Massenausbürgerung büßten sie die deutsche Staatsbürgerschaft ein, sobald sie sich im Ausland aufhielten. Betroffen von der zwangsweisen Ausbürgerung waren nicht nur die ca. 250 000 bis 280 000 Emigranten, sondern auch die Juden, die in Konzentrationslager außerhalb der Reichsgrenzen verschleppt worden waren. Bei

[81] Landesunterrichtsbehörde an Türkheim, 19.9.1936, StAH, 361-6 Hochschulwesen, Dozenten- und Personalakten IV 1497, Bl. 72.

[82] Schreiben des Wiedergutmachungsamts beim Landgericht Hamburg an die Finanzbehörde, 9.6.1952, StAH, 314-15 Oberfinanzpräsident Ablage 1998, T 37, Bl. 201 f.

[83] Landesunterrichtsbehörde an Polizeibehörde, 16.10.1936, StAH, 361-6 Hochschulwesen, Dozenten- und Personalakten IV 1497, Bl. 73 f.

[84] Mitteilung der Polizeibehörde Hamburg, 13.12.1936, ebd., Bl. 76.

[85] Bericht über die Wohnungsräumung durch die Polizei, 24.10.1936, ebd., Bl. 75.

[86] Fernsprechamt an Landesunterrichtsbehörde, 17.9.1936, ebd., Bl. 71.

Akademikern kam der schon erwähnte Entzug von akademischen Titeln hinzu, der die Strafexpatriation verschärfte. Selbst berühmten emigrierten und ausgebürgerten Wissenschaftlern wurden ihre akademischen Grade von den Universitäten, die sie ihnen verliehen hatten, aberkannt.[87]

Dieses Schicksal traf auch Türkheim. Schon 1933 war in die Hamburger Promotionsordnungen die Bestimmung aufgenommen worden:

> Die Doktorwürde kann durch die Fakultät entzogen werden, wenn der Promovierte nach dem Gesetz über den Widerruf von Einbürgerungen und dieAberkennung der deutschen Staatsangehörigkeit vom 14. Juli 1933 [...] der deutschen Staatsangehörigkeit für verlustig erklärt wurde.[88]

Am 2. August 1940 teilte der Syndikus der Hansischen Universität Karl-Hermann Capelle (1901–1982)[89] namens des Rektors in einem Rundschreiben an alle deutschen Hochschulen mit, daß neben anderen Doktoren der Hamburger Universität auch Türkheim am 20. April 1940 die deutsche Staatsbürgerschaft entzogen worden sei. Gemäß § 4 des *Gesetzes über die Führung akademischer Grade* vom 7. Juli 1939 seien die Betroffenen „unwürdig, einen deutschen akademischen Grad zu führen". Daher werde ihnen der von der zuständigen Fakultät der Hansischen Universität verliehene Doktorgrad entzogen; Rechtsmittel seien gegen diesen Bescheid nicht zulässig.[90]

[87] S. Lehmann 1991, S. 90-102.

[88] Zit. nach Freimark 1991, S. 138 f.

[89] Lebensdaten s. Kürschner 1987, Bd. 3, S. 5307 (Nekrolog).

[90] Rektor der Hansischen Universität an alle deutschen Hochschulen, 2.8.1940, StAH, 361-6 Hochschulwesen, Dozenten- und Personalakten IV 1497, Bl. 77.

3.7 Türkheim in der Emigration 1936 bis 1948

3.7.1 Emigration jüdischer Mediziner und Zahnmediziner aus Deutschland

Die deutschsprachige Emigration nach 1933 umfaßte rund ein halbe Million Vertriebene und Flüchtlinge, wobei die Mehrzahl Deutschland und Österreich auf Grund der antijüdischen Politik des nationalsozialistischen Regimes verließ. Nach Angaben des Hohen Flüchtlingskommissars des Völkerbundes wurden bis Ende 1935 ca. 40 000 bis 45 000 Flüchtlinge aus „Rassegründen" registriert, davon 4500 bis 5000 jüdische Ärzte und Zahnärzte.[1] Interessanterweise fand Peter Kröner bei ersteren eine höhere Bereitschaft zur Emigration. So befanden sich unter den von ihm untersuchten 2760 emigrierten Medizinern lediglich 234 Zahnärzte, ein Anteil von 8,4 %, der weit unter ihrem Anteil an der Gesamtärzteschaft lag, der 20 % betrug.[2] Köhn diskutiert dafür zwei mögliche Ursachen: Es könne sich um ein durch Kröners Erhebungsansatz bedingtes Artefakt handeln – er bezog mehr Wissenschaftler als Praktiker in seine Statistik ein, unter den Zahnmedizinern war aber der Anteil der Praktiker bedeutend höher –, oder der Anteil dieser Gruppe sei tatsächlich geringer gewesen, da bis 1938 vorwiegend angestellte Ärzte durch die Entlassung aus dem öffentlichen Dienst ihre Berufsgrundlage verloren, die Zahnärzte aber mehr in freien Praxen tätig und folglich weniger häufig davon betroffen waren.[3]

Die aus „rassischen" Gründen Verfolgten, die sich zur Emigration entschlossen hatten, mußten ihre materielle Sicherheit, ihre bürgerliche Existenz und ihre Nationalität aufgeben, um ihr Leben zu retten. Die zuvor im Vaterland erlittene Entrechtung und Entwürdigung, aber auch Heimweh und die Schwierigkeit, sich in der neuen Umwelt zurechtzufinden, sowie Zweifel an der eigenen Identität ließen die Bürde des Exils besonders schwer erscheinen. Insgesamt war es weniger als die Hälfte der deutschen Juden, die diesen Weg beschritt und sich durch Auswanderung vor der physischen Vernichtung retten konnte.[4] Von den jüdischen Medizinern gelang jedoch der Mehrzahl die Flucht vor dem Holocaust, da ihnen ihr hoher sozialökonomischer Status die Emigration sowie den Neubeginn im Ausland erleichterte. Sie konnten die hohen Kosten für die Aussiedlung leichter aufbringen als andere Bevölkerungsgruppen; zudem hatten sie aufgrund ihres Berufsfeldes im Vergleich zu anderen Akademikern wie den Juristen relativ gute Aussichten, im Emigrationsland wieder Arbeit zu finden.[5]

[1] S. Kröner 1989a, S. 15; Mehringer 1998, S. 123 ff.; Villiez 2002, S. 109.

[2] S. Kröner 1989a, S. 24, 28, 43.

[3] S. Köhn 1994, S. 61.

[4] S. Benz 1994, S. 7 f.

[5] S. Villiez 2002, S. 110 f.

3.7.1.1 Emigrationsphasen

Die Schwierigkeiten beim Transfer von Devisen veranlaßten viele, insbesondere Wohlhabende und Selbständige, ihre Emigrationspläne zunächst aufzuschieben. Hinzu kam, daß viele jüdische Ärzte und Zahnärzte als Angehörige des gutsituierten Bürgertums durchaus national eingestellt waren und wie viele ihrer nichtjüdischen Standesgenossen in den ersten Jahren den neuartigen Antisemitismus des NS-Regimes unterschätzten, zumal sie diesen für eine vorübergehende Erscheinung hielten.[6]

Anna von Villiez stellte in ihrer speziell auf Hamburg bezogenen Untersuchung auch einen Zusammenhang zwischen dem Alter der Emigranten und dem Zeitpunkt der Auswanderung fest. Danach verließen jüngere Ärzte Deutschland bereits in der Anfangsphase des „Dritten Reichs"; fast zwei Drittel der frühzeitig emigrierten Ärzte waren unter 45 Jahre alt. Viele der über Sechzigjährigen blieben dagegen zurück; ihnen fehlte wohl der Mut für die Aufgabe ihres vertrauten Lebenskreises und ihres gesamten Besitzes.[7] Nicht nur für den Zeitpunkt, auch für das Ziel der Emigration scheint das Alter der Auswanderer eine Rolle gespielt zu haben. Ältere Auswanderer über 40 Jahre wählten eher die USA und England,[8] wohl weil sie sich dort eher Lebensverhältnisse erhofften, die mit denen in Deutschland einigermaßen vergleichbar waren.

Als Schlüsseldaten für die Emigration von Medizinern und Zahnmedizinern sind 1933 (Gesetz zur Wiederherstellung des Berufsbeamtentums) und 1938/39 (Entziehung der Approbation jüdischer Ärzte und Zahnärzte) anzusehen. Die erste Gruppe der Emigranten verließ Deutschland kurz nach der nationalsozialistischen Machtergreifung, der zweite Emigrationsschub fand nach dem Novemberpogrom 1938 statt, und dann unter weitaus schwierigeren Umständen.[9]

3.7.1.2 Aufnahme und Arbeitsbedingungen in den Immigrationsländern

Die USA, Palästina und Großbritannien hatten, wie Depmer an einer Stichprobe von 120 emigrierten Zahnärzten ermittelte, mit insgesamt 84 % der Auswanderer als Immigrationsländer für diese Berufsgruppe die höchste Anziehungskraft. Aber auch die Nachbarländer Deutschlands, Frankreich, Belgien, die Niederlande und die Tschechoslowakei, kamen zunächst als Einwanderungsländer in Frage, allerdings nur für eine bestimmte Zeit, da ihre sukzessive Besetzung durch

[6] S. Köhn 1994, S. 57-59.

[7] S. Villiez 2002, S. 109-111.

[8] S. Depmer 1993, S. 44.

[9] S. Kölmel 1987, S. 216.

das nationalsozialistische Deutschland einen sicheren Verbleib in ihnen unmöglich machte. Von dort aus siedelten die Flüchtlinge zumeist ebenfalls nach Palästina, in die USA und nach Großbritannien über. Eine Weiterreise aus diesen sicheren Gebieten bzw. Staaten in andere Exilländer erfolgte nur noch in Ausnahmefällen.[10] Nach Depmers Erhebungen stellt sich die prozentuale Aufteilung der von Zahnärzten bevorzugten Immigrationsländer wie folgt dar:[11] Die USA wählten 34 %, Palästina 33 %, Großbritannien 19 %, die Schweiz 5 %, und sonstige Länder je 5 %, in die Niederlande und Frankreich emigrierten je 2 % der Zahnärzte (s. Abb. 11).

Bei der Emigration von Medizinern spielte neben den westlichen Ländern die Türkei eine besondere Rolle. Im Zuge der Reformmaßnahmen Kemal Atatürks (ca. 1880–1938) im Universitäts- und Bildungswesen[12] erhielten 42 deutsch-jüdische Mediziner einen Ruf an türkische Krankenhäuser und Universitäten, darunter, wie oben geschildert, auch Alfred Kantorowicz. Sie hatten einen besonderen Anteil an der Modernisierung der Universität Istanbul und an dem Aufbau der Universität Ankara.[13]

Auch Palästina brachte der Zustrom von Ärzten aus Mitteleuropa, zumeist niedergelassenen Praktikern, einen Modernisierungsschub in der Medizin und begünstigte dazu die Entwicklung von Spezialgebieten.[14] Das Land wurde aber eher von jüngeren Emigranten bis zu einem Alter von 40 Jahre bevorzugt, die mit ausgeprägtem Idealismus bereit waren, in der zionistischen Bewegung aktiv mitzuwirken. In Palästina konnten sie ihre berufliche Tätigkeit zunächst ohne zeitlichen Verzug wiederaufnehmen, da die in ihrem Herkunftsland erworbenen akademischen Abschlüsse vorbehaltlos anerkannt wurden. Nach der ersten Einwanderungswelle um 1933 kam es hier 1935 zu einem zweiten Gipfel der jährlichen Einwanderungsrate, u. a. als Folge der Diskussion über einen Numerus clausus für Ärzte in Palästina, wo inzwischen ein Überangebot an

[10] S. Depmer 1993, S. 31 f.

[11] Ebd., S. 34. Auch bei Kröner (1989a) und Köhn (1994) finden sich statistische Angaben zur Auswanderung von deutschsprachigen Medizinern während des Nationalsozialismus, die allerdings von Depmers auf die Zahnärzte beschränkten Ergebnissen abweichen. Sie ermittelten Großbritannien mit 19 % vor den USA mit 11 % und als zweitwichtigstes Einwanderungsland Palästina, das 42 % der Ärzte aufnahm. Nach Köhn dürften die Abweichungen durch die unterschiedliche Abgrenzung des jeweils untersuchten Kollektivs bedingt sein, s. Köhn 1994, S. 90 f.

[12] Kemal Atatürk, seit 1923 Staatspräsident der Türkei, legte durch die Übernahme westlicher Kultureinrichtungen die Grundlage für die Modernisierung und Säkularisierung seines Landes, vgl. Doyum 1985, S. 41-54.

[13] S. Häussermann 1998, S. 35. Näheres mit biobibliographischen Angaben zu den emigrierten Hochschullehrern in Widmann 1973.

[14] S. Kröner 1989b, S. 41.

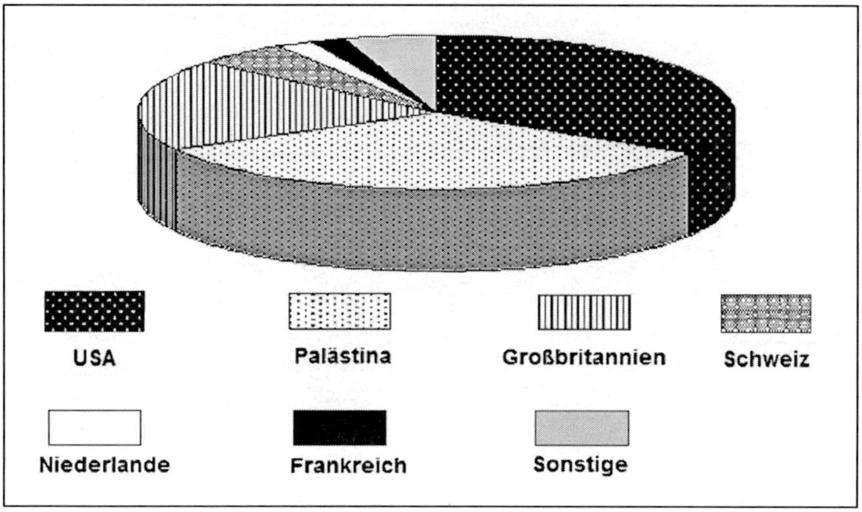

Abb. 11: Von Zahnärzten gewählte Immigrationsländer (nach Depmer 1993, S. 34).

Medizinern entstanden war.[15] Palästina wurde im übrigen, wie Depmer nachweist, von keinem der wissenschaftlich tätigen Zahnmediziner gewählt, was die naheliegende Vermutung bestätigt, daß die Entscheidung für ein bestimmtes Emigrationsland vorwiegend nach den Beschäftigungsaussichten erfolgte.[16]

Die im wissenschaftlichen Bereich tätigen Akademiker emigrierten vorwiegend in die USA, da sie sich in deren hochentwickelter Forschungslandschaft Beschäftigungschancen ausrechnen konnten.[17] Aber auch viele praktisch tätige Mediziner wandten sich dorthin, ebenso wie nach Großbritannien.[18] In der Zeit von 1934 bis 1942 wanderten ca. 6000 europäische Ärzte in die Vereinigten Staaten ein, darunter 60 bis 75 % Deutsche und Österreicher, von denen wiederum 80 % jüdischer Herkunft waren. Unter diesen Immigranten befanden sich insgesamt 120 deutschstämmige Zahnärzte.[19] Die Wiederaufnahme der Praxistätigkeit gestaltete sich in den USA allerdings zumeist schwierig. Immigrierte Ärzte und Zahnärzte mußten aufgrund von vielerlei Restriktionen mit einigen Jahren Verzögerung rechnen, bis sie ihren Beruf wieder ausüben konnten, ein

[15] S. Kröner 1989a, S. 17.

[16] S. Depmer 1993, S. 40, 58.

[17] S. ebd., S. 40.

[18] Näheres dazu im folgenden Abschnitt.

[19] S. Depmer 1993, S. 65.

großer Teil von ihnen mußte sogar einen Berufswechsel akzeptieren.[20] Deshalb waren im September 1939 von 2500 eingewanderten Ärzten nur 1000 in ihrem Beruf tätig.[21] Manche Auswanderer wichen daher in andere Länder aus, in denen es keine bürokratischen Hürden gab, so z. B. nach Liberia oder nach China, mußten dafür aber weitaus schlechtere Arbeits- und Verdienstmöglichkeiten in Kauf nehmen; oft erschwerte hier das ungünstige wirtschaftliche Umfeld die Praxisgründung oder ließ sie sogar vollständig scheitern.[22].

Köhn konnte in seinen Untersuchungen über das Schicksal aus Berlin emigrierter deutsch-jüdischer Zahnärzte nachweisen, daß weniger als die Hälfte dieser Auswanderer in ihrem früheren Beruf weiterarbeiten konnten.[23] Wenn dieses Ergebnis einigermaßen repräsentativ ist, so mußte ein beträchtlicher Teil der Betroffenen nach der Vertreibung aus Nazi-Deutschland berufsfremden Beschäftigungen nachgehen und infolgedessen auch bisweilen mit ihren Familien unter unwürdigen Bedingungen leben.

3.7.2 Türkheims Auswanderung nach Großbritannien

3.7.2.1 Wahl des Immigrationslandes

Der Zeitpunkt von Türkheims Emigration war nicht von den beiden oben genannten Schlüsseldaten für die Auswanderung von Medizinern und Zahnmedizinern – 1933 bzw. 1938 – bestimmt. Die jüdische Gesamtbevölkerung Hamburgs, die nach einer Volkszählung Mitte Juni 1933 16 973 Personen umfaßte,[24] erlebte vielmehr insgesamt drei Auswanderungswellen, die erste im Sommer 1933, die zweite im Anschluss an die Nürnberger Gesetze von 1935 und die dritte mit dem Beginn der exzessiven Judenverfolgung 1938,[25] die in den meisten Fällen weniger geplante Auswanderung als überstürzte Flucht war.[26] Türkheims Emigration fiel in die zweite Phase; den letzten Anstoß dazu gaben wohl die oben geschilderten Beschränkungen der Berufsausübung durch den Entzug der Kassenzulassung im Jahr 1935.

[20] S. ebd., S. 50 und 54. Zu den Verhältnissen in New York beispielsweise s. Pearle 1984.

[21] S. Depmer 1993, S. 65 f. Auf den Folgeseiten (66-70) anschauliche Berichte von Betroffenen oder deren Angehörigen über ihre Erlebnisse in der Emigration, auf den Seiten 81-139 eine Darstellung von zahlreichen Einzelschicksalen.

[22] S. ebd., S. 79.

[23] S. Köhn 1994, S. 92.

[24] S. Studemund-Halévy 2000, S. 72.

[25] S. DJH, S. 69 f., s. v. Emigration.

[26] S. Lorenz 1991, S. 94.

Ganz gezielt hatte er England als neue Heimat gewählt,[27] da er die dortige Sprache beherrschte und das Land von früheren Aufenthalten her kannte. Wann und wie oft er früher dort gewesen war, ließ sich allerdings nicht mehr genau ermitteln. Von den Unterlagen des Hamburger Meldewesens konnten nur die der Jahre 1921 bis 1929 herangezogen werden, da die Akten aus dem Zeitraum 1930 bis 1938 im 2. Weltkrieg bei den Bombenangriffen auf Hamburg verbrannt sind. Für die Jahre 1920, 1923 und 1925 konnten Reisepaßanträge gefunden werden. Als Reiseziel für 1920 wird „Inl[and], bes[etzte] Geb[iete]" angegeben, was sich wohl auf die aufgrund des Versailler Vertrags besetzten Teile des Rheinlandes bezieht. Vermutlich besuchte Hans Türkheim damals zusammen mit seiner Frau Grete deren Familie in ihrer Geburtsstadt Köln. 1923 reiste er allein; der Vermerk zum Reiseziel lautet diesmal:„Inland, bes[etzte] Ge[biete] und Ausland", 1925, als er erneut in Begleitung seiner Ehefrau reiste, „Inl[and]/Aus[land]".[28] Bei diesen beiden Gelegenheiten könnte er somit in England gewesen sein. Jedenfalls hatte er bei einer oder mehreren Englandreisen freundschaftliche Verbindungen zu einigen seiner dortigen Kollegen knüpfen können.

Nach Auskunft seines Sohnes war es ihm bei der Planung seiner Emigration vor allem wichtig gewesen, sich wieder innerhalb Europas anzusiedeln. Den letzten Ausschlag für England hatte jedoch gegeben, daß er dort ohne weiteres eine Arbeitserlaubnis erhalten und damit ohne Wartezeit wieder in seinem Beruf praktizieren konnte. Aufgrund seiner früheren akademischen Tätigkeit konnte er überdies mit besseren Chancen für die Zulassung zur Praxis rechnen als Zahnärzte, die nie wissenschaftlich gearbeitet hatten. Da er in der glücklichen Lage war, seine Emigration ohne Hast vorbereiten zu können, verließ er Deutschland zwar ohne jegliche finanzielle Mittel, aber doch in eine berechenbare Zukunft.[29]

Seine Söhne Herbert und Peter blieben zunächst in Hamburg zurück, bis ihr Vater in London Wohnungs- und Praxisräume angemietet und eingerichtet hatte. Der ältere, Herbert, wohnte in dieser Zeit bei einem deutschen Freund. Er hatte nach einer kaufmännischen Lehre bei einer Hamburger Ölfirma Arbeit gefunden, die ihn nach einem halben Jahr nach Holland und später auf die vor Venezuela gelegene Insel Curaçao versetzte, wo er seine eigene Ölfirma gründete. Dort lernte er seine erste Frau, die Holländerin Riekje van den Bergh[30], kennen. Den 2. Weltkrieg erlebte er in Übersee. Bevor er 1962 seinem Vater nach England folgte, führte er eine eigene Ölfirma in Rhodesien, danach war er in

[27] S. auch Kap. 3.7.2.4.

[28] S. StAH, 332-8 Meldewesen A 24, Bd. 223, Nr. 21, 687 und 688; Bd. 285, Nr. 11, 474; Bd. 327, Nr. 14, 859.

[29] Telefonische Auskunft von Peter Turkheim vom 20.1.2001.

[30] Lebensdaten nicht zu ermitteln.

Manchester bei der Firma Imperial Chemical Industries beschäftigt.[31] In England heiratete er erneut, u. zw. die Witwe Yvonne Stahler[32]. Beide Ehen blieben kinderlos. Herbert Turkheim starb 1986 in London an Krebs.[33]

Sein jüngerer Bruder Peter lebte ein Jahr lang bei seinem oben vorgestellten mütterlichen Onkel, dem Kaufmann Franz Lippmann, um, wie er mir im ersten Interview im Jahr 2000 berichtete, noch die Untersekunda (10. Klasse) am Johanneum abzuschließen;[34] tatsächlich mußte er die Schule erst während der folgenden Klasse, der Obersekunda, verlassen.[35] Da er sein Abitur dort nicht mehr hatte ablegen dürfen, war er nicht in der Lage, sich seinen Wunsch nach einem Medizinstudium zu erfüllen; er bedauerte dies ein Leben lang.[36] 1937 folgte er seinem Vater nach London, wo er eine Lehre zum Außenhandelskaufmann absolvierte. Während des 2. Weltkrieges wurde er für ein Jahr zum Militär eingezogen und nach Australien versetzt. In der englischen Armee lernte er seine spätere Frau Anne-Marie geb. Eltringham (1921–2006) kennen. Aus dieser Ehe gingen zwei Kinder hervor, Fleur (geb. 1957) und Michael (geb. 1961).[37]

3.7.2.2 Die Lage der emigrierten Zahnärzte in Großbritannien

Während für die jüdischen Emigranten insgesamt die USA das beliebteste Einwanderungsland darstellten, war Großbritannien wichtigstes Immigrationsland für aus Deutschland vertriebene Ärzte, überwiegend solche jüdischer Abstammung. Nach Paul Weindling liegt die geschätzte Zahl der dorthin emigrierten deutschen und österreichischen Mediziner zwischen 1080 und 1200.[38] Das britische Innenministerium (Home Office) hatte die vollständige Kontrolle über den Flüchtlingsstrom und ebenso direkten Einfluß auf die ökonomische und gesellschaftliche Eingliederung der Neuankömmlinge. Das Einwandererproblem wurde sehr selektiv behandelt, reiche und berühmte Persönlichkeiten aus Wissenschaft und Kunst wurden bevorzugt. Angesichts dieser Präferenzen stießen besonders die Allgemeinmediziner auf Beschränkungen. Die British Medical Association (BMA) hatte für die übersiedelnden Ärzte eine Art Requalifikation

[31] Brief von Helmut Kasten, Studienrat am Johanneum, an das Sekretariat des Wilhelm-Gymnasiums, Hamburg, 9.5.1954, StAH, 362-2/30 Wilhelm-Gymnasium 674, Bd. 9, Bl. o. Nr.

[32] Lebensdaten nicht zu ermitteln.

[33] Schriftliche Mitteilung von Anne-Marie Turkheim vom 25.4.2005.

[34] Interview mit Peter Turkheim am 23.8.2000.

[35] Schülerkarte Nr. 9569, AJohHH.

[36] Noch im Alter von 82 Jahren beklagte er diese verpaßte Chance, Telefongespräch vom 20.1.2001.

[37] Telefonische Auskunft von Peter Turkheim vom 20.1.2001.

[38] S. Weindling 1991, S. 243.

vorgeschlagen, die ein erneutes klinisches Studium von ein bis drei Jahren umfaßte. Wer dieses erfolgreich abschloß, erhielt eine uneingeschränkte Berufszulassung. Lediglich den Praxisstandort mußte er vom Innenministerium genehmigen lassen; auf diese Weise sollte die Ansiedlung der Praxen von Immigranten in den besseren Gegenden Londons verhindert werden.[39]

Mit der Zunahme des Flüchtlingsstroms wurden aufgrund von Protesten der einheimischen Ärzteschaft die Bedingungen für die Niederlassung als Arzt wie in anderen Ländern noch mehr erschwert. Die einheimische Tagespresse trug die Mißstimmung unter den britischen Ärzten wegen des allzu zahlreichen Zuzugs deutscher Kollegen sogar an die breite Öffentlichkeit. So erschien z. B. 1938 im *Evening Standard* ein Artikel mit latent antisemitischem Unterton:

> Then there are many practising physicians of German-Jewish blood. They are founding and maintaining extensive and lucrative practices in the West End and elsewhere. A formidable invasion of German-Jewish dentists has also been noted. [...] Germany and other countries in Europe produce admirable men and women, but they are not our breed. It is no reflection on them to say that we want to keep the herd clean. The breeds do not mix. These people differ fundamentally from us in outlook and temperament. [...] The time has certainly come [...] for the Home Office to apply a stricter examination to the claims of aliens who wish to stay here.[40]

Für die Zahnärzte, für die Großbritannien erst an dritter Stelle als Immigrationsland in Frage kam, waren die Berufsaussichten dort dagegen anfangs ausgesprochen gut.[41] Da die deutsche zahnärztliche Approbation zunächst ohne weiteres anerkannt wurde,[42] mußten sie für die Niederlassung lediglich noch eine Aufenthaltsgenehmigung des britischen Innenministeriums einholen. Grundlage für die Anerkennung ausländischer Studienabschlüsse in der Zahnmedizin bildete ein Gesetz vom Juli 1878, der *Dentist Act*, der seinerzeit erlassen worden war, um die Öffentlichkeit vor Laienheilern ohne Bildung und praktische Erfahrung zu schützen, die Anspruch auf den Titel „Zahnarzt" erhoben. Er verlangte eine praktische und wissenschaftliche Ausbildung der Zahnärzte und schrieb für alle, die eine Tätigkeit als Zahnarzt neu aufnehmen wollten, eine zahnärztliche Prüfung vor.[43] Ausländische Zahnärzte, deren Ausbildung und Titel den britischen Anforderungen entsprachen, konnten danach ebenfalls zum „Dentists Register", der Liste der approbierten Zahnärzte, zugelassen werden, was die Voraussetzung für die Arbeitserlaubnis bildete. Auf der Grundlage des *Dentist Act* sollte im Einzelfall von der medizinischen Aufsichtsbehörde, dem „General Council of

[39] S. Decker 2003, S. 852 f.

[40] *The Aliens*, in: *Evening Standard* vom 3.5.1938, S. 6 (zit. nach Köhn 1994, S. 60).

[41] S. dazu die Berichte von Betroffenen, zusammengestellt von Köhn 1994, S. 145-168.

[42] S. ebd., S. 90.

[43] S. Musgrave 1882, S. 64-71.

Medical Education & Registration (kurz General Medical Council [GMC])",[44] die Qualifikation des Bewerbers im Einzelfall geprüft werden. Entsprach diese dem englischen Studienabschluß, war er im Besitz von „the requisite knowledge and skill for the efficient practice of dentistry or dental surgery"[45] und wurde im Dentists Register in der „Foreign List" eingetragen.[46] Da die Gleichwertigkeit der deutschen und österreichischen Abschlüsse grundsätzlich anerkannt war, konnten sich die Immigranten unter Vorlage ihres Staatsexamenszeugnisses bzw. ihrer Approbationsurkunde ohne weitere Prüfung dort registrieren lassen.[47]

Wie oben skizziert, reagierten die Immigrationsländer auf den zunehmenden Flüchtlingsstrom jedoch in der Regel mit einer Verschärfung der Einwanderungsbestimmungen. Auch die jeweiligen Zahnärzteverbände wehrten sich mit dem Argument der Überfüllung ihres Berufsstandes gegen die wachsende Konkurrenz und versuchten Druck auf die zuständigen Behörden auszuüben, um eine Zulassungsbeschränkung für ausländische Zahnärzte zu erzwingen.[48] Auch in Großbritannien zeigte die Veränderung der Stimmungslage nach 1936 Wirkung. Spätauswanderer hatten es nicht mehr so leicht, eine Genehmigung zur Niederlassung zu erhalten, oder wurden wie die Ärzte in der Wahl ihres Praxisstandortes beschränkt. Auch blieb ihnen die Mitgliedschaft in den zahnärztlichen Standesorganisationen, den British Dental Societies (BDS)[49], verwehrt, da sie an die britische Staatsbürgerschaft gebunden war, die Flüchtlinge bis 1947 nicht erwerben konnten.[50] Immigranten konnten daher auch keinen Einfluß auf die interne Standesdiskussion nehmen.

Immer mehr Zahnärzten wurde zudem die Anerkennung ihrer ausländischen Approbation verweigert. War die Zulassung zum Dentists Register vor 1936 noch reine Formalität, kam es nun aufgrund des großen Zustroms immer häufiger zu Ablehnungen. Für nach 1938 Eingewanderte bestand schließlich kaum

[44] Erst 1956 wurde ein eigener General Dental Council (GDC) gebildet. Bis dahin war der GMC auch für die Zulassung der Zahnärzte zur praktischen Tätigkeit verantwortlich. Freundliche Auskunft von Dr. John Zamet, CfHMS, Oxford Brookes University, E-Mail vom 16.10.2006.

[45] Dental Education and Examination Committee: Report on various Matters remitted to the Committee, May 1936 (zit. nach Depmer 1993, S. 62).

[46] S. Depmer 1993, S. 62.

[47] Freundliche Auskunft von Dr. John Zamet, CfHMS, Oxford Brookes University, E-Mail vom 16.10.2006; s. auch Anonymus 1935, S. 187.

[48] S. u. a. Anonymus 1940.

[49] Zunächst gab es in Großbritannien drei Dental Societies, die sich 1956 zur British Dental Association (BDA) zusammenschlossen. Freundliche Auskunft von Dr. John Zamet, CfHMS, Oxford Brookes University, E-Mail vom 16.10.2006.

[50] S. Weindling 1991, S. 249; freundliche Auskunft von Dr. John Zamet, CfHMS, Oxford Brookes University, E-Mail vom 16.10.2006.

noch die Möglichkeit, in Großbritannien in ihrem Beruf als Zahnarzt zu arbeiten. So erfolgreich manche auch auf wissenschaftlichem Gebiet gewesen waren, konnten sie doch nicht vollständig an die wissenschaftliche, kulturelle und gesellschaftliche Struktur ihres Emigrationslandes assimiliert werden.[51] Von Depmer im Jahr 1993 zusammengetragene Berichte von Betroffenen belegen das unterschiedliche Vorgehen der britischen Behörden bei der Niederlassung von emigrierten deutsch-jüdischen Zahnärzten und die Verschärfung der Situation nach 1936.[52]

Die abwehrende Reaktion der britischen Zahnärzte auf den Zustrom von ausländischen Kollegen erklärte sich nicht nur daraus, daß sie sich durch die hohe Zahl der Konkurrenten deutscher und österreichischer Herkunft in ihrer Existenz bedroht sahen, sie fürchteten auch deren höhere fachliche Qualifikation. Viele britische Zahnärzte hatten ihre Ausbildung noch in einem praktischen Lehrverhältnis erworben[53] und mußten daher ihre Behandlung auf einfache Extraktionen und die Anfertigung von Zahnprothesen beschränken. Demgegenüber hatten sich auf dem Kontinent längst Lehrstühle für Zahnheilkunde an den Universitäten etabliert. Mit Ausnahme der Dentisten absolvierten die zukünftigen Zahnärzte hier alle ein akademisches Studium und erwarben in der Regel auch einen akademischen Titel. In Österreich qualifizierten sie sich sogar erst nach einem allgemeinen Medizinstudium zum Facharzt für Zahnmedizin. Infolge dieser unterschiedlichen Voraussetzungen verlief die Integration dieser vollakademisch qualifizierten Zahnmediziner in das anders orientierte britische Gesundheitswesen nicht ohne Probleme; die Neuankömmlinge wiederum waren enttäuscht von dem niedrigen Stand der britischen Zahnheilkunde.[54] Da nur wenige der einheimischen Zahnärzte etwa in der Lage waren, hochwertigen Zahnersatz wie Kronen und Brücken herzustellen oder kariöse Zähne dauerhaft zu erhalten, erlangten ihre emigrierten Kollegen bei den Patienten rasch einen sehr guten Ruf. Viele behandelten Angehörige der reichen Oberschicht und konnten sich bald in der Londoner Innenstadt in der renommierten Harley- oder Bakerstreet niederlassen.[55]

Der Unmut der britischen Zahnärzteschaft über die wachsende Konkurrenz von Kontinentaleuropäern hatte, wie berichtet, zur Folge, daß neuen Anwärtern immer mehr Hindernisse in den Weg gelegt wurden.[56] Sie mußten nun mindestens

[51] S. Weindling 1996, S. 114.

[52] Depmer 1993, S. 63 f.

[53] Demjenigen, der eine solche Zahntechnikerlehre in einer Privatpraxis absolviert hatte, wurde die Hälfte dieser Zeit auf sein Studium angerechnet, s. Selbach 1935, S. 1821.

[54] S. Weindling 1991, S. 245-249.

[55] S. Köhn 1994, S. 59.

[56] Die Reaktion der britischen Regierung und der British Medical Association auf den Flüchtlingszustrom von europäischen Medizinern und Zahnmedizinern sowie deren Niederlas-

ein Jahr warten, bevor sie ihre Praxistätigkeit aufnehmen konnten.[57] Immer häufiger wurde vom GMC die Eintragung ins Dentists Register verweigert. So war nach einem Bericht des „Dental Education and Examination Committee“ vom 26. Mai 1936 im vorangegangenen Jahr nur noch 47 Zahnärzten die Aufnahme ins Dentists Register gewährt, dagegen 212 Antragstellern die Anerkennung verweigert worden.[58] Wie aus Beschreibungen von Einzelschicksalen bei Depmer hervorgeht, wurden seit 1937 von Neuankömmlingen schließlich Zusatzstudien an British Dental Schools zu Erlangung des Licentiate in Dental Surgery (L.D.S.) verlangt; teilweise wurde sogar der ausdrückliche Verzicht auf eine Bewerbung um die Zulassung zur zahnärztlichen Tätigkeit zur Vorbedingung für die Einwanderungsgenehmigung gemacht.[59]

Da zusätzlich zur Eintragung ins Dentists Register durch den GMC für die Niederlassung eine Arbeitserlaubnis des Innenministeriums erforderlich war, die immer häufiger verweigert wurde, durften die betroffenen Bewerber trotz Anerkennung ihres Universitätsabschlusses nicht praktizieren.[60] Schon im Jahresbericht der Reichsvertretung der Juden in Deutschland für 1936 wird angegeben, 250 in England[61] bereits registrierte jüdische Zahnärzte hätten dort keine Arbeitserlaubnis mehr erhalten.[62] War in den Jahren 1935 bis Anfang 1937 noch eine starke Häufung von Eintragungen immigrierter Zahnärzte ins Dentists Register/Foreign List zu beobachten,[63] sank wegen der erzwungenen Wartezeiten und Zusatzstudien die Zahl der dort verzeichneten Zahnärzte, die nur über deutsche bzw. österreichische Abschlüsse verfügten, bis 1940 auf 156. Bis 1945 fiel sie, bedingt durch Altersabgänge, Auswanderung von nicht zur Praxis zugelassenen Zahnärzten und zunehmend restriktiveren Maßnahmen bei der Aufnahme, weiter auf 136 und bis 1955 sogar auf 104 ab.[64]

sungsmöglichkeiten in der Vorkriegs- und Nachkriegsära und während des 2. Weltkrieges analysiert im einzelnen Karola Decker 2003.

[57] S. Depmer 1993, S. 54.

[58] S. ebd., S. 62.

[59] S. Depmer 1993, S. 63.

[60] S. Zamet 2006, S. 401 f.

[61] Ob es sich dabei um eine ungenaue Formulierung handelt oder sich die Angabe tatsächlich nur auf England, nicht auf ganz Großbritannien beziehen soll, konnte nicht geklärt werden.

[62] Arbeitsberichte des Zentralausschusses für Hilfe und Aufbau der Reichsvertretung der Juden in Deutschland für das Jahr 1936, S. 127 (zit. nach Köhn 1994, S. 92). Zamet zeigt anhand von Beispielen das willkürliche Vorgehen der britischen Behörden auf, Zamet 2006.

[63] S. Depmer 1993, S. 62.

[64] S. ebd., S. 62 f.

3.7.2.3 Organisationen zur Unterstützung von Immigranten

Der zunehmende Flüchtlingsstrom und die Schwierigkeiten der Neuankömmlinge, sich ins Berufsleben zu integrieren, sowie die ablehnende Haltung der einheimischen Bevölkerung gaben Anlaß zur Etablierung von Hilfseinrichtungen für Immigranten. Die Betreuung der meist mittellosen jüdischen Flüchtlinge oblag grundsätzlich der von staatlichen Behörden autorisierten anglo-jüdischen Hilfsorganisation „Jewish Refugees Committee"; sie hatte ihre Zentrale in einem Hotel in London, Bloomsbury House, wo in den 1930er/40er Jahren verschiedene jüdische Flüchtlingsorganisationen zusammenkamen.[65] Jeder jüdische Immigrant kam zu Beginn seines Großbritannienaufenthaltes mit dieser Einrichtung in Verbindung, die sich um die äußeren Bedürfnisse der Refugees wie die Verteilung von Unterkünften und die Stellenvermittlung kümmerte und für finanzielle Ersthilfe sorgte.[66]

Aus der Verschlechterung des Verhältnisses zwischen den jüdischen Flüchtlingen und der britischen Bevölkerung ergab sich jedoch nach Beginn des Krieges die Notwendigkeit zur Selbsthilfe. 1941 kam es zur Gründung der „Association of Jewish Refugees" (AJR) mit dem Ziel, „all diejenigen jüdischen Flüchtlinge aus Deutschland und Österreich zu vertreten, für die der Judaismus als Weltanschauung ausschlaggebend war",[67] d. h. jene, die sich zur jüdischen Religion bekannten. Dieser Zusammenschluß der Flüchtlinge selbst befaßte sich mit Rechtsberatung, Arbeitsvermittlung, Wirtschafts- und Finanzfragen sowie Problemen der sozialen Integration.[68] Er verstand sich als überparteiliche und vor allem unpolitische Organisation. Ein wichtiger Aspekt seiner Aktivitäten war seine Öffentlichkeitsarbeit, mit der er die britische Bevölkerung über die jüdischen Emigranten aufklären und diese gegenüber den politischen Flüchtlingen abgrenzen wollte. Der britischen Gesellschaft sollte klargemacht werden, daß diese Refugees „nicht als freundliche Fremde angesehen werden wollten, weil sie Deutsche oder Österreicher waren, sondern als Alliierte, weil sie Juden waren und damit die geborenen Verbündeten aller demokratischen Nationen und Gemeinschaften".[69] Türkheim selbst, der sich bereits in Hamburg im Rahmen der Henry Jones-Loge für notleidende Juden engagiert hatte, war mehrere Jahre

[65] Freundliche Auskunft von Dr. John Zamet, CfHMS, Oxford Brookes University, E-Mail vom 12.1.2004.

[66] S. Kölmel 1987, S. 217.

[67] Ebd., S. 222.

[68] S. ebd., S. 226-229.

[69] *AJR Circular*, April 1943 (zit. nach Kölmel 1987, S. 223 f.).

im Vorstand der AJR aktiv,[70] obwohl er, soweit wir wissen, die jüdische Religion selbst nicht praktizierte.

Aufgrund der zweiten großen Flüchtlingswelle 1938 sah sich die britische Regierung gezwungen, zur Bewältigung der damit verbundenen Probleme eine Zentralstelle für Flüchtlingsfragen, das „Central Office for Refugees“ (COR), zu gründen. Es umfaßte auch ein Medical Department, das seine Aufgabe allerdings nicht in der Unterstützung bei der Praxiszulassung sah. Es kümmerte sich vielmehr ausschließlich um eine rasche Bewilligung von Visa und eine sichere Einreise der Ärzte. In diesem Zusammenhang korrespondierte die Behörde mit mehr als 6000 emigrationswilligen Ärzten und Zahnärzten, von denen aber nur ein Teil nach Großbritannien gelangte oder bei ihrer Emigration dorthin unterstützt wurde.[71]

Bereits 1933 hatte eine Gruppe britischer Akademiker die „Society for Protection of Science and Learning“ (SPSL) gegründet, da sie schon zu dieser Zeit voraussah, daß immer mehr von deutschen Hochschulen vertriebene Akademiker die Hilfe ihrer britischen Kollegen benötigen würden.[72] Die von etlichen britischen akademischen Vereinigungen finanziell unterstützte Organisation, in der Juden als solche keine Rolle spielten, bot eine spezielle Art der Flüchtlingshilfe, indem sie sich um angemessene Universitätspositionen für emigrierte Wissenschaftler bemühten, um Professoren und Forschern, die in Großbritannien Zuflucht gesucht hatten, die Fortsetzung ihrer akademischen Karriere zu ermöglichen. Der Beistand, den sie diesen Kollegen zu leisten vermochte, wurde freilich durch viele unsichtbare Barrieren behindert, die gegen die Flüchtlinge errichtet wurden. Da sie als unliebsame Konkurrenten galten, suchte man sie von den akademischen Positionen fernzuhalten.

Die SPSL, die einen gewissen Einfluß im Innenministerium hatte, setzte sich dort vor allem für Physiker, Biochemiker und Naturwissenschaftler ein, half aber auch medizinischen Professoren und Dozenten, in Großbritannien Fuß zu fassen. Für Vertreter der Odontologie dagegen konnten sie im britischen Universitätssystem nur selten etwas tun. So schlugen selbst Versuche fehl, bedeutende zahnmedizinische Forscher wie Bernhard Gottlieb (1855–1950) und seinen Schüler Balint Orban sowie Harry Sicher (1880–1949) und Joseph Weinmann (1896–

[70] Freundliche Auskunft von Marion Koebner, Mitarbeiterin beim *AJR Journal*, E-Mail vom 15.1.2001; s. auch Engel 1955, S. 9.

[71] S. Decker 2003, S. 855 (nach einer Auskunft von Yvonne Kapp, der administrativen Leiterin dieses Bereichs).

[72] Existiert auch heute noch, s. ebd., S. 857-859.

?)[73] wieder an Hochschulen unterzubringen. Da ihnen keine akademischen Stellungen geboten werden konnten, kehrten sie Großbritannien den Rücken und wandten sich nach Amerika, wo sie die gebührende berufliche und wissenschaftliche Anerkennung erfuhren.[74]

3.7.2.4 Türkheims Niederlassung in London

Türkheim hatte das Glück, seine Emigration aus Deutschland von langer Hand vorbereiten zu können, und zwar zu einer Zeit, als Zahnärzten mit ausländischem Examen bei der Niederlassung in Großbritannien noch keine größeren Schwierigkeiten in den Weg gelegt wurden. Offenbar hatte er die Partnerschaft mit dem Londoner Zahnarzt Gerald Nathaniel Lewin[75], in dessen Praxis er nach seiner im Oktober 1936 erfolgten Emigration seine Behandlungstätigkeit wieder aufnahm, bereits im vorausgegangenen Jahr geplant. Lewin, dem Namen nach ebenfalls jüdischer Herkunft, den Türkheim durch einen gemeinsamen Freund, den Londoner Rechtsanwalt Jeffry Tooth, von früheren Englandaufenthalten her kannte,[76] dürfte ihm auch bei seiner Registrierung im Dentists Register des General Medical Council behilflich gewesen sein. Diese hatte er bereits am 17. Dezember 1935, d. h. 10 Monate vor seiner Ankunft in England, ohne weitere Auflagen erhalten.[77] Erstmals erschien sein Name in der Ausgabe des Dentists Register für 1936, noch unter der Anschrift „Schlueterstrasse 5, Hamburg 13".[78] Damit stand nach seiner Ausreise aus Deutschland einer sofortigen Aufnahme seiner Tätigkeit in Lewins Londoner Westend-Praxis in unmittelbarer Nähe des Regent's Park (34 Devonshire Place) nichts im Wege. Da die deutschen Auswanderungsgesetze das Ausführen von Geld und anderen Wertgegenständen nicht erlaubten, erleichterte ihm die anfängliche Partnerschaft mit einem englischen Kollegen den Einstieg in den Praxisbetrieb erheblich.[79]

[73] Todesjahr nicht zu ermitteln. Lebensdaten von Gottlieb und Orban nach Hoffmann-Axthelm 1985, S. 481 sowie 359 und 485, von Sicher nach Wolf 1981, S. 54.

[74] S. Depmer 1993, S. 62; Weindling 1996, S. 86-95.

[75] Lewin (Lebensdaten nicht zu ermitteln) hatte seine Ausbildung zum Zahnarzt (L.D.S.) in England 1926 abgeschlossen, seitdem war er bis 1960 unter der Adresse 34 Devonshire Place in London (von 1936 bis 1946 gemeinsam mit Türkheim) registriert. Freundliche Auskunft von Melanie Parker, Museum Education Officer des BDA Dental Museum, E-Mail vom 31.7.2007.

[76] Interview mit Peter Turkheim vom 23.8.2000.

[77] S. Dentists Register 1941, S. 337.

[78] Freundliche Auskunft von Melanie Parker, Museum Education Officer des BDA Dental Museum, E-Mail vom 6.11.2005 (nach dem Dentists Register von 1936).

[79] Interview mit Peter Turkheim vom 23.8.2000.

Was ihn dazu bewog, sich bereits nach wenigen Jahren, 1939, um eine eigene Praxisgenehmigung zu bemühen, ließ sich nicht mit Sicherheit ermitteln. Möglicherweise wollte er sich lediglich absichern für den Fall, daß sein Partner sich aus Alters- oder sonstigen Gründen aus der Gemeinschaftspraxis zurückziehen wollte. Dafür spricht, daß Türkheim weiterhin neben Lewin in denselben Räumen praktizierte; zumindest war eine neue Praxisadresse im Dentists Register bis 1946 nicht nachzuweisen.[80] Vielleicht spielte er aber auch damals schon mit dem Gedanken, eine Praxis für sich allein zu eröffnen. Um Unterstützung für seinen Antrag wandte er sich an die SPSL, zu der er offenbar persönliche Verbindungen geknüpft hatte. Diese stellte ihm ein knappes Zeugnis („Certificate“) aus, in dem es u. a. heißt: „T. was a most distinguished dental specialist in Germany. [...] He is personally known to the Society and we can recommend him.“[81] Als Referenzen benannte er seinen Partner Lewin sowie John S. L. Gilmour (1906–1986)[82] von den Royal Botanical Gardens in Kew/Surrey; wie die Verbindung mit diesem bedeutenden Botaniker zustande gekommen war, ist nicht bekannt. Daraufhin erhielt er vom Innenministerium die gewünschte Genehmigung, eine selbständige Praxis zu eröffnen.[83] Angesichts der Schwierigkeit, an britischen Universitäten geeignete Lehr- bzw. Forschungsstellen für Zahnmediziner zu finden, zog er offenbar nicht in Betracht, sich mit Hilfe der SPSL wieder um eine akademische Position zu bewerben.

Im Jahr 1942 ging der Witwer Türkheim eine zweite Ehe ein[84] mit Franziska, geschiedene Reiss (geb. Simonis, 1899–1983 [?][85]), die sich in England „Frances“ nannte. Sie hatte Deutschland ebenfalls 1936 verlassen, um ihrem damaligen Ehemann Walter Abraham Reiss (1886–?)[86] zu folgen, der seinen Wohnsitz bereits 1933 nach England verlegt hatte. Der selbständige Kaufmann führte in Hamburg in der Mönckebergstraße 5 eine eigene Wollimportfirma, Walter Reiss & Co. Da er aus Kopenhagen stammte, besaßen er und seine Familie die dänische Staatsangehörigkeit. 1915 war er in die Deutsch-Israelitische Gemeinde in

[80] Freundliche Auskunft von Melanie Parker, Museum Education Officer des BDA Dental Museum, E-Mail vom 6. 11. 2006 (nach den Eintragungen im Dentists Register von 1937 bis 1946); danach bis 1955 gemeldet unter 208, Bickenhall Mansions, s. weiter unten.

[81] Certificate der SPSL, Nachlaß HT. Der handschriftliche Datumsvermerk „17.X. 39“ bezieht sich vermutlich nicht auf die Ausstellung des Dokuments, sondern auf die Vorlage des Antrags.

[82] Lebensdaten nach Stearn 1989, S. 109.

[83] Freundliche Auskunft von Dr. John Zamet, CfHMS, Oxford Brookes University, E-Mail vom 12.1.2004.

[84] Interview mit Peter Turkheim vom 23.8.2000.

[85] Freundliche Auskunft von Fleur Turkheim, E-Mail vom 10.10.2008.

[86] S. Wiedergutmachungsangelegenheit Franziska Türkheim, 25.6.1956, StAH, 314-15 Oberfinanzpräsident Ablage 1991, Bd. 2, Bl. o. Nr.

Hamburg eingetreten, die er ohne Angabe von Gründen 1930 wieder verließ. Indizien für den wirtschaftlichen Erfolg der Firma liefern die Wohnadressen der Familie, die seit Beginn der 1920er Jahre zunächst in Groß-Flottbek, ab 1928 in der Agnesstraße 53 in Hamburg-Winterhude lebte, einer Gegend, die das wohlhabende Bürgertum Hamburgs bevorzugte. Reiss emigrierte bereits im Juli 1933 nach Nordengland in die nahe Leeds gelegene Stadt Bradford, vermutlich um eine Verlagerung seines Firmensitzes dorthin vorzubereiten. Seine Ehefrau folgte ihm erst drei Jahre später; sie zog mit den gemeinsamen Kindern in den ca. 20 km entfernten Badeort Ilkley/Yorkshire, wo vermutlich von da an der gemeinsame Familienwohnsitz lag. Die Hamburger Firma, deren Hauptanteilseignerin Frau Reiss war, wurde 1937 offiziell liquidiert.[87]

Wann ihre Scheidung von Walter Reiss erfolgt war und auf welchem Wege sie Hans Türkheim kennengelernt hatte, ist nicht bekannt. Allerdings läßt eine auf den Mai 1933 datierte Widmung an sie in einem in Türkheims Nachlaß befindlichen Exemplar seines *Taschenbuchs der klinischen Prothetik* auf eine bereits in ihrer Hamburger Zeit entstandene Bekanntschaft der beiden schließen.[88] In ihre Ehe mit Türkheim brachte sie drei (halb)erwachsene Kinder mit: die Tochter Eva Marie (geb. 1921) sowie die Söhne Herbert Erik (geb. 1922) und Francis Erik (geb. 1927).[89]

Die Familie bezog 1946 Quartier in den Bickenhall Mansions, Gloucester Place in London W 1.[90] Dort richtete Türkheim, nicht allzuweit von seiner ersten Praxisadresse entfernt, auch seine neue selbständige Praxis ein. Wie sein Sohn Peter 1995 im Fragebogen der *Biographical database of European medical refugees in Great Britain* angab, führte sein Vater dort eine „well balanced private/National Health Service practice“,[91] beteiligte sich somit nach der Gründung des National Health Service im Jahre 1948 neben seiner Privatpraxis auch an der zahnärztlichen Versorgung im Rahmen des staatlich finanzierten Gesundheitssystems.[92] Da er keine Möglichkeit hatte, in einem richtigen Laboratorium zu arbeiten, verlegte er seine umfangreichen Forschungsarbeiten in die angrenzende

[87] Akte für Walter Reiss, Franziska Reiss, ebd., Bd. 1 und 2 (ohne Blattzählung); Karteikarte Walter Reiss, StAH, Jüdische Gemeinde, 388c: Gemeindemitgliederkartei, s. v.

[88] Nachlaß HT.

[89] Karteikarte Walter Reiss, Kultussteuerkartei der Deutsch-Israelitischen Gemeinde in Hamburg 1913–1938 und der Hochdeutschen Israelitengemeinde Altona 1923–1938, StAH, 522-1 Jüdische Gemeinden 992b, s. v.

[90] Freundliche Auskunft von Melanie Parker, Museum Education Officer des BDA Dental Museum, E-Mail vom 6.11.2005.

[91] S. Fragebogen zu Hans Turkheim, beantwortet von Peter Turkheim, 18.10.1995, CfHMS, Biographical database of European medical refugees in Great Britain, 1930s–1950s, s. v.

[92] S. dazu unten Kap. 3.7.3.1.

Privatwohnung.[93] So berichten Kollegen, die ihn dort besuchten, wie er nach seinem umfangreichen Praxisalltag abends in seiner Wohnung seine histologischen, bakteriologischen und fotografischen Studien durchführte. Als Arbeitsplatz sollen dabei Wohnzimmer und Küche gedient haben, wo er noch den kleinsten Winkel für seine Untersuchungen nutzte. Obwohl er ohne die professionelle Ausstattung eines wissenschaftlichen Labors auskommen mußte, gelang es ihm, unter diesen improvisierten Bedingungen Hunderte von bakteriologischen Experimenten durchzuführen.[94]

3.7.3 Türkheim im 2. Weltkrieg

3.7.3.1 Internierung

Eine schwerwiegende Veränderung seiner Lebensumstände traf Türkheim, nachdem das Deutsche Reich den Krieg gegen halb Europa entfesselt hatte. Im April 1940 mußten Norwegen und Dänemark kapitulieren, kurz darauf folgte die Invasion Frankreichs und der Niederlande durch Nazi-Deutschland. Der Fall dieser Länder löste in Großbritannien die Befürchtung aus, das nächste Angriffsziel zu werden. Schon seit seinem Eintritt in den Krieg am 3. September 1939 waren aus Deutschland und Österreich stammende Immigranten ungeachtet der Umstände ihrer Vertreibung vielfach mit ihrem Herkunftsland identifiziert und als „enemy aliens“ angesehen worden.[95] Da die erwähnten militärischen Erfolge Deutschlands mit subversiven Aktivitäten einer „fünften Kolonne“, einer vermeintlich in verschiedenen europäischen Ländern aktiven Spionageeinheit, erklärt wurden, die wichtige Informationen über die Zielländer ins nationalsozialistische Deutschland weitergeleitet und so die Invasion vorbereitet habe, wurden alle aus dem nationalsozialistischen Großdeutschland Stammenden mit Mißtrauen betrachtet.

In Großbritannien wurden die deutschen und österreichischen Flüchtlinge zu dieser Zeit in verschiedene Kategorien eingeteilt: Kategorie A stand für aktive Unterstützer des Nationalsozialismus, die bereits interniert waren, Kategorie B für jene, denen man zwar keine Nazi-Unterstützung nachweisen konnte, deren Hintergrund aber ungeklärt war; sie wurden zunächst nur beobachtet, aber noch nicht interniert. Kategorie C umfaßte Personen, die keine erkennbare Bedrohung darstellten, darunter fast alle emigrierten Zahnärzte.

[93] S. Kantorowicz 1956, S. 58.

[94] S. ebd.; Grossmann 1955, S. 7.

[95] S. London 2000, S. 170.

Erste praktische Konsequenzen aus der neuen militärischen Situation zog die neue Regierung unter Winston Churchill am 11. Mai 1940, als sie weitere männliche Flüchtlinge zwischen 16 und 60 Jahren in Camps inhaftieren ließ. Kam es dabei anfangs nur zur Internierung von Kategorie B-Flüchtlingen, wurden im Juni sogar die Personen der Kategorie C arretiert. So wurden Refugees, die zuvor in Deutschland inhaftiert gewesen waren, weil sie jüdischer Abstammung waren, nun in Großbritannien interniert, weil sie Deutsche waren. Auch viele Mediziner mußten ihre Praxistätigkeit unterbrechen.[1] Einige Wochen lang wurden rund 30 000 Personen in verschiedenen Lagern im ganzen Land in Haft gehalten. Doch bereits nach kurzer Zeit lockerte die Regierung ihre Maßnahmen und entließ aus der „sicheren" Klasse C alle Personen unter 16 und über 70 Jahren sowie die Invaliden. Akademiker, Ärzte und Zahnärzte sowie Personen mit wichtigen Positionen in der Industrie oder solche, die sich in militärischen Hilfsorganisationen betätigten, wurden ebenfalls auf freien Fuß gesetzt.[2] Die meisten der jüdischen Zahnärzte wurden maximal sechs Monate lang festgehalten; danach war es ihnen freigestellt, in der Britischen Armee zu dienen oder ihre Praxis weiterzuführen.[3]

Auch Türkheim war von den Internierungsmaßnahmen betroffen. Von Juni bis September 1940 war er auf der Isle of Man interniert, wo sich das größte Lager befand. Danach kehrte er zu seiner Privatpraxis zurück, verpflichtete sich daneben aber als Fire Officer (Brandschutzbeauftragter) und Air Raid Warden (Luftschutzwart), beteiligte sich somit am Zivilschutz während der Luftangriffe.

3.7.3.2 Gründung der Continental Dental Society

Da die British Dental Society eingewanderten Zahnärzten als Ausländern die Mitgliedschaft verwehrte, diese somit keine Unterstützung in wirtschaftlichen und berufspolitischen Fragen erhielten, sah Türkheim mit einigen anderen Immigranten die Notwendigkeit, eine Vereinigung zu schaffen, die den Zusammenhalt unter den emigrierten Kollegen stärken und Hilfestellung vor allem in Eingliederungs- und Niederlassungsangelegenheiten geben konnte.[4] 1943 gründete er zusammen mit Josef Elkan[5], Richard Engel[6], Ernst Joachim Magnus

[1] S. Weindling 2004, S. 16.

[2] S. Wasserstein 1979, S. 81-113.

[3] Freundliche Auskunft von Dr. John Zamet, CfHMS, Oxford Brookes University, E-Mail vom 2.1.2004.

[4] S. Anonymus 1983, S. 1.

[5] Lebensdaten unbekannt; 1921 Staatsexamen an der Universität Köln und Approbation, 1936 Emigration nach England, 1972 zum letzten Mal in der „Foreign List" des Dentists Register

(1910–1987)[7], Fritz Robert Munz (1895–1986)[8], Arnold Rosenstrauch (1909–?)[9] und Fritz Salomon (1891–1967)[10] die „Continental Dental Society" (C.D.S.), einen kleinen Verein von emigrierten Zahnärzten aus ganz Europa. Da die Gesellschaft ursprünglich nur ausländische Mitglieder aufnahm, mußte sie ihre Tätigkeit auf wissenschaftliche und gesellschaftliche Aktivitäten beschränken; politisches Engagement war ihr nicht gestattet.[11] Das erste Treffen fand am 27. März 1943 im Bloomsbury House statt. Nachdem Engel die Gesellschaft als erster Vorsitzender (Chairman) auf den Weg gebracht hatte, übergab er das Amt an Munz.[12] Fortan traf sich die C.D.S. zweimal im Jahr; die Zusammenkünfte wurden zumeist in den Räumen der Royal Society of Medicine, der British

verzeichnet. Freundliche Auskunft von Melanie Parker, Museum Education Officer des BDA Dental Museum, E-Mail vom 31.7.2007.

[6] Lebensdaten unbekannt. 1921 Staatsexamen an der Universität Würzburg und Approbation, danach 1928 bis 1936 in Breslau in eigener Praxis tätig, 1935 bereits im Dentists Register eingetragen, 1936 Emigration nach England, bis 1963 in London praktisch tätig, Mitbegründer und 1. Präsident der C.D.S., s. Depmer 1993, S. 113; Anonymus 1983, S. 1; freundliche Auskunft von Melanie Parker, Museum Education Officer des BDA Dental Museum, E-Mail vom 31.7.2007.

[7] Studium der Zahnmedizin in Berlin und Freiburg, dort Staatsexamen, 1933 Promotion zum Dr. med. dent. und Niederlassung in Berlin, nach dem Entzug der Kassenzulassung im Juni 1933 nur noch Privatpraxis. 1936 Emigration nach Großbritannien unter Mitnahme der Praxiseinrichtung, zahnärztliche Tätigkeit in Harrow/Middlesex bis 1985, s. ebd., S. 145 f.

[8] Ursprünglich führte er den Namen „Münzesheimer". 1921 Approbation in Berlin, 1928 ebenda Habilitation und Tätigkeit als Privatdozent bis 1935. 1936 (Köhn 1994, S. 81) oder 1938 (ebd., S. 152) Emigration nach Oxford, Namensänderung in Munz. In den 1970er Jahren Rückkehr nach Deutschland, im Rahmen der Wiedergutmachung rückwirkend ab 1936 zum Außerordentlichen und ab 1940 zum Ordentlichen Professor an der Freien Universität Berlin ernannt, s. ebd., S. 152. Er nahm wie Türkheim 1948 an einer der ersten Hamburger zahnärztlichen Tagungen nach dem Krieg über soziale Zahnheilkunde teil, s. Reisebericht Turkheim, in: Andrae 2003, S. 195.

[9] Vor der Emigration nach England als Zahnarzt in Berlin tätig, von 1935 bis 1981 im Dentists Register eingetragen, Niederlassung zunächst in Reading, später in Brighton; s. Köhn 1994, S. 162; Depmer 1993, S. 129.

[10] 1911 Approbation als Zahnarzt, ab 1920 Tätigkeit in eigener Praxis in Berlin ab 1920, bis 1924 Geschäftsleiter, danach Schriftleiter der *Zahnärztlichen Mitteilungen*, verlor 1933 als „Nichtarier" dieses Amt, s. Kürschner 2001, Bd. 1, S. 1305 und 2003, Bd. 3, S. 3857. 1936 bereits im britischen Dentists Register verzeichnet, Emigration jedoch erst 1938, Niederlassung in Bath; engagierte sich im Vorstand der C.D.S., s. Köhn 1994, S. 167 f., der hier auch Salomons Begegnungen mit „kollegialen" Nationalsozialisten nach einem Nekrolog sowie nach einem Bericht des bekannten Historikers der Zahnmedizin Walther Hoffmann-Axthelm (1908–2001) über eine Sitzung des Landesverbandes im Zahnärztehaus in Berlin schildert.

[11] S. Salomon 1955, S. 6; Anonymus 1983, S. 1; briefliche Mitteilung von John Ellinger vom 20.2.2001; freundliche Auskunft von Claire Jackson, Mitarbeiterin der Royal Society of Medicine, E-Mail vom 24.7.2000.

[12] S. Anonymus 1983, S. 1.

Dental Society oder des Royal College of Surgeons abgehalten, kleinere Treffen auch im Haus von Vereinsmitgliedern.[13]

Im Frühjahr 1945 legte Munz sein Amt aus gesundheitlichen Gründen nieder. Zu seinem Nachfolger in der Funktion des Chairman wurde Hans Türkheim gewählt. Da mit dem Kriegsende die Unterstützung von Emigranten als zentrale Aufgabe wegfiel, verlagerte sich der Schwerpunkt der Aktivitäten der Gesellschaft unter seiner Ägide hin zur Verbreitung neuer wissenschaftlicher Erkenntnisse der Zahnheilkunde, so daß sie zu einem Zentrum der Fortbildung wurde. Sein starkes wissenschaftliches Interesse und die Einsicht in den außerordentlichen Stellenwert der ständigen Fortbildung für das Niveau der zahnärztlichen Versorgung veranlaßten Türkheim, regelmäßig entsprechende Veranstaltungen zu organisieren. Häufig bereitete ihm indes ein Problem vieler kleiner Fachgesellschaften Sorge, der schwache Besuch der Sitzungen. Um die Akzeptanz zu erhöhen, versuchte er von Zeit zu Zeit durch die Aussendung von Fragebögen herauszufinden, wie das Programm verbessert und interessanter gestaltet werden könnte. Er war aber nicht bereit, von dem hohen wissenschaftlichen Anspruch Abstrich zu machen, und widerstand der Versuchung, die Besucherzahlen durch die Beschränkung auf Vorträge und Kurse zu erhöhen, die es dem Praktiker erlaubten „to increase his earnings“[14]. Vielmehr erinnerte er seine Kollegen unter Berufung auf den biblischen Spruch „Der Mensch lebt nicht vom Brot allein“ an ihre Pflicht, stets auf der Höhe der Forschung zu bleiben.[15]

Für die wissenschaftlich anspruchsvollen Veranstaltungen, die er konzipierte, konnte er eine wachsende Zahl britischer und ausländischer Vortragender gewinnen. Die Vorträge richteten sich nicht nur an die Vereinsmitglieder, sondern an alle Zahnärzte Großbritanniens. Hilfreich für ihr Bekanntwerden unter den potentiellen Teilnehmern war, daß das British Dental Journal der C.D.S. für die Ankündigungen ihrer wissenschaftlichen Tagungen einen Platz in seiner Kolumne einräumte, in der „Meetings“ annonciert wurden.[16] Die Gesellschaft wiederum freute sich über die breite Akzeptanz ihrer Fortbildungsveranstaltungen unter den britischen Kollegen.[17]

[13] S. ebd.; Salomon 1955, S. 5; freundliche Auskunft von Claire Jackson, Mitarbeiterin der Royal Society of Medicine, E-Mail vom 24.7.2000.

[14] So Türkheims eigene Formulierung nach einem Nachruf, Salomon 1955b, S. 6.

[15] S. ebd.

[16] S. die Auflistung unten Kap. 4.2.2.

[17] S. Anonymus 1983, S. 1.

3.8 Türkheims Beziehungen zu Nachkriegsdeutschland 1948 bis 1955

3.8.1 Zur Remigration von Vertriebenen nach Deutschland

Nach dem Ende des Krieges und dem Zusammenbruch des „Dritten Reichs" waren einige der Exilanten zur Rückkehr bereit. Im Gegensatz zur Emigration unter der Herrschaft der Nationalsozialisten stellte die Remigration freilich kein Massenphänomen dar – nach neueren Untersuchungen kehrten von ca. 500 000 Flüchtlingen insgesamt nur ca. 30 000, d. h. rund 6 %, zurück.[1] Schuld daran waren zum Teil politische und diplomatische wie auch organisatorische Schwierigkeiten, die für potentielle Remigranten oft unüberwindliche Hindernisse darstellten. Nicht zuletzt forderten bürokratische Hemmnisse von den Heimkehrwilligen ein enormes Durchhaltevermögen. Den Wendepunkt zwischen Rückkehrwillen und Resignation bildeten die Jahre 1948/49; die meisten, die es bis dahin nicht geschafft hatten, gaben den Wunsch nach Heimkehr endgültig auf.[2]

Viele, die trotz allem zurückkamen, mußten bei ihren Versuchen einer Wiederannäherung an die deutsche Bevölkerung zudem eine tiefgreifende Entfremdung von ihrem Herkunftsland feststellen, so auch, wie im folgenden Abschnitt darzustellen, Familie Türkheim. Die sehr unterschiedlichen Erfahrungen während der NS-Zeit und dem 2. Weltkrieg hatten das einstige Zusammengehörigkeitsgefühl zwischen Emigranten und Zurückgebliebenen zerstört. Nach dem verlorenen Krieg reagierten die Deutschen auf die Heimkehrer sehr zurückhaltend und begegneten ihnen teilweise mit offener Ablehnung. Sie wollten nicht an die Verbrechen des Nationalsozialismus erinnert oder mit ihnen konfrontiert, schon gar nicht dafür verantwortlich gemacht werden; die vorherrschende Reaktion bestand in dem Versuch, die Tatsachen einfach zu ignorieren.[3] Die Folge war eine zunehmende Tabuisierung des Themas Judenverfolgung und -vertreibung, so daß die Heimkehrer, die durch ihr schieres Dasein zur Erinnerung an das Verdrängte zwangen, geradezu als Störenfriede empfunden wurden.[4] Da sich die rückkehrwilligen Emigranten der Vorbehalte der deutschen Bevölkerung gegen sie meist nicht bewußt waren, traf sie die Ablehnung, die sie erfuhren, oft unerwartet, und so fanden sich viele in einer Situation, in der sie weder das Asylland noch das Rückkehrland als Heimat empfinden konnten.[5]

[1] S. Nicolaysen 2008, S.117.

[2] S. Müssener 1974, S. 104 (zit. nach Biller 1993, S. 100).

[3] S. Biller 1993, S. 86.

[4] S. Nicolaysen 2008, S.118.

[5] Dieses zwiespältige Gefühl spiegelt sich beispielhaft in einem Zitat der Schriftstellerin Hilde Domin (1909–2006) wider: „Rückkehr ist doppelter Abschied. Wer – nach langem Fernsein – zurückkehrt, muß von etwas lassen, das sein zu werden begann. […] So ist Rückkehr

Die aus politischen Gründen Vertriebenen kamen in der Hoffnung zurück, daß sie als Verfolgte des Nazi-Regimes nach dessen Zusammenbruch mit leitenden Positionen betraut würden, um so beim Wiederaufbau das Schicksal des Landes in eine demokratische Richtung mitbeeinflussen zu können.[6] Ihre Rückkehrbereitschaft war daher beträchtlich höher als die von jüdischen Emigranten, die zumeist bereits während der Kriegsjahre den Gedanken an eine Heimkehr verworfen hatten. Von ihnen entschlossen sich nur 4–5 % zur Rückkehr nach Deutschland.[7] Die Gründe dafür waren einleuchtend: Die Erfahrung der Ausgrenzung und Erniedrigung, an der große Teile des deutschen Volkes aktiv oder als passive Zuschauer beteiligt gewesen waren, machten für die meisten ein erneutes Leben in Deutschland unmöglich. Viele waren über ihre Vertreibung hinaus von den Greueltaten des Nazi-Regimes persönlich betroffen, hatten Freunde und Verwandte in Konzentrations- und Vernichtungslagern verloren. So hatte die Flucht aus Nazi-Deutschland bei der Mehrzahl der jüdischen Emigranten zum vollständigen Bruch mit der deutschen Herkunft geführt. Sie identifizierten sich nun mit ihrem Asylland und nicht mehr mit Deutschland.[8]

Bei den emigrierten Medizinern, die in der Mehrzahl zur Gruppe der „Nichtarier" gehört hatten, lag die Rückkehrquote mit etwas über 5 % nur geringfügig über der aller vertriebenen Juden.[9] Viele hatten sich in ihrem Exilland eine neue Existenz aufgebaut und wollten diese nicht gegen eine ungewisse Zukunft in einem durch den Bombenkrieg zerstörten Land eintauschen, wo sie zudem vielleicht gar nicht willkommen waren.

3.8.2 Türkheims erster Besuch in Nachkriegsdeutschland

Ende 1947 erhielt Hans Türkheim eine Anfrage der Hamburger Zahnärztekammer, die ihre Frühjahrstagung zum Thema „Soziale Zahnheilkunde" plante, ob er bereit sei, bei diesem Treffen einen Vortrag über die zahnärztlichen Verhältnisse in Großbritannien zu halten. Da das Ehepaar Türkheim schon länger den Wunsch hegte, sich einen Eindruck von den Verhältnissen in Deutschland nach dem Zusammenbruch des „Dritten Reichs" zu machen, nahm er die Einladung an und reiste mit seiner Frau am 15. Mai 1948 wieder nach Hamburg – erstmals

ein zweideutiges Geschenk. Sie ist nicht ein Zurückbekommen dessen, was man verloren hat, sondern ein neuer Verlust." (Zit. nach Biller 1993, S. 102).

6 S. Biller 1993, S. 86.

7 S. Nicolaysen 2008, S.117.

8 Müssener 1974, S. 105 (zit. nach Biller 1993, S. 101).

9 Kröner hatte in seiner Untersuchung 3290 Emigranten erfaßt, von denen nur 171 (5,2 %) nach dem Krieg zurückkehrten; 51 davon hatten einen Ruf auf eine ordentliche Professur erhalten, s. Kröner 1989a, S. 28.

als britischer Staatsbürger. Er hatte sich wahrscheinlich 1948 naturalisieren lassen und führte von da an den an britische Schreibgewohnheiten angepaßten Namen „Turkheim",[10] den er auch in allen seinen späteren Publikationen verwendete. In einem als Manuskript erhaltenen, teils von Hans, teils von Franziska Türkheim niedergeschriebenen Reisebericht, der an den in Australien lebenden Vetter Artur Lippmann und dessen Familie ging,[11] schilderten beide anschaulich den damaligen Zustand der Hansestadt. Als sie mit der Bahn nach Hamburg hineinfuhren, registrierten sie wehmütig und betroffen die Zerstörungen, die der Krieg hinterlassen hatte:

> Ein Haus war von hinten voellig aufgerissen und im 2. Stock sah man eine Kueche oder ein Wohnzimmer mit Moebeln und Kleidungsstuecken aber ohne Wand, wie eine Puppenstube. Dann vorbei an den Docks voellig leer, weder Schiffe noch Gueter, die Gebaeude zerstört. Um ganz ehrlich zu sein, unsere Herzen schlugen doch etwas schneller, als wir am Messberg vorbeifuhren und am Blumenmarkt, wo wir in alten Zeiten endlose Gemuesekisten aufgestapelt fanden. [...] plötzlich hielten wir im Hauptbahnhof, der durch das Dritte Reich auch nicht schoener geworden ist, kein Glas, keine Farbe, provisorische Holztreppen [...].[12]

Und nach einem Besuch seiner ehemaligen Wohnung nebst Praxis im Parterre des Hauses Schlüterstraße 5, wo sich nun Büroräume befanden, berichtete Türkheim: „Es war alles dunkel, dreckig, schaebig und unerfreulich. Und ich war froh als wir wieder auf der Strasse waren."[13]

Aber nicht nur die Umgebung hatte sich verändert, auch die Begegnung mit den in Deutschland Gebliebenen stellte sich als schwierig heraus, da man gegenüber den Zwangsemigrierten Scham empfand und Vertreibung und Vernichtung der Juden verdrängen wollte. Von der nicht bewältigten Vergangenheit zeugten Erklärungen, daß man vom damaligen Unrecht nichts gewußt habe, die auch die Türkheims zu hören bekamen. So nahm Franziska Türkheim eher ungläubig zur Kenntnis, daß die Tochter ihres früheren Steueranwalts Conrad Baasch (1895–

[10] Das genaue Datum seiner Einbürgerung konnte trotz mehrfacher Anfragen beim Home Office in London nicht geklärt werden. Sie muß relativ rasch nach der Zulassung von Refugees zur britischen Staatsbürgerschaft im Jahre 1947 (freundliche Auskunft von Dr. John Zamet, CfHMS, Oxford Brookes University, E-Mail vom 16.10.2006) stattgefunden haben, da die Türkheims bereits 1948 mit einem britischen Paß reisen konnten, s. Reisebericht Turkheim, in: Andrae 2003, S. 187. Da der Name im Dentists Register, das jeweils im vorangehenden Jahr gedruckt wird, erstmals in der Ausgabe für 1949 in geänderter Schreibweise erschien (freundliche Auskunft von Melanie Parker, Museum Education Officer des BDA Dental Museum, E-Mail vom 17.11.2008), erfolgte die Naturalisierung wohl 1948.

[11] Er gelangte mit dessen Korrespondenz ins Hamburger Staatsarchiv, s. Angaben im Literaturverzeichnis (Kap. 6.3.1) zu StAH, 622-1 Familienarchive 55 B 5. Die Zitate im folgenden nach dem Abdruck bei Andrae 2003, soweit dort mitaufgenommen.

[12] Reisebericht Turkheim, StAH, 622-1 Familienarchive 55 B 5, S. 2 f.

[13] Reisebericht Turkheim, in: Andrae 2003, S. 188.

1972)[14] nichts von einem „jüdischen Problem" gewußt haben wollte, und ließ es dahingestellt sein, ob diese angebliche Unwissenheit der damals immerhin schon 22 Jahre zählenden jungen Frau, die zumindest die Kriegsjahre als Jugendliche bewußt miterlebt haben mußte, „echt oder nur bequem" für sie war.[15]

Als Türkheim mit seinen Sprachkenntnissen einem BBC-Journalisten behilflich war, der über das geistige Leben der deutschen Studenten recherchierte, kam es auch zu einem Treffen mit dem damaligen Hamburger Universitätssyndikus Eduard Kröplin.[16] Hier erlebte Türkheim ein typisches Beispiel für die auch ansonsten häufig bezeugte Unsensibilität der Verwaltung im Umgang mit zurückgekehrten Vertriebenen.[17] In seinem Reisebericht beschreibt er die Begegnung mit sarkastischem Unterton, aus dem gleichwohl die Verletzung hindurchklingt:

> Hier merkte ich zum ersten Mal, wie unerwuenscht meine Rueckkehr war. Er war kalt, eisig, und ablehnend, als ob er sich aergerte darueber, daß ich waehrend der ganzen Jahre in Sauss und Brauss [!] und in England leben konnte, waehrend er mit den andern Volksgenossen die teutsche Heimat vor dem juedischen Dolchstoss retten musste.[18]

In der Tat begegneten die seinerzeit aus Deutschland Vertriebenen oftmals der Überzeugung, sie hätten im Vergleich zu den Daheimgebliebenen, welche die Schrecken und Entbehrungen des Krieges und der unmittelbaren Nachkriegszeit erleben mußten, mit ihrem vermeintlich gesicherten und angenehmen Leben in der Emigration letztlich das bessere Los gezogen.[19]

Abweisendes Verhalten der geschilderten Art erlebte Türkheim mehrfach auch während der wissenschaftlichen Tagung, zu der er doch ausdrücklich eingeladen worden war. Nach seinem Vortrag über die soziale Zahnheilkunde in Großbritannien, der den Höhepunkt und Abschluß des Treffens bildete und bei Kollegen und Studenten großen Anklang fand, begegnete er vielen alten Bekannten, zumeist niedergelassenen Zahnärzten; er erwähnt die Namen Klaus (!) Birgfeld, Heine[20], Klapproth[21], Diethold und Hans Pflüger. Keiner von diesen hegte jedoch den Wunsch, den Redner persönlich zu begrüßen. Und wieder hatte

[14] Baasch war 1936 zu drei Jahren Haft verurteilt worden, weil er jüdischen Emigranten geholfen habe, Vermögenswerte ins Ausland zu schaffen, s. Molthagen 2007, S. 52.

[15] Reisebericht Turkheim, StAH, 622-1 Familienarchive 55 B 5, ebd., S. 20.

[16] S. Hamburger Adressbuch, Ausg. 1950.

[17] S. Bergmann 2008, S. 34 f.

[18] Reisebericht Turkheim, in: Andrae 2003, S. 188.

[19] S. Bergmann 2008, S. 21; Büttner 2008, S. 57.K

[20] Vielleicht identisch mit Arthur Heine, der 1921 in Hamburg promoviert worden war, allerdings zum Dr. med., s. Heine 1921.

[21] Vermutlich Ernst Klapproth, der 1922 am Hamburger Zahnärztlichen Universitäts-Institut promoviert hatte, s. Klapproth 1922.

Türkheim „das Gefuehl, wie bei dem Universitaetsyndikus",[22] von Kälte und Distanz. Besonders schmerzlich war dies wohl bei Claus Birgfeld (1888–?), dem Sohn eines ehemaligen Kollegen Türkheims am Zahnärztlichen Universitäts-Institut,[23] der überdies ein Schulkamerad am Johanneum und Studienkollege Türkheims in München gewesen war. Er hatte dort wie dieser seit 1909 Zahnmedizin studiert, daneben allerdings noch den klinischen Teil der Medizin absolviert; sein zahnmedizinisches Staatsexamen hatte er 1913 während Türkheims Assistentenzeit abgelegt.[24] Ein „grosser Teil seiner alten Schueler" freilich stand Schlange, um ihm zu gratulieren. Wie Frau Türkheim ergänzend bemerkt, liefen manchen „die Traenen runter [...], nachdem sie Hans die Hand geschuettelt hatten".[25]

Zwei seinerzeit offen als Nationalsozialisten hervorgetretene Kollegen beeilten sich ebenfalls, auf den Emigranten zuzugehen, als sei zwischen ihnen nichts gewesen. So berichtete Türkheim über sein Zusammentreffen mit dem früheren Leiter der Kieferorthopädischen Abteilung Heinrich Schröder, der 1935 offiziell aus dem Staatsdienst ausgeschieden war,[26] aber nach der Eröffnung einer Praxis bis 1945 nebenbei und ohne Bezahlung in seiner alten Position weitergearbeitet hatte:[27]

> Heinrich Schroeder, der Orthodont versuchte mir auch Guten Tag zu sagen, aber ich legte keinen Wert auf das Wiedersehn, da er der erste war, der 1933 mir sagte, das [!] er nun nicht mehr mit mir verkehren koennte.[28]

Gleich darauf kam es noch zu einer Begegnung mit Heinrich Fabian, dem ehemaligen Leiter der Konservierenden Abteilung. Er hatte nach dem Tod des zur Zeit von Türkheims Entlassung amtierenden Ordinarius Precht 1938 die Zahnärztliche Universitätsklinik und -poliklinik kommissarisch geleitet, bis 1942 Hans Pflüger auf den Lehrstuhl berufen wurde. Beide waren unmittelbar nach Kriegsende von der Britischen Militärregierung entlassen und wegen ihrer NS-Verstrickung inhaftiert worden; Fabian, der bereits am 9. August 1945 wieder in Freiheit gesetzt worden war, konnte schon 1949, ein Jahr nach Türkheims erstem

[22] Reisebericht Turkheim, in: Andrae 2003, S. 197.

[23] Der niedergelassene Zahnarzt Carl Birgfeld wirkte dort von 1920 bis zu seinem Tod 1928 nebenamtlich als „Demonstrator", s. Biographische Kartei, UKE-Archiv, s. v.

[24] S. Lebenslauf in Birgfelds medizinischer Dissertation, Birgfeld 1914, S. 46.

[25] Reisebericht Turkheim, in: Andrae 2003, S. 196 f.

[26] S. Verfügung der Landesunterrichtsbehörde, Hochschulwesen, 2.6.1936, StAH, 361-5 II Hochschulwesen II Al 16, Bl. 21a; vgl. auch oben Kap. 3.6.3.

[27] S. Schröder an die Zahnärztekammer, 9.3.1949, betr. Parteimitgliedschaft, StAH, 221-11 Staatskommissar für die Entnazifizierung M 1676, Bl. o. Nr.

[28] Reisebericht Turkheim, in: Andrae 2003, S. 194; vgl. zu der Begründung auch oben Kap. 3.6.1.

Hamburgbesuch, auf seinen Lehrstuhl zurückkehren, den er bis 1958 innehatte.[29] Das Zusammentreffen beschreibt Türkheim folgendermaßen:

> [...] im Vorraum [des Hörsaals, in dem die Tagung stattfand,] standen 2 Maenner in Unterhaltung vertieft. Einer von ihnen war Fabian [...]. Dieser Mann war schon in die SS Reiterstandarte eingetreten, als noch keinerlei Zwang vorlag. Er war ein ideeller Nazi und wir waren immer die schaerfsten Gegner, wenn wir uns auch nie politisch unterhalten haben. Ich legte auf eine Wiedersehensfreude nicht den geringsten Wert und hatte schon gehofft in den sicheren Hafen des Hoersaales einlaufen zu können, als jemand hinter mir herlief und mich anredete: Guten Tag Herr Kollege Turkheim [!], – und mir seine teutsche Hand ausstreckte. Ich konnte wieder nicht anders als negativ reagieren. [...] „Wie, sagte er, Sie wollen mir nicht die Hand geben, ich habe ihnen doch nichts zuleide getan." Ich entgegnete nur, dass es keinen Zweck haette, dass wir uns unterhielten und ging in den Hoersaal [...].[30]

Das Zitat macht deutlich, wie die Verdrängung des Unrechts an den Juden durch einstmals stramme Antisemiten und deren Unfähigkeit, zumindest nachträglich Bedauern für ihr früheres Verhalten zu äußern, bei den Rückkehrern die Erinnerung an seinerzeit erlittene Kränkungen wach werden ließ, so daß sie ihrerseits solche Begegnungen scheuten.

Türkheim nutzte die Gelegenheit ferner zu einem Besuch der erst nach seinem Ausscheiden errichteten Zahn- und Kieferklinik im Universitäts-Krankenhaus Eppendorf, die bei den schweren Bombardements Hamburgs 1943 zu ca. 30 % wieder zerstört worden war.[31] Der 1945 auf den Hamburger Lehrstuhl für Zahnheilkunde berufene Kieferchirurg Karl Schuchardt (1901–1985)[32] hatte sich jedoch bereits erfolgreich um einen raschen Wiederaufbau und eine moderne Neuausstattung bemüht.[33] Die Chirurgische Poliklinik, ein klinisch-prothetisches Studentenlaboratorium sowie die Prothetische Abteilung waren bereits wieder voll in Betrieb.[34] Dementsprechend beeindruckt war Türkheim von dem guten Zustand seiner früheren Wirkungsstätte,

> die vollkommen neu und modern in jeder Beziehung eingerichtet ist, mit Units, modernen Lampen, alles verchromt, mit Ruheraeumen, einem Hoersaal, der ungefaehr 150 Personen fasst. Imponierend ein sehr moderner Sterilisierraum mit Heissluft-Trocken-

[29] S. Riemer 2001, S. 108-110.

[30] Reisebericht Turkheim, in: Andrae 2003, S. 194.

[31] S. Uhlmann/Weisser 1989, S. 115.

[32] Geboren als Sohn eines Dentisten in Itzehoe, 1925 Approbation als Zahnarzt und 1928 Approbation als Arzt, 1932 bis 1934 Oberarzt an der Kieferstation des Rudolf-Virchow-Krankenhauses, Berlin, 1944 Habilitation, 1945 bis 1970 Ordinarius für Zahnheilkunde und Leiter der Hamburger Universitätszahnklinik sowie Direktor der Nordwestdeutschen Kieferklinik. Grundlegend zu Schuchardts Leben und Werk ist Riemer 2001.

[33] S. Hausser/Rottke 1989, S. 316.

[34] S. Riemer 2001, S. 112.

Sterilisierapparaten, die innerhalb weniger Sekunden durch Ventilatoren auf normale Temperatur abgestimmt werden koennen.[35]

Bei seinem Rundgang konnte er sich nicht nur eingehend umsehen, er erhielt auch Gelegenheit, mit ehemaligen Kollegen zu sprechen. Von dem einen oder anderen ihrer früheren Hamburger Bekannten wurden die Eheleute Türkheim auch gefragt, ob sie nicht wieder zurückkehren wollten. Das kommentierten sie mit der Bemerkung, man hätte sie genauso gut fragen können, ob sie sich „in Madrid oder in Mexiko niederlassen wollten". Beide fühlten sich in Deutschland fremd, besonders weil sie den meisten Leuten mißtrauten, und dies nach den in ihrem Reisebericht festgehaltenen Erfahrungen „auch ganz berechtigt".[36] Sohn Peter Turkheim nannte als Beweggrund seines Vaters, in seiner neuen Heimat London zu bleiben, ganz klar „too much anti-German feeling even to consider returning",[37] ein Gefühl, das auch in einer Reihe von sarkastischen Kommentaren zu den Unschuldsbeteuerungen früherer Bekannter in dem Reisebericht Ausdruck fand. So bemerkte er zu dem Hinweis eines früheren Schülers, er sei politisch unbelastet: „Das sind sie übrigens alle und das freut einen dann ja auch."[38]

3.8.3 Verleihung einer Honorarprofessur in Hamburg und Wiedergutmachungsverfahren

War die Bereitschaft, Emigranten wieder aufzunehmen, nach dem Krieg in Deutschland allgemein nicht sehr hoch,[39] so galt dies für die Universitäten in besonderem Maße. Die Hamburger Universität holte von 56 vertriebenen Professoren und Dozenten nur drei auf reguläre Positionen zurück.[40] Obgleich anfangs relativ viele freie Stellen vorhanden waren, reagierte sie verhalten oder sogar mit passivem Widerstand auf die Forderung der Britischen Militärregierung, „*alle* [Hervorhebung im Original] Gelehrten, Professoren, Dozenten und Assistenten [...] zurück[zu]berufen".[41] Hier wirkte sich die Tatsache besonders negativ aus, daß etliche der „Partei" ergebene Angehörige des Lehrkörpers schon relativ rasch nach ihrer Entlassung durch die britische Militärbehörde Gelegenheit zu einem Neuanfang erhielten. Da diese einstmals für den Nationalsozialismus engagierten Professoren nach ihrer „Entlastung" einen Rechtsanspruch

[35] Reisebericht Turkheim, in: Andrae 2003, S. 193.

[36] Ebd., S. 26.

[37] S. Fragebogen zu Hans Turkheim, beantwortet von Peter Turkheim, 18.10.1995, CfHMS, Biographical database of European medical refugees in Great Britain, 1930s–1950s.

[38] Reisebericht Turkheim, StAH, 622-1 Familienarchive 55 B 5, S. 25.

[39] S. Kröner 1989b, S. 44 f.

[40] S. Büttner 2008, S. 67.

[41] S. Nicolaysen 2008, S. 127.

auf ihre frühere Stellung hatten, standen schon bald nicht mehr genügend qualifizierte Positionen für Emigranten zur Verfügung.

Bei der Entnazifizierung des Lehrkörpers der Universität Hamburg nach 1945 wurden Kriterien wie Parteizugehörigkeit und Rang, die subjektive Einschätzung der jeweiligen Tätigkeit in der Partei und ihren Gliederungen sowie die Charakterisierung der Betroffenen durch die Hochschulbehörde berücksichtigt. In der Medizinischen Fakultät waren zunächst mehrere Professoren suspendiert bzw. entlassen worden, so daß der Studienbetrieb im Herbst 1945 nur mit einem stark reduzierten Lehrkörper wiederaufgenommen werden konnte. 1947/48 kehrten die ersten NS-Belasteten zurück; bis auf wenige Ausnahmen konnten die meisten anderen danach ihre Lehrtätigkeit ebenfalls wieder aufnehmen.[42] Ernsthafte Bemühungen um die Rückberufung von seinerzeit vertriebenen Professoren und Dozenten gab es dagegen kaum. Der einzige, der im Vorfeld der Wiederbesetzung eines Lehrstuhls als möglicher Kandidat genannt wurde, ein ehemaliger Privatdozent, gelangte nicht einmal auf die Berufungsliste der Fakultät. „Bemühungen, andere Mitglieder des Lehrkörpers zurückzugewinnen, sind den Akten nicht zu entnehmen", wie Hendrik van den Bussche lapidar formuliert.[43]

Auch Türkheim mußte sich wie viele andere vertriebene Hochschullehrer selbst um die Wiedererlangung einer „akademischen Lehrstelle" an seiner alten Universität im Rahmen der Wiedergutmachung bemühen. Dabei befand er sich in einer besonders ungünstigen Lage, da er in London keine Möglichkeit erhalten hatte, neben seiner vielfältigen praktischen Tätigkeit, seinen privaten Forschungen und seinem umfangreichen Engagement in der C.D.S. auch seine Lehrtätigkeit fortzusetzen.[44] Im Juli 1951 trat er über die Hamburger Rechtsanwälte Dr. R. Behn und Dr. Conrad Baasch an das Personalamt der Hansestadt Hamburg mit der Anfrage heran, ob eine Fortführung seiner früheren Lehrtätigkeit möglich bzw. erwünscht sei, und bot an, gegebenenfalls zu einer Besprechung der Angelegenheit nach Hamburg zu kommen. Daraufhin prüften die Hochschulabteilung der Schulbehörde – so die neue Benennung der früheren Landesunterrichtsbehörde – und die Medizinische Fakultät anhand seiner alten Personalakte die Optionen.

Dekan war im akademischen Jahr 1951/52 zufällig gerade der Ordinarius für Zahnheilkunde Karl Schuchardt,[45] der selbst über die erforderliche Sachkenntnis verfügte. Der weitere Schriftverkehr der Hochschulbehörde mit ihm brachte

[42] S. Bussche 1989c, S. 422.

[43] S. ebd., S. 429 f.

[44] Freundliche Auskunft von Dr. John Zamet, CfHMS, Oxford Brookes University, E-Mail vom 16.10.2006.

[45] Vgl. Riemer 2001, S. 12.

zunächst aber noch keine positive Entscheidung von Türkheims[46] Anliegen. Da er seinerzeit als außerordentlicher Professor für Zahnersatzkunde entlassen worden war, ging die Behörde davon aus, daß er wieder eine entsprechende Position anstrebe.[47] Zwar war kurz zuvor ein planmäßiges Extraordinariat für Prothetik geschaffen worden, das noch nicht besetzt war, doch wurde Türkheim über diese verfügbare Stelle nicht einmal informiert. Vermutlich geschah dies auch deshalb, weil er bei einer regulären Bewerbung aufgrund seines fortgeschrittenen Alters von bereits 62 Jahren für eine solche Position nicht in Frage gekommen wäre; ob auch Zweifel an seiner Qualifikation aufgrund seines fast zwanzigjährigen Ausschlusses vom akademischen Leben eine Rolle spielten, muß offenbleiben.[48] Wie in den meisten derartigen Fällen sah die Hochschulbürokratie offenkundig keinen Anlaß für eine bevorzugte Behandlung eines Opfers des nationalsozialistischen Rassenwahns, das Anspruch auf Rehabilitierung anmeldete.[49] Vielmehr wurden hier ohne Rücksicht auf die moralische Verpflichtung zur Wiedergutmachung des ihm angetanen Unrechts wohl einfach die üblichen Kriterien für eine Neuberufung angewendet. Auch Türkheims direktes Gesuch, wieder in Hamburg lehren zu dürfen, wurde von der Behörde abgelehnt; sie stellte ihm – unter dem Vorbehalt der Zuständigkeit – lediglich die Berücksichtigung eventueller Altersversorgungsansprüche in Aussicht.[50]

Diese Lösung entsprach aber nicht Türkheims Vorstellungen, ging es ihm doch vor allem um die Möglichkeit, noch einmal als akademischer Lehrer zu wirken. Bei einem Treffen mit dem zuständigen Beamten, Regierungsrat Dr. Burkhard Paul Walter Baring, am 7. September 1951 stellte Rechtsanwalt Baasch klar, daß sein Mandant auf eine dauernde Anstellung gar keinen Wert lege, da er eine gutgehende Praxis in London führe, daß er jedoch sehr an einer zeitweiligen Lehrtätigkeit interessiert sei. So würde er beipielsweise gerne einen zwei- bis dreiwöchigen Kurs pro Semester als Blockveranstaltung in Form von Gastvorlesungen bzw. auf der Basis eines Lehrauftrags oder einer Honorarprofessur abhalten.[51] Im Hinblick auf eine solche Professur äußerte sich die Hochschulabteilung

[46] Im gesamten Schriftverkehr deutscher Stellen und Behörden mit und über Türkheim erscheint sein Name auch nach 1948 in der ursprünglichen Form mit Umlaut, während er selbst sich durchgängig „Turkheim" schreibt.

[47] Zahnärztliche Universitätsklinik und -poliklinik an den Dekan der Medizinischen Fakultät, 15.8.1951, StAH, 361-6 Hochschulwesen, Dozenten- und Personalakten IV 1497, Bl. 90 f.

[48] S. Nicolaysen 2008, S. 147.

[49] Vgl. Bergmann 2008, S. 30 f.

[50] Zahnärztliche Universitätsklinik und -poliklinik an den Dekan der Medizinischen Fakultät, 15.8.1951, StAH, 361-6 Hochschulwesen, Dozenten- und Personalakten IV 1497, Bl. 90 f.

[51] Vermerk Regierungsrat Baring, Schulbehörde, 7.9.1951, ebd., Bl. 93; Dekan Schuchardt an den Rektor der Universität Hamburg, 27.11.1951, ebd., Bl. 99.

zurückhaltend und schlug statt dessen vor, Türkheim solle mit den zuständigen Vertretern der Fakultät persönlich wegen eines Lehrauftrages verhandeln.[52]

Am 29. September 1951 kam es in Hamburg zu einem Treffen zwischen Türkheim und Schuchardt, das, wie sich im Fortgang der Angelegenheit zeigte, positiv verlief. Eine Woche später schrieb Türkheim an Schuchardt: „Wenn die Fakultät bereit ist, mich zu rehabilitieren, bin ich natürlich auch bereit, Vorlesungen zu halten."[53] Außerdem wies er nochmals ausdrücklich darauf hin, daß er aus persönlichen und beruflichen Gründen keinesfalls dauerhaft nach Hamburg zurückkehren wolle. Anscheinend waren sie übereingekommen, daß sich die Fakultät trotz der ablehnenden Haltung der Hochschulbehörde um eine Honorarprofessur für Türkheim bemühen sollte. Am 27. November 1951 richtete Schuchardt einen entsprechenden Antrag an den Rektor der Universität Hamburg mit der Bitte, bei der nächsten Sitzung des Akademischen Senats einen Beschluß darüber herbeizuführen. Er selbst werde sich in der Medizinischen Fakultät für diese Honorarprofessur einsetzen. In der Tat beschloß die Fakultät, die Ernennung zu unterstützen. Am 3. Dezember 1951 stimmte dann auch der Akademische Senat einem entsprechenden Antrag des Rektors zu.[54]

Die letzte Entscheidung lag bei der Hochschulsektion der Deputation der Schulbehörde, wo in der Sitzung vom 19. Dezember 1951 folgendes vorgetragen wurde:

> Nach dem beigefügten Antrag der Medizinischen Fakultät, dem Rektor und Senat der Universität zugestimmt haben, handelt es sich bei Prof. Türkheim um eine achtenswerte, wissenschaftlich erfolgreiche Persönlichkeit, die sich auch in der Emigration wissenschaftlich betätigt und mehrere Arbeiten veröffentlicht hat. Er ist somit der Ernennung [...] durchaus würdig.[55]

Daraufhin ging auch hier der Antrag ohne weiteres durch. Am 15. Februar 1952 wurde Türkheim durch den Hamburger Senat „für die Dauer seiner Zugehörigkeit zum Lehrkörper der Universität Hamburg" zum Honorarprofessor ernannt und erhielt am 7. Mai 1952 durch den Präses der Schulbehörde Senator Heinrich Landahl (1895–1971)[56] die Ernennungsurkunde (s. Abb. 31).[57] Eine

[52] Vermerk Regierungsrat Baring, 7.9.1951, sowie Antwortschreiben von Dekan Schuchardt an Baring, 11.9.1951, ebd., Bl. 93 und 95; s. auch Nicolaysen 2008, S. 146 f.

[53] Türkheim an Dekan Schuchardt, 4.10.1951, Med. Fak. HH, Akte 522, Bl. o. Nr.

[54] Rektor der Universität Hamburg an die Schulbehörde, 3.12.1951, StAH, 361-6 Hochschulwesen, Dozenten- und Personalakten IV 1497, Bl. 100.

[55] Auszug aus der Niederschrift über die Sitzung der Hochschulsektion der Deputation der Schulbehörde am 19.12.1951, ebd., Bl. 102.

[56] Zu ihm s. Gabrielsson 1995, S. 45.

[57] Auszug aus der Niederschrift über die Sitzung der Hochschulsektion der Deputation der Schulbehörde am 19.12.1951 sowie Abschrift der Ernennungsurkunde zum Honorarprofes-

Bekanntmachung der Ernennung und der Wiederaufnahme Türkheims in den Lehrkörper der Universität Hamburg erschien am 8. Mai 1952 in der Tageszeitung *Die Welt*.[58]

Von da an hielt er neben seiner umfangreichen Praxistätigkeit in London vom Wintersemester 1952/53 bis zum Wintersemester 1954/55 regelmäßig Gastvorlesungen in Hamburg.[59] Deren genaue Modalitäten sind jedoch nicht bekannt, da sich im Vorlesungsverzeichnis keine entsprechenden Ankündigungen finden ließen. Wahrscheinlich handelte es sich aber, wie seinerzeit von ihm gewünscht, um Kurse oder Vorlesungen in Gestalt von Blockunterricht,[60] deren Titel wegen der umständlichen Kommunikation mit London bei Redaktionsschluß der Vorlesungsverzeichnisse noch nicht vorlagen. Vermutlich wurden sie relativ kurzfristig durch Aushang auf dem Klinikgelände bekanntgegeben. Als Reisespesen für seinen Aufenthalt in Hamburg im Zusammenhang mit seiner kurzfristig angesetzten Antrittsvorlesung am 5. oder 6. Mai 1952 und der mit diesem Termin verbundenen Überreichung der Ernennungsurkunde[61] hatte Türkheim eine Vergütung von 200,– DM erhalten.[62] Sein Antrag an die Hochschulbehörde, ihm zu seinen weiteren Aufenthalten in Hamburg zur Erfüllung seiner Lehrverpflichtungen einen finanziellen Beitrag zu gewähren, wurde jedoch abschlägig beschieden.[63] So mußte er sogar die durch seine Pflichten als Honorarprofessor entstehenden Unkosten vollständig aus eigener Tasche tragen.

Außerdem stellte Türkheim Wiedergutmachungsansprüche an die Freie und Hansestadt Hamburg.[64] Der alliierte Wiedergutmachungsplan ließ im Gegensatz zu den vorläufigen Repatriierungsvorschriften deutscher Verwaltungsbehörden keinen Zweifel daran, daß die Ausbürgerung durch das nationalsozialistische Regime mit allen ihren Folgen Unrecht war. Dies begründete einen Anspruch der Opfer auf Wiedergutmachung. Durch Meinungsverschiedenheiten unter

sor durch den Senat, 15.2.1952, StAH, 361-6 Hochschulwesen, Dozenten- und Personalakten IV 1497, Bl. 102 f. und 111.

[58] Zeitungsausschnitt aus *Die Welt*, 8.5.1952, ebd., Bl. 113.

[59] Personal- und Vorlesungsverzeichnis der Universität Hamburg, Wintersemester 1952/53 bis Wintersemester 1954/55.

[60] Auf einer solchen Vermutung beruht wohl auch die Angabe von Nicolaysen, er habe zwei- bis dreiwöchige Blockveranstaltungen angeboten, Nicolaysen 2008, S. 137.

[61] Türkheim an den Leitenden Regierungsdirektor von Heppe, Schulbehörde, 17.4.1952, StAH, 361-6 Hochschulwesen, Dozenten- und Personakten IV 1497, Bl. 107.

[62] S. Barquittung, ausgestellt für Hans Türkheim, 7.5.1952, ebd., Bl. 112.

[63] Oberregierungsrat Baring, Schulbehörde, an Türkheim, 10.11.1953, ebd., Bl. 128; vgl. auch Nicolaysen 2008, S. 147.

[64] Antrag von RA Carl Seiring an die Personalstelle der Universität, 16.3.1951, ebd., Bl. 79 f.; RAA Behn und Baasch an das Personalamt der FHH, 17.7.1951, ebd., Bl. 85. – Zur Wiedergutmachung in Hamburg allgemein s. DJH, S. 276 f., s. v.

den Besatzungsmächten im Zeichen des beginnenden Kalten Krieges wurde jedoch die Verabschiedung eines von ihnen geplanten Wiedergutmachungsgesetzes blockiert. So blieb es schließlich den beiden deutschen Staaten anheimgestellt, zu regeln, was jene begonnen und nicht abgeschlossen hatten. Viele Schicksale belegen, daß NS-Opfern dabei oftmals nicht die Gerechtigkeit zuteil wurde, auf die sie Anspruch gehabt hätten.[65]

Türkheim war in dieser Beziehung relativ glücklich. Aufgrund des Bundesgesetzes zur *Regelung der Wiedergutmachung nationalsozialistischen Unrechts für die im Ausland lebenden Angehörigen des öffentlichen Dienstes* vom April 1953[66] wurden auf seinen Wiedergutmachungsantrag hin seine Pensionierungsansprüche anerkannt. In einem Schreiben vom 19. Dezember 1953 an den Senat der Freien und Hansestadt Hamburg befürwortete die Hochschulabteilung „ein Ruhegehalt auf der Grundlage seines letzten Dienstvertrages bzw. als Oberarzt im Sinne der Reichsassistentenordnung".[67] Am 11. Februar 1954 erhielt er einen entsprechenden Wiedergutmachungsbescheid mit der einleitenden Bemerkung:

> Die Freie und Hansestadt Hamburg ist bereit den im Ausland lebenden Geschädigten, die ihre Bindungen zur neuen Heimat nicht zu lösen wünschen, dennoch ein Ruhegeld zu gewähren.[68]

In dem Schreiben wurden ihm Pension und Hinterbliebenenversorgung nach den Regelungen für die hamburgischen Staatsangestellten zugesprochen. Für die Berechnung wurde die Zeit seiner Zwangsemigration mitberücksichtigt und eine Dienstzeit vom 4. Mai 1921 bis zum 31. März 1951 zugrunde gelegt. Sein Antrag auf Rückerstattung der am 19. September 1936 gezahlten Reichsfluchtsteuer – immerhin 1219,23 RM[69] – wurde allerdings abgelehnt, da ein Nachweis für die Zahlung nicht zu erbringen gewesen war. Anfragen der Oberfinanzdirektion Hamburg nach Belegen dafür beim Finanzamt Rechtes Alsterufer sowie beim Bankhaus Wilhelm Rée jr., das seinerzeit die Überweisung durchgeführt hatte, waren erfolglos geblieben.[70]

Seiner Rehabilitation durch die Hamburger Medizinische Fakultät und der Anerkennung seiner Pensionsansprüche aus seiner gewaltsam unterbrochenen

[65] S. Lehmann 1991, S. 92-105; Büttner 2008.

[66] Zu den allgemeinen Auswirkungen vgl. Büttner 2008, S. 55.

[67] Mitteilung der Hochschulabteilung der Schulbehörde an den Senat der FHH, 19.12.1953, StAH, 361-6 Hochschulwesen, Dozenten- und Personalakten IV 1497, Bl. 129 f.

[68] Abschrift des Wiedergutmachungsbescheids des Senats der FHH, 11.2.1954, ebd., Bl. 132-134.

[69] Wiedergutmachungsamt beim Landgericht Hamburg an die Finanzbehörde der FHH, 9.7.1952, StAH, 314-15 Oberfinanzpräsident Ablage 1998, T 37, Bl. 201 f.

[70] Oberfinanzdirektion Hamburg an das Wiedergutmachungsamt beim Landgericht Hamburg, 13.3.1952, ebd., Bl. 207 f.

Lehrtätigkeit durch die Hansestadt konnte sich Türkheim indes nicht mehr lange erfreuen. Auf der Frühjahrstagung der C.D.S. im April 1955 wurde allen Teilnehmern offenbar, daß seine Gesundheit in der letzten Zeit schwer gelitten hatte. Daraus zog er selbst die Konsequenzen und gab nach seinem letzten Vortrag – er befaßte sich mit der Geschichte der zahnärztlichen Praxis – nach zehn Jahren im Amt seinen Rücktritt als Präsident bekannt. Bereits ein paar Stunden später verschlechterte sich sein Gesundheitszustand rapide. Am Mittwoch, dem 27. April 1955, starb Hans Türkheim im Alter von 65 Jahren an den Folgen eines Herzinfarkts.[71] Offenbar hatte er schon seit geraumer Zeit an einer koronaren Herzerkrankung gelitten, was aus heutiger Sicht bei einem starken Raucher wie ihm nicht verwundert. Hinweise darauf – z. B. die Andeutung von Problemen beim Treppensteigen – finden sich bereits in dem Hamburger Reisebericht von 1948.[72] Die Beerdigung fand zwei Tage später in London statt.

[71] S. Reif 1983, S. 2.

[72] Reisebericht Turkheim, StAH 622-1 Familienarchive 55 B 5, S. 22.

3.9 Türkheim als Mensch

Die verfügbaren Quellen beleuchten vornehmlich den äußeren Lebensweg Türkheims und liefern Informationen über seinen wissenschaftlichen Werdegang und seine Leistungen als Forscher. Für eine Charakterisierung des Privatmannes Hans Türkheim lassen sich darin bedauerlicherweise nur sehr spärliche Anhaltspunkte finden, die hier zusammengetragen werden sollen.

3.9.1 Außerwissenschaftliche Interessen

Die Beschäftigung mit geistigen Dingen, Kunst und Literatur war in Türkheims kultiviertem bildungsbürgerlich geprägtem Elternhaus selbstverständlich gewesen und blieb für ihn selbst zeitlebens ein tiefes Bedürfnis. So hörte er während seines Studiums und seiner Assistentenzeit in München neben den fachlichen Pflichtveranstaltungen Vorlesungen an der Philosophischen Fakultät über Literaturkritik und Kunstgeschichte. Nach der Rückkehr in seine Vaterstadt dürfte er am reichen kulturellen Leben Hamburgs teilgenommen haben, auch wenn in den vorliegenden Quellen konkrete Belege dafür fehlen. In der Londoner Emigration jedenfalls fand er trotz seiner starken Inanspruchnahme durch zahnärztliche Praxis, Forschung und standespolitische Aktivitäten noch Zeit, seinen geistigen Interessen, der Beschäftigung mit Kunst und moderner Literatur, nachzugehen. Schon zu Beginn des Krieges, im Februar 1940, wurde Türkheim in die Royal Society of Arts aufgenommen, die alle Bereiche von Kunst und Gewerbe fördert,[1] u. zw. auf Vorschlag von Fritz Mangold[2], der ihr selbst angehörte. Türkheim war zudem ein begeisterter Fotograf, der diese Liebhaberei auch in seinem Beruf zu nutzen wußte.[3]

3.9.1 Soziales Engagement

Türkheim war bei seinen Kollegen allgemein beliebt und respektiert. In Großbritannien war er besonders bekannt für seinen Einsatz für andere, insbesondere für seine Überredungskunst gegenüber den englischen Behörden, wenn es um die Anerkennung der Qualifikation von Flüchtlingen und deren Praxiszulassung ging.[4] Noch nach dem Krieg engagierte er sich für Spätemigranten, denen die Aufnahme ins Dentists Register verweigert worden war, und ließ sich keine

[1] Freundliche Mitteilung von Susan Bennett, Curator of the Royal Society of Arts, E-Mail vom 25.9.2000; vgl. auch Salomon 1955b, S. 5.

[2] Näheres zu ihm war nicht zu ermitteln.

[3] S. unten Kap. 4.2.3.

[4] S. Reif 1983, S. 2.

Gelegenheit entgehen, um Unterstützung für diese benachteiligten Kollegen zu werben, z. B. bei seinen britischen Patienten,[5] unter denen sich dank seines wachsenden Renommees auch einflußreiche Persönlichkeiten befunden haben dürften. Aufgrund seiner Initiative wurde 1957 ein spezieller Paragraph in den *Dentist Act* eingefügt, der die Bedingungen für die Approbation von Immigranten verbesserte,[6] indem er die Zulassung „of certain classes of foreign-educated dentists" ohne weitere Prüfung gestattete.[7]

Türkheim setzte sich in Großbritannien für alle vertriebenen Fachkollegen unabhängig von ihrer Herkunft und ihrem Glauben ein; ein Freund rühmt ihm außergewöhnlichen „sense of group responsibility and 'esprit de corps'" nach.[8] Darüber hinaus engagierte er sich aber besonders für seine jüdischen Leidensgenossen, wie er dies bereits in Hamburg als Mitglied des Ordens B'nai B'rith getan hatte. Wie oben berichtet, war er aktives Vorstandsmitglied der Association of Jewish Refugees, einer Organisation, die sich allgemein für die Belange der jüdischen Flüchtlinge aus Kontinental-Europa einsetzte.[9] Gegenüber Hamburger Emigranten kannte seine Hilfsbereitschaft kaum Grenzen. Beispielsweise verhalf er Benno Fränkel (1909–?), einem seiner früheren Schüler und promovierten Zahnarzt, nicht nur zu einem englischen Einreisevisum, so daß dieser im August 1939, eine Woche vor Kriegsausbruch, noch nach England emigrieren konnte, er nahm ihn in den ersten Monaten auch in seinem eigenen Haus auf.[10]

So ist es nicht verwunderlich, daß sich die Reden auf der Gedächtnisveranstaltung nach seinem Tod und die Nachrufe von Autoren aus Großbritannien, wo er sich durch seine persönliche Integrität und Menschlichkeit viele Freunde erworben hatte, nicht auf seine wissenschaftlichen Verdienste beschränkten. Die allmonatlich in London erscheinende Emigrationszeitung *AJR Information* widmete seinem Gedächtnis einen Artikel,[11] der an seinen großen persönlichen Einsatz für die Betreuung von jüdischen Vertriebenen erinnerte.

[5] S. Salomon 1955b, S. 6.

[6] S. ebd., S. 3.

[7] S. ebd., S. 2.

[8] Ebd., S. 5.

[9] Freundliche Auskunft von Marion Koebner, E-Mail vom 15.1.2001; AJR Information June 1955, S. 9.

[10] 1932 Zahnärztliche Prüfung, 1932 Promotion mit einem medizinischen Thema *Beitrag zur Klinik der Orbitalphlegmone*, s. Lebenslauf in Fraenkel 1932, S. 22. Bis 1938 in Hamburg-Altona in eigener Praxis tätig, im Gefolge der Reichspogromnacht kurzzeitig inhaftiert, 1939 Ausreise nach England, 1943 Zulassung zur zahnärztlichen Praxis, s. Depmer 1993, S. 115.

[11] E[ngel] 1955, S. 9. Er ist nur mit den Initialen R. F. E. gezeichnet, aufzulösen als „Richard [F.] Engel", der (s. oben Kap. 3.6.3.2) der erste Präsident der C.D.S. gewesen war.

3.9.3 Persönlichkeit

Aus seiner Hamburger Zeit ist über Türkheims Naturell lediglich eine knappe Bemerkung in der unveröffentlichten Familiengeschichte seines Vetter Leo Lippmann überliefert, die ein Schlaglicht auf sein persönliches Auftreten wirft:

> „Dr. Hans Türkheim, der ein hochangesehener, vielbeschäftigter Zahnarzt, Privatdozent und Professor an der Hamburger Universität wurde, [...] hat den Witz und den Geist seiner Eltern geerbt und wurde so ein überaus amüsanter Gesellschafter."[12]

Für die Londoner Zeit gewähren jene Erinnerungsansprachen von Kollegen einen weiteren Einblick in seine souveräne Persönlichkeit, seinen ungemein liebenswürdigen Charakter und seine allgemeine Lebenseinstellung. Ein halbes Jahr nach Türkheims Tod, am 29. Oktober 1955, veranstaltete die C.D.S. das erste „Memorial Meeting" zu seinen Ehren, um seiner Verdienste um die standespolitischen und wissenschaftlichen Ziele der Gesellschaft zu gedenken, die er geradezu als sein Kind betrachtet hatte.[13] Es fand im Royal College of Surgeons statt und wurde mit den langsamen Sätzen aus Streichquartetten von Ludwig van Beethoven und Joseph Haydn festlich umrahmt. Die Gedenkreden, die anschließend gemeinsam als Erinnerungsschrift veröffentlicht wurden, hatten drei Mitglieder der Gesellschaft verfaßt, die zu seinen engsten Freunden gehört hatten, ihr damaliger Präsident Walter Reif (1905–?),[14] Fritz Salomon, einer ihrer Mitgründer, sowie William Grossmann,[15] der mit Türkheim seit 1939 engen Kontakt gepflegt hatte. In ihren Nachrufen hoben sie neben seinem Engagement für die zahnmedizinische Wissenschaft und für die Verbreitung ihrer Erkenntnisse unter den Praktikern[16] allesamt seine hochherzige und geradlinige Wesensart hervor. Reif rühmte ihn, der für seine Freunde in England einfach „Turkey" war, als einen Mann, der sich mit seiner Warmherzigkeit überall Freunde erwarb.[17]

[12] Ms. Lippmann I, StAH, 622-1 Familienarchive 55 A 12, S. 61.

[13] S. Reif 1955.

[14] Geburtsjahr aus dem Anhang seiner Dissertation, Reif 1928; Todesjahr nicht zu ermitteln. 1927 zahnmedizinisches Staatsexamen an der Universität Bonn 1927, dann außerplanmäßiger Assistent des Zahnärztlichen Universitätsinstituts unter Alfred Kantorowicz, 1928 Promotion, danach bis zum Entzug der Kassenzulassung in eigener Praxis tätig, wahrscheinlich 1935 Emigration nach London, s. Depmer 1993, S. 129. Von 1935 bis 1991 im britischen Dentists Register eingetragen; praktizierte anfangs in unmittelbarer Nähe der Praxis Lewin/Türkheim (17 Devonshire Place). Freundliche Auskunft von Melanie Parker, Museum Education Officer des BDA Dental Museum, E-Mail vom 31.7.2007.

[15] Lebensdaten nicht zu ermitteln. 1946 in England approbiert, von 1947 bis 1982 im Dentists Register verzeichnet, niedergelassen in der Harley Street in London, der angesehensten Adresse für Mediziner, 1954 Diplom in Kieferorthopädie. Freundliche Auskunft von Melanie Parker, Museum Education Officer des BDA Dental Museum, E-Mail vom 9.8.2007.

[16] Vgl. auch unten Kap. 4.4.

[17] S. Reif 1955.

Die Darstellung von Türkheims Lebenslauf und akademischer Karriere sowie die ausführliche Würdigung seiner Persönlichkeit hatte Salomon übernommen, dessen Ansprache wegen seiner krankheitsbedingten Abwesenheit von Max Adler[18] verlesen wurde. Salomon charakterisierte den Verstorbenen als selbstlosen, stets hilfsbereiten Menschen und verläßlichen Freund. Als besondere und seltene Eigenschaften hob er seine Gabe hervor, sich die Meinungen anderer in Ruhe anzuhören, und seine uneingeschränkte Bereitschaft, ratsuchende Kollegen an der Fülle seines Fachwissens teilhaben zu lassen, das er seiner ungewöhnlichen Belesenheit verdankte. In unerschütterlicher Gelassenheit habe sich Türkheim stets tolerant gegenüber den Schwächen anderer gezeigt und aufopfernd um seine Patienten bemüht, selbst wenn sie seine Hilfe zu höchst ungewöhnlichen Zeiten in Anspruch nahmen. Nicht zuletzt erinnerte er an Türkheims Großzügigkeit gegenüber jedermann und die außergewöhnlichen Gastfreundschaft, die der Vorstand der C.D.S im Hause Türkheim stets genossen hatte, vom Gastgeber bereits an der Tür mit Zigarrenkiste und Zigarettenschachtel in der Hand empfangen. „An inimitable warmth would envelop you when meeting him at home.“[19]

Mit den Worten, mit denen er seine Skizze der Lebensstationen seines Freundes beendete und die an dessen Prägung durch die deutsche akademische Kultur erinnerten, soll Salomon auch das letzte Wort haben:

> In him I found the embodiment of the idea that environmental conditions make and leave a mark on the mental and spiritual development of man. Born in Hamburg [...] with its climate not unlike that of England, and particularly London, he was quick to adapt himself to the climate on this side of the channel – physically and socially alike. His very quiet, unassuming and kindly manner was and remained representative of what was good in the German academic class. Both in culture and in etiquette [...] he belonged to what is called – on both sides of the channel – the "Old School." Politeness, good form, "bien séance" – these were his distinguishing characteristics in matters of personal conduct.[20]

[18] Lebensdaten nicht zu ermitteln; 1922 in Würzburg mit dem Thema *Zur Behandlung der schweren Magengeschwürsblutungen* zum Dr. med. promoviert, Adler 1922. Adler war gleichfalls ein persönlicher Freund Türkheims.

[19] S. Salomon 1955b, bes. S. 5.

[20] Ebd., S. 5.

4 Türkheim als Wissenschaftler

4.1 Wissenschaftliches Werk

Nicht weniger als 95 Veröffentlichungen Türkheims, darunter drei Monographien und mehrere Handbuchbeiträge, zeugen von einer gut vier Jahrzehnte währenden Tätigkeit als Forscher und wissenschaftlicher Autor, die bis auf die 14jährige Publikationspause in der Emigration zwischen 1935 und 1949 kontinuierlich verlief. In den Jahren 1914 bis 1935 sowie 1950 bis 1955 legte er jedes Jahr regelmäßig zwischen zwei und fünf Beiträgen in zahnmedizinischen Zeitschriften vor. In den Anfangsjahren publizierte er ausschließlich in deutschsprachigen Fachblättern, in der *Zahnärztlichen Rundschau*, der *Deutschen Zahnärztlichen Wochenschrift*, der *Deutschen Monatsschrift für Zahnheilkunde*, den *Ergebnissen der gesamten Zahnheilkunde*, der *Vierteljahrsschrift für Zahnheilkunde*, der *Zeitschrift für Stomatologie*, dem *Korrespondenzblatt für Zahnärzte* und der *Deutschen Zahnärztlichen Zeitschrift* sowie der *Hamburger Wochenschrift für Aerzte, Zahnärzte und Krankenkassen*. Ab 1950 veröffentlichte er bis auf eine Ausnahme[1] nur noch in der englischsprachigen Fachpresse, im *British Dental Journal* sowie im *Journal of the American Dental Association*, im *Journal of Dental Research* (St. Louis), im *International Dental Journal*, in *The Dental Record* (1955 umbenannt in *The Dental Practitioner*), im *New York Dental Journal* und im *Year-Book of Dentistry*.

Soweit Türkheim Grundlagenforschung betrieb, ging es ihm nicht allein um den theoretischen Erkenntnisgewinn, sondern stets auch um Verbesserungen der zahnärztlichen Behandlung aufgrund der neuen wissenschaftlichen Erkenntnisse. So wählte er in den Jahren 1914 bis 1935 als wichtigsten Forschungsschwerpunkt die Klärung der Kariesursachen, um daraus wirkungsvollere Präventionsstrategien entwickeln zu können. Dazu führte er neben der Zusammenstellung von Kariesstatistiken experimentelle Untersuchungen zu verschiedenen Aspekten der Thematik durch, so zur Histologie des Zahnschmelzes und des Zahnbeins, zur psychophysiologischen Reaktion der Mundhöhle und der Zähne sowie zur Zusammensetzung und zur Wirkung des Speichels auf die Zähne. Zu diesen Problemen lieferten auch seine Schüler in ihren Doktorarbeiten Beiträge. Hinzu kommen einige Veröffentlichungen zu Gebieten wie zahnärztliche Anästhesiologie, Röntgenbildauswertung und Prothetik.

[1] Türkheim II 1950, erschienen in der *Deutschen Zahnärztlichen Zeitschrift*.

In England, wo er seine praktischen Forschungen erst nach einiger Zeit wieder aufnehmen konnte, konzentrierten sich seine Untersuchungen wiederum auf die Kariesfrage, zu der er mehrere bakteriologische Studien vorlegte. In den Jahren 1949 bis 1955 erschienen insgesamt 16 weitere Veröffentlichungen.[2] In den letzten drei Jahren seines Lebens beschränkte sich Türkheim auf materialkundliche Arbeiten. So galt eine seiner letzten Untersuchungen der Entwicklung eines antibakteriell wirkenden Füllungszements, eine praxisbezogene Arbeit, die in der englischsprachigen Fachpresse auf großes Interesse stieß.[3] Die Wahl eines eher praktisch ausgerichteten Forschungsbereichs hing zweifellos auch mit seinen veränderten Arbeitsbedingungen in Großbritannien zusammen. Bis in die Nachkriegszeit hinein hatte er keinen Zugang zu einem wissenschaftlichen Laboratorium, so daß er weit über 100 bakteriologische Experimente unter schwierigen Bedingungen in seiner Privatwohnung unternehmen mußte; erst in den letzten acht Jahren seiner wissenschaftlichen Tätigkeit erhielt er die Möglichkeit, neben seinen privaten Forschungen am Research Department des International Serum Institut in London, Mill Hill, bakteriologische Untersuchungen mit einer angemessenen Laborausstattung durchzuführen. Informationen über das Zustandekommen und die genaueren Bedingungen dieser Kooperation waren nicht zu erhalten, da die Institution nicht mehr existiert.[4] Immerhin erschienen einige seiner Nachkriegsveröffentlichungen unter ihrer Adresse.[5] In der Nachkriegszeit war ihm Kantorowicz bei seinen wissenschaftlichen Untersuchungen eine große Hilfe, indem er ihm die gewünschte Fachliteratur aus Deutschland besorgte oder eigene Zusammenfassungen von Werken zukommen ließ, die Türkheim in London nicht zugänglich waren.[6]

Zu anderen Bereichen der Zahnheilkunde veröffentlichte Türkheim nur wenige teilweise kurz gehaltene Mitteilungen, so einige kasuistische Beiträge (II 1913a, II 1932b), eine Empfehlung für die Pflege und Hygiene von Injektionskanülen und Spritzen (II 1919) und einen Beitrag zur Desinfektion und Sterilisation von Zahnabdruckmaterialien (II 1951), eine praktisch-ergonomische Studie *Über das Arbeiten im Sitzen* (II 1928b) sowie als Gelegenheitsschrift eine vergleichende

[2] S. Grossmann 1955, S. 7 f.

[3] Veröffentlichungen über diese Studien finden sich im *British Dental Journal*, *Dental Record* und *Journal of Dental Research* (Türkheim II 1953a, 1955a und 1955 b); Referate und Rezensionen dazu erschienen im *Journal of the American Dental Association* (Anonymus 1954 und 1955b) und im *New York State Dental Journal* (Anonymus 1955a).

[4] Auch Peter Turkheim, der sich schon vor Jahren vergeblich bemüht hatte, Näheres über die dortige Tätigkeit seines Vaters in Erfahrung zu bringen, konnte mir nichts darüber sagen.

[5] Türkheim II, 1949d und 1955b.

[6] Türkheim an Kantorowicz, 7.4.1953, Nachlaß HT.

kulturhistorische Abhandlung über *Die Zähne des Menschen in ethnologischer und völkerpsychologischer Beziehung* (III 1929e).

In seinen Veröffentlichungen knüpfte Türkheim in der Regel nach einem geschichtlichen Abriß mit umfassenden Referaten zum Forschungsstand anhand der deutschen und ausländischen Fachliteratur[7] an die Ergebnisse seiner Fachkollegen an, die er stets kritisch besprach, mit Hilfe von umfangreichem eigenem Untersuchungsmaterial nachprüfte sowie durch eigene Beobachtungen und Schlußfolgerungen ergänzte. So förderte Türkheim sein Fach nicht nur durch eigene Untersuchungen, sondern auch durch die Rekapitulation der Vorgeschichte und die ausführliche Erörterung des Diskussionsstandes aktueller Probleme der Stomatologie. Dazu trug nicht zuletzt seine ausführliche Berichterstattung über die Fortschritte seiner Arbeitsschwerpunkte in den *Fortschritten der Zahnheilkunde* und Kantorowicz' *Handwörterbuch der gesamten Zahnheilkunde* während seiner Hamburger Zeit bei.[8] Auch dies ist, zumal angesichts der Bemühungen der damaligen Zahnheilkunde, eine solide wissenschaftliche Basis für ihr lange Zeit eher praktisch-technisches Fach zu gewinnen, eine nicht zu unterschätzende Leistung.

In den folgenden Kapiteln werden Türkheims Arbeiten zu seinen Hauptarbeitsfeldern vorgestellt; dabei wird der Versuch unternommen, ihren Stellenwert in dem jeweiligen Forschungsgebiet aufzuzeigen. Für die Darstellung der Vorgeschichte seiner verschiedenen Forschungsthemen wurden neben den Standardwerken von Walther Hoffmann-Axthelm, Wolfgang Strübig und Hedvig Strömgren sowie historischen Monographien und Aufsätzen vornehmlich die Hinweise auf Arbeiten seiner Vorgänger in seinen eigenen Publikationen ausgewertet.

[7] Gelegentlich unvollständige Angaben in seinen Literaturverzeichnissen könnten allerdings darauf hindeuten, daß er nicht immer alle zitierten Artikel selbst eingesehen hat.

[8] Vgl. die Nachweise in seiner Ergographie in Kap. 6.2.1, Abschnitt III.

4.1.1 Histologische Untersuchungen

Als Assistent am Zahnärztlichen Universitäts-Institut in München 1913/14 begann Türkheim unter Berten seine wissenschaftliche Laufbahn mit einem histologischen Thema. Voraussetzung für Studien über den Feinbau des Gewebes war die Erfindung des Mikroskops um 1600 unter Verwendung von Vergrößerungsgläsern, wie sie von Tuchmachern für die Prüfung der Stoffqualität benutzt wurden. Schon rund 50 Jahre später hatte sich die medizinisch-wissenschaftliche Mikroskopie etabliert. Der niederländische Naturforscher Antoni van Leeuwenhoek (1632–1732) konstruierte als einer der ersten mit selbstgeschliffenen Linsen einfache Mikroskope, mit denen er Vergrößerungen bis zum 270fachen erreichte. Er beschrieb nicht nur erstmals Mikroorganismen als kleine bewegliche Objekte und teilte sie in verschiedene Formen ein, er beschrieb auch als erster die Dentinfasern des Zahnes. Nach der Einführung achromatischer Linsen in den 1820er Jahren wurde die Optik des Lichtmikroskops immer weiter verbessert. [1]

Seit Mitte des 19. Jahrhunderts brachte u. a. die Jenaer Firma von Carl Zeiss (1816–1888)[2] seine Entwicklung voran. Vergrößerungen um das 1440fache ermöglichten zuverlässige, klare, lichtstarke Bilder mit hoher Auflösung. Der von dem Zeiss-Mitarbeiter Ernst Abbe (1840–1905)[3] entwickelte Beleuchtungsapparat (1869) sowie seine Erfindung des Mikroskops mit homogener Immersion (1876) verbesserte die Qualität der Mikroskopie durch beträchtliche Erhöhung der Bildschärfe weiter.[4] Ende des 19. Jahrhunderts wurde bereits eine 2000fache Vergrößerung erreicht.[5] Anfang des 20. Jahrhunderts waren es wiederum zwei Zeiss-Mitarbeiter, Henry Friedrich Wilhelm Siedentopf (1872–1940)[6] und der aus Österreich stammende spätere Nobelpreisträger für Chemie Richard Adolf Zsigmondy (1865–1929), welche die Ultramikroskopie erfanden, mit der kleinste Teilchen wie Kolloide nunmehr sichtbar gemacht werden konnten.[7]

Des weiteren eröffnete die Entwicklung der Mikrofotografie, die das zu untersuchende Objekt in sehr hoher Vergrößerung im Bild fixierte, neue Möglichkeiten

[1] S. Schott 2000, S. 120; Ring 1997, S. 145; Schmitz 1989, S. 149 f. Vgl. auch ebd., S. 116-177.

[2] Gloede 1986, S. 120.

[3] Physiker und Sozialreformer. Zu ihm s. NDB, Bd. 1, S. 2-4 und 6, Bd. 3, S. 457; Gloede 1986, S. 120, 146 f.

[4] S. Gloede 1986, S. 148-151.

[5] S. Strömgren 1945, S. 152.

[6] Zu ihm s. DBE, Bd. 9, S. 309.

[7] S. Gloede 1986, S. 152. Zsigmondy erhielt 1925 den Nobelpreis für Chemie „für die Aufklärung der heterogenen Natur kolloidaler Lösungen sowie für die dabei angewandten Methoden, die grundlegend für die moderne Kolloidchemie sind", http://de.wikipedia.org/wiki/Richard_Zsigmondy (eingesehen 12.11.2005).

des Austausches über morphologische Befunde.[8] Erste Anfänge dieses Verfahrens finden sich schon im 19. Jahrhundert. Bereits 1839 wurden Versuche unternommen, das mikroskopische Bild auf Silberplatten fotografisch festzuhalten. Schon wenig später etablierte sich die Technik, fotografische Negative durch Umdruck auf Chlorsilberpapier in beliebiger Zahl zu vervielfältigen. Da bei der Abbildung von mikroskopischen Objekten das grobe Korn der Trägerschicht ein unüberwindliches Hindernis für die getreue Wiedergabe darstellte, entwickelte der Erlanger Professor für Anatomie und Physiologie Joseph (von) Gerlach (1820–1896)[9] zu Beginn der 1860er Jahre ein absolut durchsichtiges Material, ein anfangs mit einer jodhaltigen Eiweißschicht, später mit jodhaltigem Collodion überzogenes Glas. Dies war ein wesentlicher Schritt hin zur exakten Reproduktion in der mikroskopischen Fotografie, der diesem Verfahren weite Verbreitung sicherte[10] und die Diskussion über mikroskopische Befunde unter den Forschern erheblich erleichterte.

Erste Ansätze zum Studium des Feinbaus der Zähne finden sich in der medizinischen Literatur Ende des 17. Jahrhunderts. 1689 berichtete der durch seine Studien über die Knochenstruktur bekannte Londoner Arzt und Anatom Clopton Havers (1650–1702)[11] in seinem Werk *Osteologia nova, or Some New Observations of the Bones, and the Parts belonging to them* erstmals über den inneren Aufbau der Zähne und deren Halteapparat. Ihm fielen bereits die verschiedenen Zahnschichten auf; so unterschied er einen knochenartigen Teil (Dentin) von einem mit Streifen durchzogenen, der die Eigenschaften von Stein aufwies (Schmelz).[12] Daß die Feinstruktur des Zahnes in großen Zügen bereits seit Mitte des 19. Jahrhunderts bekannt war, ist vor allem dem schwedischen Anatomen Anders Retzius (1796–1860)[13], dem zunächst in Breslau und ab 1850 in Prag wirkenden Physiologen Jan Evangelista Purkyně (1787–1869)[14] und dessen Schülern Meyer Fraenkel und Isaak Raschkow (beide um 1835)[15] sowie dem Pariser Arzt Émile Magitôt (1833–1897)[16] zu verdanken. In seiner preisgekrönten Dissertation von 1857 zeigte der damals 24jährige Magitôt sehr genaue Aufnahmen aus den Zahnbildungsphasen, vom Schmelzorgan, den Odontoblasten und

[8] S. Walkhoff 1924, S. 521.

[9] Zu ihm s. NDB, Bd. 6, S. 181; zu seinen Leistungen Stahnisch 2005.

[10] S. Gerlach 1863, S. 1-9.

[11] Lebensdaten nach Pschyrembel 2002, S. 664.

[12] S. Havers 1691, S. 78-88; Schroeder 2000, S. 37, 81.

[13] Lebensdaten nach Pschyrembel 2002, S. 1447.

[14] Zu ihm s. Hoffmann-Axthelm 1985, S. 486. Er erfand u. a. eine Technik zur Herstellung von Schliffpräparaten und entkalkten Schnitten, ebd., S. 439.

[15] Von beiden Doktoranden Purkyněs waren keine genauen Lebensdaten zu ermitteln.

[16] Zu ihm s. Kühnöhl 1940; Hoffmann-Axthelm 1985, S. 484;; Strübig 1989, S. 109.

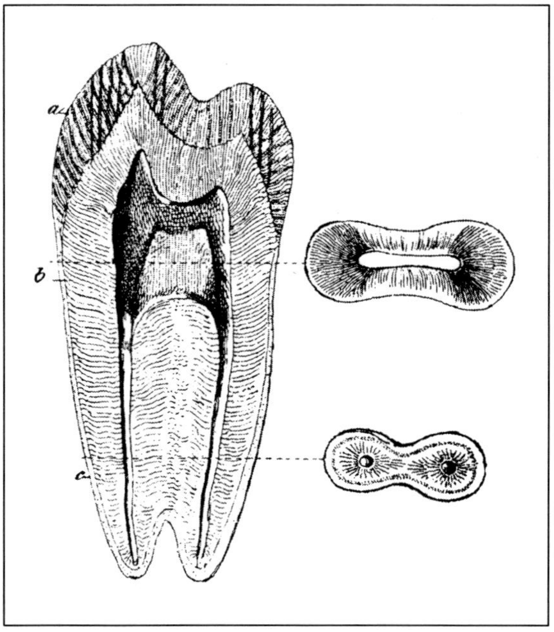

Abb. 12: Längs- und Querschnitte eines Prämolaren im Unterkiefer. (a) Verlauf der Schreger-Hunter' Streifung im Schmelz, (b) Zahnbeinfibrillen im Dentin, (c) Wurzelzement (Strömgren 1945, S. 147, nach Fraenkel 1835).

dem Alveolarsack sowie von Ausschnitten des Eckzahnes mit allen seinen Schichten.[17] Die Abbildungen 12 und 13 stammen aus Fraenkels Dissertation von 1835, in der er auch erstmals menschliches Wurzelzement abbildete.[18]

Der komplizierte Aufbau des Zahnschmelzes mit seinen verschiedenen Strukturerscheinungen stellte die Histologen vor einige Probleme. Einer der ersten, der sich eingehend mit der Feinstruktur dieser obersten Zahnschicht befaßte, war der bekannte englische Chirurg John Hunter (1729–1793).[19] Andere namhafte Anatomen wie Christian Heinrich Theodor Schreger (1768–1833)[20] und der schon genannte Anders Retzius lieferten anhand von mikroskopischen Untersuchungen weitere Erkenntnisse zum histologischen Aufbau des Zahnschmelzes.

[17] S. Strömgren 1945, S. 146, 153.

[18] S. Hoffmann-Axthelm 1985, S. 437.

[19] Lebensdaten nach Pschyrembel 2002, S. 733.

[20] S. Hoffmann-Axthelm 1985, S. 488.

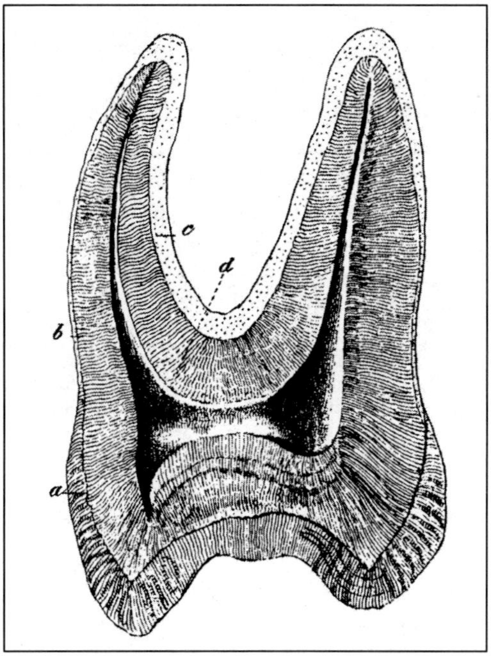

Abb. 13: Längsschnitt eines Molaren im Oberkiefer. a, b und c wie Abb. 12, (d) dicke Dentinschicht zwischen den Wurzeln (Strömgren 1945, S. 148, nach Fraenkel 1835).

Die nach Schreger und Hunter benannte Streifung beschreibt eine optische Erscheinung, die den wellenartigen Prismenverlauf (vgl. Abb. 12, a) wiedergibt. Im Längsschnitt eines Zahnes wechseln sich längs- und quergetroffene Prismen ab, wobei deren Kreuzungen eine Hell-(längsgeschnittene Prismen)-Dunkel-(quergeschnittene Prismen)-Streifung erzeugen.[21] Die Retzius-Streifen, die auch als Wachstumslinien bezeichnet werden, finden sich im Querschliff über den ganzen Schmelz verteilt und verlaufen von der Schmelz-Dentin-Grenze schräg zur Zahnoberfläche.[22] Sie erwiesen sich als Folgeerscheinung periodischer Störungen der normalen Verkalkung, da ihre Schmelzprismen einen höheren Gehalt an an organischem Gewebe aufweisen.[23]

[21] S. Leonhardt 1990, S. 422; Nolden 1994, S. 14.

[22] S. Schroeder 2000, S. 63-65.

[23] S. Türkheim II 1914, S. 733, unter Hinweis auf Viktor von Ebner (s. unten) und Walkhoff.

4.1.1.1 Untersuchungen zur Zahnschmelzhypoplasie

Türkheims besonderes Interesse galt anfänglich der Zahnschmelzhypoplasie, einem in der ärztlichen und zahnärztlichen Praxis zuvor schon oftmals beobachteten Defekt der obersten Zahnschicht, die dem Angriff von Säuren und Bakterien zuerst ausgesetzt ist und damit bei der Kariesentstehung als Eintrittspforte eine zentrale Stelle einnimmt. Bei seinen Untersuchungen legte er sein besonderes Augenmerk auf Entstehung, Histologie und Mineralisation des normalen Schmelzes, um auf dieser Basis die pathologischen Veränderungen erklären zu können. Zu Beginn der Neuzeit waren solche Schmelzdefekte mit äußeren Einflüssen wie Verätzungen in Zusammenhang gebracht und daher mit dem Begriff „Erosion" bezeichnet worden, den Türkheim auf den französischen Chirurgen Ambroise Paré (1517–1590)[24] zurückführt.[25] Gründlicher untersucht wurden sie erstmals von Robert Bunon (1702–1748)[26] aufgrund von Beobachtungen im Pariser Hôpital Salpêtrière (1746).[27] Zwar kritisierte er den Begriff „Erosion" als unzutreffend, da die Ursachen des Schmelzmangels nicht in von außen angreifenden Faktoren zu suchen seien, behielt ihn aber bei, da er keinen geeigneteren fand.[28]

Im 19. Jahrhundert wurden lokal einwirkende äußere Faktoren nur noch von einer sehr kleinen Zahl von Autoren für die Dysplasie verantwortlich gemacht; vielmehr standen nun innere Ursachen zur Diskussion. Der französische Zahnarzt J. C. F. Maury (1786?–1840?)[29] beschrieb diese Veränderung 1833 ausführlich und empfahl dafür erstmals statt Erosion den Begriff „Atrophie".[30] In Deutschland war es Joseph Linderer (1809–1878)[31], der im Jahr 1842 in seinem *Handbuch der Zahnheilkunde*, das zu den bedeutendsten Schriften des Faches in jener Zeit zählt, umfangreichere histologische Untersuchungen zu Unregelmäßigkeiten im Zahnschmelz publizierte.[32] Eine Entstehung durch äußerliche Einflüsse lehnte er ab; er betrachtete sie vielmehr als Entwicklungsstörungen, die er auf Krankheiten des gesamten kindlichen Organismus wie Rachitis, aber auch auf Erkrankungen der Mutter während der Schwangerschaft zurückführte. Daher schlug er die Bezeichnung „Schmelzmangel" vor, welche die mangelhafte

[24] Zu ihm s. Hoffmann-Axthelm 1985, S. 486.

[25] S. Türkheim II 1914, S. 733.

[26] Zu ihm s. Hoffmann-Axthelm 1985, S. 478.

[27] S. Sudhoff 1926, S. 196.

[28] S. Türkheim II 1914, S. 734 f.

[29] Zu ihm s. Hoffmann-Axthelm 1985, S. 275, 286, 288, 323, 337, 352, 405, 485.

[30] S. Türkheim II 1914, S. 735.

[31] Zu ihm s. BLÄ, Bd. 3, S. 792.

[32] S. Linderer 1842, S. 111-124.

Ausbildung des Gewebes zum Ausdruck bringt.[33] Auch der englische Zahnarzt Sir John Tomes (1815–1895)[34] konnte 1859 mit Hilfe des Mikroskops bei Hypoplasien einen quantitativen wie auch einen qualitativen Mangel an Schmelzgewebe nachweisen.[35] Magitôt beschäftigte sich 1877 ebenfalls eingehend mit Schmelzanomalien. Für ihn lag die Ursache in Krämpfen (Konvulsionen); insbesondere zog er die Eklampsie – Krampfanfälle in der Schwangerschaft – als Auslöser in Betracht.[36]

Um die Mitte des 19. Jahrhunderts fanden diese Erscheinungen auch das Interesse von Ärzten anderer Fachrichtungen. So beschrieb der Londoner Chirurg Jonathan Hutchinson (1828–1913)[37] erstmals fehlgebildete Schneidezähne in Verbindung mit ererbter Lues, und der Pädiater und Dozent an der Universität Wien Ludwig Fleischmann (1841–1878)[38] unterstrich 1877 den besonderen Einfluß von Krankheiten des Kindesalters, vor allem der Rachitis, deren negative Auswirkung auf die Anlage und Entwicklung der Zähne auffiel.[39] Von zahnärztlicher Seite postulierte Türkheims Lehrer Berten, der sich Mitte der 1890er Jahre u. a. in seiner Habilitationsschrift (1895) zu diesem Thema ausführlich äußerte, als auslösende Faktoren neben typischen Kinderkrankheiten ebenfalls vor allem Erkrankungen, die Ernährungsstörungen herbeiführen, ausgehend von der Hypothese, daß die Ursache eine „Störung von allgemeinem Charakter“ in der Zahnbildungsphase sein müsse.[40]

Fast gleichzeitig mit Berten veröffentlichte der Privatdozent für Pädiatrie Hugo Neumann (1858–1912), der in Berlin eine eigene Kinderpoliklinik unterhielt,[41] ein größere Studie *Über die Beziehungen der Krankheiten des Kindesalters zu den Zahnkrankheiten*. Er hatte dafür die Gebisse von 390 Schulkindern, von 650 über sieben Jahre alten Kindern aus seiner Poliklinik und von 111 Kinderleichen untersucht, wobei besonders die Häufigkeit von Schmelzhypoplasien registrierte. Dabei stellte er fest, daß in der ersten und zweiten Gruppe 14 % bzw. 18 % der Probanden Schmelzdysplasien aufwiesen, während bei den von ihm untersuchten Kinderleichen der Prozentsatz mit 43 % mehr als doppelt so hoch lag.[42]

[33] S. ebd., S. 114; Neumann 1897, S. 856.

[34] Lebensdaten nach Pschyrembel 2002, S. 1668; mehr zu ihm bei Hoffmann-Axthelm 1985, S. 442-447, 489.

[35] S. Türkheim II 1914, S. 736.

[36] S. ebd., S. 737.

[37] Lebensdaten nach Pschyrembel 2002, S. 733.

[38] Zu ihm s. BLÄ, Bd. 2, S. 539.

[39] S. Fleischmann 1875; vgl. Türkheim II 1914, S. 737, 739 f.

[40] S. Türkheim II 1914, S. 740.

[41] Zu ihm s. Fischer 1962, Bd. 2, S. 1111.

[42] S. Neumann 1897; vgl. Türkheim II 1914, S. 739.

Er erklärte diese Diskrepanz damit, daß Krankheitszustände, die solche Anomalien hervorrufen, oftmals lebensbedrohlich seien. Weiter fand er, daß sich diese Defekte immer symmetrisch an den entsprechenden Zähnen beider Kieferhälften und auf gleicher Zahnhöhe darstellten, was er damit erklärte, daß sich zum Zeitpunkt des Auftretens der Störung die jeweils gleichen Zähne in der gleichen Phase der Verkalkung des Zahnschmelzes befanden. Entsprechende Beobachtungen hatte bereits 1886 der Direktor des Zahnärztlichen Instituts der Berliner Universität Friedrich Busch (1844–1916) gemacht,[43] ebenso wie Berten 1895.[44] 1914 bestätigte auch Türkheim diesen Befund.[45]

Da auch Milchzähne von der Hypoplasie des Schmelzes betroffen waren, erschien Neumann die These intrauteriner Ursachen unzweifelhaft. Dazu verwies er auf entsprechende Beobachtungen von Berten, der wie andere vor ihm die Möglichkeit erwog, daß Erkrankungen der Mutter die in der Entwicklung befindlichen Zähne des Fötus beeinflussen.[46] Als Ursache vermutete Neumann mit diesem neben der Rachitis die fälschlich so genannte „Erbsyphilis", die von der Mutter auf das Neugeborene übertragen wurde und oft mit mißgebildeten Schneidezähnen einherging, eine Hypothese, die bereits von Hutchinson in die Diskussion gebracht worden war. Krämpfe, wie sie die Magitôtsche Schule propagierte, schlossen beide hingegen mit dem Argument aus, dabei handele es sich nicht um eine selbständige Krankheit, sondern lediglich um ein Symptom.[47] Gut 30 Jahre später lieferte Kantorowicz indes mit dem Nachweis eines gestörten Kalkstoffwechsels im Organismus bei solchen Zuständen eine Begründung für den Zusammenhang von Schmelzhypoplasie und dem Auftreten von Krämpfen.[48]

Spätestens seit der Arbeit des Wiener Zahnarztes Otto Zsigmondy (1860–1917)[49] von 1908 über Entstehungsursachen der hypoplastischen Schmelzdefekte[50] verstand man unter der neuen Bezeichnung „Schmelzhypoplasie" allgemein zirkumferent symmetrisch angeordnete Grübchen und Einziehungen vorwiegend an den ersten Molaren und den Incisivi, die sich allerdings in schweren Fällen auch als flächige Hypoplasie bis hin zu partieller Schmelzaplasie darstellen können. Der bis dahin immer noch verwendete Ausdruck „Erosion", der den Eindruck eines

[43] S. Busch 1886, S. 20 f. Zu ihm s. Fischer 1962, Bd. 1, S. 205.

[44] S. Berten 1895, S. 17, 20, 25.

[45] S. Türkheim II 1914, S. 759 f.

[46] S. Berten 1895, S. 54.

[47] S. Neumann 1897.

[48] S. Kantorowicz 1930, S. 1066.

[49] Ein Bruder des bereits erwähnten Nobelpreisträgers für Chemie Richard Zsigmondy; auf ihn geht das heute international gebräuchliche Zahnschema zurück, s. BLÄ, Bd. 5, S. 1050. Zur Biographie s. auch Regal/Nanut 2002; Hoffmann-Axthelm 1985, S. 490.

[50] S. Hoffmann-Axthelm 1985, S. 362, Anm. 163.

durch äußere Einflüsse erworbenen Defektes vermittelte, verschwand zunächst gänzlich aus der Literatur.[51]

Da für morphologische Untersuchungen technische Hilfsmittel von besonderer Bedeutung sind und überdies bei der Beurteilung der Präparate die subjektive Anschauung des einzelnen Betrachters eine Rolle spielt, finden sich nach 1900 in der Fachliteratur noch einige weitere Deutungen der häufig beobachteten Defekte im Schmelz. Der New Yorker Zahnarzt Carl (Charles) F. W. Bödecker (1846–?)[52] erwog 1899 als Ursache für das histologische Erscheinungsbild mangelhafte Verkalkung der Schmelzprismen,[53] eine Hypothese, die u. a. auch von dem bereits genannten Gottlieb Port, Lehrstuhlinhaber für Zahnheilkunde in Heidelberg,[54] und seinem Schüler Hermann Euler (1878–1961), zu der Zeit Vorstand des Zahnärztlichen Instituts der Universität Erlangen,[55] in ihrem 1915 erschienenen *Lehrbuch der Zahnheilkunde* diskutiert wurde.[56] Einer der wohl angesehensten zahnmedizinischen Wissenschaftler Amerikas,[57] der Direktor der zahnärztlichen Abteilung der Northwestern University in Chicago Greene Vardiman Black (1836–1915),[58] vermutete das Fehlen von sogenannter Kittsubstanz.[59] Walkhoff kam 1919 zu dem Schluß, Schmelzhypoplasie trete als Folgeerscheinung von Kinderkrankheiten mit mikrobieller Ursache auf, doch konnte sich diese Infektionshypothese nicht durchsetzen.[60]

Schon 1895 hatte Berten als erster auch auf einen möglichen Zusammenhang zwischen verschiedenen Formen der Hypoplasie und dem Prismenverlauf im Schmelz hingewiesen.[61] Auf seine Anregung hin griff sein Schüler Türkheim während seiner Assistentenzeit am Zahnärztlichen Universitäts-Institut in München dieses Thema erneut auf und untersuchte über 100 vorwiegend hypoplastische extrahierte menschliche Zähne histologisch. Dabei stellte er fest, daß sich mit steigender Komplexität der Morphologie des einzelnen Zahnes auch eine Zunahme der Komplikationen im Schmelzbau zeigte. So fand er z. B. beim

[51] S. Berten 1895, S. 3 f.

[52] Zu ihm s. IBI Med 1996, Bd. 1, S. 97; Todesjahr nicht zu ermitteln.

[53] S. Bödecker 1899, S. 212 f.

[54] S. oben Kap. 3.2.2.

[55] Wurde später Ordinarius an den Universitäten Göttingen (1921) und Breslau (1924), nach Verlust seines Lehrstuhls 1945 ab 1947 an der Universität Köln mit Lehrauftrag tätig, s. Fischer 1962, Bd. 1, S. 379; Bd. 3, S. 380. Zu seinen Leistungen vgl. Schölermann 2003.

[56] S. Port/Euler 1915, S. 255.

[57] S. Hoffmann-Axthelm 1985, S. 328.

[58] Zu ihm s. Hoffmann-Axthelm 1985, S. 478; vgl. auch Kreinbring 2007.

[59] S. Black 1914, S. 42 f.

[60] S. Kantorowicz 1930, S. 1066.

[61] S. Berten 1895, S. 43 f.

Höcker-Fissuren-Relief eines hinteren Backenzahnes zahlreiche Abknickungen und Überkreuzungen der einzelnen Prismengruppen. Überall dort, wo Schmelz auf breiten Flächen aufsaß, verliefen die Grundbausteine gerade, ansonsten kam es zu Biegungen der Prismen bis hin zu stärksten Knickungen an den Höckerspitzen und Schneidekanten, gerade an jenen Stellen, an denen Hypoplasien vorzugsweise festgestellt wurden. Dies erklärte er damit, daß bei Schwankungen in der Mineralisation die Prismen an diesen exponierten Stellen keinen Halt finden, so daß der Schmelz dort „zusammenfällt".[62]

Er unterschied zwei Arten von Hypoplasien: eine innere, bei der eine vorübergehende Störung in der Verkalkung vorliegt und die sich als kreidige, am intakten Schmelz durchschimmernde Verfärbung zeigt, und eine an der Oberfläche hervortretende äußere als Ausdruck einer starken, z. B. durch Fehlernährung und Krankheiten zur Zeit der Verkalkung des Zahnes hervorgerufenen Störung, die mit dem Untergang der schmelzbildenden Zelle (Ameloblast) verbunden sei und sich im Erscheinungsbild in einer Art „Erosion" äußere. Komme es zu einer Störung in der Mitte der verkalkenden Schmelzdecke, zeigten sich neben dem normalen Schmelz als „erosive" Strukturanomalien imponierende Grübchen. Er vertrat die Ansicht, daß neben der Stärke und der Dauer der Störung auch lokale Struktureigentümlichkeiten einzelner Zähne für die verschiedene Gestalt der Hypoplasie vom weißen Fleck im Schmelz bis zu größeren Strukturdefekten sowie für ihre unterschiedliche Ausdehnung vom kleineren Grübchen bis zum völligen Fehlen des Schmelzmantels verantwortlich seien. Die Intensität der Störung ist nach Türkheim besonders für die Einordnung der Form der Hypoplasie von Bedeutung, für die er im Anschluß an Berten eine sechsfache Unterscheidung in Punkte, Grübchen, Flächen, Furchen, Zerklüftungen und Kerben auf der Schmelzoberfläche vorschlug.[63]

An 35 extrahierten intakten Zähnen konnte er seinerseits Belege für die Hypothese Neumanns finden, daß die Hypoplasie Ausdruck einer Ernährungsstörung ist, da immer die gesamte Zahngruppe, die sich in einer bestimmten Verkalkungsphase befand, betroffen war. Die Versuchsanordnung ist in dieser Arbeit nicht weiter beschrieben. Vermutlich erfolgte die Extraktion der betreffenden Zähne aufgrund einer kieferorthopädischen Indikation, wie er in einer späteren Veröffentlichung (1931) über weitere derartige Untersuchungen ausdrücklich angibt.[64] Insgesamt bestätigte Türkheim den 20 Jahre zuvor von Berten erkannten Zusammenhang, daß besonders starke Beeinträchtigungen des

[62] S. Türkheim II 1914, S. 752.

[63] S. ebd., S. 754 f.

[64] S. Türkheim III 1931f, S. 2949.

Gesamtorganismus eine Schädigung des Schmelzes zur Folge haben.[65] Wenn auch im Folgenden noch unterschiedliche Hypothesen über die Entstehung solcher Defekte diskutiert wurden, so war man sich doch über deren Bedeutung für die Zahngesundheit einig: Die Schmelzhypoplasien deuteten auf eine geschwächte Schmelzstruktur und damit auf eine höhere Kariesanfälligkeit hin.

Eine weitere Strukturerscheinung, die bereits erwähnten oberflächlich sichtbaren Retziusstreifen, die parallel zur Zahnoberfläche verlaufen, wurde als eine mögliche Erscheinungsform der Hypoplasie kontrovers diskutiert. Einige Wissenschaftler, so z. B. 1891 der Wiener Anatom und Histologe Viktor von Ebner (1842–1925)[66] und zehn Jahre später Walkhoff, vermuteten dahinter ebenfalls eine Störung der Verkalkung.[67] Tatsächlich handelt es sich dabei lediglich um die Auswirkung des periodischen Verlaufs der normalen Verkalkung des Schmelzes. Diese meist hypomineralisierten Wachstumslinien markieren die Ruhephase zwischen zwei aktiven Schmelzbildungsperioden. Wo sie die Oberfläche erreichen, bilden sie feine Furchen, so daß sich ein zirkuläres Rillenmuster ergibt.[68] Die Annahme, die Retziusstreifen stellten aufgrund ihrer geringeren Mineralisation bereits eine Art Hypoplasie dar, wurde allerdings schon im Jahr 1837 von ihrem Erstbeschreiber und wenig später von Linderer bezweifelt.[69] Ein halbes Jahrhundert später zeigte Berten in seiner Habilitationsschrift von 1895, daß Schmelzfehlbildung und Retziusstreifen strikt voneinander zu unterscheidende Phänomene darstellen.[70] Auch nach Türkheims Auffassung stellten diese Streifen an der Oberfläche keine Defekte dar; an extrahierten Zähnen, die er im Sagittalschnitt untersuchte, konnte er aber nachweisen, daß ein Schmelzdefekt mit einem Retziusstreifen in Verbindung stehen kann, der sich dann durch seine Breite und Körnung von anderen unterscheidet.[71]

[65] S. ebd., S. 752, 759; Berten 1895, S. 54.

[66] S. Ebner 1891, S. 209-219. Zu ihm s. BLÄ, Bd. 2, S. 374.

[67] S. Walkhoff 1901c, S. 29.

[68] S. Lehmann 1985, S. 32; Schroeder 2000, S. 64-68.

[69] S. Linderer 1842, S. 175 f.

[70] S. Berten 1895, S. 37.

[71] S. Türkheim II 1914, S. 732 f., 747, 759.

4.1.1.2 Studien zur Struktur des Zahnschmelzes

In diesem Zusammenhang stellte sich zahnärztlichen Forschern dieser Zeit überdies die Frage, ob die Mineralisation des Zahnschmelzes von außen oder von innen her abläuft und ob sie durch äußere, lokal angreifende oder durch innere, den Gesamtorganismus betreffende Faktoren beeinflußt wird; von ihrer Klärung erhoffte man sich davon wichtige Ansatzpunkte für die Kariesprophylaxe. Schon längere Zeit war diskutiert worden, ob der Zahnschmelz ein bradytrophes, aus Fasern bestehendes Gewebe sei oder kristalline Struktur aufweise. Erste Untersuchungen dazu hatte Havers 1691 in London veröffentlicht, der von einer Substanz sprach, die „the nature of a Stone" besitze.[72] Aber erst gut 200 Jahre später wurde dieses Thema Gegenstand breiter wissenschaftlicher Kontroversen.

Umfangreiche und teilweise mit beträchtlicher Schärfe geführte Diskussionen in der Fachliteratur deuten auf die Brisanz dieses Themas hin, das die Zahnärzteschaft in zwei Lager spaltete. Die erste Gruppe war der Meinung, der Zahnschmelz sei ein lebendes Gewebe mit eigenem Stoffwechsel, das von innen ernährt werde, so z. B. der damals noch als Leiter des Zahnärztlichen Instituts der Universität Greifswald tätige Guido Fischer,[73] ferner Port und Euler[74] sowie die Schule des zeitweilig in New York wirkenden Anatomen und Histologen Carl Heitzmann (1836–1896)[75], der gegen Ende des 19. Jahrhunderts die Auffassungen über die am Aufbau der Zähne beteiligten Gewebe in den USA geprägt hatte. So übernahmen seine Schüler Frank Abbott (1836–1897)[76] (1885) und Carl F. W. Bödecker (1899)[77] seine Vorstellung von der Existenz von Schmelzfasern.[78] Nach dieser Auffassung bestand zwischen Schmelz und Dentin auch nach dem Zahndurchbruch eine physiologisch-biologische Verbindung, mit der Folge, daß systemische Erkrankungen pathologische Erscheinungen am Schmelz wie z. B. Karies zur Folge haben konnten.

Die andere Gruppe, vertreten u. a. durch Walkhoff[79], Joseph Head (?–1950), Zahnarzt in Philadelphia,[80] und Kantorowicz, ging davon aus, daß es sich beim

[72] S. Havers 1691, S. 78.

[73] S. Fischer 1909, S. 109.

[74] S. Port/Euler 1915, S. 123.

[75] Zu ihm s. NDB, Bd. 8, S. 459. Als vorzüglicher Zeichner trat er besonders als Illustrator und Herausgeber medizinischer Tafelwerke hervor.

[76] Zu ihm s. IBI Med, Bd. 1, S. 3.

[77] Bödecker hatte um 1870 in Heitzmanns Laboratorium dessen Vorträge zur allgemeinen Histologie gehört, s. Bödecker 1899, S. VII.

[78] S. ebd., S. 109, 223 f.

[79] Bereits 1895 sprach Walkhoff, damals noch praktischer Zahnarzt in Braunschweig, vom „todten Schmelz", s. Walkhoff 1895, S. 317.

Schmelz um eine „tote" Struktur handelt, da diese Untersucher nach Abschluß der Schmelzbildungsphase keinen Stoffwechsel darin mehr beobachten konnten.[81] Daraus schlossen sie, daß eine Änderung der Mineralisation und der Zusammensetzung des fertig ausgebildeten Zahnschmelzes nur durch Einwirkung äußerer Faktoren wie Speichel, Nahrungsmittel und Bakterien in der Mundhöhle erfolgen könne.[82] Das wohl wichtigste Indiz lieferte Kantorowicz (1913) mit dem Nachweis, daß sämtliche an vitalen Zähnen auftretenden Veränderungen wie Verfärbungen, Sprünge und auch Karies genauso häufig auch an devitalen Zähnen festgestellt werden können.[83]

1922 untermauerte Türkheim diesen Standpunkt seinerseits mit histologischen, entwicklungsgeschichtlichen und klinischen Argumenten. Er zog gleichfalls physiologische, chemische und physikalische Erwägungen heran, die dagegen sprachen, daß Schmelz ein lebendes Gewebe ist. So konnten an ihm weder Ernährungs- noch Abbauprozesse noch die Entsorgung von Stoffwechselprodukten jemals nachgewiesen werden. Folglich ließen sich Veränderungen im Zahnschmelz im Laufe der Zeit nur aus der Einwirkung des Speichels und dessen durch Bakterien und die aufgenommenen Speisen veränderbarem pH-Wert und Mineralgehalt erklären.[84] Die für ihn wohl aussagefähigste Beobachtung, die gegen die Existenz von Verbindungsbahnen zwischen Schmelz und Dentin sprach, ergab sich aber im Laborexperiment: Weder ihm selbst noch seinen Kollegen gelang es, den Schmelz mit Silbernitrat, ammoniakalischer Silberlösung, Diamantfuchsin oder Methylenblau vom Zahninneren her anzufärben und auf diese Weise jene hypothetischen Verbindungen darzustellen.

Auch bei der Nachprüfung der angeblichen Vitalfärbung am ständig weiterwachsenden Schmelz bei Mäusen, die der Wiener Zahnarzt Bernhard Gottlieb (1855–1950)[85] 1913 im Tierexperiment beobachtet haben wollte,[86] konnte Türkheim keine vom Dentin zum Schmelz durchgehenden Bahnen nachweisen; nur das Zahnbein als „lebendes" Gewebe nahm bei Versuchen mit Alizarin (Krapprot)[87] eine durchgehende Rotfärbung an.[88] Bei der „Färbung" des

[80] Zu ihm s. Hoffmann-Axthelm 1985, S. 362, 482; Geburtsjahr nicht zu ermitteln.

[81] S. Head 1910, S. 46-49; Kantorowicz 1913, S. 934 und 945.

[82] S. Türkheim II 1922c, S. 655-657.

[83] S. Kantorowicz 1913, S. 945.

[84] Vgl. Pickerill 1913.

[85] Zu ihm s. Depmer 1993, S. 89 f.

[86] S. Gottlieb 1914.

[87] Alizarin aus der Wurzel der Krappflanze ist ein wichtiger Naturfarbstoff, s. MGKL, Bd. 1, S. 332.

[88] S. Türkheim II 1922d, S. 496.

Schmelzes, wie sie Gottlieb zu sehen glaubte, handelte es sich vielmehr um eine Trugwahrnehmung – durch den transparenten Schmelz schimmerte das gefärbte Dentin rot hindurch.[89] Zu solchen voreiligen Schlußfolgerungen, die auf Fehlinterpretationen von Färbepräparaten beruhten, kam es aufgrund von Schwächen der Forschungsmethodik damals häufiger.

Solange die Vorgänge bei der vermeintlichen Ernährung des Schmelzes und die Ursachen für dessen Schädigung nicht zufriedenstellend geklärt waren, wurde die Hypothese einer Schmelzvitalität nicht allgemein aufgegeben, sondern beschäftigte die Forscher noch einige Zeit. Nach Türkheims Ansicht kamen bei der Frage nach der Ernährung dieser Zahnschicht allenfalls Diffusions- und Osmosevorgänge in Betracht. Der Schmelz von frisch durchgebrochenen Zähnen hat noch nicht seinen endgültigen Härtegrad erreicht. Da die Zahnkrone bereits nach wenigen Sekunden von einem Schmelzoberhäutchen[90] bedeckt wird, das als semipermeable Membran wirkt, könnten Salze aus dem Speichel zum Zahnschmelz hindurchdringen, während kolloidale Substanzen von dem Pellikel zurückgehalten würden. Daraus ergebe sich eine mögliche Kariesdisposition für Personen mit einem erhöhten Muzinanteil im Speichel, da dieser jene günstigen Osmoseprozesse verhindere.[91]

In einer 1922 veröffentlichten Arbeit lieferte Türkheim erneut experimentelle Belege für die Hypothese, daß der Schmelz nach Abschluß der Bildungsphase nicht mehr von innen ernährt werden kann, und widerlegte damit die Theorie des sogenannten Schmelzvitalismus. An 100 extrahierten Zähnen suchte er nach Verbindungen zwischen Schmelz, Dentin und Pulpa, die auch möglichen Krankheitserregern von der Blutbahn her einen Angriff auf den Schmelz ermöglichen konnten. Bei Versuchen mit sieben verschiedenen Färbungen über einen Zeitraum von vier Monaten hinweg konnte er keine durchgängig gefärbte Struktur finden, die aus dem Inneren des Zahnes bis in die äußere Schmelzschicht reichte; ebenso fand er den Schmelz als solchen nur sehr bedingt anfärbbar.

Aufgrund dieser eigenen Studien wie auch der Ergebnisse von Kollegen kam Türkheim daher zu dem Schluß:

[89] S. Türkheim II 1922c, S. 656.

[90] Die moderne Zahnheilkunde spricht stattdessen vom Zahnoberhäutchen oder Pellikel. Es handelt sich um einen 0,5-1,0 µm dicken biologischen nichtmineralisierten und aus Speichel-Glykoproteiden bestehenden Film auf dem Zahnschmelz, der einerseits eine wichtige Funktion bei dessen Remineralisation besitzt und andererseits gegen Erosion sowie Zahnhalsüberempfindlichkeit schützt. Die bakterielle Besiedlung erfolgt bereits nach wenigen Stunden und führt, falls keine Mundhygiene betrieben wird, nach mehreren Tagen zu Plaque, so daß das Gingivitis- und Kariesrisiko steigt. S. Weber 1997, S. 24; Nolden 1994, S. 14, 25; König 1987, S. 162-169.

[91] S. Türkheim II 1921b, S. 447. Näheres dazu s. unten Kap. 4.1.2.

> Wenn es nicht gelungen ist, die Bahnen, die angeblich von Dentin zum Schmelz ziehen, färberisch darzustellen [...] so ist es schlechterdings unvorstellbar, auf welchem Wege dann im fertig ausgebildeten Schmelz zentrifugal „Ernährungsstoffe“ (Kalksalze), zentripetal Abbauprodukte des hypothetischen Stoffwechsels und wiederum Kalksalze bei der hypothetischen physiologischen Entkalkung während der Gravidität befördert werden sollen.[1]

Damit sprach er dem fertig ausgebildeten Schmelz jegliche Verbindung zum Dentin und zur Pulpa ab und verwies für Veränderungen des Mineralisationsgrades des Schmelzes stattdessen auf die Beziehung von Schmelzoberfläche und Mundflüssigkeit. Darüber hielt er am 6. November 1922 auf der Sitzung des Zahnärztlichen Vereins Hamburg (ZVH) im AKE ein Referat, in dem er neben seinen Färbeversuchen die besondere Bedeutung des Speichels für die Kariesentstehung beschrieb und hervorhob, daß diese Erkenntnis als Ausgangspunkt für neue Ansätze in Prophylaxe und Therapie der Karies genutzt werden könne.[2] Noch eine weitere Gesetzmäßigkeit leitete er aus seinen Versuchen ab, daß sich die Färbbarkeit des Schmelzes umgekehrt proportional zu der seit dem Durchbrechen des Zahnes vergangenen Zeit verhält. Daraus zog er den Schluß, daß der Schmelz in der Mundhöhle nachhärtet.[3] Ein anonymer Rezensent begrüßte in der *Vierteljahrsschrift für Zahnheilkunde* seine Untersuchungen zur Schmelzzusammensetzung und -ernährung, wenn auch mit leicht kritischem Unterton:

> Türkheim versucht lobenswerterweise das bisher völlig unerforschte Gebiet zu erschließen. Er zeigt uns die Schwierigkeit der Probleme, ohne eine Lösung bringen zu können.[4]

In der Tat konnte Türkheims Veröffentlichung die Frage der Vitalität des Schmelzes noch nicht definitiv entscheiden. Es folgten weitere Debatten in den Fachzeitschriften. So entspann sich 1924 zwischen dem Privatdozenten an der Klinischen Abteilung des Münchner Zahnärztlichen Universitäts-Instituts Friedrich Faber (1887–1961)[5], einem Anhänger der These des Schmelzvitalismus, und Walkhoff in der *Zeitschrift für Stomatologie* eine teilweise polemisch geführte Kontroverse. Faber, der die Auffassung vertrat, daß ein Teil des Schmelzes aus organischer Substanz bestehe, räumte allerdings ein, daß beide Parteien nur Hypothesen zu bieten hätten und die vorliegenden Befunde lediglich subjektiv unterschiedlich auslegten. Tatsächlich stützten sich seine Schlußfolgerungen ausschließlich auf Vermutungen: Er bezweifelte die Richtigkeit der

[1] S. Türkheim II 1922c, S. 657.

[2] S. Referat von Levy 1922, S. 595.

[3] S. Türkheim II 1925c, S. 645.

[4] S. BryanAnonymus 1924, S. 10.

[5] Zu ihm s. Riemer 2001, S. 51; Bussche 1989, S. 96.

Forschungsergebnisse von Walkhoff, Türkheim und Kantorowicz, ohne selbst einen Gegenbeweis anzutreten.[6]

Walkhoff seinerseits warf Faber vor, die Untersuchungsergebnisse dieser drei Autoren teilweise falsch verstanden bzw. schlecht recherchiert zu haben, und präsentierte weitere histologische Befunde, die gegen einen Vitalismus des Schmelzes sprachen. Nach seiner Auffassung fungierte die organische Substanz, die man in ihm finde, lediglich als Kittsubstanz[7] zwischen den Schmelzprismen und konnte daher keinesfalls als Beleg für den Schmelzvitalismus herangezogen werden. An der Oberfläche stelle sie sogar einen *Locus minoris resistentiae* gegen äußere Einflüsse dar.[8] In diese Diskussion griff ein Jahr später auch Türkheim ein. Er teilte zwar Walkhoffs Standpunkt, dessen histologische Belege erschienen ihm aber noch nicht ausreichend. Daher verglich er systematisch die Eigenschaften des Zahnschmelzes mit den allgemein akzeptierten Kriterien für Gewebevitalität. Dabei kam er zu dem Ergebnis, daß nicht ein einziges Vitalitätsmerkmal auf den Schmelz zutreffe. Der Schmelz härte zwar im Laufe der Zeit nach, doch sei diese Veränderung allein mit seiner physikalisch-chemischen Beziehung zum Speichel erklärbar.[9]

Scharfe Kritik an Walkhoffs und Türkheims Ergebnissen übte wiederum an gleicher Stelle der Wiener Zahnarzt Ernest Smreker[10], der 1926 behauptete, er habe Schmelz zweifelsfrei vom Dentin her anfärben können.[11] In seiner Erwiderung betonte Türkheim, Smrekers Präparate mit vermeintlich angefärbten Verbindungsbahnen zeigten tatsächlich nur Büschel, Lamellen, innere Hypoplasien oder andere Entwicklungsfehler, wo organische Substanz die Farbstoffe aufnehme. Dieses für die Fragestellung irrelevante Phänomen sei auch ihm an seinem eigenen Untersuchungsmaterial aufgefallen, das mehrere hundert Zähne umfasse, während Smreker anhand von nur *drei* Zähnen allgemeingültige Aussagen habe treffen wollen – ein methodisch völlig unzulängliches Vorgehen.[12] Allerdings ließ sich sein Kontrahent auch durch Türkheims begründete Einwände nicht von seiner „inneren Überzeugung" abbringen, den Beweis für die

[6] Vgl. Faber 1924.

[7] Die entsprechenden büschelförmigen Strukturen im inneren Drittel der Schmelzschicht werden heute als unvollständig mineralisierte Schmelzanteile gedeutet, s. Nolden 1994, S. 14.

[8] S. Walkhoff 1925, S. 96.

[9] S. Türkheim II 1925c.

[10] Lebensdaten nicht zu ermitteln.

[11] S. Smreker 1926a.

[12] S. Türkheim II 1926a, S. 887 f.

Existenz von Bahnen erbracht zu haben, die Flüssigkeiten bis ins Schmelzgewebe transportierten.[13]

Ein weiterer österreichischer Kritiker Türkheims, der Wiener Zahnarzt Moritz Leist[14], bezog sich auf dessen 1925 erschienenen Übersichtsartikel zur Physiologischen Chemie in den *Fortschritten der Zahnheilkunde*, wo er sich u. a. erneut ablehnend zur Theorie des Schmelvitalismus geäußert hatte.[15] Mit Ausnahme der Abschnitte zur Chemie der harten Zahnsubstanz und zum Speichel bezeichnete Leist die Standpunkte Türkheims als „revisionsbedürftig". Sein negatives Urteil beruhte allerdings nur auf der Kenntnis der Arbeit Smrekers und nicht auf eigenen Untersuchungsergebnissen,[16] im Gegensatz zur Kritik von Eduard Hans Urbantschitsch.[17] Dieser gab an, am Grazer Histologisch-Embryologischen Universitäts-Institut mittels Kataphorese jene *in vitro*-Färbung des Schmelzes erzielt zu haben, die Türkheim nach eigenen Angaben nie gelungen war, weshalb er dessen Färbetechnik sowie deren Resultate und ihre Deutung anzweifelte.[18]

Türkheim, dem angesichts der fortbestehenden Meinungsverschiedenheiten über dieses Problem weitere Untersuchungen vonnöten erschienen, betraute damit seinen Schüler Karl Dierks (1896–?)[19], der 1927 mit der Arbeit *Ueber die Anfärbbarkeit des Tierzahnschmelzes* promoviert wurde.[20] An 300 Zähnen von Karnivoren, Herbivoren und Omnivoren, die alle ähnlich auf die Färbung reagierten, konnte er nachweisen, daß „eine Färbung des Schmelzes in zentrifugaler Richtung vom Dentin aus [...] nur vereinzelt und für kleinere Abschnitte möglich" ist.[21]

1931 faßte Türkheim selbst die Ergebnisse von weiteren fünf Jahren histologischer Forschung im vierten Band des *Handwörterbuchs der Zahnheilkunde* von Kantorowicz zusammen.[22] *In vitro* wie auch *intra vitam* sei ihm stets nur die Färbung der obersten, niemals der gesamten Schmelzschicht gelungen; vom

[13] S. Smreker 1926b.

[14] Lebensdaten nicht zu ermitteln.

[15] S. Türkheim III 1925b, S. 502-510.

[16] S. Leist 1926, S. 548.

[17] Lebensdaten nicht zu ermitteln.

[18] S. Urbantschitsch 1927, S. 799.

[19] Geboren in Bielefeld, Studium der Zahnmedizin in Berlin und Hamburg, 1921 Staatsexamen, Niederlassung in Tostedt/Niedersachsen, später in Berlin, 1927 nachträgliche zahnmedizinische Promotion unter Guido Fischer mit dem von Türkheim vorgeschlagenen Thema, s. Lebenslauf im Anhang in seiner Dissertation, Dierks 1927.

[20] S. ebd., S. 32.

[21] Ebd., S. 31.

[22] S. Türkheim III 1931f, S. 2949.

Dentin her sei der Zahnschmelz niemals anfärbbar gewesen. U. a. hatte er einen Versuch an sechs Prämolaren von 14jährigen Patienten vorgenommen, die aus kieferorthopädischen Gründen zur Extraktion vorgesehen waren. Dazu hatte er am bukalen Höcker eine 1,5 mm tiefe Kavität gebohrt, in diese Höhle entweder Silbernitrat oder Methylenblau eingebracht und mit Zement für einige Wochen verschlossen. Nach der Extraktion wurden von den präparierten Zähnen Schmelzschliffe angefertigt und die Umgebung der Kavität histologisch untersucht.[23] Wie bei der Darstellung einiger vorangegangener Experimente Türkheims fehlt auch hier eine detaillierte Versuchsbeschreibung, ebenso wie ein Hinweis auf eine Patientenaufklärung und die Einholung der Einwilligung der Versuchspersonen bzw. deren Erziehungsberechtigten. Man wird wohl davon ausgehen müssen, daß diese nach heutigen ethischen Standards zwingend erforderlichen Schritte unterblieben, da sich solche Maßnahmen zum Schutz des Patienten zu jener Zeit noch nicht allgemein eingebürgert hatten.[24]

In seinem Artikel hob Türkheim weiterhin hervor, daß aus dem Lager der „Schmelzvitalisten" niemals ein überzeugender Beweis für Stoffwechselvorgänge im menschlichen Zahnschmelz geliefert worden sei. Lediglich an Zähnen von Fledermäusen, die histologisch dem Menschenzahn am ähnlichsten seien, habe Urbantschitsch 1927 dieses Phänomen beobachten können,[25] was Faber 1929 experimentell bestätigt habe.[26]

Somit war die Streitfrage immer noch nicht definitiv entschieden. Insgesamt mußten seit der ersten Beschreibung von unterschiedlichen Strukturen des Zahnes durch Havers rund 300 Jahre vergehen, bis endgültig anerkannt war, daß im Zahnschmelz keine faserigen Strukturelemente vorkommen und daß Schmelz kein Gewebe, sondern ein fast reines kristallines Gefüge ist.[27] Die entscheidenden Arbeiten erschienen um 1970. So fanden der Amerikaner John H. Allan[28] 1967 und drei Jahre später auch die schwedische Zahnärztin Birgit Angmar-Mansson[29] in ihrer Dissertation bei Untersuchungen über den Mineralgehalt des ausgereiften Schmelzes, daß die oberste Zahnschicht mit 86-88 % des Volumens und mit 96 % des Gewichts aus Kristallen besteht. Nur ein Jahr später kam der

[23] S. ebd.

[24] Näheres dazu s. unten Kap. 4.1.4.1.

[25] S. Urbantschitsch 1927, S. 1057-1061.

[26] S. Faber 1929, S. 541.

[27] S. Schroeder 2000, S. 37 f.

[28] Lebensdaten nicht zu ermitteln.

[29] Lebensdaten nicht zu ermitteln; seit 1979 Professorin für Kariologie am Karolinska Institut, Stockholm/Schweden, seit 1997 dort Leiterin der endodontischen und kariologischen Abteilung des Odontologischen Instituts, s. http://ki.se/ki/jsp/polopoly.jsp?d=4013&l=en (eingesehen 20.2.2007).

Engländer N. E. Waters[30] aufgrund seiner experimentellen Studien zur Frage eines Stoffwechsels im Schmelz zu dem Schluß, daß dieser wie ein Molekularsieb mit Ionenaustausch funktioniert und als azelluläres Gefüge keinen physiologischen Stoffwechsel betreiben kann.[31]

So haben sich letztendlich Türkheims Überlegungen und Forschungsergebnisse bestätigt: Die Struktur des Schmelzes ist nach dem Zahndurchbruch aufgrund seines Aufbaus nicht von innen, sondern nur von außen – über die Mundhöhle – beeinflußbar.

[30] Vornamen und Lebensdaten nicht zu ermitteln.

[31] S. Schroeder 2000, S. 37, 52, 79, 81, 84.

4.1.2 Speichelstudien

Die Veränderung in der Mineralisation des Zahnschmelzes nach Zahndurchbruch wurde in den 1920er Jahren immer öfter mit dem äußeren Faktor „Mundflüssigkeit" erklärt. So trat der Speichel als ätiologischer Faktor zunehmend in den Blickpunkt. Schon länger existierten größere Arbeiten über die Beziehung des Speichels zum Zahnschmelz. 1911 hatte der englische Arzt und Zahnarzt Henry Percy Pickerill (1879–1956), der vier Jahre zuvor nach einer Tätigkeit als Dozent für Pathologie und Histologie der Zähne am Zahnärztlichen Institut der Universität Birmingham einem Ruf der Universität Otago in Neuseeland gefolgt war,[1] das erste umfangreiche Übersichtswerk über den Speichel vorgelegt. 1911 beschrieb er in seinem Buch *Prevention of Dental Caries and Oral Sepsis*, das zwei Jahre später in deutscher Sprache erschien, den physiologisch-chemischen Vorgang der Schmelzhärtung und wies auf die zentrale Rolle des Speichels bei Veränderungen im Zahnschmelz und bei der Kariesentstehung hin.[2] Es schien danach, als seien die Veränderungen im Schmelz mit Hilfe der Komponente Speichel als physikalisch-chemische Vorgänge erklärbar.

Auch Türkheims besonderes Interesse galt Anfang der 1920er Jahre der Speicheluntersuchung. Für ihn stand aufgrund seiner Forschungsarbeiten über den Zahnschmelz die essentielle Rolle des Speichels bei physiologischen und pathologischen Vorgängen in der äußeren Zahnkronenschicht außer Frage.[3] Sein eigentliches Ziel, Erkenntnisse aus den Speichelstudien für die Kariesforschung nutzbar zu machen, konnte er zu dieser Zeit aber noch nicht erreichen. Es fehlten Normwerte, die Aussagen zu Gesetzmäßigkeiten der Beziehung zwischen Speichel, Bakterienwachstum und Karies ermöglichten. Nicht einmal der normale ph-Wert des Speichels war als feststehende Größe anerkannt; die Angaben in der Literatur variierten von 5,25 (Ernst Pohle und Erich Strebinger) bis 8,5 (Viggo Andresen).[4] Vor diesem Hintergrund sah Türkheim anfangs seine Hauptaufgabe in der Zusammenfassung und Auswertung der neueren Literatur zur Physiologie und Pathologie des Speichels.

In seiner ersten Übersichtsarbeit über die Reaktion des Speichels 1925 kritisierte er zunächst die mangelnde Zusammenarbeit von Physiologen und Zahnärzten, die von verschiedenen Voraussetzungen aus an das Thema herangingen und daher auch zu unterschiedlichen Resultaten mit stark abweichenden Meßwerten gelangten. Er selbst nahm aufgrund der am häufigsten gefundenen Werte, die

[1] S. Schmid 1960, S. 3.

[2] Nach Schmidt 1960, S. 9.

[3] S. Türkheim II 1920b, S. 415.

[4] S. Türkheim II 1925e, S. 47; vgl. Pohle/Strebinger 1922, S. 309. Zu Andresen s. weiter unten.

zwischen 6,5 und 7,4 lagen, einen Normwert im leicht basischen Bereich an.[5] Türkheims Schülerin Else Draeger (1885–?)[6] ermittelte in ihrer Doktorarbeit 1924 bei 100 untersuchten Personen Werte zwischen 6,85 und 7,65. Türkheim selbst fand bei Mehrfachmessungen im eigenen Speichel jeweils zur gleichen Tageszeit Schwankungen von 7,0 bis 7,5. Damit bestätigte er experimentell die Ergebnisse früherer Untersuchungen und konnte die bis dahin in der Literatur angegebene Spanne für den ph-Wert[7] genauer eingrenzen. Er kam zu dem Schluß, daß eine alkalische Reaktion im Ruhespeichel die Norm sei, eine saure Reaktion eine Abweichung darstelle.[8]

Die Zusammensetzung und Wirkung des Speichels, insbesondere des amylotischen Enzyms Ptyalin (Speicheldiastase, Amylase), hatten bis dahin vorwiegend Physiologen wie den englischen Arzt Samuel Wright[9] (1844), Luigi Luciani (1840–1919), der in Florenz und Rom wirkte,[10] (1906), den Kieler Ordinarius Rudolf Höber (1873–1953)[11] (1919) sowie Wilhelm Trendelenburg (1877–1946) aus Tübingen[12] und Adolf Loewy (1862–1937) aus Davos[13] (1924), ferner Biochemiker wie den Schweden Olof Hammarsten (1841–1932)[14] (1910) und den Münchner Carl Oppenheimer (1874–1941)[15] (1922) beschäftigt, allerdings nur mit Blick auf seine Rolle bei der Verdauung im allgemeinen und speziell in der Mundhöhle, d. h. vornehmlich unter normalen Verhältnissen.[16] Einen möglichen Zusammenhang mit der Entstehung der Karies, wie er gleichzeitig von Zahnärzten beschrieben wurde, zogen sie in ihre Betrachtungen nicht mit ein.

Bereits 1911 hatte Pickerill die Rolle des Speichelbestandteils Ptyalin bei der Kariesverhütung hervorgehoben. Durch dieses Enzym würden die an den Zähnen anhaftenden Stärkepartikel der Nahrung über die klebrigen Zwischenprodukte

[5] S. Türkheim II 1925e, S. 47.

[6] Geburtsjahr s. Lebenslauf im Anhang zu Draeger 1924; Todesjahr nicht zu ermitteln.

[7] S. Röse 1905, S. 705; Ellenberger/Scheunert 1924, S. 56; Pohle/Strebinger 1922, S. 306; Carlson/McKinstrey 1924, S. 840; vgl. Türkheim II 1925e, S. 47.

[8] S. Türkheim II 1925e, S. 48.

[9] Dr. med., 1844 Arzt an der Allgemeinen Krankenanstalt Birmingham, vgl. Wright 1844.

[10] Zu ihm s. Fischer 1962, Bd. 2, S. 947 f.

[11] Geboren in Stettin, 1909–1933 Professor für Physiologie in Kiel, emigrierte nach England, dann weiter in die USA, Professur an der Universität Philadelphia bis zu seinem Tod 1953, s. Fischer 1962, Bd. 1, S. 641, Bd. 3, S. 656 f.; Kurzbiographie in Tetzlaff 1982, S. 145.

[12] Zu ihm s. Fischer 1962, Bd. 2, S. 1581; DBE, Bd. 10, S. 81.

[13] Zu ihm s. Fischer 1962, Bd. 2, S. 936 f.; DBE, Bd. 6, S. 459.

[14] Professor der Medizinischen und Physiologischen Chemie an der Universität Uppsala, s. Fischer 1962, Bd. 1, S. 573.

[15] Zu ihm s. Fischer 1962, Bd. 2, S. 1150 f.

[16] S. Luciani 1906, S. 66-70, 133-143; Hammarsten 1910, S. 423-431; Wright 1844, S. 4-27; Höber 1919, S. 13-24; Trendelenburg/Loewy 1924, S. 56-63; Oppenheimer 1922, S. 258.

Erythrodextrin und Achroodextrin zu wasserlöslicher und leicht wegzuspülender Maltose umgebaut, so daß eine Stärkestagnation ausbleibe. Da Maltose aber letztendlich in Milchsäure umgewandelt wird, die ihrerseits die Ptyalinwirkung aufhebt und die Stärkeumwandlung blockiert, sei für diese Reaktion eine erhebliche Menge des Enzyms, d. h. eine entsprechend große Menge an Speichel notwendig, die zudem auch für den Abtransport des Zwischenprodukts erforderlich sei. Nach seinen Beobachtungen ließ sich die Menge der Sekretion ebenso wie die Alkaleszenz des Speichels durch die Zufuhr von sauer reagierenden Speisen beeinflussen. Diese bewirkten eine ausreichende Verdünnung sowie einen schnelleren Abtransport der Speiserückstände und der aus der Kohlenhydratumwandlung resultierenden Säuren, was seiner Meinung nach einen guten Ansatz für die Prophylaxe darstellte.[17] Dementsprechend empfahl er den Verzehr von sehr sauer schmeckenden Lebensmitteln sowie die Applikation von Säuren als Zusatz zu Zahnpasten und Mundwässern.[18] Seine Lehre fand besonders in Amerika eine Reihe von Anhängern; auch die Industrie griff seine Anregung auf und brachte saure Zahnpasten auf den Markt.[19]

In der deutschen zahnmedizinischen Standardliteratur wurde in einer Zeit, in der Pickerills Speichelstudien andernorts für große Aufmerksamkeit sorgten, dieser Aspekt der Stomatologie nur unzulänglich berücksichtigt. So gingen Gottlieb Port und Hermann Euler in ihrem 1915 erschienenen *Lehrbuch der Zahnheilkunde* zwar auf die Mundflüssigkeit ein – der Speichel wird als „wichtiges Moment für die Selbstreinigung der Mundhöhle" erwähnt und seine Alkaleszenz als kariesverhütend bezeichnet –, weitergehende Ausführungen über die Beziehung des Speichels zur Zahnkaries machten sie jedoch nicht.[20]

Nach einigen Jahren meldeten sich auch Kritiker Pickerills zu Wort. So lehnte 1921 der dänische Zahnarzt Viggo Andresen (1870–1950)[21] in seinen biologischen, kariesprophylaktischen und -therapeutischen Studien die Prophylaxe durch saure Mittel ab und sprach sich für die zusätzliche Gabe von zahnschmelzhärtenden Stoffen (Kalzium, Magnesium, Natriumbikarbonat) aus, die

[17] S. Pickerill 1913, S. 103-107; Schmid 1960, S. 36-44.

[18] S. Pickerill 1913, S. 137.

[19] S. Türkheim II 1925a, S. 752.

[20] S. Port/Euler 1915, S. 166. 35 Jahre später, in der 6. Auflage dieses Werkes, werden die Speichelverhältnisse in bezug auf die Kariesätiologie bezeichnet „als Faktor, dessen Bedeutung nicht hoch genug eingeschätzt werden kann". Die Viskosität des Speichels, die vor allem durch den Muzingehalt bestimmt sei, wirke durch diesen kariesfördernd. Des weiteren wird Kalzium, Phosphor, Magnesium, Rhodan und Ammoniak in Beziehung zur Kariesentstehung gesetzt, s. Port/Euler 1951, S. 224.

[21] Zu ihm s. Hoffmann-Axthelm 1985, S. 477.

auch im normalen Speichel enthalten sind.[22] Der amerikanische Arzt John McClelland[23] konnte drei Jahre später nachweisen, daß Ptyalin in mild alkalischem Milieu am besten reagiert, während sich bei Anwendung saurer Zahnpasten vielmehr eine deutliche Hemmung dieses Enzyms zeigte,[24] was im Widerspruch zu Pickerills Befunden stand.

Türkheim akzeptierte zwar zunächst die aufsehenerregende These Pickerills, Säuren schützten vor Karies, jedoch ließen ihn eigene Erfahrungen wie das stumpfe Empfinden an den Zähnen nach oraler Säurezufuhr, das auf eine oberflächliche Entkalkung des Zahnschmelzes hindeutete, sowie neuere Ergebnisse von Physiologen und Biochemikern immer mehr an der Richtigkeit dieser Annahme zweifeln.[25] So konnte z. B. der schwedische Physiologe und Chemiker Sven Gustav Hedin (1859–1933)[26] 1922 keine bestimmte Konzentration von Wasserstoffionen angeben, die eine optimale Wirkung des Ptyalins gewährleistete. Er ging von einer kräftigen Reaktion bei neutralem oder schwach saurem Speichel aus, während höhere Säurekonzentrationen die Diastase zerstörten und damit eine Reaktion verhinderten.[27] Der Biochemiker Leonor Michaelis (1875–1949), zu der Zeit a. o. Professor an der Universität Berlin,[28] bestimmte im selben Jahr den pH-Wert, bei dem die Speicheldiastase die beste Wirkung erzielt, auf 6,8 und schloß daraus, daß mit den Veränderungen des ph-Wertes des Speichels im Tagesverlauf auch seine diastatische Kraft großen Schwankungen unterliegt.[29] Fast gleichzeitig bestätigten die Physiologen Wilhelm Ellenberger (1848–1929)[30] und Arthur Scheunert (1879–1957)[31] diese Ergebnisse.[32]

Zur Überprüfung von Pickerills Theorie ließ Türkheim zunächst von einer Doktorandin, der bereits genannten Volontärassistentin Else Draeger, am Hamburger Zahnärztlichen Universitäts-Institut Untersuchungen über Ptyalin- und Wasserstoffionenkonzentrationen im Speichel und ihre Bedeutung für die Kariesentstehung durchführen. In ihrer Dissertation (1924) konnte sie den von Pickerill

[22] S. Andresen 1921, S. 97 f.

[23] Lebensdaten nicht zu ermitteln.

[24] S. McClelland 1924, S. 751.

[25] S. Türkheim II 1921b, S. 445.

[26] Lebensdaten nach dem Gemeinsamen Verbundkatalog des Göttinger Bibliotheks-Verbundes.

[27] S. Hedin 1922, S. 357 f.

[28] Zu ihm s. Beneke 1999, S. 336.

[29] S. Michaelis 1922, S. 132 f.

[30] Zu ihm s. IPB, Bd. 1, S. 335.

[31] Zu ihm s. Fischer 1962, Bd. 2, S. 1367 f.

[32] S. Ellenberger/Scheunert 1924, S. 58.

beschriebenen kariesverhütenden Effekt von Säuren nicht bestätigen.[33] Im folgenden Jahr veröffentlichte Türkheim selbst eigene Studien, die zum selben Ergebnis kamen. Er konnte durch die Anwendung verschiedener Säuren keine signifikante Erhöhung des Ptyalingehalts erreichen, sondern beobachtete im Gegenteil eine deutliche Erniedrigung. Die Ursache für die fehlerhaften Resultate Pickerills sah er in einer ungeeigneten Versuchsanordnung: Hatte Pickerill mittels einer speziell hergestellten Apparatur reinen Speichel extrahiert, um ihn dann *in vitro* zu analysieren, führte Türkheim seine Messungen unter physiologischen Verhältnissen an Versuchspersonen während der Nahrungsaufnahme durch. Die Unterschiede in den Meßergebnissen führte er darauf zurück, daß die Wasserstoffionen der Säure im natürlichen Speichel stärker als *in vitro* durch die Hydroxylionen gebunden werden und somit als Puffer wirksam werden können. Er kam daher in seinen *Speichelstudien I* zu dem Ergebnis, daß zugeführte Säuren infolge einer schnellen Abpufferung in der Mundhöhle keinen Einfluß auf den Ptyalin-Index ausüben konnten. Von weiteren therapeutischen Schlußfolgerungen und entsprechenden Empfehlungen sah er jedoch ab, da es ihm an dieser Stelle in erster Linie um die Nachprüfung der Pickerillschen Ergebnisse ging.[34]

Bereits ein Jahr später indes begann Türkheim, seine physiologischen Erkenntnisse über den Speichel auch für die Kariesforschung zu nutzen,[35] um für die praktische Zahnheilkunde, die bis dahin die Karies rein mechanisch bekämpft hatte, aber nicht zu verhüten wußte, wirkungsvolle Präventivmaßnahmen zu erarbeiten.[36] Grundlage dafür waren wiederum Untersuchungen von Doktoranden,[37] die Mitte der 20er Jahre unter seiner Leitung im wissenschaftlichen Laboratorium der Schulzahnklinik des Zahnärztlichen Universitäts-Instituts Hamburg durchgeführt und teilweise als Serie von Aufsätzen unter dem Obertitel „Speichelstudien" veröffentlicht wurden. Die Volontärassistenten Erich Tecklenburg (1901–?) und Edith Lichtenstein (1898–?) untersuchten den Muzin-[38] bzw. den Ammoniakgehalt,[39] Heinrich Prelle (1901–?) den Kochsalzgehalt,[40] Julius Janssen (1901–?) den Kalziumgehalt[41] und Franz Julius Simon (1889–?) den Glukosegehalt des

[33] Vgl. Draeger 1924.

[34] S. Türkheim II 1925a, S. 744.

[35] S. Türkheim II 1925a; ders. II 1925e.

[36] S. Türkheim III 1925a, S. 94.

[37] Die im folgenden angegebenen Geburtsjahre stammen jeweils aus dem Lebenslauf im Anhang der Dissertationen, Todesjahre nicht zu ermitteln.

[38] Tecklenburg 1924.

[39] Lichtenstein 1924.

[40] Prelle 1925.

[41] Janssen 1925.

Speichels (Speichelstudien II),[42] dazu Georg Gustav Wilhelm Göhring (1900–?) die Beeinflussung der Speichelreaktion durch perorale Medikation (Speichelstudien III).[43] Die Ergebnisse der ersten fünf Arbeiten, die nicht in Zeitschriften publiziert wurden, faßte Türkheim selbst 1926 unter Beziehung auf den damaligen Forschungsstand in den „Speichelstudien IV“ zusammen.[44]

Im Falle des Muzins, das chemisch gesehen ein großes Glykoprotein darstellt, waren es kontroverse Ansichten über seine Beziehungen zur Kariesfrequenz, die Türkheim veranlaßt hatten, dieses Problem genauer bearbeiten zu lassen. Der Kasseler Zahnarzt August Lohmann[45] hatte bereits 1904 aus seinen empirischen Beobachtungen den Schluß gezogen, der Muzingehalt sei der Kariesfrequenz direkt proportional, was u. a. der Arzt und Zahnarzt Carl Röse (1864–1947) bereits im Folgejahr bestritt,[46] ebenso wie ein Jahrzehnt später Pickerill.[47] Daß die Viskosität des Speichels mit seinem Muzingehalt zusammenhängt, geben beide zwar an, ebenso wie Willoughby Dayton Miller (1853–1907), seit 1884 Professor am Zahnärztlichen Institut in Berlin,[48] sie konnten jedoch keinen direkten Bezug zur Kariesfrequenz feststellen, da sie sowohl tief zerstörte Zähne bei sehr dünnflüssigem Speichel als auch eine Kariesimmunität bei hochviskösem Speichel nachweisen konnten.[49] Auch Lohmann gab seinen Standpunkt schließlich 20 Jahre später wieder auf.[50]

Unter Verwendung des Speichelmaterials von 155 Patienten der Chirurgischen Abteilung des Hamburger AK St. Georg – Patienten mit inneren oder Allgemein-

[42] Simon 1926.

[43] Göhring 1926.

[44] S. Türkheim II 1926b.

[45] Lebensdaten nicht zu ermitteln. Dr. chir. dent., „Hofzahnarzt in Kassel“, s. Lohmann 1904/05, S. 48.

[46] S. Röse 1905, S. 746; zu seiner Person s. Nickol 1992.

[47] S. Pickerill 1913, S. 116.

[48] Geboren in Alexandria/Ohio, 1871 bis 1875 Studium der Mathematik und Physik in Ann Arbor/Michigan, danach Fortbildung in Edinburgh und Berlin. Nach Verlust seiner finanziellen Mittel infolge eines Bankcrashs durch Vermittlung des seit 1856 in Berlin praktizierenden Zahnarztes Francis Peabody Abbot dort als Übersetzer und Privatlehrer tätig. 1877 bis 1879 Studium der Zahnmedizin am Pennsylvania Dental College mit Promotion zum Doctor of Dentistry, 1879 Rückkehr nach Berlin, 1884 Leiter der Konservierenden Abteilung des neu eröffneten Zahnärztlichen Universitäts-Instituts, 1892 Institutsdirektor. 1906 Berufung an das großzügig ausgestattete Dental College der Universität Ann Arbor, bereits ein Jahr später, 1907, verstorben. Miller war für die Schaffung der wissenschaftlichen Grundlagen und der Entwicklung der deutschen Zahnheilkunde von besonderer Bedeutung; seine bahnbrechenden bakteriologischen Forschungen fallen in seine Berliner Zeit. S. Fischer 1962, Bd. 1, S. 1045; Hoffmann-Axthelm 1985, S. 458-461.

[49] S. Röse 1905, S. 740; Miller 1905, S. 387; Pickerill 1913, S. 116; Radosevic 1927, S. 160.

[50] S. Entin/Schmidt 1928, S. 178.

erkrankungen wurden nicht einbezogen, um eine Verfälschung der Ergebnisse durch die Grunderkrankung bzw. durch die dafür erforderliche Medikation zu vermeiden[51] – konnte Tecklenburg mit Hilfe einer aufwendigen Versuchsanordnung eine direkte Beziehung dieser beiden Faktoren definitiv ausschließen.[52]

Die Bedeutung der Muzine als biologische Faktoren in der Mundhöhle wurde im übrigen erst in den 1980er Jahren aufgeklärt. Einerseits ergänzen sie die Schutzfunktion der Immunglobuline, indem sie Bakterien einschließen, Wechselwirkungen zwischen Zellen und deren Umgebung steuern und durch Adsorption am Zahnschmelz dessen Entkalkung bei Säureangriffen hemmen, andererseits stellen sie aber bei längerem Anhaften aufgrund mangelhafter Mundhygiene auch die Basis für die Bildung der bakteriellen Plaque dar, da bei ihrer Aufspaltung durch Bakterien Zucker sowie kleine Peptide aus ihren Seitenketten anfallen, die wiederum als Substrat für Plaquebakterien dienen.[53] Ulrich Schiffner (geb. 1956)[54], Professor für Zahnerhaltungskunde an der Universität Hamburg, konnte in seiner Habilitationsschrift von 1993 zeigen, daß hochmolekulare Speichelproteine wie die Muzine tiefere Schmelzläsionen fördern. Gleichzeitig wies er nach, daß die körpereigene Abwehr durch unspezifische und spezifische Antikörper (IgA), die eine Hemmung des Wachstums und der Säurebildung des Streptococcus mutans bewirkt, bislang überbewertet wurde.[55]

Ammoniak war ein weiterer Speichelbestandteil, dessen Bedeutung kontrovers diskutiert wurde. Pickerill etwa betrachtete ihn als eine abnorme, hingegen Physiologen wie Hammarsten,[56] Ellenberger und Scheunert[57] sowie der Remscheider Zahnarzt Artur Kemper[58], der diesem Thema 1921 seine Dissertation widmete,[59] als eine physiologische Komponente.[60] Türkheims Doktorandin Edith Lichtenstein untersuchte 1924 die Neutralisationsfähigkeit des Ammoniaks im Speichel, ausgehend von der Ansicht zeitgenössischer Physiologen, daß diese Substanz im Stoffwechsel generell eine neutralisierende Aufgabe

[51] Göhring ging in seiner Dissertation *Über die Beeinflussung der Speichelreaktion durch perorale Medikation* (1926) auf dieses Thema genauer ein.

[52] S. Tecklenburg 1924; vgl. Türkheim II 1926b, S. 898 f.

[53] S. König 1987, S. 28 f.

[54] Geburtsdatum aus dem Lebenslauf in seiner Dissertation, Schiffner 1981.

[55] Schiffner 1993, S. 135.

[56] S. Hammarsten 1910, S. 426.

[57] S. Ellenberger/Scheunert 1924, S. 57.

[58] Lebensdaten nicht ermittelt.

[59] Kemper 1921.

[60] S. Lichtenstein 1924, S. 6.

erfüllt.[61] Bei 120 Speichelproben von Patienten mit lokalen Erkrankungen aus der Chirurgischen und der Hautklinik des AKE fand sie einen höheren Wert bei kariesimmunen Personen als bei an Karies Erkrankten, was auf eine Neutralisationsfähigkeit der säurehaltigen Kohlenhydrat-Abbauprodukte von Ammoniak und damit auf eine karieshemmende Eigenschaft schließen ließ.[62] Ihre Ergebnisse besitzen auch in der heutigen Zahnheilkunde noch ihre Gültigkeit. Fast 30 Jahre später wurden Türkheims und Lichtensteins Studien von Ernst Sauerwein (1916–1992), Direktor der Universitätsklinik und -Poliklinik für Zahn-, Mund- und Kieferkrankheiten in Bonn,[63] in seiner Arbeit über *Das Spaltungsvermögen einiger Carieskeime und des Bact. Acidophilum gegenüber verschiedenen Kohlenhydraten und deren Reaktion auf das Speichel-pH* zustimmend zitiert. Er konnte die neutralisierende Rolle des Ammoniaks im Speichel ebenfalls bestätigen.[64]

Ein weiterer Speichelbestandteil, das Kochsalz (Natriumchlorid), zog Türkheims Interesse auf sich, da ihm Pickerill eine schützende Wirkung auf die Mundschleimhaut und die Zähne zugeschrieben hatte.[65] Unter Türkheims Anleitung untersuchte Prelle über 100 Personen verschiedenen Alters und Geschlechts, darunter Schüler öffentlicher Volksschulen und Patienten des AK St. Georg, solche mit leichten Verletzungen aus der Chirurgischen sowie solche aus der Inneren Abteilung, deren Primärtherapie in Bettruhe bestand und die weder Medikamente bekamen noch Fieber hatten. An ihnen konnte er eine zirkadiane Schwankung des Kochsalzgehaltes des Speichels mit einem Maximum am Morgen messen, ohne daß sich jedoch eine eindeutige Korrelation zur Kariesfrequenz ergab.[66] Auch dieses negative Ergebnis hat sich bestätigt: In der heutigen Zahnmedizin findet dieser Bestandteil des Speichels bei der Erklärung der Kariesgenese keine Berücksichtigung.

Der Anlaß für die nächste von Türkheim initiierte Untersuchung war wohl der erstmals durch Joseph Head im Jahr 1910 erbrachte experimentelle Nachweis,[67] daß durch Säureätzung entkalkter Zahnschmelz durch Einlegen des Zahnes in Speichel von kariesimmunen Personen wieder remineralisiert werden

[61] Z. B. Hammersten 1910 und Emil Abderhalden: *Lehrbuch der physiologischen Chemie* (1909), zit. nach Lichtenstein 1924, S. 2-6.

[62] S. Türkheim II 1926b, S. 899-901.

[63] Geburtsjahr nach Haun 2006, S. 48; Todesjahr telefonische Auskunft von Fritz Haun, 27.3.2007.

[64] S. Sauerwein 1952, S. 74; vgl. Weber 1997, S. 27.

[65] S. Pickerill 1913, S. 114.

[66] S. Prelle 1925.

[67] S. Head 1910, S. 46 f.

kann.[68] Hinzu kam seine eigene Beobachtung, daß auch nach häufigem Spülen mit Säuren wie Milchsäure (0,1 %–1,9 %), Buttersäure (0,2 %–1,8 %), Zitronensäure (0,1 %–1,0 %) und Salzsäure (0,1 %–0,7 %) an den Zähnen seiner Versuchspersonen keine nachweisbare dauerhafte Schädigung des Schmelzes auftrat. Das Stumpfwerden der Zähne, das er als oberflächliche Entkalkung deutete, ließ nach ein paar Tagen durch den Einfluß der Speichelsalze nach, bis der ursprüngliche glatte Zustand des Schmelzes wieder erreicht wurde.[69]

Zur Überprüfung dieses Phänomens führte sein Schüler Julius Janssen an über 100 Patienten einer Chirurgischen Abteilung des AKE Studien zum Kalziumgehalt des Speichels durch.[70] Auch hier wurden individuelle Unterschiede sowie Tagesschwankungen mit Maximalwerten am Morgen und am Nachmittag beobachtet. Gesetzmäßigkeiten in bezug auf die Kariesfrequenz konnten aber ebenfalls nicht gefunden werden. Janssen konnte jedoch mittels oraler Kalkgabe an fünf seiner Testpersonen eine Verdoppelung der Kalziumanreicherung im Speichel erzielen.[71] Eine therapeutische Nutzanwendung aus diesem Ergebnis schlug er allerdings nicht vor, vermutlich nicht nur, weil die Zahl der Probanden für verallgemeinernde Schlußfolgerungen zu gering war, sondern auch, weil dies über seine Aufgabenstellung hinausgegangen wäre. In der modernen Zahnmedizin ist kalziumgesättigter Speichel als Schutzfaktor vor Entkalkung in leicht saurem Milieu anerkannt.[72]

Da die Elementaranalyse des Speichels nicht die zu Beginn der Studien erhofften Rückschlüsse auf die Kariesanfälligkeit bei Schwankungen der einzelnen Komponenten zuließ, vermutete Türkheim, daß noch andere Aspekte dabei eine Rolle spielten. Aus den unzureichenden Ergebnissen der einfachen chemischen Analysen seiner Doktoranden leitete er die Forderung ab, durch eine erweiterte Mikroanalyse sämtliche Bestandteile des Einzelspeichels und deren Normwerte zu ermitteln. Solche Studien setzten aber laut Türkheim besondere apparative und methodische Bedingungen voraus,[73] die anscheinend in Hamburg nicht gegeben waren.

Seinen Appell zu differenzierteren Speichelstudien griff 1927 David Abramovic Entin (1888–1957), Dozent an der Odontologischen Klinik der Militärmedizinischen Akademie zu Leningrad,[74] auf, der mit Türkheim der Ansicht war, die

[68] S. Türkheim II 1926b, S. 902.

[69] S. Türkheim II 1925a, S. 747-752.

[70] Vgl. Janssen 1925; Türkheim II 1926b, S. 897.

[71] S. Janssen 1925, S. 47 f.

[72] S. König 1987, S. 34 f.

[73] S. Türkheim II 1926b, S. 897, 904; Türkheim III 1928b, S. 660.

[74] Zu ihm s. Fischer 1962, Bd. 2, S. 368 f., Bd. 3, S. 373 f.; BIR, Bd. 1, S. 556.

Zahnmedizin müsse von der kausalen Therapie der bereits aufgetretenen Karies zu deren Prophylaxe gelangen. Daß die bisherigen Studien nicht die erwarteten Ergebnisse erbracht hatten, führte er auf zwei mögliche Fehler in der Versuchsanordnung zurück. Die Autoren hätten die jeweiligen Bestandteile isoliert und ohne Rücksicht auf deren wechselseitige Beziehung im Speichel als einem System von Elektrolyten untersucht und auch ihre Veränderungen in ein und derselben Mundhöhle nicht berücksichtigt. Nach seiner Vorstellung war nicht der absolute Gehalt an Ionen, sondern deren Wechselbeziehung untereinander ausschlaggebend für den Grad der Schutzwirkung gegen Karies.

Entin konnte die Lösung seiner selbstgestellten Aufgabe, die Feststellung der Normwerte der Speichelhauptbestandteile, deren Wechselbeziehung sowie deren Einfluß auf die Kariesentstehung, freilich auch noch nicht erbringen, da seine Untersuchung, wie er einräumte, nicht auf einer objektiven Analyse basierte, auf deren Grundlage er die gefundenen Werte hätte standardisieren können, um daraus Gesetzmäßigkeiten über physiologische und pathologische Vorgänge in der Mundhöhle abzuleiten. So fehlte ihm letztendlich genügend gleichartiger Speichel, der unter natürlichen Bedingungen gesammelt worden war.[75]

Bezüglich der häufig diskutierten Frage, ob im Ruhespeichel auch Glukose enthalten sei, war Entin zusammen mit Aleksandr Aleksandrovic Schmidt (1892–?)[76] schon 1927 in einer gemeinsamen Arbeit zu dem Ergebnis gekommen, daß dieser Stoff bei keiner ihrer Versuchsperson im natürlich gesammelten Speichel nachweisbar sei.[77] Dies widersprach den Resultaten verschiedener umfangreicher früherer Untersuchungen, darunter einer Studie, die Türkheims Doktorand Franz Julius Simon zwei Jahre zuvor im Wissenschaftlichen Laboratorium des Zahnärztlichen Instituts der Hamburgischen Universität durchgeführt hatte. Simon hatte aufgrund seiner Meßwerte die Behauptung aufgestellt, daß Speichel ständig Glukose enthält, und diesem Umstand eine begleitende Rolle beim Zustandekommen der Zahnkaries zugesprochen.[78]

Entin und Schmidt diskutierten auch mögliche Fehlerquellen für solche abweichenden Resultate. So stellten sie die Sorgfalt der Methodik der bisherigen Analysen in Frage und vermuteten, Simon habe für seine Untersuchungen bei seinen Probanden nicht den natürlichen Speichel in nüchternem Zustand gesammelt.[79] Tatsächlich enthält dessen Arbeit keine Angaben zum Zeitpunkt der Speichelentnahme, so daß ihre Vermutung über die Ursache seiner fehlerhaften Interpretation

[75] S. Entin 1928, S. 124.

[76] Todesjahr nicht zu ermitteln; zu ihm s. BIR, Bd. 4, S. 1935.

[77] S. Entin/Schmidt 1927; vgl. auch Entin/Schmidt 1928.

[78] S. Simon 1926, S. 111-123.

[79] S. Entin/Schmidt 1928, S. 186.

der Meßdaten möglicherweise zutrifft. Im übrigen hatte schon Türkheim selbst 1926 in der zusammenfassenden Darstellung der klinischen Elementaranalysen seiner vier Doktoranden Tecklenburg, Lichtenstein, Prelle und Janssen Mängel der Untersuchungsmethode eingeräumt, ohne diese jedoch genauer zu benennen.[80]

Einen gewissen Raum in der ärztlichen und zahnärztlichen Literatur der ersten drei Jahrzehnte des 20. Jahrhunderts nahmen auch Untersuchungen zum Gehalt des Speichels an Rhodan, dem Natrium- und Kaliumsalz der Rhodanwasserstoffsäure, ein,[81] das in der heutigen Diskussion keine Rolle mehr spielt. Entdeckt hatte es 1814 der Mediziner und Naturforscher Gottfried Reinhold Treviranus (1776–1837)[82]. Mehr als ein Jahrhundert lang diskutierten Wissenschaftler kontrovers die Frage nach der Herkunft dieser Speichelkomponente.[83] Über seine Bedeutung gingen die Meinungen ebenfalls auseinander. Physiologen erwähnten ihn als normalen Speichelbestandteil,[84] äußerten sich aber nicht zu seiner Rolle im physiologischen oder pathologischen lokalen Geschehen in der Mundhöhle. So beschrieb beispielsweise Rudolf Höber 1919 als Speichelbestandteile „anorganische Salze, unter ihnen merkwürdigerweise Rhodansalz", äußerte sich aber nicht zu dessen möglicher Funktion.[85] Der in Helsingfors tätige schwedische Physiologe Robert Tigerstedt (1853–1923)[86] wies im gleichen Jahr Eiweiße und deren Zersetzungsprodukte als Rhodanquelle nach und schloß daraus, es handele sich um ein Abbauprodukt, das u. a. durch die Speicheldrüsen ausgeschieden werde.[87] Oppenheimer sowie Ellenberger und Scheunert war zwar das Vorhandensein von Rhodankali im Speichel sowie dessen Nachweismöglichkeit mit Eisenchloridlösung bekannt, über Herkunft und Bedeutung konnten sie 1922 bzw. 1924 aber ebenfalls keine Angaben machen.[88]

Ein Teil der wissenschaftlich tätigen Zahnärzte wie der Würzburger Professor Andreas Michel[89] (1909) und später der Heidelberger Extraordinarius Georg Blessing (1882–1941)[90] (1922) zogen die Möglichkeit einer kariesverhütenden

[80] S. Türkheim II 1926b, S. 897; Entin 1928, S. 118.

[81] S. Port/Euler 1915, S. 168 f.; Freund 1922, S. 444, sowie die Dissertationen von Felder 1916, Hentze 1920, Müllenbruck 1932 und Pünter 1933.

[82] Zu ihm s. DBE, Bd. 11/12, S. 1229.

[83] S. Pünter 1933, S. 9.

[84] S. Hammarsten 1910, S. 424; Tigerstedt 1919, S. 371-375; Oppenheimer 1922, S. 258; Ellenberger/Scheunert 1924, S. 57.

[85] Höber 1919, S. 16.

[86] Zu ihm s. Fischer 1962, Bd. 2, S. 1569 f.

[87] S. Pünter 1933, S. 9 f.

[88] S. Oppenheimer 1922, S. 258; Ellenberger/Scheunert 1924, S. 57.

[89] Zu ihm s. oben Kap. 3.2.2.

[90] Zu ihm s. Langsch 1993, S. 17.

Wirkung in Erwägung[1], andere wie Kantorowicz und seine Mitarbeiterin Grete Speyer, Türkheims spätere Frau, lehnten 1914 diese weitverbreitete Meinung ab.[2] Auch Pickerill fand 1913 selbst bei höheren Rhodankonzentrationen im Mund keinen oder nur einen sehr schwachen bakteriziden Effekt, wenngleich er andererseits bei Karies einen niedrigen Rhodangehalt nachweisen konnte.[3] Einen weiteren Aspekt behandelte 1920 Kurt Hentze (1896–?)[4] in seiner zahnmedizinischen Dissertation; er fand im Mangel dieses Speichelbestandteils eine Ursache für Stomatitiden.[5] Türkheim widmete dieser Frage 1925 einen Beitrag in den *Fortschritten der Zahnheilkunde* sowie 1931 im *Handwörterbuch der gesamten Zahnheilkunde* von Kantorowicz. Darin besprach er, allerdings ohne zu der umfangreichen Diskussion selbst Stellung zu nehmen, jeweils zusammenfassend die Forschungsbeiträge der letzten Jahre.[6] Sein Fazit 1931:

> Rhodan ist ein Eiweißzerfallsprodukt, es wird wohl bereits in den Drüsen produziert, scheint aber durch Eiweißzerfall in der Mundhöhle sich zu vermehren, denn in einer ungepflegten Mundhöhle ist der Rhodangehalt höher als in einer gereinigten.[7]

In den *Fortschritten* berichtete er außerdem alljährlich unter der Überschrift *Physiologische Chemie* über den neuesten Forschungsstand zur Rhodanfrage.[8]

Schließlich waren schon Anfang des 20. Jahrhunderts zwei auffallende Phänomene in den Blickpunkt der Zahnmediziner gerückt, die sich mit der Physiologie und Pathologie des Speichels befaßten, zum einen die Kariesimmunität mancher Personen (s. das folgende Kapitel), zum anderen die schnelle Heilung von Verletzungen der Mundschleimhaut. Bei dicht aneinanderliegenden Wundrändern und keimarmen Wunden kommt es innerhalb von sechs bis acht Tagen zu einer Ausheilung, nur bei Komplikationen wie eine Infektion der Wunde verlängert sich der Zeitraum bis zur *Restitutio ad integrum*, da der Abfluß des infektiösen Sekrets durch die offene Wunde erfolgt.[9] Praktiker und Wissenschaftler erklärten die schnelle Wundheilung auf verschiedene Weise. Die meisten nahmen grundsätzlich eine immunisierende oder bakterizide Wirkung der Mundflüssigkeit

[1] S. Michel 1909a, S. 257 f.; Blessing 1922, S. 641.

[2] S. Kantorowicz/Speyer 1914, S. 81.

[3] S. Pickerill 1913, S. 111-113.

[4] Todesjahr nicht zu ermitteln. Studium der Zahnheilkunde in Marburg und später in Göttingen, s. Hentze 1920, S. 43.

[5] Hentze 1920.

[6] S. Türkheim III 1925b, S. 514 f.; ders. III 1931e, S. 2794.

[7] Ebd.

[8] S. Türkheim III 1925b, S. 502-518, III 1926b, S. 592-599, III 1927b, S. 612-614, III 1928b, S. 660-668, III 1929c, S. 650-653, III 1930c, S. 604-615, III 1931i, S. 653-659, III 1932a, S. 584-605, III 1933b, S. 635-647.

[9] S. Grimm 1981, S. 11-13.

an, wobei freilich das reguläre Vorhandensein mehrerer Bakterienarten im Speichel gegen letztere Vermutung sprach.[10]

Erste Untersuchungen dazu führte Giuseppe Sanarelli (1864–1940)[11] 1892 durch. Er beschrieb den Speichel als schlechten Nährboden für pathologische Keime, der allerdings auf verschiedene Bakterien eine unterschiedlich starke Wirkung ausübe.[12] Miller diskutierte bereits 1903 neben dem Vorhandensein von nicht näher definierten „Schutzkörpern" eine mögliche phagozytäre Komponente im Speichel, da er in drei bis vier Stunden alten Extraktionswunden große Mengen an bakterienbeladenen Phagozyten gefunden hatte. Er vermutete, daß bei offenen Wunden in der Mundhöhle Phagozyten vom Speichel oder vom bereits im Phagozyten eingeschlossenen Bakterium angelockt würden.[13] Ferner vertrat er die These, Bakterienstämme, die als Bestandteile der Mundflora im normalen Speichel vorkommen, z. B. verschiedene Streptokokkenstämme, beeinflußten das Wachstum pathologischer Bakterien, etwa des Bacillus prodigiosus,[14] heute unter dem Namen Serratia marcescens bekannt.

Der spätere Ordinarius für Chirurgie in Zürich Paul Clairmont (1875–1942), seinerzeit noch Assistent an der Chirurgischen Universitätsklinik in Wien,[15] vermutete 1906 „natürliche Schutzkräfte" in der Mundflüssigkeit.[16] Pickerill fand 1913 im Speichel Mikroorganismen und Leukozyten in engem Kontakt, verneinte allerdings eine aktive Phagozytose. Er gab aber zu bedenken, daß auch das Vorhandensein von Opsoninen, Plasmabestandteilen, die durch Anlagerung an körperfremde antigene Substanzen deren Elimination bewirken, im Speichel vorstellbar sei.[17] Blessing postulierte 1922 die Existenz spezifischer Antikörper, bestimmter chemischer Bestandteile, die eine Auswirkung auf die Mundhöhlenbakterien hätten und so die Heilung beschleunigten.[18]

So blieb die Frage nach den Ursachen der raschen Wundheilung in der Mundhöhle zunächst unentschieden, wie Türkheim 1927 in seinem Forschungsbericht hervorhob.[19] Vier Jahre später berichtete er von einem vergeblichen Versuch, im Selbstexperiment Bakteriophagen in der Mundflüssigkeit nachzuweisen,

[10] S. Miller 1903a, S. 14, 23.

[11] Zu ihm s. Puntoni 1965.

[12] Nach Clairmont 1906, S. 1398.

[13] S. Miller 1903b, S. 395.

[14] S. Miller 1903a, S. 34 f.; ders. 1903b, S. 389, 394 f.

[15] Zu ihm s. Fischer 1962, Bd. 1, S. 251, Bd. 3, S. 258 f.

[16] Clairmont 1906, S. 1397.

[17] S. Pickerill 1913, S. 122 f.

[18] S. Blessing 1922, S. 641.

[19] S. Türkheim III 1927b, S. 612.

konnte dabei aber die Nährbodenfunktion des Speichels für Mund- und Kariesbakterien nachweisen. Sein keimfrei gemachter filtrierter Speichel ließ nach Beimpfung mit Mikroorganismen aus der eigenen Mundhöhle kein Bakterienwachstum zu, erst nach Zugabe von Nährbouillon entwickelten sich Kulturen. Warum der Speichel im Mund einen guten Nährboden darstellte, während er in keimfreiem Zustand nicht zu beimpfen war, konnte Türkheim noch nicht definitiv erklären. Er vermutete, daß spezielle Enzyme, die an feste Speichelbestandteile gebunden seien, für dieses Phänomen verantwortlich seien.[20]

Spätestens seit einer Veröffentlichung der Norweger Per Brandtzaeg (geb. 1936)[21], Ivar Fjellanger[110] und Sven T. Gjeruldsen[22] zu immunologischen Vorgängen in der Mundflüssigkeit aus dem Jahr 1968 ist in der heutigen Zahnmedizin die direkte unspezifische antibakterielle Aktivität des Speichels durch die Enzyme Lactoperoxidase und Lysozym sowie das erregerspezifische, gegen Streptococcus mutans und dessen Enzyme wirksame Immunglobulin A (IgA) bekannt.[23] Weiterhin konnten R. C. Williams[112] und R. J. Gibbons[24] nachweisen, daß IgA zusammen mit dem die Schleimhäute überdeckenden Film von Speichel und Schleimdrüsensekret, den mukösen Glukoproteinen (Muzinen), die Anhaftung von Streptococcus sanguis, mitis und salivarius an Epithelzellen der Mundhöhle verhindert (1972) und, wenn eine bakterielle oder virale Zelladhärenz stattgefunden hat, sogar wieder löst (1975).[25] Sie kamen zu dem Schluß, daß der Speichel für den Schutz der Mundschleimhaut gegen Infektionen von großer Bedeutung ist.

Insgesamt lieferten Türkheims Speichelforschungen, die in engem Zusammenhang mit seinen im Folgenden erörterten Studien zur Kariesätiologie stehen, wichtige Beiträge zum Verständnis der Zusammensetzung der Mundflüssigkeit und ihrer Bedeutung für Physiologie und Pathologie der Mundhöhle. Er war ein Vorreiter bei der Widerlegung der Pickerillschen Säure- und Ptyalintheorien und gab eine Bestimmung des physiologischen pH-Wertes des Speichels mit 6,5 bis 7,4, die noch heute gilt.[26] Die Forschungen seiner Doktoranden zur Elementaranalyse des Speichels brachten die Speichelforschung zwar voran, konnten aber ihre Fragestellungen nicht definitiv beantworten und wurden daher Gegenstand weiterer Fachdiskussionen.

[20] S. Türkheim III 1931e, S. 2795 f.

[21] Das Geburtsjahr verdanke ich einer freundlichen Auskunft von Prof. Per Brandtzaeg, E-Mail vom 25.9.2006.

[22] Lebensdaten nicht zu ermitteln.

[23] S. Weber 1997, S. 27; Young et al. 2000, S. 406; Schroeder 2000, S. 397-405.

[24] Vornamen und Lebensdaten nicht zu ermitteln.

[25] Nach Schroeder 2000, S. 401-403.

[26] S. König 1987, S. 33.

4.1.3 Kariesforschung

An der Kariesforschung seiner Zeit beteiligte sich Türkheim mit Untersuchungen zur Ätiologie, zur Prävention und zur Therapie dieser Krankheit. Jahrhundertelang standen Zahnärzte dem Problem des Zahnverfalls hilflos gegenüber, weil keine Klarheit über seine Ursachen bestand. Zwar gab es vielfältige Behandlungsversuche, sie beschränkten sich aber auf Bemühungen um eine Reparatur der Zähne und die Linderung der Schmerzen bei fortgeschrittener Zerstörung des Zahns. Die Anwendung der aus heutiger Sicht wirkungsvollsten Maßnahme zur Bekämpfung der Karies, der Vorbeugung, scheiterte ebenfalls an der Unkenntnis darüber, wie es zur Zerstörung des Zahns kommt. Im 18. und 19. Jahrhundert kursierten die unterschiedlichsten Kariestheorien, die der große Kariesforscher Willoughby Dayton Miller[1] 1889 in seinem Werk *Die Mikroorganismen der Mundhöhle* zusammenfaßte.[2]

4.1.3.1 Ältere Kariestheorien

Die wohl älteste Theorie, die als Kariesursache eine Zerfressung des Zahns durch Würmer annahm,[3] hielt sich, obwohl bereits 1757 von Jacob Christian Schäffer (1718–1790)[4] widerlegt, im medizinischen Schrifttum bis ins 19. Jahrhundert. Noch 1790 postulierte etwa der Chirurg und spätere Professor an der Berliner Universität Johann Gottlob Bernstein (1747–1835)[5], daß die Karies von Würmern herrührt, 1843 wurde der Gedanke durch den Münchener Anatomen Michael Pius Erdl (1815–1848)[6] im Zusammenhang mit der seinerzeit diskutierten Parasitentheorie der Krankheiten von neuem zur Diskussion gestellt.

Schon 1756 hatte der Berliner Chirurg und Hofzahnarzt Friedrichs des Großen Philipp Pfaff (1713–1766)[7] Fäulnis von Speiseresten zwischen den Zähnen, die auf die Zähne übergehe, als Ursache erwogen.[8] Bis Mitte des 19. Jahrhunderts war auch die Entzündungstheorie weit verbreitet; zu ihren Verfechtern gehörten etwa die Zahnärzte Leonard Koecker (1785–1850)[9] (1826) und Thomas Bell

[1] Zu ihm s. oben, Kap. 4.1.2.

[2] Vgl. auch Groß 2005.

[3] Vgl. dazu Gerabek 2005.

[4] Zu ihm s. Hoffmann-Axthelm 1985, S. 454, 487.

[5] Zu ihm s. ebd., S. 454, 478.

[6] Zu ihm s. ebd., S. 456, 480.

[7] Zu ihm s. Will 2002.

[8] S. Hoffmann-Axthelm 1985, S. 259.

[9] Zu ihm s. ebd., S. 483.

(1792–1880) (1829).[10] Eine weitere Theorie führte die Karies auf elektrolytische Vorgänge zurück. Für deren Entstehung wurden von dem Engländer Kencely William Bridgman (1812–1884)[11] 1863 und 17 Jahre später (1880) von dem Amerikaner Henry Seymour Chase (1820–1898)[12] verschiedene Spannungspotentiale aus der Mundflüssigkeit verantwortlich gemacht, was Miller aber 1890 experimentell widerlegte.[13] Andere sahen die Ursache der Karies in speziellen Stoffwechselprodukten der chemischen Umwandlung von Nahrungsbestandteilen – so z. B. Joseph Linderer (1837), Émile Magitôt (1867), der Pathologe Carl Wedl (1815–1891)[14] (1870) und Charles Tomes (1846–1928)[15] (1873), die mit dieser Kariesätiologie die Zahnheilkunde der zweiten Hälfte des 19. Jahrhunderts dominierten. Nur am Rande mitdiskutiert wurden diverse andere Ursachen wie mechanische Verletzungen, klimatische Einflüsse, Temperaturwechsel und Luftfeuchtigkeit, der Genuß von Mineralwässern, Tabakrauchen, geistige Anstrengung und immerhin auch schon die Einwirkung von Zucker.[16]

Erst Miller, der sich während seiner Tätigkeit an der Berliner Universität bei Robert Koch bakteriologisch fortgebildet hatte,[17] legte 1889 das bereits genannte, auf gründlichen experimentellen Studien basierende Werk *Die Mikroorganismen der Mundhöhle* vor, das die Lösung des Kariesproblems bereithielt. Nach seiner Darstellung vergärten normalerweise in der Mundhöhle anwesender Mikroorganismus die Kohlenhydrate der Nahrung zu Milchsäure, die wiederum dem Zahnschmelz die Kalksalze entziehe und zu dessen völliger Zerstörung führe. Danach erodierten eindringende Keime mit Hilfe eines pepsinähnlichen „Pilzferments“ das darunterliegende Zahnbein.[18] Alle folgenden Arbeiten auf dem Gebiet der Kariesprophylaxe basieren auf Millers „chemisch-parasitärer“ Theorie.[19]

Zu den prädisponierenden Faktoren zählte er durch Entwicklungsstörungen bedingte Beeinträchtigungen, z. B. schlecht mineralisierte Zähne und Oberflächenveränderungen wie tiefe Fissuren, sowie eine gedrängte Zahnstellung, die zu einer persistierenden Retention von Speiseresten führten, ferner die Lockerung

[10] Zu ihm s. ebd., S. 478.

[11] Zu ihm s. ebd.

[12] Zu ihm s. ebd., S. 458, 479.

[13] S. ebd., S. 458.

[14] Zu ihm s. ebd., S. 489.

[15] Sohn des bereits genannten John Tomes, s. zu ihm ebd., S. 443, 489.

[16] S. Miller 1889a, S. 91-118; vgl. Hoffmann-Axthelm 1985, S. 453-458.

[17] S. Hoffmann-Axthelm 1985, S. 483.

[18] S. Miller 1890, S. 105 f., 205 f.

[19] S. Ring 1997, S. 271; Hoffmann-Axthelm 1985, S. 462.

des Parodontiums durch Zahnfleischentzündungen, die das subgingivale oder interdentale Eindringen von Speiseresten ermöglichte. Dabei hielt er auch die Vererbung einer solchen Prädisposition für möglich, etwa im Falle einer schlecht entwickelten oder einer unregelmäßig engen Zahnstellung. Während Miller einen Einfluß unterschiedlicher klimatischer oder geologischer Verhältnisse auf die Kariesentwicklung bezweifelte, erschien ihm ein erheblicher Einfluß von Zivilisation und Ernährung auf die Zahngesundheit plausibel.[20]

4.1.3.2 Türkheims Studien zu den Kariesursachen

Türkheim sah, wie oben dargestellt, die Zahnmedizin zu Beginn des 20. Jahrhunderts in einer neuen Situation, in der sie, nachdem sie das „rein Technisch-handwerksmäßige" abgelegt habe,[21] wie andere Teilgebiete der Medizin auf eine gesicherte wissenschaftliche Grundlage gestellt werden müsse. Im Zentrum der Forschung, mit der die Zahnmedizin die ihr nunmehr gebührende akademische Anerkennung erringen könne, müßten die Entstehung der Karies und deren Vorbeugung stehen. „Denn letzten Endes heißt praktische Zahnheilkunde treiben", wie Türkheim hervorhob, „die Karies bekämpfen, wissenschaftliche Zahnheilkunde treiben, heißt, sie verhüten."[22]

Seiner ersten Veröffentlichung zur Ursachenforschung bei der Karies aus dem Jahr 1920 folgten bis 1952 weitere 17 Arbeiten, darunter neun umfangreiche Übersichtsbeiträge in den *Fortschritten der Zahnheilkunde* zwischen 1925 und 1933, die den aktuellen Stand der Kariestheorien und die Diskussionen über mögliche Zusammenhänge zwischen Kariesentstehung und Ernährung, Allgemeinerkrankungen oder Schmelzhypoplasien zusammenfaßten und teilweise auch eigene Standpunkte und Ergebnisse Türkheims enthielten. In einer weiteren umfassenden Abhandlung im *Handwörterbuch der Zahnheilkunde* von Kantorowicz (1930) referierte er auf 51 Seiten ebenfalls den aktuellen Stand der Forschung. Seine Verdienste auf diesem Gebiet bestehen somit zu einem guten Teil in der kritischen Sichtung der theoretischen und experimentellen Ergebnisse anderer, die er aber auch durch eigene Untersuchungen überprüfte und hier und da bereicherte. Aufgrund ihres Referatecharakters kam es bei diesen Arbeiten zwangsläufig häufiger zu gewissen inhaltlichen Überschneidungen.

In seiner ersten Publikation *Ueber den augenblicklichen Stand der Kariesforschung* (1920) diskutierte Türkheim die drei wesentlichen Schritte in der Entwicklung der neuesten Theorie zur Kariesentstehung: die Millersche chemisch-

[20] S. Miller 1890, S. 171-174.

[21] S. Türkheim II 1923a, S. 145.

[22] Ebd., S. 149.

bakteriologische Theorie für die Initialphase der Karies, die bereits oben skizziert wurde, danach die Hypothese einer Dentinauflösung durch proteolytische Enzyme der Kariesbakterien, die erstmals Kantorowicz 1911 in seiner Habilitationsschrift *Bakteriologische und histologische Studien über die Caries im Dentin* vertreten hatte, schließlich die im vorigen Kapitel dargestellte Pickerillsche Speicheltheorie, die den letzten Baustein für das Verständnis der Kariesentstehung lieferte.[23]

Millers Forschungsergebnisse hatten seinerzeit eine zahnhygienische Kampagne nach dem Motto „Ein sauberer Zahn verfällt nie" in Gang gesetzt.[24] In der Folgezeit mußten die Zahnärzte aber erfahren, daß gründliches Zähneputzen allein nicht ausreichte, den Zahnverfall zu verhüten bzw. aufzuhalten. Daher diskutierte Türkheim einen weiteren Faktor, der bei der Kariesentstehung zu beachten war: Auf den Kauflächen und in den Approximalräumen existierten infolge von nicht *lege artis* durchgeführten therapeutischen Maßnahmen und von Schmelzhypoplasien besonders an den ersten Molaren wie auch aufgrund einer gedrängten Zahnstellung Retentionsstellen, in die sich Speisen hineinpressen könnten und aus denen sie sich nur schwer mechanisch mit Bürste, Zahnstocher oder Zahnseide entfernen ließen,[25] so daß dort weiterhin ungehindert Milchsäure entstehen könne. Zu diesen Retentionsstellen rechnete Türkheim auch die Karieshöhle, die sich oftmals unterminierend mit einem kleinen Eintrittspunkt im Schmelz darstelle und darunter als eine tiefe Höhle im Dentin ausbreite. So plädierte er bereits an dieser Stelle neben der Verbesserung der Mundhygiene für die rasche Sanierung solcher Retentionsstellen und die Beseitigung von Stellungsanomalien sowie für eine frühzeitige Beseitigung von Hypoplasien.[26] Nur am Rande erwähnte er hier Millers Überlegung, ob Tabakrauch oder der Genuß von Kautabak einen Einfluß auf die Kariesempfänglichkeit haben könnten,[27] mit der er sich erst Jahre später (1952) eingehender befassen sollte.[28]

Des weiteren gab er mit Bezug auf Untersuchungen des österreichischen Anatomen und Anthropologen Mihály von Lenhossék (1863–1937)[29] an Schädeln und Zähnen aus verschiedenen Jahrhunderten sowie des Londoner Zahnarztes

[23] S. Türkheim II 1920a, S. 402.

[24] S. Ring 1997, S. 271.

[25] S. Türkheim II 1920b, S. 414.

[26] S. Türkheim II 1920a, S. 402.

[27] S. Türkheim II 1920b, S. 414 f.

[28] S. Türkheim II 1952c.

[29] Seit 1900 Ordinarius der Anatomie in Budapest, davor Prosektor in Basel, Würzburg und Tübingen; s. Fischer 1962, Bd. 2, S. 888 f.; ÖBL, Bd. 5, S. 134.

John Howard Mummery (1847–1926)[30] an Maorischädeln zu bedenken, daß eventuell auch bei der Kariesentstehung anthropologische Faktoren mitwirkten. Statistische Erhebungen von Pickerill[31] hatten die Diskussion über „Rassen"- und Kultureinflüsse als weitere kariesbeeinflussende Faktoren, die dem besonderen Interesse der damaligen Medizin an sozialhygienischen Fragestellungen entsprach, ebenfalls gefördert. Ihre Ergebnisse deuteten darauf hin, daß vorzugsweise zivilisierte Völker befallen waren, während die Kariesfrequenz bei naturnäher lebenden Ethnien wesentlich geringer war.[32] In Übereinstimmung mit Miller (1890) resümierte Türkheim, daß schon in prähistorischer Zeit Karies aufgetreten sei,[33] wenn auch wahrscheinlich nicht in so großem Umfang wie zu seiner Zeit, in der „95 % aller Kulturmenschen an dieser Krankheit" litten. Sie sei eine „Domestikationserscheinung und sie wird wohl voraussichtlich mit zunehmender Zivilisation weiter zunehmen".[34]

1920 veranstaltete der ZVH vom 16. bis 18. April eine wissenschaftliche Tagung, bei der unter zahlreicher Beteiligung von Zahnärzten aus Hamburg und Umgebung sowie aus Kiel, Lübeck und Lüneburg zehn Fortbildungsvorträge und Demonstrationen im AK St. Georg stattfanden. In diesem Rahmen trug auch Türkheim den aktuellen Wissensstand zur Kariesforschung vor. Dabei erläuterte er zusätzlich anhand von eigenen Lichtbildern die Haupterscheinungsformen der Karies. Abschließend ging er auf die Frage eines möglichen Zusammenhangs zwischen Kariesimmunität und Zusammensetzung des Speichels ein.[35]

Wie Türkheim in einem weiteren Forschungsbericht 1925 darlegte, stellte die klinische Erfahrung, daß es weniger anfällige und sogar kariesfreie Individuen gab, andererseits aber keine bakterien- und kohlehydratfreie Mundhöhle existierte, eine besondere Herausforderung für die Forschung dar, da sie die Allgemeingültigkeit der chemisch-parasitären Theorie Millers in Frage stellte und Anlaß zur Suche nach zusätzlichen Faktoren gab, die das Kariesgeschehen beeinflußten.[36] Auf dieses Problem hatte bereits 1895 Greene Vardiman Black aufmerksam gemacht:

[30] S. Hoffmann-Axthelm 1985, S. 460, 485. Mummery, ein Freund Millers und Verfechter von dessen Kariestheorie, befaßte sich mit histologischen Studien zum Dentin und war ein Vorreiter der Mikrofotografie in Großbritannien.

[31] Pickerill und Mummery kamen zu dem Ergebnis, daß die Maori neben den Eskimos von allen Menschengruppen am widerstandsfähigsten gegen Karies seien, s. Pickerill 1913, S. 9.

[32] S. Türkheim III 1928a, S. 354.

[33] S. Türkheim II 1920a, S. 401 f.

[34] S. Türkheim III 1928a, S. 353 f.

[35] S. Referat von Levy 1920, S. 501.

[36] S. Türkheim III 1925a, S. 94.

> [...] the caries-producing organisms are present in every mouth whether caries occurs or not. [...] I have found no mouth that was free from the caries-producing organisms. Then, if these micro-organisms are present in every human mouth, why is it that they induce caries in the teeth of the one and not in the teeth of another? [...] The popular answer to these questions, both by the profession and the laity, has been, – differences in the physical qualities of the teeth.[37]

Er hatte daher mit seinen Untersuchungen bei der Zahnstruktur angesetzt, um im Dentin und im Schmelz individuelle Merkmale zu finden, die diese Unterschiede in der Anfälligkeit erklärten, konnte aber keine signifikanten Abweichungen feststellen. Deshalb vermutete er unterschiedlich intensive Mundhygienemaßnahmen bei kariesaktiven und –resistenten Patienten, ging also von äußeren Einflüssen aus:

> Differences in the strength of the teeth have no influence as to the liability to caries [...]. Caries of the teeth is not dependent upon any condition of the tissues of the teeth, but on conditions of their environment.[38]

Auch Miller selbst hatte durch Untersuchungen zu Ernährungsgewohnheiten und zum Kalk- und Bakteriengehalt des Speichels zur Klärung des Phänomens der „Kariesimmunität“ beizutragen versucht.[39] Pickerill sah hingegen einen Zusammenhang zwischen der physikalischen Chemie des Zahnschmelzes, der Speichelbeschaffenheit und der Kariesneigung. Aufgrund seiner Studien kam er zu dem Ergebnis, daß die individuelle Härte des Schmelzes mit dem Mineraliengehalt des Speichels variiere. Für ihn war somit die Kariesforschung untrennbar verbunden mit der Speichelforschung.[40]

Eine wichtige Grundlage für die Erforschung der Ätiologie einer Krankheit sind verläßliche Kenntnisse ihrer Epidemiologie. 1923 berichtete Türkheim über eine Statistik des Schweizer Zahnarztes Adolf Brodtbeck (1867–1935)[41] aus dem Jahr 1917, der in einer Studie über *Die Verbreitung der Zahnfäule bei der Schweizerischen Schuljugend und ihre Bekämpfung* nachgewiesen hatte, daß die Karies am häufigsten bei Jugendlichen in den Industriezentren am Bodensee auftrat. Türkheim fügte hinzu, daß entsprechende Studien an Schulkindern für Deutschland bisher aus technischen Gründen nicht hätten durchgeführt werden können; ein Versuch, die wenigen hier bereits vorliegenden Statistiken in gleicher Weise auszuwerten, sei am zu geringen Umfang des Materials gescheitert.[42]

[37] Black 1895, S. 417.

[38] Ebd., S. 416.

[39] S. Miller 1903a, S. 1 f.; ders. 1903b, S. 389 f.; ders. 1905, S. 385 f.

[40] S. Pickerill 1913, S. 81 f.

[41] Zu ihm s. Winiker 1985.

[42] S. Türkheim II 1923a, S. 148 f. Türkheim ließ offen, ob er selbst diesen fehlgeschlagenen Versuch angestellt hatte.

Daher suchte er diesem Mangel unter Mitwirkung von Doktoranden durch eigene statistische Erhebungen an Hamburger Schülern abzuhelfen.

Die am Hamburger Zahnärztlichen Universitäts-Institut unter Türkheims Leitung im Jahr 1925 fertiggestellte Dissertation von Gertrud Krohn (1898–?)[43] befaßte sich mit der zahlenmäßigen Erfassung der Zahnschäden von Schülern, 3156 aus Volksschulen sowie 866 aus höheren Schulen. Dabei faßte die Doktorandin einzelne Volksschulen nach Stadteilen zusammen, in denen jeweils ein bestimmter Berufsstand bzw. eine soziale Schicht dominierte: Handwerker und Beamte in Eimsbüttel, „bessere" Handwerker und Beamte in Rothenbaum, Seeleute und Schlachter in St. Pauli, Einhüter[44] von Kontorhäusern in der Inneren Stadt, Hafenarbeiter und Landarbeiter in Rothenburgsort, Lagerarbeiter in Hammerbrook, „kleine Leute" in St. Georg, Gelegenheitsarbeiter und kleine Beamte in Borgfelde, Beamte und „bessere" Handwerker in Hamm, schließlich Fabrikarbeiter, Eisenbahner sowie Flüchtlinge in Barmbek. Schüler höherer Schulen führte sie unter einer eigenen Rubrik.[45]

Krohn stellte bei Kindern aus rein städtischen Gebieten im Vergleich zu Kindern aus der Landbevölkerung eine erheblich höhere Erkrankungsziffer fest; die Schüler aus Rothenburgsort, dem Stadtteil mit dem höchsten Zuzug aus der Landbevölkerung, wiesen den höchsten Prozentsatz kariesfreier Gebisse auf.[46] Als Ursache postulierte sie unterschiedliche Ernährungsgewohnheiten. Durch eine angemessenere Ernährung mit hartem Brot, Gemüse und Obst, wie sie Landkindern zur Verfügung stand, könne eine bessere Selbstreinigung des Gebisses in Gang gesetzt werden, wie auch Türkheim im gleichen Jahr angab.[47] Der Prozentsatz an gesunden Gebissen zeigte im direkten Vergleich der Volksschulkinder (29 %) mit den Schülern höherer Schulen (27 %) eine wenn auch nur geringe Verschiebung zugunsten der Volksschüler, wobei Mädchen wiederum um 1 % besser abschnitten. Auch hieraus leitete Krohn einen Einfluß der Eßgewohnheiten ab, unter der Annahme, daß der zahnschädliche Weißbrot- und Schokoladenkonsum in bessergestellten Familien, die ihre Kinder auf höhere Schulen schicken konnten, höher liege. Einen anfangs vermuteten direkten Einfluß der kalk- und vitaminarmen Ernährung während des 1. Weltkriegs auf die Kariesentstehung bei Kindern der Kriegsjahrgänge konnte sie mit ihrer Statistik nicht bestätigen, wohl aber eine Zunahme hypoplastischer Zähne nachweisen.[48]

[43] Geburtsjahr aus dem Lebenslauf ihrer Dissertation, Krohn 1925; Todesjahr nicht zu ermitteln.

[44] Bewacher: Nachtwächter oder Hausmeister.

[45] S. Krohn 1925, S. 27 f.

[46] S. ebd., S. 40.

[47] S. Türkheim III 1925a, S. 101.

[48] S. Krohn 1925, S. 28, 48 f.

Aufgrund dieser Befunde propagierte Türkheim in späteren Arbeiten eine Ernährungsweise, welche die von seiner Schülerin ermittelten Zusammenhänge berücksichtigte, als eine weitere Möglichkeit der Kariesprophylaxe: Reduktion von Kohlenhydraten auf ein Minimum, anstelle einer breiig-klebrigen Zubereitungsform harte und zähe Speisen und reichlicher Verzehr von Obst zur Anregung des Speichelflusses, der einen selbstreinigenden Effekt habe.[49]

Parallel dazu erarbeitete Türkheim eine detaillierte Statistik der Entwicklung der Karies nach Alter und Geschlecht unter Berücksichtigung der anatomischen Prädisposition im Ober- bzw. Unterkiefer, die er mit Diagrammen und Tabellen veranschaulichte. Sein Untersuchungskollektiv von 482 Patienten wählte er aus dem „gebildeten Mittelstand". Er fand, daß bei Probanden, die sich zwischen dem 20. und dem 30. Lebensjahr befanden, 30 % aller Zähne an Karies erkrankt waren – am stärksten befallen waren die unteren und die oberen ersten Molaren – und daß die Zahl der erkrankten Zähne bei Fünfzigjährigen im Durchschnitt doppelt so hoch lag; das weibliche Geschlecht führte dabei leicht.

Wie von Türkheim schon 1920 berichtet hatte, hatten die breit angelegten Studien von Felix Zimmermann (1905) in Leipzig[50], dem Niederländer Bisseling (1919)[51] und anderen an insgesamt rund 200 000 Zähnen von poliklinischen Patienten gewisse Gesetzmäßigkeiten der Kariesentstehung in Abhängigkeit von der Lokalisation des Zahnes im Gebiß erkennen lassen.[52] Nun konnte er an seinem Material auch das schon früher beschriebene Phänomen bestätigen, daß der Unterkiefer im Vergleich zum Oberkiefer relativ kariesimmun war, was auf seine stärkere Benetzung mit Speichel zurückgeführt wurde, der eine reinigende und Gärungssäuren verdünnende sowie remineralisierende Wirkung ausübte. Weiterhin fand er Oberkiefer und Unterkiefer auf der linken Seite um etwa 0,5 % der Gesamtfälle häufiger befallen als auf der rechten. Zur Erklärung erwog er einen Zusammenhang mit der Vorliebe vieler Menschen, im Schlaf auf der rechten Seite zu liegen, wodurch die rechtsseitigen Zähne in der Nacht mehr vom Speichel umspült würden. 1928 veröffentlichte er eine weitere statistische Erhebung an 15 000 Zähnen von eigenen Patienten, die vorwiegend einer

[49] S. Türkheim III 1926a, S. 336; ders. III 1927a, S. 340.

[50] S. Zimmermann 1905, S. 321; Lebensdaten des Autors nicht ermittelt.

[51] Zit. nach Türkheim II 1925b, S. 71; ders. III 1928a, S. 355. Näheres zur Person nicht zu ermitteln. In der zweiten Arbeit bezieht sich Türkheim zusätzlich auf eine zusammenfassende Darstellung im *Handbuch der Zahnheilkunde* (1922) des Direktors des Zahnärztlichen Universitäts-Instituts in Wien Julius Scheff (1846–1922); zu diesem s. Fischer 1962, Bd. 2, S. 1378.

[52] S. Türkheim II 1920b, S. 415; ders. II 1925b, S. 71. Vgl. Port/Euler 1915, S. 350.

gehobenen Sozialschicht angehörten. Auch danach erkrankte der Oberkiefer häufiger, am meisten der mittlere Schneidezahn bzw. der erste Molar.[53]

Acht Jahre später kam auch Theodor Milhahn (1903–?)[54] in seiner Dissertation zur Kariesstatistik der Zahnklinik im benachbarten Bergedorf, wo er seit 1930 als Zahnarzt tätig war, zu ähnlichen Ergebnissen. Wie aus seiner Danksagung hervorgeht, hatte Türkheim die Arbeit angeregt und auch maßgeblich gefördert.[55] Milhahn fand ebenfalls eine höhere Kariesfrequenz bei Frauen als bei Männern und einen stärkeren Befall der linken als der rechten Seite. Ferner fiel ihm eine besonders starke Karieszunahme in einem Alter zwischen 18 und 24 Jahren auf. Zu seinem Erstaunen bestätigte sich aber Türkheims Vermutung nicht, daß Schmelzhypoplasien eine erhöhte Kariesdisposition des Zahnes bedingten.

Daraufhin untersuchte Türkheim diesen unerwarteten Befund noch einmal selbst an 30 speziellen Versuchspersonen, einer Gruppe minderwüchsiger Artisten aus einem Zirkus, über deren Ergebnisse er kurz in den *Fortschritten der Zahnheilkunde* berichtete, ohne Einzelheiten seiner Befunde mitzuteilen. Auf welche Weise er an diese Probanden kam, geht aus seinen knappen Angaben leider nicht hervor. Die Gründe für deren Zwergwuchs waren nicht bekannt und konnten von Türkheim auch nicht ermittelt werden, da sie eine „eingehende körperliche Untersuchung" ablehnten.[56] Auffällige Intelligenzdefekte lagen nach seinen Beobachtungen nicht vor. Obgleich er seine Untersuchungen nach eigenen Angaben unter widrigen äußeren Bedingungen, d. h. wohl vor Ort im Zirkus, durchführen mußte[57] und daher keine Röntgenaufnahmen anfertigen konnte, kam er zu einem eindeutigen Ergebnis, das sich mit dem von Milhahn deckte: Trotz häufig vorhandener Schmelzhypoplasien wiesen die Probanden eine geringe Kariesfrequenz auf. Türkheims Schlußfolgerung für die Kariesvorsorge: „Größere Zurückhaltung als bisher bei Kalktherapie zur Kariesprophylaxe."[58]

Bereits 1920 hatte Türkheim im Zusammenhang mit der Epidemiologie der Karies auch die aktuelle Diskussion über weitere mögliche Mitursachen wie ein gestörtes Gleichgewicht zwischen der physikalisch-chemisch-histologischen Struktur des Schmelzes und dem Mineralgehalt des Speichels, übermäßige Kohlenhydratgärung durch einseitige bzw. Fehlernährung, mangelhafte Mundhygiene

[53] S. Türkheim III 1928a, S. 359.

[54] Geburtsjahr aus dem Lebenslauf seiner Dissertation, Milhahn 1933; Todesjahr nicht zu ermitteln.

[55] S. Milhahn 1933, S. 25.

[56] Türkheim III 1933a, S. 365 f.

[57] Türkheim machte keine näheren Angaben, weshalb die Untersuchung nicht in seiner Praxis oder im Zahnärztlichen Universitäts-Institut stattgefunden hat; vermutlich wäre sie sonst von der Versuchsgruppe ebenso abgelehnt worden wie die körperliche Untersuchung.

[58] S. Türkheim III 1933a, S. 365 f.

sowie die Bakterienflora des Speichels berücksichtigt.[59] Besondere Beachtung bei der Entstehung der kariösen Läsion hatten anfangs Streptokokken, Stäbchen und Mikrokokken gefunden.[60] Gut zehn Jahre später konnte Türkheim berichten, daß sich das Interesse seither auf die Milchsäurestäbchen der Mundhöhle verlagert hatte.[61] 1935 diskutierte er insbesondere die Anwesenheit von Bacillus acidophilus als kariesauslösenden Faktor, da dieser Keim in kariesfreien Mundhöhlen nicht zu finden sei. Schon früher hatte er in seinem eigenen Speichel, wenn er ihn durch Filtration sterilisierte, diesen Keim nicht anzüchten können.[62]

In seiner allerersten Übersichtsarbeit von 1920 hatte er auch allgemeine Erkrankungen (Tuberkulose, Rachitis, Diabetes), ferner einige Berufe wie den des Bäckers und Konditors zu den prädisponierenden Faktoren gezählt.[63] An dieser Stelle erläuterte er den vermuteten Zusammenhang nicht näher, konnte aber wohl bei seinen Lesern die Kenntnis voraussetzen, daß der feine Mehl- oder Zuckerstaub, der entweder direkt oder über die Nase in die Mundhöhle eindringt, als klebriger Film auf der Zahnoberfläche und in den Zahnzwischenräumen haftet und durch eine rasche Kohlenhydratgärung vorwiegend an den Labialflächen der Frontzähne zur Karies führt. Zu jener Zeit galt die sogenannte „Bäckerkaries“ als regelrechte Berufskrankheit.[64]

1927 erwog Türkheim als Kind seiner Zeit, die überall erblichen Einflüssen nachspürte, auch die Möglichkeit einer Erblichkeit der Kariesdisposition, doch konnte er diese Hypothese nicht schlüssig belegen,[65] ebensowenig wie drei Jahre später, als er ausdrücklich darauf hinwies, daß lediglich seine praktischen Erfahrungen dafür sprächen.[66] Auf jeden Fall schienen weitere Umwelteinflüsse als auslösende oder hemmende Faktoren im Kariesprozeß eine Rolle zu spielen. So diskutierte er wie seine Forscherkollegen neben der Beschaffenheit der Nahrung auch deren Zubereitungsweise. Bei den „sogenannten unzivilisierten Völkern“ beruhe die Widerstandskraft gegen Karies auf deren „naturgemäßer Lebensweise“ mit „unverfeinerter“ Nahrung, die selbstreinigend wirke; durch die Verfeinerung der Speisen mit dem Fortschreiten der Zivilisation werde dieser Selbstreinigungseffekt beeinträchtigt.[67]

[59] S. Türkheim II 1920a, S. 401-403; ders. III 1926a, S. 332-337.

[60] S. Türkheim II 1920a, S. 402.

[61] S. Türkheim II 1933a, S. 108.

[62] S. Türkheim/Laband II 1935, S. 203.

[63] S. Türkheim II 1920b, S. 413.

[64] S. Türkheim III 1925a, S. 100. Vgl. Heidenheimer 1921.

[65] S. Türkheim III 1927a, S. 339 f.

[66] S. Türkheim III 1930a, S. 1116.

[67] S. ebd.

In seinem letzten Kariesforschungsbericht 1933 betonte er besonders, daß nicht ein einzelner Faktor als Auslöser in Betracht komme, sondern immer eine Vielzahl von Einflüssen im Spiel sei. Die Millersche chemisch-parasitäre Lehre, welche die Entkalkung und die dadurch bewirkte Zerstörung des Zahnschmelzes durch Milchsäure aus dem bakteriellen Abbau von Kohlenhydraten in den Mittelpunkt stellte, hatte er bereits 1925 als eine „sehr brauchbare Arbeitshypothese" bezeichnet, eine dogmatische Beschränkung auf diesen Aspekt jedoch abgelehnt,[68] da Bakterien und Kohlenhydrate in jedem Mund vorhanden seien, aber nicht jeder gleichermaßen von Karies befallen werde. Dies lasse darauf schließen, daß natürlicherweise zwischen ihnen ein Gleichgewicht vorhanden sei, das durch äußere oder innere Einflüsse gestört werden müsse, damit es zur Karieserkrankung komme.[69]

Schon 1897 hatte der in London tätige amerikanische Zahnarzt James Leon Williams (1852–1932)[70] die Bedeutung von individuellen Faktoren (Wirtsfaktoren) für die Resistenz relativiert, indem er darauf hinwies, daß sehr gut mineralisierter Schmelz kariös zerstört werden und mangelhaft ausgebildeter intakt bleiben könne, wobei im zweiten Falle beim Fehlen kariogener Angriffsfaktoren eine gewisse Resistenz vorgetäuscht werde. Oftmals beobachte man gleichzeitig eine Resistenzerhöhung wie das Einflachen der Fissuren oder die Bildung einer säurefesten Zahnoberfläche durch dauerhafte Speicheleinwirkung und eine Abschwächung der Angriffmöglichkeiten z. B. durch erhöhte physiologische Zahneigenbeweglichkeit, die einen schützenden Speicheldurchfluß zwischen den Zähnen ermögliche.[71]

In der heutigen Zahnheilkunde werden vier Grundvoraussetzungen für die Kariesentstehung angenommen: Wirtsfaktoren, Mikroorganismen, ein geeignetes Substrat (vor allem niedermolekulare Kohlenhydrate) und der Faktor Zeit. Fehlt eine dieser Voraussetzungen, kommt der kariöse Prozeß nicht in Gang. Bis auf den Faktor Zeit, der erst 1971 durch den Klaus König (geb. 1931), Professor am Institut für Präventive Zahnheilkunde der Universität Nijmegen,[72] hinzugefügt wurde,[73] waren diese Erkenntnisse bereits grundlegend für die von Miller initiierte und von einer Vielzahl von Forschern bis hin zu Türkheim ausgebaute Ätiologie der Kariesentstehung, auch wenn sie um 1930 noch nicht die endgültige

[68] S. Türkheim III 1925a, S. 110.

[69] S. Türkheim II 1933a, S. 107-112.

[70] Zu ihm s. Hoffmann-Axthelm 1985, S. 293, 490.

[71] S. König 1987, S. 19.

[72] S. ebd., S. o. Nr. König war nach seiner Habilitation in Zürich seit 1969 Professor für Präventive Zahnheilkunde an der Universität Nijmegen/Niederlande, s. Kürschner 1996, S. 714.

[73] Nach Zimmer 2000, S. 6 f.

Erklärung dieses Vorganges bereitstellte. Sie wurde im folgenden ergänzt und erweitert, aber niemals entkräftet.[74] Soweit Türkheims Arbeiten zu den theoretisch-pathologischen Zusammenhängen.

4.1.3.3 Studien zur Kariesprophylaxe

Aus der Berücksichtigung der zahlreichen von Türkheim mehrfach zusammengefaßten Faktoren, die zur Kariesentstehung beitragen, ergaben sich für die Praxis entsprechend vielfältige Möglichkeiten der Prophylaxe. Mit zahnärztlichen Ernährungsphysiologen der Zeit empfahl er die perinatale Zufuhr von Mineralien und Kalk, da dies die spätere Struktur des Schmelzes positiv zu beeinflussen schien.[75] Bereits Anfang des 20. Jahrhunderts hatten „Schmelzvitalisten", die dem Zahnschmelz lebenslängliche Stoffwechseltätigkeit zusprachen, und „Erdsalztheoretiker" wie Carl Röse, der Breslauer Zahnarzt Kunert und sein Elberfelder Kollege Kleinsorgen[76] sowie Michel empfohlen, durch direkte Zufuhr von Kalksalzen oder durch die Erhöhung des Kalksalzgehaltes der Nahrung die harten Zahnsubstanzen besonders während der Bildungsphase zu stärken.[77]

Röse, der klare Zusammenhänge zwischen „Erdsalzarmut", „Zahnverderbnis" und „Speichelbeschaffenheit" sah, machte sich durch Untersuchungen auf diesem Gebiet besonders verdient. Bei der praktischen Tätigkeit hatte er die Folgen von Kalkmangel für das Gebiß beobachtet und stellte daraufhin statistische Untersuchungen zur Zahngesundheit an, in denen er auch die geologischen Verhältnisse miterfaßte. Dabei fand er „die bestgebauten Zähne" am häufigsten in Gebieten, deren Trinkwasser außer Kalzium auch reichlich Magnesium enthielt.[78] So erklärte er 1908 in seiner Monographie *Erdsalzarmut und Entartung*:

> Stark alkalischer Speichel ist das beste Schutzmittel gegen Zahnverderbnis. Genau im gleichen Grade, wie die Speichelalkaleszenz abnimmt, nimmt die Häufigkeit der Zahnerkrankungen zu.[79]

Die Alkaleszenz des Speichels führte er auf die Anwesenheit von anorganischen Alkalien zurück. Ein von ihm selbst entwickeltes Erdalkaliengemisch in Form eines löslichen Pulvers aus besonders bearbeitetem Gipsstein könne als Nahrungszusatz eine kalkarme Ernährung ausgleichen. Kunert, der schon vor dem Erscheinen von Röses Buch mit ihm über dieses Thema korrespondiert hatte,

[74] S. Hoffmann-Axthelm 1985, S. 462.

[75] S. Türkheim/Laband II 1935, S. 193.

[76] Näheres zur Person war bei beiden nicht zu ermitteln.

[77] S. Röse 1905; Kunert 1908; Kleinsorgen 1908. Michel 1909b bezog sich auf Röses Hypothese von 1905 und bestätigte diese.

[78] S. Röse 1908, S. 15.

[79] S. Röse 1908, S. 50.

berichtete in seinem Aufsatz *Zur Erdsalzfrage*, daß Röse die Zusammensetzung des von ihm mit Erfolg angewendeten Gipssteinpräparats im letzten Moment doch nicht veröffentlicht habe, da er eine unkontrollierte Nachahmung durch Industrieunternehmen fürchtete, die vielleicht überflüssige Bestandteile zusetzten, so daß ihre Produkte dem Kunden mehr Schaden als Nutzen brächten.[80]

In den 1920er und 1930er Jahren konzentrierte sich die Kariesforschung weitgehend auf die Ernährung, besonders auf die Zufuhr von Vitaminen, ein Aspekt, der durch die Entdeckungen auf diesem Gebiet im vorangegangenen Jahrzehnt aktuell geworden war.[81] Dazu wurden unterschiedlichste Vorsorgevorschläge gemacht; als Auslöser für Hypoplasien und Fehlmineralisationen des Schmelzes wurde besonders der Mangel an Vitamin D (z. B. von Krohn 1925 und Milhahn 1933) und Vitamin C angenommen. Türkheim bezweifelt dagegen 1935 in einer Gemeinschaftsarbeit mit Paul Laband (1895–?),[82] wie er Mitglied im Wissenschaftlichen Ausschuß des ZVH[83], daß damit ein Universalmittel gegen Karies gefunden worden sei, zeigten doch statistische Erhebungen,

> daß einerseits Eskimos und Neger einen Überfluß von Vitaminen zu sich nehmen und fast kariesfrei sind, andererseits die Bevölkerung von Hawai [!] und Ecuador eine sehr hohe Kariesfrequenz zeigt und infolge der intensiven Sonnenbestrahlung sowie der reichlichen Früchtenahrung ebenfalls Vitaminüberfluß hat.[84]

Von einer ganz speziellen Art der Prophylaxe, mit welcher der Zahnarzt James Mark Prime[85] neuerdings gute Erfolge erzielt habe,[86] berichtete Türkheim 1926. Prime empfahl, beginnende Verfärbungen in Fissuren mittels eines feinen Bohrers zu entfernen und diese engen Rillen zu breiten Mulden zu erweitern, um die Entstehung von Retentionsstellen zu verhindern.[87] Diese Methode kann als eine Vorstufe der heutigen Fissurenversiegelung der Molaren aufgefaßt werden, bei der die gereinigte Kauflächenrille mit einem dünnfließenden Kunststoff zugeschwemmt wird.

[80] S. Kunert 1908, S. 624.

[81] 1912 hatte der Chemiker Casimir Funk (1884–1967) den Begriff „Vitamine“ für diese in kleinsten Dosen wirksamen lebenswichtigen Eiweißstoffe eingeführt, s. Dilg 2005.

[82] Todesjahr nicht zu ermitteln. Geboren in Loslar/Oberschlesien, Medizinstudium in Leipzig ab 1914, nach Kriegsdienst 1920 Staatsexamen und Promotion zum Dr. med. mit der Arbeit *Ueber die Spee'sche Kurve*, 1921 Approbation, 1922 Zahnärztliche Prüfung und Promotion zum Dr. med. dent. in Hamburg, s. Lebenslauf im Anhang seiner Dissertation, Laband 1922.

[83] Mehr dazu s. Kap. 4.2.1.

[84] S. Türkheim/Laband II 1935, S. 193.

[85] Lebensdaten nicht zu ermitteln.

[86] S. Prime 1925, S. 700-705.

[87] S. Türkheim III 1926a, S. 333.

Mit dem Beginn der intensiven Aufklärung über die Mundhygiene im Rahmen sozialhygienischer Bestrebungen Anfang des 20. Jahrhunderts überschwemmte die Industrie den Markt mit einer Vielzahl von Zahnpasten unterschiedlichster Zusammensetzung. Aufgrund des damaligen Geheimmittelwesens[88] herrschte auch in diesem Bereich wenig Klarheit über die Rezepturen. Da die Firmen die Inhaltsstoffe ihrer Produkte nicht deklarieren mußten, bevorzugten die Kunden zumeist die stark beworbenen Pasten, die nicht unbedingt die effektivsten waren. Da von den Herstellern zudem kein Wirksamkeitsnachweis für ihre Rezepturen gefordert wurde, befaßte sich Türkheim 1924 auch mit der wissenschaftlichen Untersuchung von Zahnpasten. Dabei überprüfte er den Anspruch einiger dieser Produkte, zahnsteinlösend zu sein. Bei den neun Zahnpasten, die er untersuchte, konnte er bei den nicht sauer reagierenden nur einen kaum wahrnehmbaren Effekt dieser Art feststellen, einen etwas deutlicheren bei den sauren. Der eigentliche Wert ihrer Anwendung aber lag bei allen in ihrer mechanisch reinigenden Wirkung aufgrund des Zusatzes von Seife und Putzkörpern.[89]

In einer Arbeit von 1930 empfahl Türkheim die Reinigung der Mundhöhle nach jeder Nahrungsaufnahme. Dabei sollten auf mechanischem Wege mit Hilfe der horizontalen und der schwierigeren vertikalen Putztechnik Speisereste entfernt und so den Bakterien die Nahrung entzogen werden. Aufgrund der Erkenntnis, daß Nahrungsreste allein keine Karies verursachen, sondern daß die Anwesenheit säurebildender Bakterien in entsprechender Menge dafür ausschlaggebend ist, verlangte er zusätzlich die Anwendung von Mundspülungen. Um die Notwendigkeit dieser Maßnahme auch experimentell zu belegen, führte er 122 Versuchsreihen zur Mundhygiene an sich selbst und an zweien seiner Mitarbeiter durch. Nachdem er die Normalkeimzahl der Versuchspersonen festgestellt hatte, untersuchte er jeweils die Keimzahl nach dem einfachen Bürsten und Spülen und nach dem Einsatz verschiedener antiseptisch wirkender Spüllösungen wie Vuzin, Trypaflavin, Hexylresorzinol, Chinosol und Wasserstoffsuperoxid. Allerdings zeigten seine Versuche, daß durch die Kombination der mechanischen Reinigung mit solchen Spülungen der Keimgehalt der Mundhöhle nur für etwa eine Stunde herabgesetzt werden konnte; danach war der Ausgangswert wieder erreicht. Blieb die mechanische Reinigung vor dem Schlafengehen aus, war die Keimzahl am folgenden Morgen wesentlich höher. Chinosol und Hexylresorzinol zeigten bei einmaliger Anwendung wenig Wirksamkeit, bei stündlichem

[88] Geheimmittel, die meist unter einem Markennamen vertrieben wurden, waren nach einer Definition des Preußischen Innenministeriums von 1898 Arzneiformen, die zur Verhütung oder Behandlung von Krankheiten des menschlichen bzw. des tierischen Körper verwendet wurden, deren Zusammensetzung aber vom Hersteller nicht vollständig und allgemeinverständlich angezeigt wurde, s. Grawert/Roth 1930, S. 105.

[89] S. Türkheim II 1924a, S. 288 f.

Gebrauch ließ sich die Bakterienzahl ähnlich wie bei Vuzinspülung teilweise um die Hälfte des Normalwertes senken. Am wirkungsvollsten war die stündliche Spülung mit Panflavin, mit der er in einem Fall eine Keimreduktion auf ein Viertel, in einem weiteren sogar auf ein Achtel der Normkeimzahl erzielte.[90] Daß sich diese Maßnahme wegen des hohen Aufwandes nicht für eine praktische Prophylaxeempfehlung an Patienten eignete, versteht sich von selbst.

4.1.3.4 Arbeiten zum Einfluß von Tabakrauch auf orale Keime

Ebenfalls von Interesse war die Frage, inwieweit das Rauchen einen hemmenden Einfluß auf die Karies hat. Lange Zeit wurde Tabakkonsum zur Kariesprävention empfohlen, da man dem Genußmittel bakterizide Wirkungen zuschrieb. Erste Beobachtungen über den negativen Einfluß von Tabakrauch auf Mikroben *in vitro* hatte schon Mitte des 18. Jahrhunderts der bedeutende italienische Naturforscher und Physiologe Lazzaro Spallanzani (1729–1799) mitgeteilt, seit 1769 Inhaber des Lehrstuhls für Naturgeschichte an der Universität Pavia.[91] Miller konnte 1884 mit Versuchen, bei denen er Zigarrenrauch durch eine infizierte Nährlösung leitete und diese damit vollständig sterilisierte, zwar einen starken antiseptischen Effekt von Tabakrauch nachweisen, einen kariesverhütenden Einfluß konnte er indes nicht feststellen. Seine klinischen Beobachtungen zeigten, daß sowohl Raucher wie auch Nichtraucher Karies entwickelten. Den hauptsächlichen Grund für das Ausbleiben einer prophylaktischen Wirkung sah er darin, daß der Rauch eine auf der Zahnoberfläche befindliche Plaqueschicht nicht durchdringen könne.[92]

Der schon früher erwähnte Kasseler Hofzahnarzt August Lohmann, der 1904/05 und 1907 Arbeiten zum Wesen der Zahnkaries veröffentlichte, sah die Ursache des karieshemmenden Effekts von Tabakrauch zum einem darin, daß im Rauch starke Basen wie Nikotin, Pyridinbasen und Ammoniak enthalten seien, die von Haus aus eine antiseptische Wirkung aufwiesen, zum anderen bewirke Nikotin eine vermehrte Speichelsekretion, die zu einer schnelleren Ausspülung der Speisereste aus Retentionsstellen führe.[93]

Anfang der 1920er Jahre glaubten ein Berliner und ein Erfurter zahnmedizinischer Doktorand, Irving Mandel und Hans-Jürgen Zettel, unabhängig voneinander die bakterizide Kraft des Tabakrauchs nachgewiesen zu haben.[94] Sie führten

[90] S. Türkheim II 1930.

[91] Zu ihm s. BLÄ, Bd. 5, S. 462 f.; Schlegel 2004, S. 154.

[92] S. Miller 1890, S. 193 f., 233, 246 f.

[93] S. Lohmann 1904/05, S. 57.

[94] S. Mandel 1921; Zettel 1922. Von beiden waren Lebensdaten nicht zu ermitteln.

seine angeblich hemmende Wirkung auf Mikroorganismen nicht in erster Linie auf das Nikotin zurück, sondern auf die Bestandteile Phenol, Formaldehyd und verschiedene Pyridinbasen. Den eigentlichen karieshemmenden Effekt schrieben sie aber in Übereinstimmung mit Lohmann dem vermehrten Speichelfluß nach dem Nikotingenuß zu. Türkheim, selbst starker Zigarrenraucher, glaubte 1920 bei Gewohnheitsrauchern ebenfalls eine relative Kariesimmunität festgestellt zu haben.[95] Diese Annahme verwarf er jedoch fünf Jahre später aufgrund seiner oben erwähnten Kariesstatistiken, aus denen sich keine Beeinflussung der Kariesfrequenz durch das Rauchen belegen ließ.[96]

Nach dem 2. Weltkrieg, 1952, widmete sich Türkheim noch einmal mit einer experimentellen Studie diesem Thema. Frühere Untersucher hatten angegeben, daß Tabakrauch *in vitro* zwar deutliche bakteriostatische und bakterizide Eigenschaften aufweist, aber *in vivo* in der Mundhöhle allenfalls eine schwache bakteriostatische Wirkung zeigt. Für seine eigene Untersuchung stellte er sich die Aufgabe, die Effekte von Tabakrauch auf verschiedene Bakterien, insbesondere auf solche der normalen Mundflora, *in vitro* näher zu bestimmen; exakte quantitative Aussagen ließen seine Experimente, für die er zwei unterschiedliche Versuchanordnungen wählte, allerdings nicht zu.

Beim ersten Versuch verwendete er vier Bakterienspezies, Staphylococcus aureus, Escherichia coli – dieser Darmkeim kommt üblicherweise im Speichel nicht vor –, Bacterium subtilis und Lactobacillus acidophilus odontolyticus. Die Beschreibung der Versuchsapparatur ist nicht ganz eindeutig zu interpretieren, zumal er seiner Publikation keine Abbildung beigegeben hat. Zunächst beimpfte er mit diesen vier Mikroorganismen feste Nährböden (Agarplatten), die er jeweils in ein Glasröhrchen einbrachte, das er mit einem Wattepfropfen verschloß. Nach achtstündiger Inkubationszeit tauschte er die Wattepfropfen gegen sterilisierte Gummistopfen aus, in die ein steriler gläserner Zigarettenhalter nebst Mundstück eingelassen war. Nachdem er mit Hilfe dieser Vorrichtung in jedes Röhrchen der Rauch einer Zigarette hineingeblasen hatte, legte sich ein dünner öliger Film auf die Agarplatten. Sofort danach sowie 24 und 48 Stunden später wurden die einzelnen Agarplatten sowie das Kondenswasser, das sich am Boden des entsprechenden Glastubus gebildet hatte, auf Bakterienwachstum kontrolliert.

Auf den Agarplatten zeigte sich das Wachstum nur bei Escherichia coli unmittelbar nach Einblasen des Rauches beeinträchtigt und schon nach 24 Stunden vollkommen unterdrückt, bei Bacterium subtilis war es erst nach 48 Stunden leicht beeinträchtigt, während die beiden übrigen Bakterienkulturen normales Wachstum aufwiesen. Hingegen war im Kondenswasser bei allen Kolonien nach

[95] S. Türkheim II 1920c, S. 471.

[96] S. Türkheim III 1925a, S. 102.

24 Stunden kein Wachstum mehr zu erkennen, mit Ausnahme von Bacterium subtilis, das nach erst 48 Stunden reagierte, aber schwächer, während sich der Lactobacillus acidophilus odontolyticus im Kondenswasser nach dieser Zeit wieder deutlich erholt hatte. Somit konnte Türkheim mit dieser Versuchsanordnung einen gewissen, wenn auch je nach Art unterschiedlich starken negativen Einfluß von Tabakrauch auf die ausgewählten Bakterien nachweisen, der im flüssigen Medium allerdings deutlicher ausfiel als auf dem festen Substrat (s. Tab. 2).[97] Die Möglichkeit einer Übertragung von eigenen Bakterien des Experimentators mit der Ausatemluft, die immerhin im Durchschnitt 10^5 Keime pro Mikroliter enthält, wurde bei der Versuchsauswertung freilich nicht in Betracht gezogen.

BACTERIA TESTED	IMMEDIATELY AFTER ONE CIGARETTE	AFTER 24 HOURS INCUBATION	AFTER 48 HOURS INCUBATION
Staph[ylococcus] aureus Water of Condensation	+++	—	—
Staph[ylococcus] aureus Agar	+++	+++	+++
B[acterium] coli Water of Condensation	+++	—	—
B[acterium] coli Agar	++	—	—
B[acterium] subtilis Water of Condensation	+++	+++	+
B[acterium] subtilis Agar	+++	+++	++
Lactobacillus] acidophilus odontolyt[icus] Water of Condensation	+++	—	++
L[actobacillus] acidophilus odontolyt[icus] Agar	+++	+++	+++

+++ indicate normal growth
++ / + indicate less growth
— indicate no growth

Tab. 2: Wachstumsverhalten von Bakterienstämmen nach Tabakrauchkontakt (nach Türkheim II 1952c, S. 327).

[97] S. Türkheim II 1952c, S. 326.

Im zweiten Versuch wurde mit Kochsalzlösung ausgewaschener Speichel mit flüssigem Agar vermischt und die daraus hergestellten Nährböden in Petrischalen mit den gleichen vier Bakterienarten – bei Lactobacillus acidophilus odontolyticus von zwei verschiedenen Stämmen – und zusätzlich mit Pseudomonas pyocyanea und Chromobacterium prodigiosum sowie nur mit Speichel beimpft. Diese acht Platten dienten ebenso wie eine unbehandelte reine Agarplatte als Kontrollen für die eigentlichen, mit den gleichen Proben beimpften Testmedien, bei denen der Speichel, der für die Herstellung der Agarplatten verwendet wurde, zusätzlich mit dem so lange wie möglich im Mund gehaltenen Rauch einer Zigarre angereichert worden war.

Auf allen Platten wuchsen Bakterienkulturen; Unterschiede im Wachstum, die eine artspezifische bakterizide Wirkung des Tabakrauchs auch unter diesen Versuchsbedingungen belegt hätten, konnte Türkheim allerdings nicht feststellen, obgleich sich der pH-Wert des Speichel-Agars (7,2) wie auch der des Tabak-Speichel-Agars (7,4) von dem des reines Agars (7,0) unterschied. Lediglich bei den Kulturen von Pseudomonas pyocyanea und Chromobacterium prodigiosum zeigte sich eine Besonderheit, ein deutlicher Unterschied in der Pigmentproduktion auf den verschiedenen Nährmedien. Während die Kolonien dieser beiden Spezies auf reinem Agar praktisch keine Färbung aufwiesen, erschienen sie auf der speichelhaltigen wie auf der tabak-speichelhaltigen Agarplatte jeweils verschieden gefärbt, wobei für die Proben auf Speichel-Agar zusätzlich unterschiedliche Färbungen in normalem Licht und in gefilterten UV-Licht angegeben werden (s. Zusammenstellung in Tab. 3). Bei den für die Kulturen auf Tabak-Speichel-Agar genannten Färbungen fehlen Angaben zur Art des zu ihrer Darstellung verwendeten Lichtes; vermutlich handelte es sich ebenfalls um gefiltertes UV-Licht, denn unmittelbar danach wird darauf hingewiesen, daß die übrigen fünf Bakterienarten bzw. -stämme unter dieser speziellen Beleuchtung normal gefärbt erschienen.[98] Den Versuch einer weitergehenden Deutung der beobachteten Farberscheinungen unternahm Türkheim allerdings nicht.

Mit dieser experimentellen Arbeit schloß Türkheim das Thema endgültig ab. Seine weiteren Forschungen zu Mundhöhlenbakterien beziehen sich nicht mehr auf deren Empfindlichkeit gegen Tabakrauch, sondern befassen sich mit der Überprüfung der Wirkung verschiedener antibakterieller Zahnzemente, worauf im Kapitel über die Füllungszemente (s. unten Kap. 4.1.5.2) näher eingegangen wird.

[98] S. Türkheim II 1952c.

	Pseudomonas pyocyanea	Chromobacterium prodigiosum	Übrige Bakterien-sepzies
reine Agar-Platte	kaum Pigmentierung	kaum Pigmentierung	normale Färbung
Speichel-Agar-Platte			
a) normales Licht	schwach rosa	rotnormale Färbung	
b) gefiltertes UV-Licht	gelb-grün, fluoreszierend	braunrot, grauer Hof	normale Färbung
Tabak-Speichel-Agar-Platte (gefiltertes UV-Licht?)	kräftig gelb, fluoreszierend	kräftig purpurfarben, dunkelgrauer Hof	normale Färbung

Tab. 3: Überblick über die verschiedene Pigmentierung von Bakterienkulturen auf Speichel-Agar ohne und mit Beigabe von Tabakrauch (nach Türkheim II 1952c, S. 327 f.)

4.1.3.5 Spezielle Probleme der Kariestherapie

Einige spezielle Probleme der Kariestherapie beschäftigten Türkheim seit dem Beginn seiner wissenschaftlichen Tätigkeit in Hamburg. Die Behandlung stark kariöser Zähne, bei der oftmals eine entzündliche Beteiligung der Pulpa vorlag, stellte die Zahnärzte vor große Schwierigkeiten, vor allem wegen der unübersichtlichen Anatomie des Wurzelkanals mit seinen Verästelungen, Querbrücken und deltaförmigen Auffaserungen im Wurzelspitzenbereich.[1] Auf der wissenschaftlichen Herbsttagung des ZVH im Oktober 1921 hatte Türkheim neben seiner eigenen Methode der Pulpendarstellung zum Vergleich auch die früherer Zahnmediziner wie Gustav Preiswerk (1866–1946)[2] (1908), Hans Moral (1885–1933)[3] (1914) sowie seines Chefs Guido Fischer (1921) vorgestellt, die Pulpenausgüsse herzustellen pflegten, während er selbst das Pulpagewebe erhielt und somit die Ramifikationen freipräparieren konnte. Den Vorteil seiner Technik sah er in der Vermeidung der Bildung künstlicher Hohlräume.[4]

Anhand seiner Pulpendarstellung an extrahierten Zähnen konnte er die anatomischen Verhältnisse des Wurzelkanals näher untersuchen. Dabei erkannte er die technische Unmöglichkeit, auf mechanischem Wege die feinsten Hohlräume, die teilweise in einem Winkel von 90° vom Hauptkanal abzweigten, ein System von Brücken und Seitenkanälen bildeten und an der Wurzelspitze ein anastomosierendes Kanalsystem darstellten, gänzlich vom organischen Gewebeinhalt zu befreien,[5] was notwendig gewesen wäre, um den Mikroorganismen den Nährboden vollständig zu entziehen und ihr Wachstum zu verhindern, um so den Zahn und das umliegende Gewebe entzündungsfrei zu halten.[6] Deshalb war es unumgänglich, bei der Wurzelkanalreinigung in einem zweiten Arbeitsschritt zusätzlich chemische Methoden zur Abtötung der Bakterien anzuwenden.[7] Türkheim erprobte dazu verschiedene desinfizierende Substanzen, seine klinischen Erfahrungen lehrten ihn jedoch, daß septische Kanäle auch auf diesem Wege nicht in allen Fällen zu sterilisieren waren. Den Grund dafür sah er darin, daß die letzten Verzweigungen des Wurzelkanalsystems auch mit solchen Mitteln nicht zu erreichen waren.[8]

[1] S. Preiswerk 1908, S. 322; Moral 1914.

[2] Zu ihm bei Hoffmann-Axthelm 1985, S. 486.

[3] Zu ihm s. Depmer 1993, S. 93-96.

[4] S. Referat von Levy 1922, S. 179.

[5] S. Türkheim II 1922a, S. 259.

[6] S. ebd., S. 260.

[7] S. Referat von Levy 1922, S. 179.

[8] S. Türkheim II 1922 a, S. 266.

Auf der Suche nach einer Methode, die aufgrund theoretischer Überlegungen möglichst sichere Voraussetzungen für die Wurzelkanalsterilisation erwarten ließ, stieß er auf die 16 Jahre zuvor von Franz E. Zierler[9] empfohlene Elektrosterilisation. Sie erwies sich in zwei Vorversuchsreihen, zunächst an einem mit Speichel infizierten Agarröhrchen und danach an extrahierten ein- und zweiwurzligen Zähnen, sowie später im Patientenversuch als ideale Desinfektionsmethode. Das von Türkheim erprobte Verfahren nutzte schwachen galvanischen Strom, der durch die Wurzel floß und, wenn diese mit Wasser gefüllt wurde, infolge der dadurch bewirkten Schließung des Stromkreises eine elektrolytische Dissoziation in Gang setzte. „Aus dem NaCl des Wassers“[10] entstand u. a. freies Chlor, das seine bakterizide Wirkung im gesamten Wurzelkanal entfaltete.[11] Dieses Verfahren fand auf jener Tagung in Hamburg 1921 besondere Beachtung.[12] Zur Reinigung des Wurzelkanals vom organischen Gewebe verwendete er feine „gezahnte und ungezahnte Nervnadeln“, für die nicht erreichbaren Abschnitte empfahl er Spüllösungen wie Wasserstoffperoxid, Salzsäure, Salpetersäure, Königswasser (eine Mischung von Salz- und Salpetersäure), Formalin, ammoniakalische Silberlösung, Hypochlorid oder „künstlichen Magensaft“[13], den Türkheim als „wirksames Unterstützungsmittel“ bei der Reinigung und Desinfektion der nicht zugänglichen Wurzelkanäle empfiehlt.[14]

Über weitere Ergebnisse auf diesem Gebiet berichtete Türkheim auf der Jahresversammlung des Vereins Schleswig-Holsteiner Zahnärzte im Mai 1922 in Rendsburg, wo er auf eine 95%ige Erfolgsquote beim Einsatz der Elektrosterilisation verweisen konnte.[15] Vorrangiges Ziel blieb für ihn aber stets, wie er fast 30 Jahre später hervorhob, durch regelmäßige Kontrolluntersuchungen Wurzel-

[9] Lebensdaten nicht zu ermitteln. Zur Zeit der Veröffentlichung der betreffenden Arbeit (Zierler 1905) war er Assistent am Zahnärztlichen Institut der Universität Dorpat; davor war er nach Approbation in Dorpat am Zahnärztlichen Institut und in der Klinik für Zahn- und Mundkrankheiten in Warschau tätig gewesen. Seine fünfjährigen Forschungen zur Elektrosterilisation hatte er teilweise an der Universität Würzburg am Hygienischen Institut bei Karl Bernhard Lehmann (1858–1940, s. Eulner 1970, S. 612; zur Person s. NDB, Bd. 14, S. 71 f.) durchgeführt, s. Zierler 1905, S. 31.

[10] Türkheim II 1922a, S. 266: Offenbar ein *lapsus calami*, da Wasser kein NaCl enthält; er dürfte entweder die auch heute sehr gebräuchliche Natriumhypochlorid-Lösung gemeint haben, die er im folgenden u. a. für diesen Zweck empfiehlt (s. weiter unten), oder auch die von Zierler favorisierte Kochsalzlösung.

[11] S. ebd., S. 266 f.

[12] S. Referat von Levy 1922, S. 179.

[13] „... hergestellt durch Auflösung von Pepsin in 0,4%iger Salzsäure unter Zusatz einiger Tropfen Karbol“, Türkheim II 1922a, S. 265.

[14] S. ebd., S. 262-267.

[15] S. Carstensen 1922, S. 407.

behandlungen möglichst zu vermeiden.[16] So konnte Kantorowicz in seinem Nachruf anerkennend schreiben:

> Was wir alle anstreben, die Verbannung oder besser die Überwindung der Wurzelbehandlung, hat er [Türkheim] dadurch erreicht, daß er getreu das exakt fortführte, was er einst in Ruhpolding [in der Schulzahnklinik] gelernt hatte: die regelmäßige einjährige Kontrolle seiner Klienten hat so gut wie alle Wurzelbehandlungen aus seiner Praxis verbannt.[17]

Mit der Entdeckung der X-Strahlen durch den Würzburger Physiker Wilhelm Conrad Röntgen (1845–1923)[18] am 8. November 1895 war den Medizinern ein neuartiges und sehr effektives Diagnosemittel in die Hand gegeben. Bereits ein Vierteljahr später entstanden die ersten Zahnaufnahmen durch den Frankfurter Physiker Walter König (1859–1936).[19] Fast zeitgleich veranlaßte Otto Walkhoff, der damals Röntgens Zahnarzt war, den Braunschweiger Physiker Friedrich Giesel (1852–1927),[20] bei ihm selbst Aufnahmen der Molaren zu machen. Sie benötigten noch eine Expositionszeit von 25 Minuten, aber schon bald gelang es König, die Belichtungszeit auf wenige Minuten zu verkürzen. In die praktische Zahnheilkunde eingeführt wurde das Verfahren von Edmund Kells (1856–1928)[21] in New Orleans, der sich nur acht Monate nach Röntgens Entdeckung, im Juli 1896, seinen eigenen Röntgenapparat konstruierte. Wie viele Röntgenpioniere erkannte auch er die von den Strahlen ausgehenden Gefahren zu spät; da er sich anfangs nicht ausreichend geschützt hatte, entwickelte sich bei ihm ein vom Finger ausgehender Strahlenkrebs, dessentwegen er sich im Alter von 72 Jahren erschoß. Der britische Zahnarzt Frank Harrison (1860/61–1912),[22] der ebenfalls schon 1896 erfolgreich mit dem Röntgenverfahren arbeitete, hatte freilich bereits damals, wohl als erster Zahnmediziner, auf eine Strahlenschädigung mit Hautnekrosen bei einem Patienten aufmerksam gemacht.[23]

Die Verbreitung dieser neuen Diagnosetechnik in der allgemeinen Zahnärzteschaft erfolgte allerdings nur sehr langsam, da die Serienproduktion geeigneter Apparaturen erst nach einiger Zeit in Gang kam. Erst seit den frühen 1920ern stand in den meisten Zahnarztpraxen ein Röntgenapparat.[24] Die Hamburger

[16] S. Türkheim II 1950, S. 918.

[17] Kantorowicz 1956, S. 58.

[18] S. Schott 2000, S. 363.

[19] Zu ihm s. Hoffmann-Axthelm 1985, S. 483.

[20] Zu ihm ebd., S. 481.

[21] Zu ihm s. ebd., S. 483.

[22] Zu ihm ebd., S. 482.

[23] S. ebd., S. 388 f.

[24] S. Ring 1997, S. 272 f.

Schulzahnklinik Dammtorwall/Ringstraße besaß einen solchen bereits 1920.[25] Seit wann das Zahnärztliche Institut der Hamburgischen Universität über diese Technik verfügte, konnte nicht genau ermittelt werden. In Guido Fischers Bericht über die ersten zehn Jahre seines Instituts von 1930 erwähnt er sie, ohne auf Datum oder nähere Umstände der Einführung einzugehen;[26] möglicherweise hatte ein Röntgenapparat bereits zur Erstausstattung gehört. Ob Türkheim in seiner Hamburger Praxis röntgen konnte, muß offenbleiben; sicher ist nur, daß er in London einen Röntgenapparat besaß. Neben regelmäßigen Kontrollen der Gebisse seiner Patienten setzte er dieses Verfahren u. a. auch zur Kariesfrüherkennung ein. Allerdings hob er erst 1950 in seinem *Beitrag zur Pathologie und Therapie der kariösen Höhle unter besonderer Berücksichtigung des Röntgenbildes* ausdrücklich die Notwendigkeit hervor, regelmäßige Kontrollaufnahmen anzufertigen, um eine beginnende Karies frühzeitig zu entdecken.[27] Dafür eignete sich besonders die von Howard Rilley Raper (1886–1978)[28] 1925 in Albuquerque/New Mexico entwickelte Technik der Bißflügelaufnahme, bei der Zahnkrone und Parodontium abgebildet werden. Dazu wird der Film parallel zwischen Zahnreihe und Wangentasche gebracht und der Tubus im rechten Winkel dazu eingestellt (vgl. Abb. 14).[29] Auf solchen Aufnahmen sind alle kariösen Defekte wie auch insuffiziente Restaurationen in den Zahnzwischenräumen, die bei Begutachtung mit bloßem Auge nicht diagnostiziert werden können, als Transluzenz oder als überstehender Rand erkennbar.

Bei der Therapie konnte Türkheim vor der Behandlung auf den Röntgenbildern die Tiefe der Karies feststellen und bei fortgeschrittener Zerstörung entsprechend vorsichtig agieren. Grundsätzlich verlangte er zwar, daß der kariöse Prozeß völlig entfernt und bis ins gesunde Dentin exkaviert werden müsse, er hielt es jedoch wie andere seiner Berufsgenossen noch 1950 für unbedenklich, aus praktischen Gründen im vitalen Zahn unter gewissen Bedingungen kariöse Gewebe – aber nur am Boden der Höhle, also zentripetal – zurückzulassen.[30] Dabei berief er sich neben den Arbeiten von Alfred Kraus[31] aus dem Hygienischen Institut der Prager Deutschen Universität auf Studien von Alfred Kantorowicz und – mit Einschränkungen – von Greene Vardiman Black.[32] Diese

[25] S. Anonymus 1920.

[26] S. Fischer 1930.

[27] S. Türkheim II 1950, S. 918.

[28] Lebensdaten nach Hoffmann-Axthelm 1985, S. 486.

[29] S. ebd., S. 390.

[30] S. Türkheim II 1950, S. 923.

[31] Lebensdaten nicht zu ermitteln.

[32] S. Kraus 1934, S. 1459; Kantorowicz 1929, S. 559; Black 1914, S. 244.

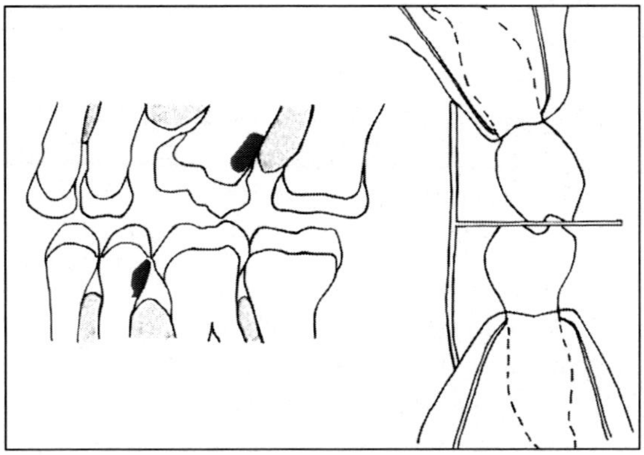

Abb. 14: Bißflügelaufnahme. Links Röntgenbild: Zahn 27 distal und 35 distal weisen eine Karies (dunkelgrau) auf. Rechts Lage des Röntgenfilms (nach Weber 1997, S. 160).

Vorgehensweise wurde indes schon in der Vorkriegszeit weitgehend abgelehnt. So war z. B. bereits in der von Walter Hess (1885–1980), Professor der Konservierenden Zahnheilkunde an der Universität Zürich,[33] herausgegebenen dritten Auflage von Walkhoffs *Lehrbuch der konservierenden Zahnheilkunde* von 1931 die völlige Entfernung erweichten Dentins mit allen Konsequenzen, und sei es eine Wurzelbehandlung, für unabdingbar erklärt worden.[34] Heute wird die unvollständige Sanierung der Karies nur noch in Form der indirekten Überkappung in der Milchzahnheilkunde praktiziert.[35]

Zusammenfassend ist festzuhalten, daß Türkheim auf dem Gebiet der Kariesforschung mit umfangreichen statistischen Arbeiten zu einer Klärung der Kariesinzidenz beitragen konnte, vor allem aber in der Ursachenforschung innovativ war. So hob er die ausgewogene Ernährung sowie die angemessene Zubereitung der Speisen als wichtige Faktoren für die Kariesverhütung hervor. Besonderer Bedeutung maß er der Mundhygiene bei; dazu empfahl er nach jeder Nahrungsaufnahme die mechanische Reinigung in Kombination mit antiseptischen Mundwässern. Den anfänglich vermuteten karieshemmenden Effekt von Tabakrauch konnte er in der Nachkriegszeit experimentell nicht bestätigen. Für die klinische Praxis empfahl er zwecks möglichst zeitnaher Behandlung neu aufgetretener Karies als diagnostisches Mittel regelmäßige Röntgenkontrollaufnahmen des Gebisses.

[33] S. zu ihm Hergovits 1992; Sigron 1985, S. 1130-1137.

[34] S. Walkhoff/Hess 1931, S. 94-96. In der 18 Jahre später erschienenen 4. Auflage wird diese Behandlungsempfehlung wiederholt, s. Walkhoff/Hess 1949, S. 68 f.

[35] S. Weber 1997, S. 113.

4.1.4 Sinnesphysiologie

Die Sinnes- und Psychophysiologie der Mundhöhle war im 19. und Anfang des 20. Jahrhunderts von zwei verschiedenen Berufsgruppen, den Zahnärzten und den Physiologen, ausführlich untersucht worden. Um die Jahrhundertwende waren es vornehmlich Physiologen und Hals-Nasen-Ohren-Ärzte, die Teile der Mundhöhle physiologisch erforschten (Näheres s. weiter unten); die Sinnesphysiologie der Zähne und des Zahnfleisches ließen sie aber unberücksichtigt.

Die Sinnesphysiologie des empfindlichen Zahnbeins war andererseits ein zentrales alltägliches Problem in der Zahnarztpraxis; oftmals veranlaßte erst der Zahnschmerz die Patienten dazu, zahnärztliche Hilfe zu suchen. Gerade die besondere Qualität des Zahnschmerzes – sei er durch den pathogenen Vorgang der Karies oder durch iatrogene Manipulation hervorgerufen – stellte ein Hauptproblem der zahnmedizinischen Praxis dar. Der Schmerz bei Berührung oder bei Temperatureinwirkung, vor allem aber beim Bohren wurde von den Patienten oft als unerträglich beschrieben, was die Behandlung erschwerte. Deshalb gab es von zahnärztlicher Seite schon Mitte des 19. Jahrhunderts erste Bemühungen, das Phänomen der Sensibilität der Zähne genauer verstehen zu lernen. In der damaligen deutschen Fachliteratur fanden sich größere Abhandlungen von Zahnärzten wie Joseph Linderer, der als erster die verschiedenen Empfindungsmöglichkeiten der Zähne, das Tastgefühl, das Temperaturempfinden, den Schmerz auf Säure und mechanische Einwirkung, unterschied.[1] Bis zur Wende zum 20. Jahrhundert war die Zahnmedizin jedoch vorwiegend technisch-empirisch orientiert;[2] erst danach setzte eine „Verwissenschaftlichung“ des Faches durch die Einbeziehung allgemeinmedizinischer, physiologischer und sinnesphysiologischer Aspekte sowie die selbständige Grundlagenforschung auf diesen Gebieten aus zahnmedizinischer Sicht auf breiter Basis ein.

4.1.4.1 Untersuchungen zur Schmerzempfindung der Zähne

Diskussionen und Experimente zum Problem des sensiblen Dentins, der inneren Schicht des Zahnes, finden sich um die Jahrhundertwende in der deutschen zahnärztlichen Fachliteratur häufiger. 1899 bis 1902 waren es vorwiegend Publikationen Otto Walkhoffs, die über den damaligen wissenschaftlichen Stand zu dieser Frage Auskunft gaben.[3] Er behandelt insbesondere die Arbeiten der Zahnmediziner Alfred Gysi (1865–1957),[4] Michael Morgenstern (1856–1909)[5]

[1] S. Linderer 1842, S. 209.

[2] S. Türkheim II 1921b, S. 445.

[3] S. Walkhoff 1902; vgl. Rohrmeier 1985, S. 62 f.

[4] Zu ihm s. Fischer 1962, Bd. 1, S. 557; Bd. 3, S. 566.

und Oskar Römer (1866–1952)[6], die untereinander die Streitfrage erörterten, ob im Zahnbein Nerven vorhanden seien oder nicht. Die Theorie der direkten Innervation, die sich auf Beobachtungen von freien Nervenfasern in der Dentinschicht stützte, war bereits 1892 von Morgenstern vertreten worden, der in seinen mikroskopischen Zahnpräparaten intra- und intertubulär Nervenfasern nachweisen konnte.[7] Ihm schlossen sich Römer[8] und später auch der in New York praktizierende Carl F. W. Bödecker sowie Carl Fritsch (1882–1967)[9] und Theodor Dependorf (1870–1915)[10] an. Gysi und Walkhoff hingegen bestritten Morgensterns Annahme und vermuteten, er habe andere Fasern im Dentin mit angefärbt und diese fälschlicherweise als Nervenfasern gedeutet.[11] 1895 war Walkhoff allerdings selbst noch der Meinung gewesen, es sei ihm gelungen, im Dentin Nervenfasern anzufärben, er revidierte diese Position aber, als er die betreffenden geradlinigen Strukturen mit einer nicht nervenspezifischen Färbung (Flemmingsche Lösung[12]) gleichfalls markieren konnte. Daraus folgerte er, daß es sich nicht um Nervenendigungen, sondern um unverkalkte Bindegewebsfibrillen handeln müsse.[13] Aufgrund dieser Annahme begann er 1901 in der *Deutschen Monatsschrift für Zahnheilkunde* eine öffentliche Debatte mit Morgenstern, in der er dessen Theorie einer Existenz von freien Nervenenden im Zahnbein vehement bestritt.[14]

Bezüglich der Ursache der Schmerzempfindung der Zähne favorisierte Walkhoff seinerseits die Protoplasmatheorie. Danach stellten die Odontoblastenfortsätze in den Dentinkanälchen, erstmals 1856 von dem bereits genannten John Tomes erwähnt und nach ihm „Tomessche Fasern" benannt,[15] die Empfindungsträger dar; sie leiteten den Reiz an die Odontoblastenzellen, die Pulparandzellen, weiter, die ihrerseits mit der nervenreichen Zahnpulpa unmittelbar in Verbindung stünden.[16]

[5] Zu ihm s. ebd., S. 1068.

[6] Praktischer Arzt und Zahnarzt in Freiburg i. Br., zu ihm s. DBE 1998, Bd. 8, S. 353.

[7] S. Morgenstern 1892; ders. 1895.

[8] S. Römer 1899, S. 21-24, 43.

[9] Professor für Zahnheilkunde in Frankfurt am Main, s. Wer ist Wer? 1967/68, Bd. 15, S. 497.

[10] Er wirkte von 1907 bis 1915 an der Universität Leipzig; mehr zu ihm in der Dissertation von Sabine Genz-Klein (1967).

[11] S. Walkhoff 1901a, S. 8 f.; ders. 1922, S. 35.

[12] Benannt nach dem Kieler Ordinarius für Anatomie Walther Flemming (1843–1905). Zu ihm s. Fischer 1962, Bd. 1, S. 417 f.

[13] S. Walkhoff 1922, S. 34 f.

[14] Vgl. Walkhoff 1901a; ders. 1901b; Morgenstern 1901.

[15] S. Hoffmann-Axthelm 1985, S. 442.

[16] S. Walkhoff 1901a, S. 12 f.

Neben John Tomes, dem bereits mehrfach genannten Greene Vardiman Black und dem in Würzburg wirkenden Anatomen und Histologen Albert von Kölliker (1817–1905)[17] suchte auch Walkhoff selbst in den nächsten Jahrzehnten diese Hypothese durch morphologische Studien zu stützen.[18] Aufgrund mikroskopischer und praktischer Versuche sahen sie ihre Annahme bestätigt, daß freie Nervenfasern im Dentin nicht existierten und nur die Protoplasmafortsätze der Odontoblasten für eine Reizleitung in Frage kämen.

Gysi, der ebenfalls diese Auffassung vertrat, lieferte zur selben Zeit eine Erklärung zum Mechanismus der Schmerzleitung, die hydrodynamische Theorie, wonach sich in den Dentinkanälchen eine Flüssigkeit, ein „Dentinliquor" befinde, der über Druck oder Trocknung einen Reiz auf die intrapulpären Odontoblasten ausübe. Dieser Reiz werde von den Nervenrezeptoren aufgenommen und sorge so für eine Schmerzantwort beim Patienten.[19] Diese Hypothese blieb bis Ende des 20. Jahrhunderts im Gespräch, da die Innervation des Dentins bis vor kurzem noch nicht vollständig aufgeklärt werden konnte. So hielt sie etwa Ernst Sauerwein in Bonn für die wahrscheinlichste Erklärung der Reizleitung im Zahn,[20] desgleichen sein Nachfolger (seit 1981) Rolf Nolden (geb. 1934).[21] Erst neuere Erkenntnisse stützen demgegenüber Morgensterns Theorie einer direkten Konduktion, einer unmittelbaren Reizung von Nervenendigungen[22] (Näheres dazu s. weiter unten).

Walkhoff hatte schon 1892 methodische Mängel für das Fortbestehen so gegensätzlicher Theorien und Anschauungen in der Zahnmedizin verantwortlich gemacht:

> Die Literatur, welche die pathologischen Veränderungen der Zahngewebe und besonders die des Zahnbeins behandelt, ist im Laufe der Zeit so angeschwollen, dass man wohl annehmen könnte, es müsse allmählich eine Klärung der zahlreichen Theorien, welche einander sogar in den Hauptpunkten diametral gegenüberstanden, eingetreten sein. [...] Die größte Schuld an den verschiedenartigen Ergebnissen trägt wohl die subjektive Anschauung des einzelnen Beobachters. Der eine sieht im Mikroskop mehr als wirklich da ist, der andere übersieht Dinge, welche zum Verständnis der Vorgänge unumgänglich nöthig sind.[23]

Zu Beginn der 20er Jahre, als Türkheim wissenschaftlich zu arbeiten begann, wurde das Problem der Schmerzempfindung und deren Weiterleitung weiterhin

[17] S. Kölliker 1867. Zu seiner Person s. Hoffmann-Axthelm 1985, S. 440, 483.

[18] S. Walkhoff 1901a; ders. 1901b; ders. 1902, S. 8-11; ders. 1922, S. 49; ders. 1924.

[19] S. Walkhoff 1901a, S. 8 f.

[20] S. Sauerwein 1985, S. 28 f.

[21] S. Nolden 1994, S. 16 f.

[22] S. Schroeder 2000, S. 112.

[23] S. Walkhoff 1892, S. 81.

kontrovers diskutiert und spaltete die Zahnärzteschaft in die zwei genannten Glaubenslager. Während sich sein späterer Chef Guido Fischer in seinem Lehrbuch über *Bau und Entwicklung der Mundhöhle des Menschen* von 1909 noch ganz auf die Mikroskopie und Makroskopie der Mundhöhle und der Zähne beschränkt hatte – mit Sinnesphysiologie befaßte er sich erst Jahre später[24] –, wandte sich Türkheim bereits in seiner Dissertation 1920 der Aufklärung der Schmerzentstehung im Zahn zu, um damit eine wissenschaftliche Grundlage für neue Möglichkeiten der Anästhesierung zu gewinnen. Später weitete er seine Untersuchungen auf Mundschleimhaut, Zahnfleisch und Zunge aus.

Der Wunsch nach schmerzfreier Behandlung ist so alt wie die Heilkunde, mehr oder weniger wirksame Versuche zur Schmerzbetäubung vor allem mit Rauschdrogen wurden im Laufe der Geschichte immer wieder angestellt. Bei der Entwicklung von zuverlässig anästhesierenden Verfahren seit der Mitte des 19. Jahrhunderts, die ihren Anfang in den USA nahm, spielte bezeichnenderweise die Zahnheilkunde eine wesentliche Rolle.[25] 1842 entfernte der in Rochester/New York tätige Zahnarzt Elijah Pope[26] erstmals unter einer von dem Chemiestudenten William Clarke (1818–?)[27] durchgeführten Äthernarkose einer Patientin schmerzlos einen Zahn, ohne sich jedoch der weitreichenden Bedeutung dieser Erfahrung bewußt zu sein. Bereits einige Jahre später fand diese Art der schmerzfreien Behandlung aufgrund der 1844 begonnenen Vorversuche zur Inhalationsnarkose mit Lachgas bzw. Äther durch die amerikanischen Zahnärzte Horace Wells (1815–1848)[28] und Thomas Green Morton (1819–1868)[29] Einzug in die Medizin.

Mit der Entwicklung der Lokalanästhesie gegen Ende des 19. Jahrhunderts wurde indes die Vollnarkose aus der Zahnmedizin nahezu gänzlich verbannt. Sie nahm ihren Ausgang von der Entdeckung des Kokains in den Blättern des Kokastrauches im Jahr 1860 durch den Chemiker Albert Niemann (1834–1862)[30] in Göttingen.[31] Dank der von dem Leipziger Chirurgen Heinrich Braun (1862–1935)[32] 1904 eingeführten Kombination des Lokalanästhetikums mit dem neuentdeckten gefäßverengenden Nebennierenhormon Adrenalin (Handelsname

[24] Vgl. Fischer 1909; ders. 1925.

[25] Zum folgenden vgl. u. a. Gähler 1991.

[26] Lebensdaten nicht zu ermitteln.

[27] Geburtsjahr nach Hoffmann-Axthelm 1985, S. 479; Todesjahr nicht zu ermitteln.

[28] Zu ihm s. ebd., S. 489.

[29] Zu ihm s. ebd., S. 377.

[30] Lebensdaten s. ebd., S. 485.

[31] S. ebd., S. 384.

[32] Zu ihm s. ebd., S. 385, 478; Fischer 1962, Bd. 1, S. 165, Bd. 3, S. 175.

„Suprarenin“), das seine Resorptionsgeschwindigkeit herabsetzt, konnte die Konzentration des Kokains reduziert und so dessen Toxizität verringert werden. Ein Jahr später synthetisierte der Chemiker Alfred Einhorn (1857–1917)[33] als Ersatz für das umstrittene Kokain das besser verträgliche Prokain, das unter dem Handelsnamen „Novokain“ von den Hoechster Farbwerken vertrieben wurde. In Kombination mit dem ebenfalls von dieser Firma – seit 1906 auch synthetisch – hergestellten Suprarenin[34] stand nun der Chirurgie und der Zahnheilkunde ein lokales Betäubungsmittel mit langer und intensiver Wirkung zur Verfügung.

Die schnelle Verbreitung der Lokalanästhesie in der Zahnheilkunde[35] war vor allem Guido Fischer zu verdanken. Er propagierte auf Vortragsreisen sowie in seiner 1911 erschienen Monographie *Die lokale Anästhesie in der Zahnheilkunde* die Vorteile der zahnärztlichen Lokalanästhesie. Drei Jahre später konstruierte er für die örtliche Betäubung im Mundraum eine spezielle Injektionsspritze, bei der die Kanüle fest verschraubt war (Abb. 15).

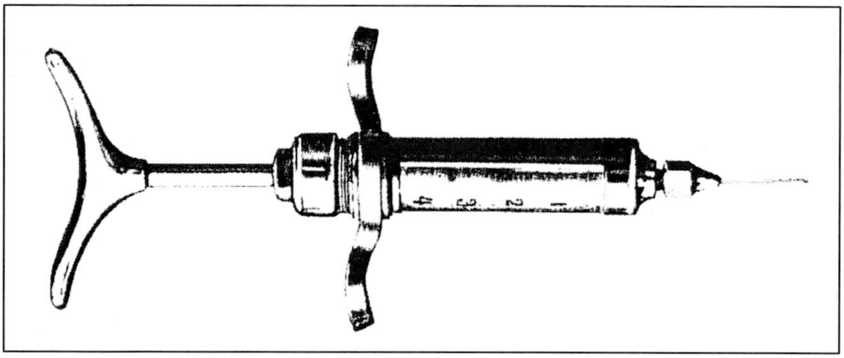

Abb. 15: Fischer-Spritze mit verschraubter Kanüle (Hoffmann-Axthelm 1985, S. 387).

Zwar wurde sie in den folgenden 50 Jahren immer weiter verbessert, doch da sie schlecht zu sterilisieren ist, wird ihr heute die bereits 1917 von dem als Armeechirurg tätigen nordamerikanischen Arzt Harvey Samuel Cook (1888–1934)[36] entwickelte Zylinderampulle vorgezogen. Bei dieser wird eine Patrone in den Metallrahmen der Spritze eingelegt, auf der die Dosierung des Anästhetikums vorgegeben ist (Abb. 16).[37]

[33] Zu ihm s. ebd., S. 386, 480.

[34] Zur Suprarenin-Synthese s. Weisser 1984.

[35] Vgl. dazu bes. Gähler 1991.

[36] Lebensdaten nach Hoffmann-Axthelm 1985, S. 479.

[37] S. Strübig 1989, S. 124-129; Hoffmann-Axthelm 1985, S. 386.

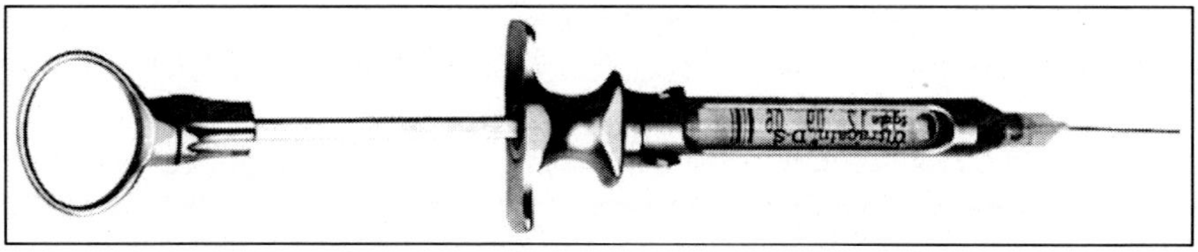

Abb. 16: Zylinderampullenspritze nach Cook (Anonymus 2001, S. 5).

Für seine Dissertation *Untersuchungen über das Empfindungsvermögen des Dentins* führte Türkheim 1920 zur Klärung der Schmerzentstehung neben histologischen Studien auch klinische Untersuchungen direkt am Patienten durch. Zwei Fragen stellte er in den Vordergrund: Wie verhält sich das Dentin zu äußeren Reizen? und: Welches sind die Empfindungsträger im Zahnbein?[38] Morgensterns Arbeiten zur Innervation des Dentins vom Ende des 19. Jahrhunderts, die anfangs in der zahnärztlichen Literatur nur kurze Beachtung gefunden hatten,[39] wurden, als sich nach 1910 ähnliche Ergebnisse häuften, wieder öfter zitiert.

Türkheim ging auf Morgensterns Ergebnisse freilich nicht näher ein, obwohl sie sich letztendlich mit seinen Resultaten deckten. Nach einer Zusammenfassung des Forschungsstandes zur Histologie des Zahnschmelzes und des Dentins und einem Überblick über die verschiedenen Theorien der Schmerzentstehung versuchte er die Beobachtungen von Carl Fritsch und Theodor Dependorf nachzuprüfen, die wenige Jahre zuvor Aufsehen erregt hatten. Beide hatten fast zur gleichen Zeit, der erste im April, der zweite im Juni 1912, unabhängig voneinander durch eine Quecksilberfärbung von Dentinpräparaten freie Nervenendigungen im Zahnbein sowie Protoplasmafortsätze in Begleitung einer Neurofibrille nachgewiesen. Sie schlossen daraus auf eine direkte Beziehung dieser Nervenfasern im Dentin zum Trigeminusnerv (V. Hirnnerv). Damit schlossen sie sich nach anfänglich skeptischen Äußerungen Morgensterns Ansicht von 1892 an, es gebe zwei Systeme von Nervenfasern im Dentin: die in den Dentinkanälchen verlaufenden und die freien Nervenfasern.[40]

Türkheim ging ebenfalls davon aus, daß nur freie Nerven im Dentin Empfindungsträger sein könnten, da auch in der Haut die freien Nervenendigungen die Schmerzpunkte darstellten. Ihre Existenz versuchte er durch histologische Untersuchungen im Labor nachzuweisen. Hugo Plaut, der Direktor des privaten Hamburger Pilzforschungsinstituts im AKE, gestattete ihm dazu die Benutzung

[38] S. Türkheim I 1920.

[39] Vgl. in diesem Kap. weiter oben.

[40] S. Fritsch 1914, S. 314-319.

seiner Arbeitsräume.[41] Es gelang Türkheim aber nicht, den erforderlichen Nachweis am histologischen Präparat zu erbringen; als möglichen Grund für diesen Mißerfolg vermutete er eine unzulängliche Färbemethode. Dennoch war er aufgrund theoretischer Überlegungen davon überzeugt, daß die Empfindlichkeit des Dentins nur nerval vermittelt sein könne. Er beruft sich dafür auf die hier nach dem Histologen Philipp Stöhr (1849–1911)[42] zitierte Erkenntnis, daß Protoplasmazellen nur in Sinnesorganen den Reiz aufnehmen und an das nervöse System weiterleiten können, nicht aber in anderen Geweben.[43]

Wie aus der täglichen Praxis bekannt war, reagiert längere Zeit freiliegendes Zahnbein infolge der Infektion der Tomesschen Fasern mit Sensibilitätssteigerung auf reizende Stoffe wie z. B. Zuckerlösung. Solche chemischen Reize durch süße Speisen rufen auf der Zunge Geschmacksempfindungen hervor, am Dentin hingegen Schmerz. Ausgehend von dieser Erfahrung setzte Türkheim seine Forschungen auf Anraten seines Lehrers und Freundes Kantorowicz mit praktischen Versuchen *in vivo* fort.[44]

Die Reaktion bzw. Schmerzempfindung der Probanden auf verschiedene Reize ermittelte er in Versuchen an Patienten, die sich zu einer Zahnbehandlung in seine Hände begeben hatten[45] und nichts von ihrer Teilnahme an einer wissenschaftlichen Studie wußten. Sie werfen daher aus heutiger Sicht ethische Fragen auf, die jedoch zu jener Zeit noch kaum als Problem gesehen wurden. Das damalige Arzt-Patienten-Verhältnis war vorwiegend hierarchisch gestaltet, so daß der Patient, zumal wenn er aus den Unterschichten stammte, in medizinischen Dingen wenig mitreden durfte. Bis ins 20. Jahrhundert hinein war die mangelnde Patientenaufklärung oder gar absichtliche Vorenthaltung von Informationen zum anstehenden Menschenversuch an der Tagesordnung.

1990 fand Burghard Zachen in seinen Recherchen über den Zeitraum von 1880 bis 1900 in der Forschungsliteratur nur vereinzelte Angaben über Aufklärung und explizite Einwilligung der Versuchspersonen; lediglich beiläufige Randbemerkungen in manchen Publikationen deuten auf eine Zustimmung hin, ohne näheren Aufschluß über die Voraussetzungen dafür: Hatte eine umfassende Aufklärung zum Versuch einschließlich möglicher Folgen stattgefunden, war die Versuchsperson in der Lage, den gesamten Umfang, den Zweck und das Ziel sowie mögliche gesundheitliche Risiken des Versuches zu erfassen etc.?[46]

[41] S. Türkheim 1920, S. 365. Zu Plaut vgl. oben Kap. 3.3.

[42] Zu ihm s. DBE 1998, Bd. 9, S. 544.

[43] S. Türkheim I 1920, S. 361, nach Stöhr 1905.

[44] S. Türkheim I 1920, S. 369 f.

[45] S. ebd., S. 373 f.

[46] S. Zachen 1990, S. 90-102.

Weltweit einzigartig waren die Richtlinien für Humanexperimente, die als Reaktion auf die wachsenden öffentlichen Proteste gegen rein wissenschaftliche Menschenversuche am 29. Dezember 1900 als Anweisung an alle öffentlichen Krankenhäuser Preußens ergingen. Sie untersagten grundsätzlich alle medizinischen Eingriffe, die nicht zu diagnostischen, Heil- oder Immunisierungszwecken durchgeführt wurden und verlangten für jeden ärztlichen Eingriff die Zustimmung des Patienten nach „sachgemäßer Belehrung".[47] Heute hat sich dafür international der Begriff „informed consent" eingebürgert. Die Richtlinien fanden indes in der Praxis wenig Beachtung, für freie Institute und niedergelassene Ärzte hatten sie ohnehin keine Gültigkeit.

Daran hatte sich in Deutschland auch Jahre später nichts geändert. Andreas Reuland geht in seiner Arbeit über Menschenversuche in der Weimarer Zeit davon aus, daß in diesem Zeitraum in Deutschland mehr als tausend rein wissenschaftliche Experimente durchgeführt wurden. Aufgrund lückenhafter Dokumentation der Versuche konnte er allerdings mögliche Beeinträchtigungen von Probanden „nur grob abschätzen".[48] Im Laufe der Konsolidierung der Weimarer Republik rückte 1927 das Thema „Menschenversuch" erneut ins Blickfeld der Öffentlichkeit, während die Ärzteschaft selbst aus Furcht vor einer Schädigung ihres Ansehens eine öffentliche Diskussion vermied.[49] Die politischen Debatten führten 1929 zu Vorschlägen für ein Gesetz zum Schutz des Patienten, wonach Eingriffe und Behandlungen nur zu Heilzwecken erfolgen durften; aus rein wissenschaftlichem Interesse durchgeführte Maßnahmen, d. h. Versuche ohne Nutzen für den Patienten selbst, sollten untersagt, Humanversuche somit ausschließlich an freiwilligen gesunden Probanden möglich sein. 1931 wurde in Preußen ein entsprechendes Gesetz erlassen, das aber aufgrund der folgenden politischen Umbrüche keine dauernde Wirkung entfalten konnte.[50]

Heute, nach dem Annahme des Nürnberger Kodex von 1947 und der Deklaration des Weltärztebundes zur Ethik von Menschenversuchen in Helsinki 1964, die in Tokio 1975 und erneut in Helsinki 2000 revidiert wurde,[51] gilt eine unvollständige Aufklärung oder eine Täuschung des Probanden um der wissenschaftlichen Genauigkeit willen als moralisch bedenklich. In den 1920er Jahren indes existierte noch kein solcher verbindlicher Ethikkodex. Bereits 1902 hatte jedoch der Berliner Psychiater und Sexualforscher Albert Moll (1862–1939)[52],

[47] Reuland 2004, S. 15.

[48] Ebd., S. 45.

[49] S. Reuland 2004, S. 116 f.

[50] S. ebd., S. 168 f.

[51] Vgl. u. a. Rothman 1997; Taupitz 2001.

[52] Zu ihm s. Fischer 1962, Bd. 2, S. 1059; NDB, Bd. 17, S. 733.

der sich als einer der wenigen Mediziner seiner Zeit intensiv mit ärztlicher Ethik auseinandersetzte, Schmerzen als eine vorübergehende Beeinträchtigung und damit als einen Schaden für die Versuchsperson eingestuft. In einem Schmerz verursachenden Experiment komme es zur Verletzung des Prinzips des *nihil nocere*, wonach Ärzte ihren Kranken – und sinngemäß auch Probanden medizinischer Experimente – nicht schaden dürfen.[53]

Um auf Türkheim zurückzukommen – die gleich zu beschreibenden Versuche, die auf Schmerzreizung basierten, erfolgten nicht nur ohne „informed consent", im Gegenteil: Er ließ sich bei seinem Vorgehen, wohl wegen der starken psychologischen Komponente der Schmerzempfindung, von der Vorstellung leiten, eine Aufklärung über den geplanten Versuch könnte die Probanden beeinflussen, den Versuchsablauf in Frage stellen und damit letztlich das Ergebnis verfälschen. Daher experimentierte er absichtlich an Patienten, die nichts von ihrer Teilnahme an einer Studie wußten und glaubten, die betreffenden Manipulationen seien Teil der Therapie. So betonte er,

> daß die Versuchspersonen gänzlich unvoreingenommen waren. Sie wussten nicht, daß ihnen Zucker oder andere Substanzen in den Zahn gelegt wurden, sie wussten auch nicht, daß es sich um einen V e r s u c h [Hervorhebung im Original] handelte, sondern sie waren der Meinung, daß dies mit zur Behandlung gehöre.[54]

An zehn Patienten, die sich bei ihm zur Behandlung vorstellten, untersuchte er, inwieweit druckfrei in kariöse Zähne mit intakter Pulpa eingebrachte Substanzen wie Süßspeisen, Traubenzucker und Rohrzucker, aber auch Kochsalz, Alkohol und Apfelsäure Schmerzen hervorrufen. Der Patient, der diese Tests als notwendig für die Behandlung auffaßte, beschrieb seine Empfindung, die Türkheim anschließend dokumentierte. Das Ergebnis schien im Widerspruch zu den Erfahrungen des täglichen Lebens zu stehen. Da das Dentin nicht wie erwartet schmerzhaft auf diese chemischen Reize reagierte, kam er zu dem Schluß, daß zusätzlich andere Faktoren wie Temperatur und Druck einwirken müßten, um die bekannte Schmerzempfindungen hervorzurufen.[55]

In seiner nächsten Untersuchungsreihe prüfte er das Temperaturempfinden der Zähne. Auch hierzu gab es Vorarbeiten, u. a. von Otto Walkhoff, der bereits 1899 Versuche über das Empfindungsvermögen in bezug auf Temperatureinflüsse an gesunden und intakten Zähnen angestellt hatte. Mit Wärmeuntersuchungen an der Pulpa hatte er drei Jahre später am pathologisch veränderten Zahnbein festgestellt, daß eine Wassertemperatur bis zu 23 °C Schmerzen bewirkte, während bei gesundem Dentin Temperaturen von 18-15 °C lediglich als

[53] S. Reuland 2004, S. 235 f.

[54] Türkheim I 1920, S. 373.

[55] S. ebd., S. 374.

kalt empfunden wurden.[56] Es folgten ähnliche Studien zum Temperaturempfinden der Zähne von anderer Seite, deren Ergebnisse aber teilweise stark von denen Walkhoffs abwichen.

Etwa gleichzeitig mit ihm untersuchte beispielsweise Isidor Steiner (1849–1914), Professor für Physiologie in Heidelberg,[57] an einem Studenten der Zahnmedizin das Berührungs-, Tast-, und Temperaturempfinden der oberen Schneidezähne. Mit Hilfe der Thermometerkugel eines in Sand erwärmten Thermometers bestimmte er die Temperaturschmerzgrenze der Zähne. Dazu prüfte er, von 60 °C ausgehend, verschiedene Temperaturen in Zehnerschritten auf- und abwärts. Bei 80 °C war erstmals ein Wärmeempfinden, bei 5 °C ein Kälteempfinden, und erst ab 95 °C bzw. –15 °C war ein Schmerz feststellbar. Drucklose Berührungen, z. B. mit einem Wattebausch, hatte der Proband niemals gefühlt, aber schon das leichte „Streichen des Zahnes mit der Kuppe des Fingers“ wurde wahrgenommen. Daraus schloß Steiner, daß gesunde Zähne ein deutliches Tastempfinden besitzen, „weniger fein“ allerdings als das des Zahnfleischs und der Mundschleimhaut.[58]

Der Turiner Angelo G. Ceconi (1865–1937)[59] begann 1905 Untersuchungen zum Empfindungsvermögen gesunder Zähne. An verschiedenen Versuchspersonen testete er zwei Arten von Reizen, taktile und thermische. Den Tastsinn überprüfte er, indem er die Zähne mit Watte oder Holzstäbchen berührte. Er konnte feststellen, daß auch schwache Reize wahrgenommen wurden, und begründete dies mit der nervenreichen Umgebung der Zahnwurzel. Zum Temperaturempfinden erhielt er ähnliche Werte wie Steiner. In seinen Tests lag die Schmerzschwelle bei Wärmereizen über 90 °C und bei Kältereizen unter –15 °C.[60] Die Frage nach dem Mechanismus der Schmerzentstehung oder nach der Reaktion der einzelnen Zahnschichten behandelt er nicht.

Türkheim führte seine Versuche wiederum während der Behandlung an nicht informierten Patienten durch, die bei schrittweiser Abkühlung angeben sollten, ob der Zahn lediglich empfindlich oder schon schmerzhaft reagierte. Um zu testen, von wann an Kältereize auf kariöses Zahnbein bei Zähnen mit intakter Pulpa schmerzhaft empfunden wurden, begann er den Zahn mit 37,5 °C warmem Wasser anzuspritzen, das in Schritten von 1 °C allmählich abgekühlt wurde. Er fand, daß Dentin schon bei 27 °C schmerzhaft reagieren konnte; die meisten Patienten gaben einen Temperaturbereich zwischen 27 und 30 °C an, wo

[56] S. Walkhoff 1902, S. 14.

[57] Zu ihm s. Fischer 1962, Bd. 2, S. 1500.

[58] S. Steiner 1891, S. 299; ders. 1902, S. 585-587.

[59] Zu ihm s. Fischer 1962, Bd. 2, S. 231; Bd. 3, S. 242.

[60] S. Ceconi 1905, S. 58.

der Übergang von einer unangenehmen Empfindung zu Schmerz plötzlich stattfand. Eine regelrechte Temperaturwahrnehmung des Zahnbeins, wie 1899 von Walkhoff beschrieben,[61] konnte er bei seinen Probanden nicht feststellen, sie gaben lediglich eine Mißempfindung bzw. einen Schmerz an.[62]

Türkheim wiederholte auch ein Experiment seines damaligen Chefs Guido Fischer, der 1909 versucht hatte, mit Hilfe einer Reizung durch elektrischen Strom Gesetzmäßigkeiten der Dentinempfindung zu bestimmen.[63] Er fand nun dessen Ergebnisse an seinen Patienten bestätigt. Mit Strom von 20 Volt konnte er auf einer dicken Schmelzschicht keine Reaktion auslösen, in einer tiefen Fissur, die dicht an das Dentin heranreichte, jedoch eine starke Schmerzempfindung. Auf der Haut wurde der gleiche Stromreiz nicht wahrgenommen.[64]

Nach diesen Ergebnissen war es nicht verwunderlich, daß im Hinblick auf die Schmerzausschaltung bei der Zahnbehandlung Türkheims Aufmerksamkeit zunächst vorwiegend auf direkte Möglichkeiten der Dentinanästhesie gelenkt wurde, z. B. durch Anwendung von heißer Karbolsäure bzw. Kokain oder Äthylchloridspray (Kälte) direkt auf dem Zahnbein, Mittel, die sich allerdings bei näherer Untersuchung als nicht ausreichend wirksam erwiesen. Ferner beschrieb er Walkhoffs Methode, zuerst die Protoplasmafortsätze durch Dehydrierung wasserfrei zu machen, um sie danach mit anästhesierenden Mitteln zu imprägnieren,[65] wies aber auf die unzuverlässige Wirkung solcher Mittel hin. Dagegen empfahl er aufgrund eigener Studien die Lokal- wie auch die „zentral ansetzende“ Leitungsanästhesie als unbedingt zuverlässig, schränkte allerdings deren Einsatz ohne nachvollziehbare Begründung auf die Behandlung pulpaferner Kavitäten ein.[66]

Türkheims Überprüfung der Wirksamkeit der Lokalanästhesie am Patienten ergab, daß durch die Injektion eines Anästhetikums in das Behandlungsgebiet die Nervenleitung vollkommen unterbrochen und damit eine schmerzfreie Behandlung möglich wurde. Die Befürchtungen, ein solcher gefäßverengender Zusatz könne durch eine zu lang anhaltende Anämie der Pulpa Schaden zufügen, die schon gleich nach Einführung des Suprarenin-Zusatzes von verschiedenen Seiten

[61] S. Walkhoff 1899.

[62] S. Türkheim I 1920, S. 357, 360.

[63] Fischer 1909: *Über Sensibilitätsprüfungen menschlicher Zähne mit Hilfe des konstanten Stromes.* Vortrag auf dem 5. Internationalen zahnärztlichen Kongress Berlin 1909 anläßlich des fünfzigjährigen Bestehens des Central-Vereins Deutscher Zahnärzte (zit. nach Türkheim I 1920, S. 376).

[64] S. Türkheim I 1920, S. 358.

[65] S. Türkheim I 1920, S. 368; vgl. Walkhoff 1902, S. 15.

[66] S. Türkheim I 1920, S. 368.

geäußert worden waren,[67] konnte er nicht bestätigen.[68] Daß er mit seiner Untersuchung über die Sensibilität des Dentins und die Möglichkeiten zur Herabsetzung seiner Schmerzempfindlichkeit im wissenschaftlichen Trend der Zeit lag, beweisen fast zeitgleich erschienene weitere Dissertationen zu diesem Thema. Auch in diesen bildeten Dependorfs und Fritschs Untersuchungen den Ausgangspunkt. Im Ergebnis stimmten alle überein: Eine zentrale Anästhesierung des Zahnes z. B. mit Kokain sei wegen ihrer größeren Betäubungsintensität der lokalen Dentinanästhesierung vorzuziehen.[69]

Vier Jahre später, 1924, bemühte sich Türkheim erneut vergeblich, für Fritschs und Dependorfs Hypothese von der Existenz freier Nerven im Zahnbein sowie innerhalb der Dentinkanälchen einen histologischen Nachweis zu erbringen. Er hob indes hervor, angesichts der Schwierigkeiten der histologischen Beweisführung sei dieser Mißerfolg noch nicht als Beleg für die Ungültigkeit jener Annahme zu werten.[70] Während seines gesamten Forscherlebens sollte es ihm nicht gelingen, im Labor an Dentinpräparaten selbst freie Nerven im Zahnbein nachzuweisen. Erst 1960 konnte Oskar Bock (1915–1979)[71], seinerzeit Privatdozent an der Erlanger Universitätsklinik und -poliklinik für Zahn-, Mund- und Kieferkrankheiten, einzelne Nervenfasern in der Prädentinschicht durch Versilberung mit Hilfe der Bielschowsky-Färbung[72] nachweisen. Im ersten Drittel des Dentins fand er gleichfalls einige versilberte Fasern, deren nervöser Charakter ihm jedoch fraglich erschien, weshalb er sie den Odontoblastenfortsätzen zuordnete.[73] So konnte auch 40 Jahre nach Türkheims Studie die Art der Schmerzübertragung noch nicht definitiv erklärt werden; weiterhin standen die oben beschriebenen Theorien im Raum.

Neueste morphologische Arbeiten[74] kommen zu dem Schluß, daß das Prädentin und eine 0,2 mm starke Zone des pulpanahen zirkumpulpalen Dentins von sensiblen Fasern des Nervus trigeminus durchzogen sind, die dem Raschkow' Plexus[75] in der Pulpa entstammen. Diese Fasern setzen sich in den Dentinkanälchen

[67] S. Cohn 1905, S. 581.

[68] S. Türkheim I 1920, S. 368 f.

[69] Vgl. Cohn 1905, S. 578; Rosenberg 1920; Pursche 1920; Müller 1922; Nagel 1923; Witt 1930.

[70] S. Türkheim 1924b, S. 51.

[71] Zu ihm s. Ley 1999, S. 15 f. Diesen Literaturhinweis verdanke ich Frau Edith Dette, Institut für Geschichte und Ethik der Medizin der Universität Erlangen-Nürnberg.

[72] Benannt nach dem Berliner Neuropathologen Max Bielschowsky (1869–1940). Zu ihm s. Fischer 1962, Bd. 1, S. 115 f., Bd. 3, S. 122 f.

[73] S. Bock 1960, S. 895 f.

[74] S. Schroeder 2000, S. 111-113.

[75] Benannt nach dem bereits oben genannten Breslauer Doktoranden Isaak Raschkow, der ihn 1835 erstmals beschrieb, s. Schäfer et al. 1999.

parallel zu den Odontoblastenfortsätzen fort. Die Negativbefunde der zahlreichen früheren Versuche wurden darauf zurückgeführt, daß die vorhandenen Nervenfasern nicht ausreichend fixiert worden und dadurch pulpawärts verschoben gewesen sein könnten, ähnlich wie bei den Odontoblastenfortsätzen, die durch ihre Retrahierbarkeit „schrumpfen". Falls sich diese Befunde definitiv bestätigen, könnte endlich die hohe Empfindlichkeit des Dentins mit der Theorie der direkten Konduktion, der unmittelbaren Reizung der Nervenendigungen, abschließend begründet werden. Damit wäre die u. a. von Türkheim postulierte Ursache für die Empfindlichkeit des Dentins empirisch abgesichert und die Richtigkeit seiner Position bestätigt.

Türkheim stellte seinerzeit bei der Erörterung des Zahnschmerzes neben histologischen und experimentellen Größen einen weiteren Faktor heraus, den Einfluß der Psyche, der nicht zu unterschätzen sei. Dieses Problem diskutierte er 1921 in seiner unter dem Titel *Die Psychophysiologie des Zahnschmerzes* veröffentlichten Antrittsvorlesung.[76] Unter dem Begriff „Zahnschmerz" faßte er alle schmerzhaften Zustände der Zahnsubstanz, des Periodontiums[77] und des umgebenden Knochens zusammen, seien sie primär oder sekundär, d. h. iatrogen, ausgelöst. Unter psychologischem Aspekt stellte sich ihm auch die Frage, warum jeder andere Arzt lieber aufgesucht werde als der Zahnarzt und jede andere medizinische Behandlung eher geduldet werde als eine am Zahn.

Immer wieder höre er von seinen Patienten, daß sie aus Furcht vor potentiell gefährlichen bzw. schmerzhaften Manipulationen nicht früher zu ihm gekommen seien. Patienten beschrieben insbesondere Ängste vor Komplikationen bei der Behandlung, befürchteten z. B., bei der Extraktion könne ein Zahn abbrechen, ein Instrument abgleiten und Verletzungen im Kopfbereich verursachen, oder sogar, der Kiefer könne brechen. Des weiteren wurde der Schmerz beim Ausbohren als häufig unerträglich beschrieben. Der bei der ersten Erfahrung mit dem Zahnarzt gewöhnlich überraschend auftretende Schmerz präge das Verhältnis Patient – Zahnarzt lebenslang. Werde einem Kind ohne sein Wissen und ohne seine Zustimmung ein Zahn gezogen, werde dieses später kaum freiwillig zu weiteren Behandlungen kommen. Nicht so sehr die Angst vor Schmerz schlechthin, sondern vielmehr die Furcht vor dem *plötzlichen* Schmerz sei als Ursache für das schwierige Verhältnis zwischen Zahnarzt und Patient anzusehen. Da der Patient während der Behandlung nicht beobachten könne, was mit ihm geschehe, fühle er sich geistig und körperlich ausgeliefert.

[76] S. Türkheim II 1921a, S. 269 f.

[77] Das Periodontium oder Zahnbett besteht aus Gingiva, Zahnzement, Alveole und Wurzelhaut (Desmodont), s. Pschyrembel 2002, S. 1806, s. v.

In derselben Veröffentlichung unternahm Türkheim auch einen Exkurs zum Thema „Ethnopsychologie“, da bei verschiedenen sogenannten „unzivilisierten“ Völkern schmerzhafte Rituale an den Zähnen vollzogen wurden, etwa um einem bestimmten Schönheitsideal nachzukommen, oder im Zusammenhang mit der „Mannbarkeitsweihe“.[78] Das Material für derartige Betrachtungen verdankte er dem zunehmenden Interesse an diesem Gebiet seit dem ersten Erscheinen des mehrbändigen Handbuchs *Völkerpsychologie* des bekannten Psychologen Wilhelm Wundt im Jahre 1900, das 1920 gerade seine dritte überarbeitete Auflage erlebt hatte.[79]

Neun Jahre später kam Türkheim in seinem Beitrag zur Festschrift zur Vierhundertjahrfeier seines alten Gymnasiums noch einmal weit ausführlicher auf dieses besondere Thema zurück. Unter dem Titel *Die Zähne des Menschen in ethnologischer und völkerpsychologischer Beziehung* faßte er die Ergebnisse kulturgeschichtlicher Studien zu Manipulationen an den Zähnen in verschiedenen Kulturkreisen zusammen, die eng mit religiösen, sozialen und hygienischen Motiven verbunden seien, aber auch das Schmuckbedürfnis sowie eigenartige, teilweise grausame Bräuche und Sitten widerspiegelten.[80] Eigene Recherchen führte er auf diesem ethnologischen Spezialgebiet freilich nicht durch, da sein wissenschaftliches Hauptinteresse der empirischen Sinnes- und Schmerzforschung am Zahn und in der Mundhöhle galt.

4.1.4.2 Sinnesphysiologie und Psychophysiologie der Mundhöhle

Schon 1921 benannte Türkheim als wichtiges Desiderat der Odontologie die Erarbeitung einer größeren zusammenfassenden Abhandlung über die Sinnesphysiologie der Mundhöhle und der Zähne. Für fast alle Teilgebiete der Zahnheilkunde lägen umfassende Lehrbücher vor, es existiere aber keine deutschsprachige Übersicht, die den Zahnarzt in die spezielle odonto-stomatologische Physiologie einführe.[81] Da Sinnes- und Psychophysiologie der Mundhöhle bis dahin lediglich aus der Sicht von Physiologen intensiver bearbeitet worden waren, suchte Türkheim, nicht zuletzt unter dem Einfluß von William Stern sowie seines Münchener Lehrers Jakob Berten, dieses von zahnärztlicher Seite bisher vernachlässigte Gebiet durch eine Übersichtsarbeit auch für die Zahnheilkunde zu erschließen.[82]

[78] S. Türkheim II 1921a, S. 270.

[79] Zu Wundts Völkerpsychologie und ihrem Nachleben s. jetzt Jüttemann (Hrsg.) 2006.

[80] Türkheim III 1929e.

[81] S. Türkheim II 1921b, S. 445.

[82] Türkheim I 1921.

In der Tat gehörte Türkheim zu den ersten, die sich zu jener Zeit der Psychophysiologie der Mundhöhle und der Zähne aus zahnmedizinischer Sicht zuwandten. Den Anstoß zu seiner Hinwendung zur Experimentellen Psychologie hatte, wie oben im biographischen Teil geschildert, seine Bekanntschaft mit William Stern gegeben, der ihm im Sommer 1918 diese Fragestellung als Dissertationsthema vorgeschlagen hatte, um ihm den Erwerb des philosophischen Doktortitels zu ermöglichen.[83] Die Arbeit war aber zunächst liegengeblieben, da sich Türkheim nach der Einführung der zahnärztlichen Promotion kurzfristig umentschieden hatte und unter Fischer mit der oben besprochenen Untersuchung zum Empfindungsvermögen des Dentins zum Dr. med. dent. promoviert worden war. Bereits ein Jahr später konnte er indes die zurückgestellte Arbeit fertigstellen und der Hamburger Medizinischen Fakultät als odontologische Habilitationsschrift vorlegen. Bezüglich der physiologischen Aspekte konnte sich Türkheim, der inzwischen am Zahnärztlichen Universitäts-Institut tätig war, auf Anregungen des bereits erwähnten Otto Kestner stützen, der seit 1913 die Physiologische Abteilung leitete und 1919 Ordinarius für Physiologie der neuen Hamburgischen Universität geworden war.[84]

Als Vorarbeit hatte er schon 1920 einen Aufsatz über *Mitempfindung in den Zähnen* veröffentlicht.[85] Es ging um das bekannte Phänomen, daß hohe Quietschgeräusche Mißempfindungen auslösen, die von den Probanden in den Zähnen lokalisiert werden. Diese Erscheinung hatte bereits Linderer 1842 in seinem *Handbuch der Zahnheilkunde* im Zusammenhang mit einer möglichen Reizung des Nervus trigeminus erwähnt, ohne jedoch auf den Entstehungsmechanismus näher einzugehen.[86] Ausgehend von Untersuchungen Edward Titcheners (1876–1927), des bedeutendsten amerikanischen Vertreters der Experimentellen Psychologie,[87] definierte Türkheim diese Mitempfindung als eine Synästhesie, das Phänomen, daß „ein Reiz neben der eigentlichen Empfindung eine sekundäre oder begleitende Empfindung hervorruft".[88] Die bisherigen Erklärungen für dieses Phänomen beruhten nur auf Hypothesen ohne empirische Untermauerung; nach Titchener war es von individuellen Eigentümlichkeiten des Nervensystems abhängig.

Eine fundierte eigene Hypothese vermochte freilich auch Türkheim nicht vorzulegen; er verstand seine Veröffentlichung vielmehr als Anregung für weiterführende

[83] S. Lebenslauf I, Nachlaß HT.

[84] Vgl. oben Kap. 3.6.2, Anm. 48.

[85] S. Türkheim II 1920e, S. 17.

[86] S. Linderer 1842, S. 210.

[87] Zu ihm s. MEL 1978, Bd. 23, S. 527.

[88] S. Türkheim II 1920e, S. 17.

Forschungen auf diesem Gebiet. In seiner Habilitationsschrift 1921 referierte er weitere Erfahrungen früherer Autoren bezüglich der Mitempfindung[1] und ordnete diese in die Gruppe der Empfindungen ein, die zwar in der Mundhöhle wahrgenommen, aber nicht dort initiiert werden. Als er sich zehn Jahre später ein letztes Mal zu dieser Erscheinung äußerte, begründete er die Synästhesie an den Zähnen mit einer anatomischen Gegebenheit, der nervalen Verbindungen des Gehörorgans mit dem 2. und 3. Ast des Trigeminus.[2]

In seinen lehrbuchartigen Ausführungen 1921 begann Türkheim zunächst aber mit Begriffsdefinitionen von „Gefühl" und „Empfindung" sowie einer ausführichen Beschreibung der Aufnahmeorgane für die verschiedenen in der Mundhöhle vertretenen Sinnesfunktionen, Geschmackssinn, Wärme- und Kälteempfindung, Tastsinn und Schmerzsinn, samt den zugehörigen Reizen und erläuterte deren Neuroanatomie.[3] Für den Geschmacks- und Tastsinn der Mundhöhle und der Zunge konnte er auf umfassende Vorarbeiten zurückgreifen, da diese Sinneswahrnehmungen bereits um die Jahrhundertwende von Physiologen besonders ausführlich untersucht worden waren.

So hatte etwa Friedrich Kiesow (1858–1940)[4], Leiter der Abteilung für Experimentelle Psychologie des Physiologischen Instituts der Universität Turin, seit 1894 die Psychophysiologie der oralen Strukturen mit Ausschluß der Zähne und ihre Funktion als Tast- und Schmerzapparat beschrieben. Ihm verdankt die Wissenschaft die wesentlichen Erkenntnisse über Druck-, Tast- und Temperaturempfinden dieser Region, die auch für Spezialgebiete der Medizin wie Hals-Nasen-Ohren- und Zahnheilkunde von Bedeutung waren.[5] Wichtige Beiträge lieferten auch Isidor Steiner und die schon früher genannten Physiologen Luigi Luciani, Robert Tigerstedt, Rudolf Höber, Wilhelm Trendelenburg und Adolf Loewy sowie Alfred Lehmann (1858–1921), Direktor des Psychophysiologischen Laboratoriums der Universität Kopenhagen.[6] Sie behandelten die Mundhöhle allerdings primär als den ersten Abschnitt des Verdauungstraktes, weshalb sie ihr Augenmerk vornehmlich auf die Geschmacksempfindung richteten. Näheres zum Schmerz- und Tastapparat der Region fehlt in den Veröffentlichungen

[1] S. Türkheim I 1921, S. 52 f.

[2] S. Türkheim III 1931d, S. 2753.

[3] S. Türkheim I 1921, S. 7-14.

[4] Zu ihm s. Zusne 1984, S. 225, 488.

[5] S. Skramlik 1925, S. 547.

[6] Zu ihm s. DBL 1981, Bd. 8, S. 654.

der Genannten gänzlich, mit Ausnahme der Arbeit von Steiner, der, wie oben dargestellt, u. a. das Tastempfinden der Zähne untersuchte.[7]

Von Steiner sowie von Kiesow und dessen Schülern David Pauli Hänig (1863–?)[8] und von Arthur Fontana[9] lagen größere Abhandlungen zu den Geschmacksorganen – den Geschmacksknospen – und deren Topographie vor.[10] Zu diesem Thema gab es allerdings in der Literatur widersprüchliche Angaben; die Abweichungen wurden mit dem unterschiedlichen Alter der Testpersonen bzw. mit deren Individualität begründet.[11] Die Physiologie bzw. die Experimentelle Psychologie unterschied vier Geschmacksqualitäten: süß, salzig, sauer und bitter. Hänigs Lokalisationsschema, das er 1901 in seiner Dissertation *Zur Psychophysik des Geschmackssinnes* veröffentlichte,[12] findet auch heute noch Anwendung; danach wird salzig bevorzugt an den Rändern und an der Spitze, bitter an der Wurzel, süß an der Spitze und sauer an den Rändern der Zunge geschmeckt. Ein ovales Gebiet im mittleren Zungenbereich ist für alle Geschmacksarten unempfindlich.[13] Die Abb. 17 stammt aus Türkheims Habilitationsschrift.[14]

Auf der Basis von Kiesows Beiträgen zur physiologischen Psychologie der Mundhöhle definierte Türkheim neben Geschmacksrezeptoren in der Schleimhaut chemosensible Zellen in den Geschmacksknospen des Zungenepithels, die bei verschiedenen Substanzen unterschiedlichste Geschmacksrichtungen wahrnehmen, eine Erkenntnis, die auch heute unumstritten gilt,[15] ebenso wie die Einsicht, daß sich im Laufe des Lebens die Geschmackswahrnehmung verändert. Nach Türkheim sind beim Kind die gesamte Zungenoberfläche, die Zungenbasis, die untere Fläche der Zungenspitze, der harte und weiche Gaumen, der innere Kehlkopfdeckel und die Wangenschleimhaut an der Wahrnehmung beteiligt, beim Erwachsenen reduziert sich diese auf die Zunge und auf den weichen Gaumen, während die Wangenschleimhaut und die Zungenmitte nicht mehr

[7] Vgl. Kiesow 1894b; ders. 1896; ders. 1903; Steiner 1902, S. 585-587; Luciani 1906; Tigerstedt 1907; Lehmann 1912, S. 314-322; Höber 1919, S. 500-506; Trendelenburg/Loewy 1924, S. 438.

[8] Geburtsjahr nach dem Lebenslauf in seiner Dissertation, Hänig 1901, S. 51; Todesjahr nicht zu ermitteln.

[9] Lebensdaten nicht zu ermitteln.

[10] S. Steiner 1891, S. 299; Kiesow 1894b; ders. 1896; Fontana 1902, S. 253-260; Kiesow/Hahn 1901; Hänig 1901.

[11] S. Kiesow 1894b, S. 352.

[12] S. Hänig 1901, S. 32, 35, 40, 44.

[13] S. Türkheim I 1921, S. 17; vgl. auch Pschyrembel 2002, S. 1821.

[14] Türkheim I 1921, S. 17.

[15] S. Türkheim I 1921, S. 8-16; vgl. Klinke/Silbernagel 1996/2000, S. 613.

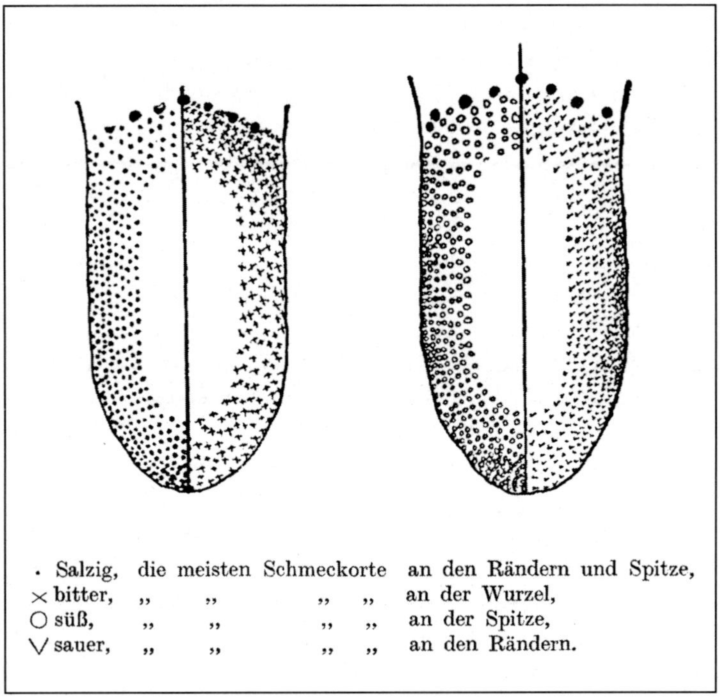

Abb. 17: Topographie der Geschmacksqualitäten auf der Zunge nach David P. Hänig; links salzig und bitter, rechts süß und sauer.
Die bevorzugten Wahrnehmungsstellen sind durch Verdichtung der Markierungen angedeutet (nach Türkheim I 1921, S. 17).

perzipieren.[16] Heute ist es empirisch gesichert, daß Kinder mehr Geschmacksknospen besitzen und daß diese sich bei ihnen auch in der Wangenschleimhaut finden, die beim Erwachsenen davon frei ist.

Störungen der Geschmackswahrnehmung erklärte Türkheim in Anlehnung an Kiesow mit einer Affektion des Mittelohres. Bereits Anfang des 19. Jahrhunderts war die Chorda tympani, die im Mittelohr zwischen den Gehörknöchelchen Hammer und Amboß verläuft und bis zur Zunge zieht, auch als Geschmacksnerv bekannt. Erstmals hatte der Arzt für Hals-Nasen-Ohrenheilkunde Viktor Urbantschitsch (1847–1921)[17] im Jahr 1873 den Zusammenhang zwischen Mittelohrerkrankung und Störung des Geschmackssinnes beschrieben.[18]

[16] S. Türkheim I 1921, S. 16.

[17] Zu ihm s. DBE, Bd. 10, S. 166.

[18] S. Kiesow 1894b, S. 336; Türkheim I 1921, S. 16; vgl. Trepel 1999, S. 301.

Die Wissenschaftler interessierte nun aber auch, wie die Empfindungen in der Mundhöhle zu beeinflussen waren. Erste Versuche zu ihrer Ausschaltung waren laut Türkheim von dem russischen Physiologen Vassilij von Anrep (1852–1918)[19] 1880 mit Kokain unternommen worden. Er hatte dabei im Selbstexperiment ein temporäres Verschwinden der Geschmacksqualitäten und des Schmerzgefühls feststellen können. Bei Mehrfachbepinselung konnte er keine Veränderung des Befundes feststellen,[20] anders als später Türkheim in seinen Versuchen. Anschließend führte von Anrep noch weitergehende Experimente mit den unterschiedlichsten Substanzen durch.[21] Kiesow und Fontana[22] fanden gut 20 Jahre später beim Eukain B, einem chemisch vom Kokain abgeleiteten, aber weniger toxischen Anästhetikum, entsprechende Auswirkungen auf den Geschmackssinn. Diese Ergebnisse waren jedoch, so Türkheim, in der Zahnheilkunde bis dahin nicht rezipiert worden.[23]Angesichts des stetig wachsenden Einsatzes von Anästhetika in der Zahnmedizin gewannen indes auch die Nebenerscheinungen dieser Mittel an Bedeutung. So lag es nahe, die Wirkung der hier gebräuchlichen Substanzen auf das Geschmacksorgan genauer zu untersuchen.

In Analogie zu den Versuchen von Kiesow und Fontana mit Kokain und Eukain B bestrich Türkheim die Zungenspitze von Testpersonen mit Lösungen dieser Substanzen sowie des inzwischen eingeführten Novokains, um so die pharmakologische Wirkung dieser in den Praxen häufig zum Einsatz kommenden Betäubungsmittel auf das Geschmacksorgan im Vergleich zu studieren. Dazu bepinselte er die Zunge seiner Probanden, wie vorher schon Fontana in seinem Versuch 1902, einmal, fünfmal oder zehnmal mit jeweils einer der anästhesierenden Lösungen und gab jeweils nach drei Minuten Einwirkungszeit die zu schmeckende Substanz dazu. Neben dem teilweisen Verlust des Tast- und Temperaturempfindens registrierte er auch eine Beeinflussung der Geschmacksqualität, wobei Novokain nicht so intensiv wie Kokain oder Eukain B wirkte. Am stärksten wurde die bittere, dann die salzige, gefolgt von der süßen und am wenigsten die saure Geschmacksempfindung beeinträchtigt.

Gegenüber seinen Vorgängern erweiterte Türkheim sodann die Versuchsanordnung, indem er die Zungenschleimhaut bis zu fünfzehnmal mit 0,6%-, 1,2%-, 2,5%- und 5%iger Novokainlösung bepinselte und dadurch gleichfalls eine ähnliche Beeinflussung des Geschmackssinnes, ein abgeschwächtes Tastempfinden

[19] Lebensdaten nach Hoffmann-Axthelm 1985, S. 477; zu seinen Forschungen in Würzburg vgl. Böning 2004.

[20] S. Anrep 1880, S. 47.

[21] S. Türkheim I 1921, S. 20.

[22] S. Fontana 1902.

[23] S. Türkheim I 1921, S. 21.

Chinin Schwelle 0.03			
Novokain 0.6%	**Bepinselung 1mal**	**5mal**	
0.03	kühl-bitterlich	brennend-bitterlich	schw[ach] bitter
0.06	schw[ach] bitter	brennend	herbe-bitterlich
0.125	brennend, bitterbetont	kühl bitterl[ich]	Bitterlich
0.25	bitter	bitterbetont	Bitter
0.5			einzelne Stellen schw. bitter
Novokain 1.2%	**Bepinselung 1mal**	**5mal**	**10mal**
0.03	bitter kühl-brennend	bitter brennend	Brennend
0.06	bitter	bitter	Bitter
Novokain 2.5%	**Bepinselung 1mal**	**5mal**	**10mal**
0.03	leicht brennend	bitter brennend	brennend bitter
0.06	bitter	bitter	schw. bitter
0.125			kühl schw. brennend
0.25			leicht bitter
Novokain 5%	**Bepinselung 1mal**	**5mal**	**10mal**
0.03	kühl-schwach brennend	kühl brennend	Kühl
0.06	kühl-brennend	brennend	schw. bitter-brennend
0.12	kühl-brennend, der Bitter-geschm[ack] tritt nicht hervor	bitterlich–brennend wie Novokain	Brennend
0.25	angenehm verdeckt, bitter	bitter brennend	schw. bitter
0.5	schwach bitter	herbe-adstringie-rend ohne bitter zu sein	schw. rein bitter
1.0	rein bitter, aber schwach, ohne brennend[e] Novo-kainnebenerscheinung	angenehm rein bit-ter, aber sehr schwach	kühl-brennend bitter
		Chinin[um] sul-fur[icum]nadeln nur brennend, nicht bitter	seidiges „Kissen“ aus Chininnadeln wirkt nach kurzer Latenz-zeit brennend dann schw[ach] bitter

Tab. 4: Bittere Geschmackswahrnehmung bei Chiningabe in ansteigender Konzentration unter Anästhesierung mit verschieden starken Novokainlösungen (nach Türkheim I 1921, S. 25).

und eine teilweise Aufhebung des Temperatursinns erreichte, allerdings aufgrund der unterschiedlichen Konzentration der Novokainlösung mit unterschiedlichen Schwellenwerten. An der sonst sehr sensiblen Zungenspitze konnte er kaum noch Tastpunkte nachweisen.24 Auch lösten die anschließend aufgebrachten Testsubstanzen (Zucker, Kochsalz, Salzsäure, Chinin) je nach ihrer Konzentration sowie der Konzentration des Anästhetikums und der Anzahl der damit ausgeführten Bepinselungen bei den Versuchspersonen verschiedenartige Geschmacksempfindungen aus, wie in der folgenden Tabelle (Tab. 4) exemplarisch für den bitteren Geschmack dargestellt.

Eine ähnliche, aber breiter angelegte Untersuchung mit zehn verschiedenen Betäubungsmitteln hatte bereits 1919 Jakob Schindler (1893–1974)[25] für seine Zürcher Dissertation angestellt;[26] sie muß dem sonst so sorgfältig bibliographierenden Türkheim entgangen sein. Beide Arbeiten stimmen in ihren Ergebnissen bezüglich der Ausschaltung der Geschmacksempfindung auf der Zunge durch Lokalanästhetika überein; beide fanden die Bitterempfindung am stärksten beeinträchtigt. Zum völligen Erlöschen kam die Geschmacksempfindung durch eine Lokalanästhesie des Nervus lingualis.

Türkheim diskutierte auch das in der zahnärztlichen Praxis bekannte Problem, daß eine Oberkieferprothese zur Geschmacksbeeinträchtigung führt. Gottlieb Port und Hermann Euler hatten in ihrem Lehrbuch die Hypothese vertreten, die glatte Oberfläche der Kunststoffplatte, die den Gaumen bedeckt, verhindere, daß die Zunge die Speisen ausreichend zerdrücke und die Schmeckstoffe in die Schmeckbecher hineinpresse. Des weiteren stünde die Geschmacksempfindung eng mit der Temperaturwahrnehmung in Zusammenhang; diese werde durch Kautschukplatten stärker herabgesetzt als durch Metallplatten, was die stärkere Beeinträchtigung des Geschmacks bei Naturgummiplatten erkläre.[27]

Erste Ergebnisse zum Temperaturempfinden der Mundhöhle hatte 1898 der Physiologe Alfred Goldscheider (1858–1935), Leitender Arzt am Berliner Krankenhaus Moabit, später Direktor der III. Medizinischen Klinik der Universität

[24] S. Türkheim I 1921, S. 20-26.

[25] 1912 bis 1917 Studium an den Universitäten Bern und Zürich, 1919 Promotion, 1920 eigene Praxis in Bern, 1926 Lehrauftrag für Zahnärztliche Röntgenologie an der Universität Bern, um 1940 Leiter der Kronen- und Brückenabteilung, 1945 bis 1949 Direktor des Berner Zahnärztlichen Universitäts-Instituts, 1951 bis 1963 a. o. Professor und Leiter der Prothetischen Abteilung ebenda, s. Jeanneret 1953, S. 211-213. Lebensdaten: freundliche Auskunft von Heinzpeter Stucki, Universitätsarchiv der Universität Zürich, E-Mail vom 30.10.2006.

[26] Schindler 1919.

[27] S. Port/Euler 1915, S. 181; Türkheim I 1921, S. 31.

Berlin,[28] vorgelegt.[29] An seinen Untersuchungen zu Temperaturpunkten in der Mundhöhle, wo er eine schwach entwickelte Wärmeempfindlichkeit vorfand, bemängelte Türkheim allerdings, daß er sich mit qualitativen Aussagen begnügt und zudem keine genauen Angaben über einzelne Sinnespunkte am Zahnfleisch gemacht hatte.[30] Goldscheiders Beobachtung, daß das Wärmeempfinden in der Mundhöhle nur schwach ausgebildet ist, konnten drei Jahre später Kiesow und Raoul Hahn (1868–?)[31] mit genaueren quantitativen Untersuchungen bestätigen; sie dehnten diese Versuche auch auf Gaumenbögen und Uvula aus. Lippen, Zungenspitze und harter Gaumen reagierten danach weniger empfindsam als hintere Bereiche wie der weiche Gaumen. An den hinteren und vorderen Gaumenbögen und den Tonsillen fanden sie einen Schwellenwert für die Schmerzempfindung bei 54 bis 60 °C, an der Wangenschleimhaut lag der Wert höher. Die Temperaturschwelle zum Kälteempfinden bestimmten sie auf 34 bis 33 °C; den Übergang zum Wärmeempfinden konnten sie nicht eindeutig festlegen. Untersuchungen an der Uvula zeigten ein anderes Ergebnis: Während der untere Bereich für Wärmereize völlig unempfindlich war, aber auf Kälte reagierte, zeigten sich am oberen Teil alle drei Empfindungsqualitäten, Schmerz, Wärme und Kälte.[32]

Ferner lagen Türkheim über das Temperaturempfinden des Zahnfleisches und der Zähne Untersuchungsergebnisse von Max von Frey (1852–1932)[33] und Ceconi sowie die bereits erwähnten Arbeiten von Walkhoff (1899) und Steiner (1902) vor, dazu aus jüngerer Zeit Goldscheiders 1920 im Selbstversuch gewonnenen Befunde bezüglich schmerzhafter Empfindungen der Zähne bei der Einwirkung verschiedener Temperaturen sowie bei der Applikation von Reizstrom (in Türkheims Terminologie „faradischem" Strom[34]), die er indes als nicht hinreichend aussagekräftig kritisierte, da Angaben über den Zustand der Zähne fehlten.[35] Trotz dieser Vorarbeiten schien Türkheim die Frage weder von physiologischer noch von zahnärztlicher Seite ausreichend geklärt zu sein. Deshalb

[28] Zu ihm s. Zusne 1984, S. 484.

[29] Vgl. Goldscheider 1898, S. 168 f.

[30] S. Goldscheider 1898, S. 168 f.; Türkheim I 1921, S. 37 f.

[31] Zu ihm s. Fischer 1962, Bd. 1, S. 566; Todesjahr nicht zu ermitteln.

[32] S. Kiesow/Hahn 1901.

[33] Zu ihm s. Fischer 1962, Bd. 1, S. 448.

[34] Heute spricht man von galvanischem oder Exponentialstrom. Er findet in der therapeutischen Praxis Anwendung als Reizstrom mit niederfrequenten Gleichstromimpulsen, der Muskeln und Nerven am peripheren motorischen Neuron erregt, s. Pschyrembel 2002, S. 786 f., s. v. Impulsstromtherapie.

[35] S. Goldscheider 1920, S. 40 f.; Türkheim I 1921, S. 36.

studierte er Kälte- und Wärmeempfindlichkeit der Zähne und des Zahnfleischs genauer und wählte dazu wie Goldscheider die Methode des Selbstversuchs.

Mit der wachsenden Bedeutung des Experiments in der Medizin nahmen auch die nichttherapeutischen Humanversuche zu, die nicht nur an Versuchspersonen wie Patienten oder Studenten, sondern auch als Selbstexperimente durchgeführt wurden. Selbstversuche von Ärzten sind bereits seit dem Ende des 17. Jahrhunderts dokumentiert. Sie waren, zumal im klinischen und im pharmakologischen Bereich, bisweilen ausgesprochen gefährlich, so daß die betreffenden Wissenschaftler entweder als verrückt oder als heroisch angesehen wurden.[36] Türkheims physiologische Versuche waren dagegen harmloser Art. Mit ihnen identifizierte er in der Nähe des Zahnfleischsaums des Oberkiefers einen Wärmepunkt und sieben Kältepunkte, im Gegensatz zu Goldscheider, der die Gingiva des Oberkiefers mit Ausnahme der Umgebung der Eckzähne nicht für kälteempfindlich gehalten hatte. Im Unterkiefer fiel das Ergebnis der Messungen etwas anders aus. Zwischen den beiden Eckzähnen fand Türkheim nur drei Kältepunkte, die auch mehr wurzelwärts lagen, und gar keine Wärmepunkte. Dagegen hatte Goldscheider lediglich an den Zahnpapillen Kältepunkte festgestellt.[37]

Nach dem Temperatursinn prüfte Türkheim den Tastsinn am Zahnfleisch und an der Zunge. Aus den Erfahrungen der täglichen Praxis sowie aus den oben skizzierten Untersuchungen von Kiesow und Hahn[38] war ihm bekannt, daß die Zunge von allen Strukturen der Mundhöhle in dieser Hinsicht die niedrigste Reizschwelle besaß. Für die Tastempfindung der Zunge wurden verschiedene Organe diskutiert, u. a. Zungennerven, die in Endkolben, Meissnerschen Tastkörperchen[39] und Geschmacksknospen endeten.[40] Im oberen Zahnfleisch fand Türkheim, wiederum im Eigenversuch, acht Tast- bzw. Druckpunkte, vorwiegend auf den Interdentalpapillen. Im Unterkiefer lag die Zahl wie bei den Temperaturpunkten niedriger; hier konnte er lediglich vier Tastpunkte beschreiben, die sich in unmittelbarer Nähe der zuvor gefundenen drei Kältepunkte befanden (s. Abb. 18).[41]

Bei der letzten Sinnesfunktion der Mundhöhle, die Türkheims Aufmerksamkeit fand, handelt es sich um das Schmerzempfinden. Wichtige Beiträge zum Schmerzproblem lieferte neben Wundt (1880), von Frey (1894) und später Luciani (1906)

[36] S. Altman 1998, S. 16-37, 214 f.

[37] S. Türkheim I 1921, S. 36-38.

[38] Vgl. Kiesow/Hahn 1901, S. 383-410.

[39] Benannt nach dem Göttinger Anatomen und Physiologien Georg Meissner (1829–1905), zu ihm s. BLÄ, Bd. 4, S. 197.

[40] S. Kiesow/Hahn 1901, S. 399; Kiesow 1903, S. 429.

[41] S. Türkheim I 1921, S. 37-39.

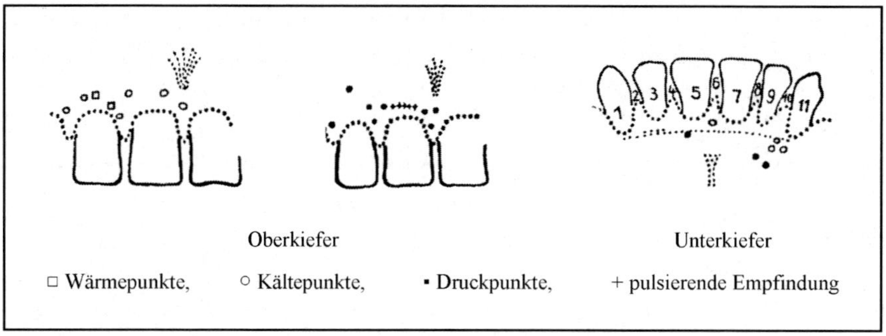

Abb. 18: Lokalisierung der Wärme-, der Kälte- und der Druckpunkte sowie von Orten pulsierender Empfindung im Zahnfleisch (nach Türkheim I 1921, S. 37).

auch Rudolf Höber (1919), der für den Schmerz bestimmte Sinnesorgane postulierte. Von Frey hatte diese Funktion freien Endigungen von Nerven zugeschrieben, die sich allerdings von den Nerven unterscheiden sollten, die eine Druckempfindung vermitteln. Die Hauptstütze seiner Hypothese waren eigene Beobachtungen, wonach einige Hautregionen frei von Druckempfindung waren, aber Schmerzpunkte besaßen. Diese Theorie beherrschte in der Folgezeit die Vorstellungen über die Schmerzempfindung. Von Freys Schüler Kiesow und dessen Mitarbeiter Hahn fanden 1901 in der Mundhöhle ebenfalls tastempfindliche Bezirke, die nicht schmerzempfindlich waren, und wiederum schmerzempfindliche Zonen, die keine Tastempfindung aufwiesen.[42] Goldscheider indes war 1920 in seinen Experimenten zu gänzlich anderen Ergebnissen gekommen; danach schienen Druck- und Schmerzpunkt identisch zu sein. Da noch keine endgültige Klärung dieser Frage erfolgt war, erschien es Türkheim „zweckmäßig", an der zuvor allgemein anerkannten Unterscheidung von Druck- und Schmerznerven festzuhalten.[43]

Seine folgenden Untersuchungen, die freilich nicht im Kontext dieser Kontroverse standen, galten der Protokollierung von Schmerzpunkten in der Mundhöhlenschleimhaut. In einem eingreifenden Selbstversuch bestimmte er für die Wangenschleimhaut, verschiedene Bezirke der Gingiva, die Zunge sowie die hintere Hälfte des Mundraums die Schmerzschwelle und die Empfindlichkeit, die an den einzelnen Abschnitten der Mundhöhle verschieden wahrgenommen wurde. Die Stimulation erfolgte mit Reizstrom aus einem Induktionsapparat

[42] S. Kiesow/Hahn 1901, S. 399.

[43] S. Türkheim I 1921, S. 38, 48-50.

über eine feinpolierte Stahlnadel (Miller-Nadel[44]). Türkheim dokumentierte, an welchen Stellen das Eindrehen der Nadel in die Schleimhaut als Tast- und an welchen als Schmerzempfindung wahrgenommen wurde;[45] weitere Angaben zum Versuchsablauf – ob etwa eine Steigerung der Stromstärke vorgenommen wurde – fehlen.

1894 hatte Kiesow erstmals eine ganz und gar schmerzfreie Region in der Wangenschleimhaut beschrieben, die sich von deren Mitte bis zum Mundwinkel erstreckt.[46] Diesen Befund konnte Türkheim in seinen Versuchen bestätigen: Stiche mit spitz zugeschliffenen feinen Nähnadeln wurden in diesem Bereich nur als Berührungsempfindung registriert; auf der äußeren Haut fand er diese Erscheinung nirgends. Selbst bei der Anwendung von Reizstrom blieb dieser Bezirk schmerzfrei. Er schloß daraus, daß in dieser Region viel weniger Sinnespunkte vorhanden sind als an anderen Körperstellen. Dieses Ergebnis bestätigte sich auch in weiteren Versuchen mit mehreren anderen Versuchspersonen. Über die betreffenden Probanden fehlt jegliche Information, so daß über die Freiwilligkeit ihrer Teilnahme und ihre Motivation dafür keine Aussage getroffen werden kann.[47]

Türkheims Wahrnehmungen am Zahnfleisch stellten sich sehr unterschiedlich dar: In dem an den Zahnfleischsaum angrenzenden Bereich fand er abwechselnd Areale, in denen die Stromanwendung ein „starkes Schwirren“ und das Eindringen der feingeschliffenen Nadel einen starken Schmerz hervorrief, und solche, wo das „Schwirren“ und Stechen völlig fehlte. Weiter oberhalb hingegen, im Bereich der Jugae alveolariae, wurde das „Schwirren“ intensiver, während die Schmerzempfindung ausblieb, und direkt am Zahnfleischsaum – also in unmittelbarer Nähe zum Zahn – trat eine „neue unlustbetonte Sensation auf, ein feines, intensives Ziehen“. Hier wurde nach seiner Interpretation der Reizstrom „durch den Zahn abgeleitet“, so daß sich die Stimulation als ziehender Zahnschmerz äußerte.[48]

Neben der Tastwahrnehmung interessierten ihn auch die Raumwahrnehmung bzw. die Strecken- und die Flächenwahrnehmung der Zunge. Da die empfindliche Zungenspitze wie ein „Vergrößerungsglas“ im Mund wirke, müßten hier die Tastpunkte noch dichter beisammen liegen als auf der hochsensiblen Fingerkuppe des Zeigefingers. Die Versuche mit dem sogenannten Ästhesiometer, einer umgearbeiteten Schieblehre mit spitzen Enden, die es erlauben festzustellen, in

[44] Benannt nach dem bereits mehrfach genannten Willoughby Dayton Miller.

[45] S. Türkheim I 1921, S. 49.

[46] S. Kiesow 1894a, S. 510 f.

[47] S. Türkheim I 1921, S. 51 f.

[48] S. ebd., S. 48-51.

welcher Entfernung voneinander an verschiedenen Körperstellen zwei Punkte deutlich als getrennt wahrgenommen werden können, gehen letztlich auf den Leipziger Anatomen Ernst Heinrich Weber (1795–1878)[49] zurück. Er hatte u. a. gefunden, daß die Zungenspitze mit einem Abstand von nur 1,1 mm zwischen zwei Tastpunkten am sensibelsten reagiert[50]. Da Türkheim den Verdacht hegte, daß dieser Wert noch zu hoch gegriffen war, ließ er für seine Nachprüfung einen speziellen Tastzirkel mit einer Mikrometerschraube herstellen, mit dem eine genauere Messung möglich war (Abb. 19). Erlaubte das herkömmliche Ästhesiometer nach Weber nur eine Ablesegenauigkeit von $^1/_{10}$ mm, so konnte er mit seinem Gerät aufgrund der fünfmal feineren Einteilung Abstände auf $^1/_{50}$ mm genau bestimmen.

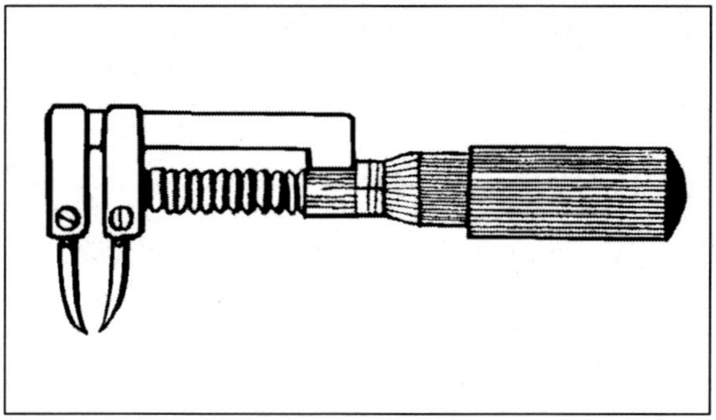

Abb. 19: Türkheims Tastzirkel zur Messung der Abstände zwischen zwei Tastpunkten (Türkheim I 1921, S. 41).

Der Schwellenwert, den er damit an sich selbst und an fünf weiteren über die Teilnahme an einem Versuch nicht aufgeklärten Probanden, darunter zwei sechsjährigen Kindern, für die Zunge ermittelte, lag bei dem Mädchen bei 1,52 mm, bei dem Jungen zwischen 1,1 und 1,2 mm, bei einem der Erwachsenen – einer Kollegin – und bei Türkheim selbst unter 0,8 mm. Dies bestätigte seine Ausgangsvermutung, daß der bisher angenommene Wert zu hoch lag, wenigstens für Erwachsene,[51] wenngleich er sich bewußt war, daß solche Einzelbefunde noch keine allgemeinen Schlüsse zulassen. Die Messungen bei den beiden anderen Versuchspersonen – einem Arzt und einer weiteren Zahnärztin – konnte er für die Auswertung nicht verwenden: Die männliche Person war „zu kritisch veranlagt“ und glaubte daher bereits bei 0,0 mm Abstand zwei getrennte

[49] Zu ihm s. Zusne 1984, S. 484.

[50] S. Weber 1835, S. 154; Türkheim I 1921, S. 40. Auf den Weberschen Wert berufen sich noch die Autoren eines aktuellen *Lehrbuchs der Physiologie*, s. Klinke/Silbernagel 2000, S. 548.

[51] S. Türkheim I 1921, S. 41-44.

Spitzen wahrzunehmen, die Kollegin hingegen machte bei Kontrollmessungen ständig widersprüchliche Angaben.[52]

Aus den oben angeführten Untersuchungen zum Einfluß von Prothesen auf die Wahrnehmung folgerte Türkheim auch, daß das Tragen von Zahnersatz mit Metall- oder Kautschuk-Gaumenplatten nicht nur zur Beeinträchtigung des Tastsinnes in der Mundhöhle führen müsse, sondern auch eine Herabsetzung des Tastvermögens der Zähne verursache. Er war nämlich der Meinung, Druck- und Tastempfinden der Zähne würden nur über das Periodontium vermittelt,[53] während etwa Port und Euler wie schon Goldscheider auch eine Beteiligung der Pulpa vermutet hatten.[54] Nach seiner klinischen Erfahrung, so Türkheim, seien auch marktote Zähne tastempfindungsfähig, lediglich wurzelresezierte hätten ein geringeres Tastempfinden, da mit der Entfernung der Wurzelspitze auch die Periodontalfläche des Zahnes verkleinert wird. Daraus schloß er, daß die Nervkammer bei intakter Zahnhartsubstanz nur chemische, thermische und elektrische, nicht aber Tast- und Druckreize registriere.[55]

Um die Druckempfindung genauer zu definieren, entschied er sich wiederum für einen Eigenversuch. Erschienen die vorangegangenen Temperaturmessungen und Tastpunktbestimmungen an seinem Zahnfleisch als relativ harmlose Eingriffe, erforderte der Versuch zum Druckverhalten der Zähne einigen Opferwillen. Er ließ sich dazu nämlich einen gesunden oberen Schneidezahn durchbohren, um darin einen Stift anbringen zu können, an den er verschiedene Gewichte anhängte. Auf diese Weise wollte er prüfen, wie sich die Reizwahrnehmung in Abhängigkeit von der einwirkenden Kraft veränderte. Seine Wahrnehmungsschwelle lag bei 7 g.

Dann untersuchte Türkheim, wie groß bei höheren Gewichten die Gewichtsdifferenz sein mußte, um als deutliche Veränderung wahrgenommen zu werden. Bei 24 g konnte er Auflegen und Abnehmen von 5 g deutlich spüren, bei 50 g dagegen erst einen Gewichtsunterschied von 10 g und bei 100 g eine Differenz von 20 g. Daraus leitete er folgende Gesetzmäßigkeit ab: Je höher die einwirkende Kraft, desto größer muß der Druckunterschied sein, damit wieder eine Reizveränderung wahrzunehmen ist.[56] Seine Interpretation dieser Versuchsanordnung ist allerdings insofern anfechtbar, als er damit anstelle der Druck- die

[52] Ebd., S. 43.

[53] Dies entspricht auch der heutigen Lehrmeinung: Die peripheren Nerven im Desmodont sind die „Vermittler des außerordentlich feinen Tastgefühls des Zahnes", jeglicher Zahnersatz reduziert dieses Tastgefühl, Lehmann/Hellwig 1998, S. 36.

[54] S. Port/Euler 1915, S. 173.

[55] S. Türkheim III 1931d, S. 2750.

[56] S. Türkheim I 1921, S. 48.

Zugwahrnehmung untersucht hatte, die nicht damit identisch ist. Druck wird besser toleriert als Zug, da die Zähne in ihrem Knochenfach über einen Faserapparat, die Sharpey-Fasern,[57] die vom Zahnfleischsaum wurzelwärts verlaufen und von der Alveolarwand in den Wurzelzement eindringen, federnd „aufgehängt“ sind.[58]

Seine Arbeit erhielt in der Fachpresse lobende Kritiken, nicht zuletzt wegen der gründlichen Zusammenstellung und kritischen Besprechung der früheren Literatur. In der *Deutschen Monatsschrift für Zahnheilkunde* wurde hervorgehoben, sie sei „kritisch durchdacht“ und bringe

> auf einigen Gebieten der Mundhöhle [...] Selbsterforschtes. [...] Schon die kritische Zusammenstellung aller bisher in der Literatur auf diesem Gebiet gewonnenen Resultate würde ein jedem Wissenschaftler willkommenes Heft [...] bilden.[59]

Da Türkheims Studie eine Lücke füllte, wurden seine Forschungsergebnisse rasch rezipiert. Seine Angaben zur Sensibilität und Tastempfindlichkeit der Mundschleimhaut und zum Empfindungsvermögen von Dentin und Schmelz fanden z. B. Eingang in die Lehrbücher seines Chefs Guido Fischer.[60] Von den Physiologen bzw. Biochemikern bezog sich u. a. der Rostocker Extraordinarius für Physiologische Chemie Friedrich von Krüger (1862–1938)[61] 1927 in einer Arbeit über *Toxische Einflüsse auf den Geschmackssinn* auf die Resultate von Türkheims Versuchen zur Geschmacksbeeinflussung,[62] während der Breslauer Ordinarius für dieses Fachgebiet Ernst Schmitz (1882–1960)[63] in einem Artikel *Zur normalen und pathologischen Physiologie des Mundes* mehrfach auf Türkheims Beiträge zur Mundphysiologie verwies und in diesem Zusammenhang betonte, daß sich die Zahnmedizin nicht mit der symptomatischen Therapie der Zahnkrankheiten begnügen dürfe, sondern daß es, wie Türkheim gezeigt habe, auch in diesem Fach erforderlich sei, das Wesen der Krankheiten zu ergründen, um von der Kenntnis des gesunden Zustandes ausgehend deren Entstehung verhindern zu können.[64]

Als ausgewiesener Fachmann für das Thema Sinnesphysiologie der Mundhöhle unter zahnärztlichem Aspekt lieferte Türkheim schließlich 1931 zu dem

[57] Benannt nach dem Londoner Anatomen und Physiologen William Sharpey (1802–1880), s. Pschyrembel 2002, S. 1536, s. v.

[58] S. Schroeder 2000, S. 151.

[59] S. Sebba 1922, S. 186.

[60] S. Fischer 1925, S. 11.

[61] Zu ihm s. Fischer 1962, Bd. 2, S. 828; Todesjahr nach Eulner 1970, S. 669.

[62] S. Krüger 1930, S. 647.

[63] Zu ihm s. Fischer 1962, Bd. 2, S. 1400. Todesjahr nach Eulner 1970, S. 664.

[64] S. Schmitz 1928.

mehrbändigen *Handwörterbuch der Zahnheilkunde* von Kantorowicz eine ausführliche Zusammenfassung des Forschungsstandes bezüglich der Schmerz- und Sinnesempfindung der Mundhöhle und der Zähne wie auch der Reflexe der Mundhöhle anhand der neueren Literatur unter Einbeziehung seiner eigenen Forschungsergebnisse. Inzwischen waren für die Sinnesempfindungen in der Mundhöhle neue topographische Einteilungen vorgelegt worden, für die Schmerzempfindlichkeit der gesamten Mundhöhle einschließlich der Zunge und des Zahnfleischs von Hans Schriever (1898–1979)[65], der die einzelnen Areale den drei Kategorien „vollempfindlich“, „hypalgetisch“ und „analgetisch“ zugeordnet hatte, für den Kälte- und den Wärmesinn der Mundhöhle von Schriever und Hubertus Strughold (1898–1986)[66]. Sie übernahm nunmehr auch Türkheim an dieser Stelle, während er die Grundaussagen seiner früheren Arbeiten beibehalten konnte.[67]

In seinem Nachruf würdigte Kantorowicz 1956 Türkheims sinnesphysiologischen Studien als eine Pionierleistung:

> Er war wohl einer der ersten, die die Psychosomatik des neuralen Sektors des Gebisses bearbeiteten. Seine vor 40 Jahren begonnenen Arbeiten werden heute noch zitiert. Sie behandeln die Besonderheiten der Reize, die Schmerz oder taktile Empfindungen in Schmelz, Dentin, der Pulpa und dem Periodont auslösen und ihre Schwellenwerte. Er schuf damit die Grundlagen einer heute recht beachtlichen Forschungsrichtung.[68]

Seinen Forschungen zur Schmerzempfindung der Zähne legte Türkheim schon 1920 die heute akzeptierte Konduktionstheorie zugrunde. Seiner Auffassung nach konnten nur freie Nervenendigungen diese Funktion übernehmen, er konnte jedoch einen definitiven histologischen Nachweis für diese noch nicht erbringen. Für eine sichere Schmerzausschaltung empfahl er die Leitungs- und Infiltrationsanästhesie, deren Auswirkung auf Temperatur-, Tast- und Geschmackssinn in verschiedenen Strukturen und Abschnitten der Mundhöhle er ausführlich dokumentierte. Damit war er einer der ersten, der sinnesphysiologische Fragestellungen systematisch auf den Gesamtbereich der Stomatologie anwendete, und der erste Zahnmediziner, der eine umfassende Darstellung der Sinnesphysiologie der Zähne und der Mundhöhle veröffentlichte.

[65] Zu ihm s. IPB, Bd. 5, S. 77.

[66] Zu Strughold, der vor allem als Pionier der Luffahrtmedizin bekannt wurde, s. ebd., S. 205.

[67] S. Türkheim III 1931a; ders. III 1931c; ders. III 1931d.

[68] S. Kantorowicz 1956, S. 57 f.

4.1.5 Werkstoffkundliche Untersuchungen in der konservierenden und der prothetischen Zahnheilkunde

Die frühen Ansätze zur Versorgung der kariösen Höhle[1] mit pastenartigen Kombinationen aus Harz, Mastix, Korallen oder Perlen, die teilweise mit schmerzstillenden Arzneien versetzt wurden, waren wenig effektiv, da diese Füllungen wohl keine allzu lange Verweildauer im Mund aufwiesen. Seit dem ausgehenden Mittelalter ist die Füllungstherapie mit metallischen Werkstoffen bekannt; die erste Goldfolienfüllung überhaupt, noch ohne vorherige Kariesentfernung, scheint im 15. Jahrhundert Giovanni d'Arcoli (gest. 1460 oder 1484) appliziert zu haben.[2] Der bekannte innovative Zahnarzt Pierre Fauchard (1678–1761)[3], der als Füllmaterial Blei oder Zinn verwendete, beseitigte zuvor schon die Karies. Diese Form der Behandlung setzte sich jedoch erst langsam durch. Erst seit Anfang des 19. Jahrhunderts wurde die Notwendigkeit einer systematischen Erhaltung kariöser Zähne allgemein anerkannt.[4]

Zu den ersten Veröffentlichungen über den Einsatz von Füllungsmaterialien mit ersten Vorschlägen für die Präparation der Karieshöhle aus dieser Zeit gehörte die des Sachsen-Weimarischen Hofzahnarztes Friedrich Christian Hirsch (seit 1804 Hirschfeld, 1750–1827).[5] Er verwendete für die Füllung vorwiegend Stanniol; für einen besseren Halt gestaltete er die innere Höhle größer als die Zugangskavität. Eine „Stein-Masse" aus gekochtem Terpentin, gelöschtem Kalk und Leinöl empfahl er wegen des geringeren Speichelkontaktes nur für Zähne im Oberkiefer. Um mögliche postoperative Schmerzen zu vermeiden, zerstörte er das pulpale Gewebe vor der Füllung mit einem Glüheisen.[6] In Europa wurde diese schmerzhafte Methode erst 1859 durch die Einführung des Arsens für diesen Zweck durch John Tomes verdrängt, obwohl bereits 1836 der Amerikaner John Roach Spooner (1794–1838)[7] erste Erfolge mit arseniger Säure bei der Pulpendevitalisierung beschrieben hatte.[8]

Der Pariser Zahnarzt Joachim Lefoulon[9] benutzte 1841 bereits löffelförmige Instrumente zur Kariesentfernung. Mit umgekehrt trichterförmigen Handbohrern gestaltete auch er die Kavität retentiv und stopfte nach dem Trocknen mit Alkohol

[1] Zur Frühgeschichte der Zahnfüllungen allgemein vgl. Renk 2005.

[2] Genaue Lebensdaten unbekannt. S. zu ihm ansonsten Hoffmann-Axthelm 1985, S. 477.

[3] Zu ihm s. ebd., S. 480.

[4] S. ebd., S. 324; Eichner 1985, S. 79.

[5] Zu ihm s. Hoffmann-Axthelm 1985, S. 482.

[6] S. ebd., S. 265.

[7] Zu ihm s. ebd., S. 488.

[8] S. ebd., S. 352.

[9] Genaue Lebensdaten unbekannt. S. zu ihm ansonsten ebd., S. 484.

und Watte Metallfolie hinein. Der in London praktizierende Zahnarzt Leonard Koecker (1785–1850) hatte schon 1826 auf einer vollständigen Kariesexkavation vor der Füllung mit Goldfolie bestanden.[10]

4.1.5.1 Metallegierungen in der Füllungstherapie

Ungefähr zur gleichen Zeit stellte der Franzose Auguste Onesime Taveau[11] mit pulverisiertem Silber aus Silbermünzen und Quecksilber Füllungen aus Amalgam her, einem Werkstoff, der bereits im 16. Jahrhundert in China dafür Verwendung gefunden hatte.[12] Schon nach wenigen Jahren wurden freilich Einwände gegen dieses Material laut, die sich neben der von ihm verursachten Schwarzfärbung der Zähne und seiner Schrumpfungsneigung besonders auf die Toxizität des Quecksilbers bezogen, waren doch vor allem von der Syphilistherapie mit Quecksilbersalben massive Stomatitiden bekannt. Der auch wissenschaftlich tätige Autor Joseph Linderer suchte 1851 im zweiten Band seines zahnmedizinischen Handbuchs diese drei Jahre zuvor erstmals von dem Königlichen Chirurgen und Zahnarzt Malagou Antoine Désirabode (1781–1851)[13] geäußerten Bedenken zu entkräften; er veröffentlichte zudem eine Rezeptur zur Herstellung von Kupferamalgam. Nur vier Jahre später, im Jahr 1855, gaben zwei amerikanische Zahnärzte, William M. Hunter (1819–1889)[14] und Elisha Townsend (1804–1858)[15], eine neue Amalgamrezeptur bekannt, die der heutigen schon ziemlich nahekam. Die Pulvermischung bestand aus vier Teilen Silber und fünf Teilen Zinn,[16] pro Gramm dieses Pulvers wurde 1 Gramm Quecksilber verarbeitet.[17] Townsend änderte allerdings kurz vor seinem Tod seine Meinung zum Amalgameinsatz in der Praxis und wechselte ins Lager der Amalgamkritiker.[18]

Der „Amalgamkrieg“ spaltete die Zahnärzteschaft in zwei Lager,[19] bis sich Ende des 19. Jahrhunderts zwei bedeutende Vertreter der konservierenden Zahnheilkunde, der in Jena tätige Adolph Witzel (1847–1906)[20] und der Amerikaner

[10] Zu ihm s. Hoffmann-Axthelm 1985, S. 483.

[11] Genaue Lebensdaten unbekannt.

[12] S. Hoffmann-Axthelm 1985, S. 489.

[13] Zu ihm s. ebd., S. 306, 480.

[14] Zu ihm s. ebd., S. 482.

[15] Zu ihm s. ebd., S. 489.

[16] S. ebd., S. 327.

[17] S. Kropp/Mayer 1985, S. 116.

[18] S. Hoffmann-Axthelm 1985, S. 327.

[19] Vgl. Müller-Schneemayer 2004.

[20] 1868 Niederlassung in Essen in eigener Praxis; 1879 und 1886 erste Veröffentlichungen zur antiseptischen Behandlung der Pulpakrankheiten, die eine noch heute gültige Einteilung der

Greene Vardiman Black, für dieses Material einsetzten, nachdem Black seine Festigkeit und sein Volumenverhalten durch eine Modifikation der Feilung, für die er 68,5 % Silber, 25,5 % Zinn, 5 % Gold und 1 % Zink verwendete, verbessert hatte.[21] Auf Black gehen im übrigen auch die fünf klassischen Präparationsregeln zurück, die im Prinzip noch immer gültig sind. Danach gibt eine bestimmte Karieslokalisation auch eine bestimmte Kavitätenform vor, heute jedoch mit der Einschränkung, stets möglichst zahnsubstanzschonend vorzugehen.[22] Witzel seinerseits veröffentlichte 1899 eine umfangreiche Studie über *Das Füllen der Zähne mit Amalgam*, für die er zusammen mit seinen Assistenten, einem Chemiker und einem Physiker, über tausend Experimente durchgeführt hatte, bei denen sie das Verhalten verschiedener Amalgame unter unterschiedlichsten Bedingungen testeten.[23]

Ein weiterer Befürworter des Kupferamalgams war Willoughby Miller. In einer Reihe von Versuchen konnte er eine ausgezeichnete antiseptische Wirkung dieses Werkstoffs feststellen, die das Auftreten von Sekundärkaries verhindere.[24] Für die Hemmung des Bakterienwachstums durch Metalle hatte der Zürcher botanische Physiologe Carl Wilhelm von Nägeli (1817–1891)[25], dessen grundlegende Abhandlung *Ueber oligodynamische Erscheinungen in lebenden Zellen* erst zwei Jahre nach seinem Tod erschien,[26] den Begriff *Oligodynamik* („Wirksamkeit in geringer Konzentration“) geprägt. Er hatte bemerkt, daß von Metallen „Kraftwirkungen“ ausgingen, durch die das Keimwachstum gehemmt oder verhindert wurde. Seine Untersuchungen beschränkten sich auf Schraubenalgen (Spirogyren), die er in mit Wasser gefüllten Glasbehältern hielt. Nach Zugabe von Stücken unterschiedlicher Metalle registrierte er die dadurch ausgelösten Veränderungen in ihrem Wachstum. Dabei setzte er sie teilweise zusätzlich Temperaturschwankungen, Lichtbestrahlung und unterschiedlichen Stromstärken

Pulpenerkrankungen enthalten. 1891 Berufung an die Universität Jena, wo er seine Untersuchungen zum Amalgam durchführte, 1899 wegen einer Herzerkrankung vorzeitige Beendigung seiner akademische Laufbahn. S. Hoffmann-Axthelm 1985, S. 355; Lebensdaten ebd., S. 490.

[21] S. Hoffmann-Axthelm 1985, S. 325-328; Krämer 1964, S. 25, 29; Strübig 1989, S. 100 f.

[22] S. Nolden 1994, S. 102.

[23] Witzel 1899; s. Hoffmann-Axthelm 1985, S. 330.

[24] S. Miller 1889b.

[25] S. Schlegel 2004, S. 170, 253.

[26] Herausgegeben von seinem Landsmann Simon Schwendener (1829–1919), seinerzeit Ordinarius für Botanik in Berlin (s. zu ihm Richter/Lebhardt 1978). In seiner Vorbemerkung beschrieb er, wie er im Nachlaß von Nägeli das druckfertige Manuskript über die oligodynamische Wirkung von Metallen auf Spirogyra-Zellen fand, von dem Teile bis zum Anfang der 1880er Jahre zurückreichten. Ein zweiter, theoretisch ausgerichteter Teil schien ihm zur Veröffentlichung nicht geeignet, da der handschriftlich vorliegende Entwurf nur aus einzelnen undatierten Blättern bestand. S. Schwendener in: Nägeli 1893, S. 4.

aus, doch bewirkten diese Faktoren keine nennenswerte Verbesserung der Oligodynamik.[27]

Aus Nägelis Entdeckung zogen in den nächsten Jahren fast alle Bereiche der Medizin ihren Nutzen. Bis heute findet die oligodynamische Wirkung bestimmter Metalle praktische Anwendung; so besteht eines der ältesten Verfahren der Trinkwasserkonservierung in der Zugabe von kleinsten Mengen Silber in Form von Silbersalz.[28] Für die damalige Zahnheilkunde war das Phänomen der Oligodynamik in doppelter Hinsicht von Interesse: Zum einen galt es, diese Erscheinung selbst und ihren möglichen Einfluß auf die Mundbakterien zu studieren, zum anderen stellte sich die Frage, ob sie für die Kariesprophylaxe und -therapie oder für die Wurzelbehandlung nutzbar gemacht werden konnte.

Miller, der die Oligodynamik 1889 als erster aus zahnheilkundlicher Sicht untersuchte, betrieb seine Forschungen zu keimhemmenden Wirkungen von Zahnfüllungsmaterialien allerdings unabhängig von Nägelis Arbeiten.[29] Seine ersten Studien zu diesem Effekt befaßten sich mit dem bakteriziden Verhalten von seinerzeit in der zahnärztlichen Praxis üblichen Goldpräparaten. Er konnte beobachten, daß Goldfolien imstande waren, Bakterienwachstum zu verhindern – im Gegensatz zu Nägelis Erfahrungen, der bei reinem Gold „nicht die geringsten oligodynamischen Eigenschaften"[30] festgestellt hatte –, aber auch, daß sie durch Glühen diese Eigenschaft verloren.[31] Zwei Hypothesen über die Ursache der Oligodynamik wurden diskutiert: Entweder handelte es sich um eine physikalische Erscheinung, etwa eine Strahlung der Metalle (Ruete),[32] oder um einen chemischen Effekt, hervorgerufen dadurch, daß kleinste Teilchen der Metalle in Lösung gehen (Nägeli).[33] Die zweite Annahme hat sich als die richtige erwiesen: Der oligodynamische Effekt beruht auf dem Übergang von (Schwer-)Metallionen in das Medium Wasser.

1920 wandte sich Max Seer (1893–?)[34] in seiner Kieler zahnärztlicher Dissertation *Der Einfluss der Füllungsmaterialien auf das Wachstum der Bakterien* der Untersuchung der oligodynamischen Wirkung verschiedener Metalle und Legierungen zu. Kupferamalgam stufte er nach Silberamalgam und Gold als am stärksten

[27] Vgl. Nägeli 1893.

[28] S. in Pschyrembel 2002, S. 1208, s. v. „Oligodynamie".

[29] S. Zimmer 1923, S. 355; Trebitsch 1929, S. 1091.

[30] S. Nägeli 1893, S. 22.

[31] S. Miller 1890, S. 237-247.

[32] S. Ruete 1925, S. 2499; vgl. dazu weiter unten.

[33] S. Türkheim II 1929b, S. 2; ders. II 1931b, S. 1068.

[34] Sohn eines Dentisten, 1920 in Kiel approbiert als Arzt, 1921 als Zahnarzt, s. Willgeroth 1929, S. 165. Todesjahr nicht zu ermitteln.

bakterizid ein.[35] Im Institut für Experimentelle Pathologie der Universität Wien kam 1923 der Zahnmediziner Moritz Leist[36] zu ähnlichen Ergebnissen.[37] Ein Greifswalder Doktorand, Johann Emil Zimmer (1895–?)[38], fand zudem bei polierten Metallen eine geringere Wirksamkeit als bei unpolierten.[39] Robert Doerr (1871–1952), Vorsteher des Hygienischen Instituts der Universität Basel,[40] beobachtete 1921 bei verschiedenen Silberlegierungen eine sehr gute bakterizide Wirkung,[41] und Alfred Ruete (1882–1951), Ordinarius für Dermatologie an der Universität Marburg,[42] beschrieb 1925 keimfreie Höfe um Metallproben auf mit Keimen beimpften Agarplatten.[43] Ähnliche Versuche sollte später auch Türkheim anstellen.

Im Laufe seiner Untersuchungen hatte Nägeli überdies beobachtet, daß die oligodynamische Wirkung des Metalls sogar auf andere Gegenstände übertragen werden konnte. Die wachstumshemmende Eigenschaft der Metalle ging nicht nur auf das Wasser über, in dem sich die Bakterien befanden, sondern auch auf das für den Versuch benutzte Glasgefäß. Mehr noch, der Glasbehälter konnte diese oligodynamische Wirkung auf neu eingefülltes neutrales Wasser weiterübertragen, verlor allerdings durch mehrere solcher Neufüllungen allmählich seine Fähigkeit zur Hemmung von Bakterienwachstum.[44]

Türkheim kam während seiner langjährigen wissenschaftlichen Tätigkeit immer wieder auf werkstoffkundliche Analysen zurück, bei denen er nach neuen Füllungsmaterialien mit antibakteriellem Effekt suchte. Auch seine diesbezüglichen Forschungsberichte von 1929, 1931, 1953 und 1955 spiegeln die Suche nach einem kariesbakterienhemmenden Werkstoff wider, an der er sich selbst beteiligte. Während er in den 1950er Jahren in London in erster Linie Untersuchungen zu Zementen mit bakteriostatischen Eigenschaften durchführte, galt sein Interesse in seiner Hamburger Zeit der bakterienhemmenden Eigenschaft von Metallen. Er hoffte mit ihrer Hilfe bei nervnahen Karieshöhlen eine Verletzung der Pulpa durch zu tiefes Exkavieren vermeiden zu können, indem er eine kariöse Schicht

[35] Vgl. Seer 1920.

[36] Lebensdaten nicht zu ermitteln.

[37] S. Leist 1923.

[38] Geburtsjahr nach dem Lebenslauf in seiner Dissertation, Zimmer 1921; Todesjahr nicht zu ermitteln.

[39] S. Zimmer 1923, S. 369. Die Arbeit „aus dem zahnärztlichen Institut der Universität Greifswald" beruht auf der in der vorigen Anmerkung zitierten Dissertation.

[40] Zu ihm s. NDB, Bd. 4, S. 36 f.

[41] S. Doerr 1921.

[42] Zu ihm s. DBI, Bd. 6, S. 2968.

[43] S. Ruete 1925, S. 2499.

[44] S. Nägeli 1893, S. 16.

beließ und auf die verbliebenen Erreger medikamentös Einfluß zu nehmen versuchte. Eine anhaltende Oligodynamik des Füllmaterials hätte, wie er hervorhob, zusätzlich den Vorteil, die Entstehung von Sekundärkaries zu verhüten, die sich im Laufe der Tragezeit durch die Ausbildung möglicher Retentionsstellen entwickeln könnte.

Sein Schüler Max Eisfeld (1894–?)[45] untersuchte indes in seiner Dissertation über *Experimentelle Beiträge zur Desinfektion der kariösen Höhle* (1925) zunächst die antibakterielle Kraft verschiedener anderer Substanzen wie Trypaflavin und diverse Chininderivate, die er der Pulverkomponente des Fletcher-Zements[46] als Bindeflüssigkeiten beimischte, aber auch die des Kupferzements. In diesem Zusammenhang gab er schon einen Ausblick auf die Schwerpunkte der erst 1929 publizierten Studie seines Doktorvaters zur oligodynamischen Wirkung von Metallen.[47] Darin belegte Türkheim den Einfluß verschiedener metallischer Füllungswerkstoffe auf drei normalerweise in der Mundhöhle anwesende Bakterienarten, Streptokokken, Staphylococcus albicans und Lactobacillus acidophilus odontolyticus[48]. Über seine Versuche und deren Ergebnisse hatte er bereits im September 1928 anläßlich der 90. Versammlung der deutschen Naturforscher und Ärzte in Hamburg referiert. In seinen Experimenten benutzte er mit den betreffenden Bakterienarten beimpfte Agarböden in Petrischalen, in die er ein Stück des zu untersuchenden Metalls gab. Nach ihrer Bebrütung zeigte sich, daß die drei Bakterienstämme unterschiedlich auf die Metalle reagierten: Staphylococcus albicans war am stärksten resistent, gefolgt von Streptococcus und Lactobacillus acidophilus. Von den untersuchten Metallen hatte Kadmium die stärkste bakterienhemmende Wirkung, gefolgt von Silber, Messing, Kupfer, Quecksilber und Gold. Aber das signifikanteste Ergebnis dieser Versuchsreihe lag nach Türkheim in der Entdeckung einer langsam eintretenden Gewöhnung der Bakterien an den von dem Metall ausgehenden Reiz.[49]

Die besondere oligodynamische Fähigkeit von reinem Silber, das in der Füllungstherapie jener Zeit einen wichtigen Platz einnahm, veranlaßte Türkheim, weitere Forschungen an diesem Material durchzuführen. Dazu legte er erneut Agar-

[45] Geburtsjahr aus dem Lebenslauf inseiner Dissertation, Eisfeld 1925; Todesjahr nicht zu ermitteln.

[46] Der ursprüngliche Fletcher-Zement (mehr dazu s. u.) bestand aus Zinksulfatpulver, das anfangs mit Wasser, später mit Gummi arabicum angemischt wurde. Eisfeld tauschte für seine Experimente die flüssige Komponente aus. Bis in die 1980er Jahre wurde Fletcher-Zement unter dem Handelsnamen Aqua Dentin und Aquatin vertrieben, s. Viohl 1985b, S. 174.

[47] S. Eisfeld 1925.

[48] Türkheim verwendete für die Milchsäurestäbchen den heute nicht mehr gebräuchlichen Namen „Acidobacterium lactis“.

[49] S. Türkheim II 1929b, S. 4-10.

bzw. Bouillonkulturen mit aus der Mundhöhle gewonnenen Bakterienstämmen – wiederum Staphylokokken, Streptokokken und Milchsäurestäbchen – an. Die Agarkulturen bedeckte er jeweils mit einem 1 cm^2 großen Stück Metallblech. Durch die Diffusion der Metallionen in den Agar entstanden nach 24 Stunden verschieden große bakterienfreie Höfe. Danach entnahm er mit einer Öse Bakterien vom Rand des Hofes, die er auf eine frische Platte übertrug und darauf wiederum das Metallblech legte. Bei jeder Überimpfung wurden die Höfe etwas kleiner und zeigten sich nach einigen Wiederholungen sogar überhaupt nicht mehr. Damit konnte er die Ergebnisse seines oben beschriebenen Versuchs von 1928 bestätigen.[50]

Die Bouillonkultur, der er ebenfalls Silber zugegeben hatte, prüfte er nach 24 Stunden auf Agar. In einer weiteren, 500 Einzelversuche umfassenden Untersuchungsreihe wurden 39 Stücke verschiedener Reinmetalle und Metallegierungen mit einem Tropfen beimpfter Bouillon benetzt, 24 Stunden bebrütet und danach wieder auf Bakterienwachstum untersucht. Für die Strepto- und die Staphylokokken setzte er je drei Versuchsreihen an, für die Stäbchen fünf, ferner drei zusätzliche mit Traubenzuckerbouillon, die drei verschiedene ph-Werte (5,7 – 5,4 – 4,5) aufwies. Auf Silber allein reagierten Streptokokken am empfindlichsten, gegen Staphylokokken war es unwirksam, und bei den Milchsäurebakterien wuchs die Kultur in drei Fällen, zweimal zeigte sich eine oligodynamische Wirkung; dagegen trat sie bei den Proben in saurer Traubenzuckerbouillon niemals ein. Eine Erklärung für das widersprüchlicheVerhalten der Milchsäurestäbchen gab er nicht, zog indes daraus den Schluß, daß dem reinen Silber keine einheitliche oligodynamische Wirkung zuzuschreiben sei.[51] Schließlich unternahm er noch entsprechende Versuche mit verschiedenen Silberlegierungen – Silber-Gold-Kupfer, Silber-Kadmium und Silber-Kupfer –, die seines Wissens so noch nie durchgeführt worden waren.

Seine Ergebnisse aus all diesen Experimenten trug er zunächst auf der gemeinsamen Tagung der Zahnärztlichen Vereine Österreichs und der Zahnärztlichen Gesellschaft in Wien im April 1931 vor und faßte sie anschließend in einem Aufsatz in der *Zeitschrift für Stomatologie* unter dem Titel *Über die oligodynamische und bakterizide Wirkung einiger Silberlegierungen und -verbindungen* zusammen. Seine letzten Versuchsreihen hatten ergeben, daß nicht jede Silberverbindung eine gleich starke bakterizide Wirkung auf alle untersuchten Mundkeime hatte. Die stärkste bakterienhemmende Reaktion wies eine Silber-Kupfer-Verbindung auf, was er auf die hohe oligodynamische Kraft von Kupfer zurückführte, denn durch Hinzufügen von Gold wurde dieser Effekt völlig aufgehoben.

[50] S. Türkheim II 1931b, S. 1068 f.

[51] S. ebd., S. 1072.

So erwiesen sich alle sieben untersuchte Silber-Gold-Kupfer-Präparate, die verschiedene Goldkaratzahlen – von 8 bis 23 – aufwiesen, als oligodynamisch unwirksam: Um diese Metallstücke bildete sich auf den beimpften Agarplatten kein bakterienfreier Hof.

In einer Untersuchungsreihe mit fünf verschiedenen Silber-Kadmium-Legierungen (s. Abb. 20) veränderte sich das Ergebnis in Abhängigkeit von der Zusammensetzung: So zeigte sich bei der Legierung von 90 Teilen Silber mit nur 10 Teilen Kadmium ein relativ großer Hof, dessen Größe sich mit steigender Kadmiummenge und sinkendem Silberanteil stetig verringerte, bis bei gleichen Mengen – 50 Teile Silber und 50 Teile Kadmium – keine bakterienhemmende Wirkung mehr zu erkennen war. Bei neun verschieden zusammengesetzten Silber-Kupfer-Legierungen, beginnend mit neun Teilen Silber und einem Teil Kupfer bis zu einem Teil Silber und neun Teilen Kupfer, die er sowohl auf Agar als auch in Bouillon testete, bildete sich um die letzte der größte keimfreie Hof,

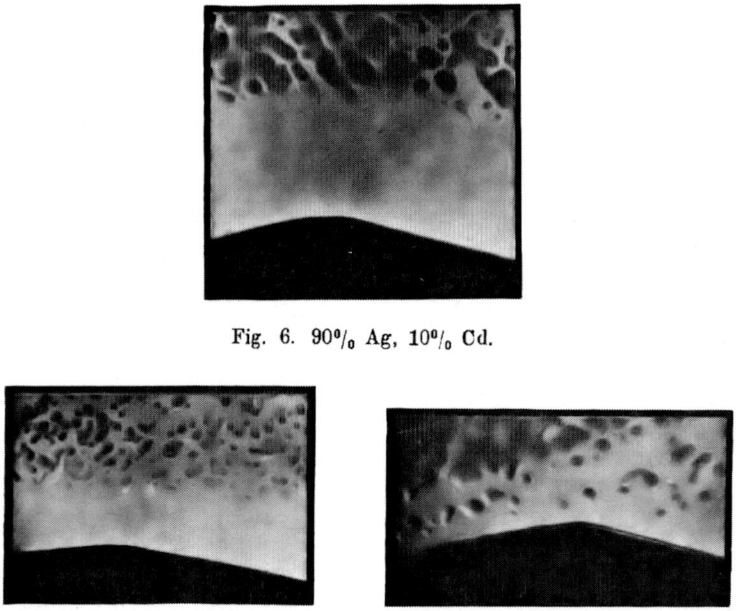

Fig. 6. 90 % Ag, 10 % Cd.

Fig. 7. 80 % Ag, 20 % Cd. Fig. 8. 60 % Ag, 40 % Cd.

Abb. 20: Bakterienkulturen mit verschieden großen keimfreien Höfen um Stücke von Silber-Kadmium-Legierungen verschiedener Zusammensetzung (schwarze Fläche unten) (Türkheim II 1931b, S. 1073).

der Versuch im flüssigen Medium ergab stets eine starke oligodynamische Wirkung. Aufgrund der eindeutigen Ergebnisse aus dieser Untersuchungsreihe mit Strepto- und Staphylokokken verzichtete er auf eine weitere mit dem empfindlicheren Lactobacillus acidophilus.[52]

Als Ergebnis einer weiteren Versuchsreihe, diesmal nur mit einer Staphylokokkenprobe, hob er hervor, daß der Bakterienstamm auch in Bouillon im Laufe der Testung verschiedener Metalle eine gewisse Resistenz erwarb. Nach 24 Stunden Einwirkzeit hatte er mit einer Öse die durch das Metall „vergifteten" Staphylokokken entnommen und in eine neue Bouillon mit dem gleichen Metall übertragen; diesen Vorgang wiederholte er 14mal. Mit den Staphylokokken aus der letzten Bouillon beimpfte er schließlich eine Agarplatte und gab das Metall darauf; als Kontrolle diente ihm eine Platte mit frischen Staphylokokken, um die sich ein deutlich größerer Hof bildete (s. Abb. 21).[53]

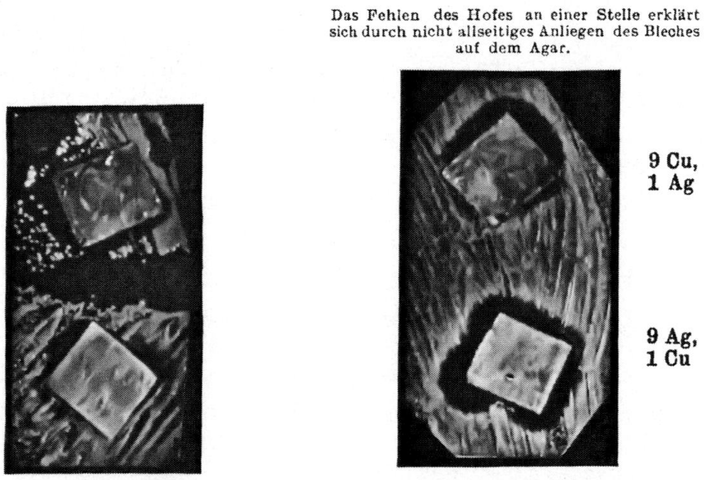

Fig. 9 a. Nach 14 Bouillonpassagen. **Fig. 9 b. Dasselbe Blech auf Ausgangskultur.**

Abb. 21: Resistenzbildung gegen Oligodynamik von Silber-Kupfer-Legierungen bei Staphylokokken. Nach Mehrfachkontakt mit verschiedenen Metallen: (9a) kaum bakterienfreie Höfe, (9b) bei „frischer" Kultur deutliche Höfe um die Metallstücke (Türkheim II 1931b, S. 1076).

[52] S. Türkheim II 1931b, 1074.

[53] S. ebd., S. 1075 f.

Die Versuchsreihen mit Silberblech führten überdies zu der Zufallsbeobachtung, daß die oligodynamische Wirkung abhängig war von der Sauerstoffzufuhr. So zeigten sich größere Höfe, wenn das Metall auf, nicht unter dem Agar lag. Daraus schloß Türkheim, daß die Silberoxidbildung in diesem Geschehen eine wichtige Rolle spielte und somit die Silbersalze (Oxide u. a.) die eigentliche oligodynamische Wirksamkeit ausmachten. Weitere Versuche bestätigten das erste zufällige Ergebnis.[54]

Einige Untersuchungen wurden mit zwei verschiedenen Medien durchgeführt: auf Agarplatten und in Bouillon, wahrscheinlich um mögliche Fehlerquellen bei der Versuchsanordnung auszuschließen. Tatsächlich lieferten die beiden Methoden unterschiedliche Ergebnisse: Zeigte eine Kupfer-Silber-Legierung auf mit Bakterien beimpften Agarplatten eine oligodynamische Wirkung, so war diese in Bouillon nicht feststellbar. Zur Erklärung äußerte Türkheim die Vermutung, daß die Unterschiede auf die bessere Bewegungs- und Fortpflanzungsmöglichkeit der Bakterien im flüssigen Medium zurückzuführen seien.[55] Warum Türkheims Schüler Arthur Rudolph zur gleichen Zeit auf Agar und in Bouillon übereinstimmende Ergebnisse erzielte (s. dazu weiter unten), konnte nicht geklärt werden. In Bouillon finden die Keime tatsächlich bessere Wachstumsbedingungen, da sie sich dank schnellerer Diffusion leichter auf dieses Medium umstellen können.[56] In Türkheims Versuch könnte die Entstehung der wirksamen Metalloxide und damit die Oligodynamik auch aufgrund der geringeren Sauerstoffkonzentration in Bouillon – wenig höher als 1 % im Vergleich zur Agaroberfläche mit ca. 21 % – stark herabgesetzt gewesen sein.[57]

Für die Versuchsauswertung zog Türkheim aus den Abweichungen den Schluß, daß mit der alleinigen Auswertung von Agarplatten „vorsichtig umgegangen werden muß“.[58] Er scheint aber keine weiteren Anstrengungen unternommen zu haben, durch Abänderung des experimentellen Designs zu eindeutigeren Resultaten zu gelangen. Heute werden Empfindlichkeitsprüfungen (z. B. von Antibiotika)

[54] S. Türkheim II 1931b, S. 1070 f., 1077 f. Vgl dazu auch die Dissertation seines Schülers Arthur Rudolph (1930).

[55] S. Türkheim II 1931b, S. 1075 f.

[56] Beim Vergleich der Wachstumsbedingungen von Keimen auf Agar und in Bouillon müssen Faktoren wie identische Zusammensetzung der Medien und gleiche Begasung beachtet werden. Bei Verwendung von gemischten Keimen spielen auch Symbiosevorgänge, Konkurrenz und Enzymaktivitäten der einzelnen Keime eine Rolle. Diese Information verdanke ich Prof. Georg Conrads, Leiter des Lehr- und Forschungsgebietes Orale Mikrobiologie und Immunologie der RWTH Aachen (Telefonische Auskunft vom 6.6.2008).

[57] Freundliche Auskunft von Prof. Georg Conrads, E-Mail vom 7.6.2008.

[58] S. Türkheim II 1931b, S. 1075 f.

bevorzugt im Agardiffusionstest durchgeführt; Prüfungen in Boullion finden zwar auch statt, aber nur zu Referenzzwecken.[59]

An gleicher Stelle referierte Türkheim das Wichtigste aus der unter seiner Leitung entstandenen, 1930 abgeschlossenen Dissertation *Über die Beeinflussung von Mundbakterien durch oligodynamische und bakterizide Stoffe unter besonderer Berücksichtigung einiger Silberverbindungen* von Arthur Rudolph (1904–?)[60], der als Volontärassistent in der Prothetischen Abteilung des Zahnärztlichen Universitäts-Instituts tätig gewesen war. Rudolph konnte neben einem gewissen Gewöhnungsgrad der Keime an die Metalle auch eine Abhängigkeit der bakteriziden Wirkung von der Löslichkeit der Metallproben in Wasser feststellen,[61] womit er die oben erwähnte Nägelische Hypothese über die Ursache des oligodynamischen Effekts bestätigte. Für die zahnärztliche Praxis bedeute dies, so Türkheim, je höher die Löslichkeit, desto besser die Diffusion aus der Füllung ins umliegende Gewebe und damit der antibakterielle Effekt. Kadmiumhydroxid wies die höchste Löslichkeit auf, was seine gute oligodynamische Wirkung erklärte.

Auch Türkheims Chef Guido Fischer unternahm zu dieser Zeit Studien zur oligodynamischen Wirkung des Silbers. Er glaubte ein Verfahren entwickelt zu haben, womit unter bestimmten Bedingungen oligodynamisch erschöpftes Silber sowie Gold wieder reaktiviert werden konnte, wie er auf einer Sitzung der Zahnärztlichen Gesellschaft zu Leipzig am 27. Januar 1930 berichtete. Allerdings gab er keine weiteren Einzelheiten darüber preis, da er es zum Patent angemeldet hatte.[62] Ein solches Patent wurde jedoch, wie meine Nachforschungen ergaben, nicht erteilt.[63]

Weiterhin fand Türkheim, daß besonders Silberoxid dem reinen Silber und den meisten der untersuchten Legierungen mit Ausnahme der Kupferverbindungen in der bakteriziden Wirkung deutlich überlegen war. In einer Versuchsreihe hatte er Guttaperchaspitzen auf verschiedene Weise mit Silberoxid bzw. Chlorsilber präpariert und auf eine mit Staphylokokken beimpften Agarplatte appliziert, im Kontrollversuch benutzte er Kadmiumspitzen (s. Abb. 22). Ergebnislos verlief sein Versuch, die keimtötende Wirkung von Silberverbindungen durch

[59] Freundliche Auskunft von Prof. Georg Conrads, E-Mail vom 7.6.2008.

[60] Geburtsjahr aus dem Lebenslauf im Anhang seiner Dissertation, Rudolph 1930; Todesjahr nicht zu ermitteln.

[61] Wie oben erwähnt, zeigte sich bei seinen Versuchen in Bouillon, im Gegensatz zu Türkheims Befunden, immer eine bakterizide Wirkung, s. Türkheim II 1931b, S. 1075, 1078.

[62] Referat von Fischers Vortrag *Die Oligodynamisierung der edlen Metalle und ihre Anwendung in der Heilkunde* bei Sperling 1930, S. 555 f.; eine Originalveröffentlichung war nicht nachzuweisen. Vgl. auch Rudolph 1930, S. 15.

[63] Freundliche Auskunft von Jürgen Zimdars, Deutsches Patent-und Markenamt, Technisches Informationszentrum Berlin, E-Mail vom 9.02.2009; http://depatisnet.dpma.de.

Röntgenbestrahlung zu verstärken.[64] Seine sonstigen Ergebnisse deckten sich mit Resultaten des Wiener Zahnarztes Hugo Trebitsch[65], der sich ein Jahr zuvor ebenfalls ausführlich mit den antibakteriellen Eigenschaften von Silber und dessen Verbindungen befaßt hatte.[66]

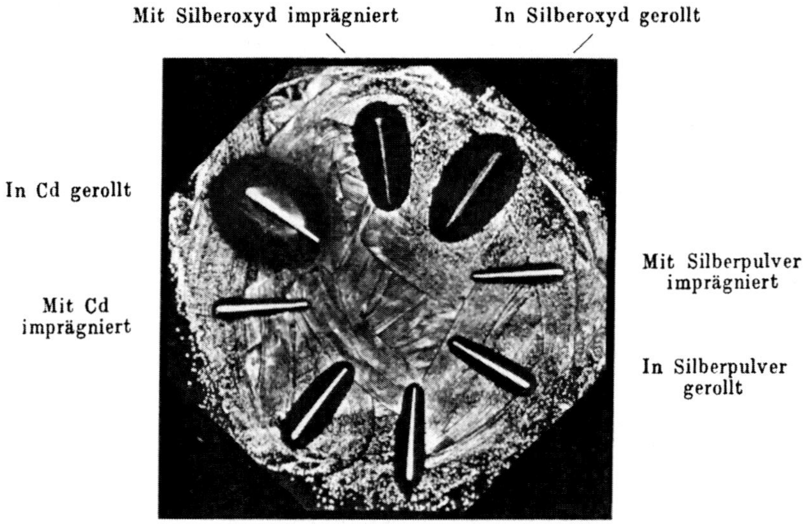

Fig. 10. Imprägnierte Guttaperchaspitzen auf mit Staphylokokken beimpftem Agar.

Abb. 22: Bakterienfreie Höfe um mit Silber und Silberoxid bzw. Kadmium (Cd) behandelte Guttaperchaspitzen (Türkheim II 1931b, S. 1078).

Die Wachstumshemmung durch Silber wird heute ebenfalls als sehr gut, die durch Gold eher als mäßig eingeschätzt. Kupferamalgam wurde lange Zeit als Füllungsmaterial im Seitenzahnbereich verwendet. Allerdings findet diese Verbindung in der modernen Zahnheilkunde auf Grund ihrer geringen Korrosionsbeständigkeit und der starken Entwicklung von Quecksilberdämpfen bei der Verarbeitung keinen Einsatz mehr.[67]

[64] S. Türkheim II 1931b, S. 1076-1078; vgl. Rudolph 1930.

[65] Lebensdaten nicht zu ermitteln.

[66] S. Trebitsch 1929.

[67] S. Sauerwein 1985, S. 60.

Gut 20 Jahre später kam Türkheim in einem Aufsatz im *British Dental Journal* im Zusammenhang mit bakteriologischen Studien über Zahnzemente nochmals auf Amalgam, Silber und Gold zu sprechen. Vermutlich 1947 hatte er im Research Department des International Serum Institute in London, Mill Hill, wo er die nötigen Arbeitsbedingungen für seine Forschungen fand, umfangreiche bakteriologische Materialstudien begonnen. In einer von ihnen bestätigte er frühere Untersuchungen, die für Silberamalgam nur eine kaum merkliche oligodynamische Reaktion ergeben hatten, obwohl eines der Hauptelemente des Amalgams, das Quecksilber, für sich allein diesen Effekt sehr ausgeprägt aufwies. Bei seinen Versuchen plazierte er eine kleine Scheibe aus frisch hergestelltem Silberamalgam im Zentrum einer sterilen Agarplatte und ordnete strahlenförmig um diese herum acht Streifen von Lactobacillus acidophilus odontolyticus an, einem Keim, der erfahrungsgemäß sehr empfindlich reagierte. Frisch angemischtes Silberamalgam hinterließ zunächst breite bakterienfreie Zonen auf den Agarplatten. Dasselbe Stück Amalgam plazierte er nun nacheinander auf weitere 33 ebenso beimpfte Platten. Dabei konnte er feststellen, daß es im Laufe der Zeit zu einer Art „Erschöpfung“ der oligodynamischen Wirkung gekommen sein mußte: Auf der letzten Probe wuchsen sechs von acht Bakterienstreifen direkt auf die Amalgamscheibe zu. Allerdings konnte Türkheim den Mechanismus, der zu diesem Ausgang des Experiments geführt hatte, noch nicht vollständig erklären und hielt daher weiterführende Untersuchungen für erforderlich.[68]

1951 begann er eine weitere Untersuchung über die Oligodynamik von Kupferamalgam in Bezug auf Lactobacillus acidophilus odontolyticus, an der er zwei Jahre arbeitete, ehe er sie der Öffentlichkeit vorstellte. In der Durchführung ähnelte sie den zuvor beschriebenen Experimenten mit Silberamalgam, doch übertrug Türkheim die Amalgamscheibe diesmal nicht weniger als 126mal auf neue Platten. Dennoch „erschöpfte“ sich dieses Material nicht und hatte seine bakterienhemmende Wirkung auch nach so langer Zeit nicht eingebüßt.[69] Wegen dieser überragenden oligodynamischen Wirkung des Kupferamalgams, die sich in weiteren Versuchen bestätigte und lediglich gegenüber „hefeartigen Organismen“ versagte, empfahl er, mehr 20 Jahre nach seinen ersten Untersuchungen von 1931, weiterhin dieses Füllmaterial, obwohl sich in der Zwischenzeit wegen seiner unklaren chemischen Konstitution eine kontroverse Debatte über seine Verwendung entsponnen hatte; auch war der generelle Einsatz von Kupferamalgam in der zahnärztlichen Praxis umstritten. Türkheim teilt diese Bedenken offenbar nicht.[70]

[68] S. Türkheim II 1953a, S. 5.

[69] S. ebd., S. 6.

[70] S. Türkheim II 1953a, S. 5.

Kurz vor seinem Tod 1955 begann er in Gemeinschaft mit einem Wissenschaftler namens Gay[71] in der Firma Isotopes Developments Ltd. mittels radioaktiv markierten Quecksilbers die Eindringfähigkeit von Amalgam ins umgebende Zahngewebe zu untersuchen. Die Quecksilberisotopen dafür stellten die „United Kingdom Atomic Energy Research Authorities“ zur Verfügung. Die von Türkheim gewählte Versuchsmethode hatte in einem ersten Schritt zu dem Ergebnis geführt, daß es in der Tat zu einer solchen Diffusion kommt, sie hatte aber noch nicht quantitativ bestimmt werden können. Durch den plötzlichen Tod Türkheims blieb diese Arbeit, deren Fragestellung bis heute an Aktualität nichts verloren hat, unvollendet. William Grossmann, dessen Würdigung der Leistungen Türkheims in der Gedächtnissitzung der Gesellschaft zu seinen Ehren im Oktober 1955 unsere einzige Quelle für diese Studien ist, unterstrich besonders, daß dieser Untersuchungsansatz in der damaligen Zeit einmalig gewesen sei.[72]

4.1.5.2 Die Entwicklung antiseptischer Füllungszemente

Der Wunsch nach einem haltbaren, antiseptischen, aber auch der natürlichen Zahnfarbe möglichst nahekommenden und einfach zu verarbeitenden Füllungswerkstoff hatte vor allem die zahnärztlichen Praktiker früh beschäftigt. Nach der vorletzten Jahrhundertmitte hielten die Zemente Einzug in die Füllungstherapie kariöser Zähne. Eine erste Rezeptur für einen zahnärztlichen Füllungszement stammte von dem Pariser Ingenieur Sorel[73] aus dem Jahr 1856. Dabei handelte es sich um einen Magnesiumchloridzement, der zwar noch keine ausreichende Dauerhaftigkeit aufwies, aber für die weitere Entwicklung von Dentalzementen von maßgeblicher Bedeutung war. Der königlich-sächsische Leibzahnarzt A. Rostaing entwickelte in Dresden zusammen mit seinem Vater, dem Chemiker Charles Sylvester Rostaing[74], 1858 einen brauchbaren Zinkphosphatzement, der sich bis in die Vereinigten Staaten durchsetzte. Da die beiden dessen Rezeptur streng geheim gehalten hatten, ging, als Vater und Sohn kurz nacheinander starben, auch die Formel verloren. Lediglich die Grundsubstanzen waren bekannt: Zinkoxid und Phosphorsäure.[75]

[71] Vornamen und Lebensdaten nicht zu ermitteln. Wahrscheinlich handelte es sich nicht um einen Zahnmediziner, sondern um einen Physiker, eventuell einen Mitarbeiter der Firma, die Türkheim diese Untersuchung ermöglichte.

[72] S. Grossmann 1955, S. 8.

[73] Vorname und Lebensdaten nicht zu ermitteln.

[74] Von beiden waren Lebensdaten nicht zu ermitteln.

[75] S. Hoffmann 2007, S. 25.

Der in den USA ausgebildeter Dentist Robert Richter[76], der schon länger auf der Suche nach einem experimentierfreudigen Chemiker war, der ihm helfen sollte, die Formel des Rostaingschen Zements wiederzugewinnen, traf 1891 auf den Chemiker und Erfinder Otto Hoffmann (1854–1938).[77] Diesem gelang es, einen eigenen, qualitativ verbesserten Phosphatzement zu entwickeln. Um dieses Füllungsmaterial zu produzieren und zu vermarkten, gründeten die beiden 1892 die Richter & Hoffmann Dental Manufacturing Company in Berlin und vertrieben ihr Produkt weltweit unter dem Handelsnamen „Harvard Cement".[78] Sehr schnell fand es weltweit in den Praxen seine Anwendung, so daß die Firma bis zum 1. Weltkrieg eine Monopolstellung erreichte.[79] Ihr Zement ist noch heute verbreitet, ab Mai 2005 unter der Bezeichnung „Hoffmann's Cement"[80] (Abb. 23).

Abb. 23: Hoffmann's Cement in der neuen Verpackung (Hoffmann 2007, S. 36).

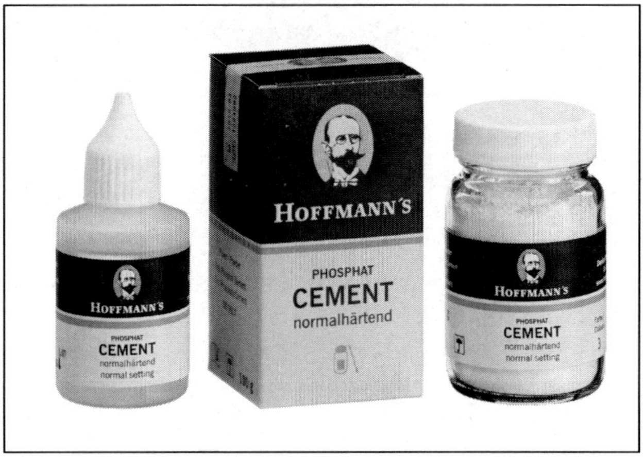

Der britische Zahnarzt und Fabrikant Thomas Fletcher (1840–1903)[81] hatte 1874 unter dem Namen „Artificial Dentin" einen Zinksulfatzement eingeführt, der zunächst als Unterfüllungsmaterial, aber schon bald auch als provisorischer Verschlußzement Anwendung fand.[82] 1878 ließ er sich eine Neuentwicklung, den „Translucent Cement", patentieren; es handelte sich um einen Silikatzement aus einem Gemisch aus Kalk, Kieselerde, Tonerde und Phosphorsäure, welcher der

[76] Zu ihm s. ebd., S. 7; Lebensdaten nicht zu ermitteln.

[77] Zu ihm s. ebd., S. 7, 9.

[78] S. Zimmer 1923, S. 357.

[79] S. Hoffmann 2007, S. 7-9.

[80] S. ebd., S. 25.

[81] Zu ihm s. Hoffmann-Axthelm 1985, S. 480.

[82] S. ebd., S. 331.

Forderung der Zahnärzte nach einem transparenten Füllwerkstoff besonders für den Frontzahnbereich entgegenkam. Da ihm jedoch die Mundbeständigkeit fehlte, konnte er sich in der Praxis zunächst nicht durchsetzen.[83] So erfolgte die definitive Einführung der Silikatzemente als „künstlicher Zahnschmelz" erst 1903/04 und wird heute allgemein auf den Zahnarzt Hugo Ascher (1863–?)[84] und den Chemiker Paul Steenbock (?–1935)[85] zurückgeführt. Durch die Zugabe von Kalzium-, Magnesium-, Aluminium- und Berylliumoxid sowie Kieselsäure zum Phosphatzement konnten sie einen kosmetisch akzeptablen und ausreichend haltbaren transparenten Füllungszement gewinnen.[86]

Ihr Herstellungsverfahren für diesen aushärtenden transparenten Zement wurde schnell von der Industrie übernommen, so daß er breite Anwendung fand.[87] Dadurch wurde auch ein Nachteil rasch bekannt, die stark pulpaschädigende Wirkung, die auch nicht vermieden werden konnte, wenn man ihn mit Zinkphosphatzement mischte. Der durch diese Abwandlung entstandene „Universalzement"[88], der Steinzement, konnte auch sonst die Erwartungen nicht erfüllen: In Transparenz, Mundbeständigkeit und mechanischer Festigkeit kam er an den Silikatzement bei weitem nicht heran. Daher blieb dieser Werkstoff für den Frontzahnbereich das meistverarbeitete Füllmittel, bis er in den 1960er Jahren durch die Kunststoffe abgelöst wurde.[89]

Im Rahmen seiner bakteriologischen Materialstudien im Research Department des International Serum Institute in London führte Türkheim neben der oben besprochenen Versuchsreihe mit Metallen auch eine umfangreiche Prüfung verschiedener Zemente durch, deren erste Ergebnisse er auf dem 11th International Dental Congress 1952 in London präsentierte.[90] Beide Studien veröffentlichte er dann im darauffolgenden Jahr gemeinsam unter dem Titel *Bacteriological investigations on dental filling materials* im *British Dental Journal*.[91] Die Versuchsanordnung entsprach der der oben geschilderten Experimente zur Oligodynamik verschiedener Metalle. Die Tests ergaben, daß sich der antibakterielle Effekt von Zinkphosphatzement und der noch etwas stärkere von Zinksulfatzement innerhalb

[83] S. Strübig 1989, S. 97.
[84] Todesjahr nicht zu ermitteln; ansonsten s. zu ihm Hoffmann-Axthelm 1985, S. 477.
[85] Geburtsjahr nicht zu ermitteln; ansonsten s. zu ihm ebd., S. 488.
[86] S. Strübig 1989, S. 97.
[87] S. ebd.
[88] Viohl 1985a, S. 94.
[89] S. Hoffmann-Axthelm 1985, S. 331 f.; Viohl 1985a, S. 79 f., 86.
[90] Referat abgedruckt im Kongreßbericht, *International Dental Journal* 3,3: 174 f. (1952/53).
[91] S. Türkheim II 1953a, S. 1.

von 48 Stunden um mehr als die Hälfte reduzierte.[1] Kupferzemente zeigten sich anfangs sehr stark antibakteriell, doch ließ dieser Effekt nach einigen Wechseln auf immer neue Platten, die mit Pseudomonas pyocyanea, Escherichia coli, Bacillus subtilis, zwei verschiedenen Stämme von Staphylococcus aureus, Lactobacillus acidophilus odontolyticus sowie Pilzen aus einer kariösen Läsion und mit Speichel beimpft worden waren, ebenfalls nach.

Bei der Untersuchung von Zinkphosphatzement (oxyphosphat cement), Kupferzement, Silikatzement und Steinzement (silicophosphate cement) auf den eigentlichen antibakteriellen Bestandteil der Mischung hin erwies sich, daß nicht das Zementpulver, sondern die zur Anmischung verwendeten Flüssigkeiten ausschlaggebend waren, ein Ergebnis, das wegen ihres niedrigen pH-Werts von 2,8 für Türkheim nicht unerwartet eintrat. Ein weiterer Versuch mit zwei Zementproben, von denen die eine eine Stunde lang im Mund, die andere trocken gelagert worden war, ergab im Vergleich zu einer dritten, frisch angemischten Probe in beiden Fällen eine ähnlich starke Reduktion der bakteriziden Wirkung.[2]

Um 1900 hatten sich die ersten brauchbaren Zinkoxid-Eugenol-Zemente etabliert, deren Einzelkomponenten in der Zahnheilkunde schon lange als Desinfizientien bzw. zur Schmerzlinderung eingesetzt worden waren. Eugenol, besser unter dem Namen Nelkenöl bekannt, war, in die schmerzende kariöse Zahnhöhle eingebracht, ein altes Hausmittel gegen heftigsten Zahnschmerz. Mitte des 20. Jahrhunderts wurden durch Zugabe von Harzen und Polymeren vor allem die mechanischen Eigenschaften dieses Füllmaterials deutlich verbessert.[3] Sogenannte germizide Zemente, die er durch Anreicherung des eigentlichen Füllstoffes mit Silber, Kupfer oder Quecksilbersalz hergestellt hatte, beschrieb der Schweizer Pharmazeut Fritz Müller (1904–?) in seiner Dissertation von 1931.[4]

An diese Vorarbeiten knüpfte Türkheim mit seinen Versuchen zur Entwicklung eines neuen bakterienhemmenden Füllungswerkstoffs an, seine wohl zeitintensivste Studie, die er im Herbst 1947 begann und an der er bis zu seinem Tod im April 1955 arbeitete.[5] Die gesamte Forschungsserie wurde wohl am International Serum Institute in London durchgeführt; denn bereits die erste Veröffentlichung zu dieser Fragestellung aus dem Jahr 1949 erschien unter dessen Adresse.[6] Um zu klären, welche Substanzen als Zusätze zur Verstärkung der

[1] S. ebd., S. 2 f.

[2] S. Türkheim II 1953a, S. 4.

[3] S. Viohl 1985a, S. 80.

[4] Vgl. Müller 1931, S. 69-89. Geburtsjahr nach dem Lebenslauf in der Dissertation, Todesjahr nicht zu ermitteln.

[5] S. Grossmann 1955, S. 7.

[6] S. Türkheim II 1949d, S. 677.

antibakteriellen Wirkung herkömmlicher Füllungszemente geeignet seien, untersuchte er zunächst die Effekte von neun antiseptisch verwendeten ätherischen Ölen und zwei aus solchen gewonnenen Produkten[7] auf sechs pathogene Mikroorganismen (Escherichia coli, Staphylococcus pyogenes, Bacillus anthracis, Bacillus subtilis, Pseudomonas pyocyanea, Salmonella typhi) sowie auf seinen eigenen normalen Speichel und einen apathogenen Streptococcus der gesunden Mundflora. Seine Ergebnisse stellte er Ende Juni 1949 auf dem 27. Kongreß der International Association for Dental Research in Chicago vor.[8] Als besonders vielversprechend hatten sich Thymol und Eugenol, die essentiellen Öle von Thymian und Nelken, erwiesen, so daß er diese stark bakteriziden Substanzen in seiner nächsten Forschungsserie als Zusatz in Füllungszementen verarbeitete.

In seiner ersten großen Untersuchungsreihe zum antibakteriellen Verhalten von Zementen verschiedener Zusammensetzung, die er 1953 veröffentlichte, erwies sich Zinkoxid-Eugenol-Zement als das am stärksten und am längsten antibakteriell wirkende Füllmaterial. Obwohl er keine Wasserlöslichkeit besaß, war der bakterizide Effekt deutlich. Selbst nach vier Wochen stellte sich kein Verlust der antibakteriellen Wirkung ein. In einer weiteren Studie untersuchte Türkheim nun, ob sich dieser Effekt beim Zement ähnlich wie bei den Metallen erschöpfte. Dazu plazierte er genau wie in den Metallversuchen eine Zementscheibe nacheinander auf immer neue beimpfte Agarplatten. In diesem Versuch kam er in einem Zeitraum von neun Monaten auf 38 Passagen, bis das Testobjekt in mehrere Teile zerfiel, so daß er ihn nicht in der geplanten Form fortsetzen konnte; aber selbst die Bruchstücke blieben bakterizid. In einem ähnlichen Experiment mit einer Zinkoxid-Eugenol-Scheibe zeigte sich sogar noch nach 14 Monaten und 130 Agarplatten-Passagen bei den Resten seines Versuchsobjekts eine antibakterielle Reaktion.[9] Angesichts dieser ermutigenden Resultate forderte er weitere Studien zu den bakteriologischen Eigenschaften dentaler Füllungsmaterialien.

Als noch wichtigere Aufgabe der praxisorientierten zahnärztlichen Forschung betrachtete er jedoch die Entwicklung eines Materials für die Desinfektion der kariösen Höhle, das die Vitalität der Pulpa nicht gefährdete.[10] Die letzten Jahre seiner wissenschaftlichen Tätigkeit in London widmete Türkheim der Verstärkung der antibakteriellen Wirkung von Füllzementen, in der Hoffnung, diese weiterentwickelten Materialien würden den Zahnärzten endlich eine pulpaschonende Behandlungsweise ermöglichen, indem sie es ihnen erlaubten, auf belassenes

[7] „Ol[eum] Cassiae, Ol. Cinnam[oni], Ol. Eucalypti, Ol. Melaleuca alternifolia, Ol. Menth[ae] Pip[eritae], Ol. Origani, Ol. Thymi, Eucalyptol, Ol. Caryophyll[i] (eugenol)", ferner Carvacrol und Thymol, Bestandteile des ätherischen Öls von Oregano, ebd.

[8] S. Türkheim II 1949d, S. 677 f.

[9] S. Türkheim II 1953a, S. 3.

[10] S. Türkheim II 1953a, S. 7.

infiziertes Dentin medikamentös Einfluß zu nehmen und ein Fortschreiten der Kariesinfektion unter der Füllung zu verhindern.

Es lagen bereits verschiedene Studien mit dem Ziel vor, Füllungsmaterialien zu entwickeln, die eine Sekundärkaries verhinderten, indem sie durch Sterilisation des Kavitätenbodens ein Überleben der Kariesbakterien in diesem Bereich unmöglich machten. Seit den 1920er Jahren hatten Zahnärzte wie Emil Winzenried (1922) und Solomon Rosenstein (1937)[11] immer wieder einmal die Sterilisation oder Desinfektion der kariösen Kavität mit Silbernitrat oder einer Silber-Ammoniak-Lösung empfohlen.[12] Mitte der 1940er Jahre hatten der in Chicago tätige John Muntz[13] sowie H. A. Zander und H. W. Smith[14] von der Boston College Dental School dazu *in vitro* wie auch *in vivo* Untersuchungen speziell mit Silbernitrat durchgeführt. Nach ihren Beobachtungen vermochte dieses eine 1,3 (Muntz) bzw. 1,09 mm (Zander/Smith) dicke infizierte Dentinschicht zu penetrieren, wobei die Pulpa keinerlei Schaden nahm.[15] Weitere Empfehlungen zu diesem Problem umfaßten Touchierungen der kariösen Höhle mit Kupfersulfat, Xylol, Endoxyl und Thymol.[16]

Eine erste Fassung der Darstellung seiner diesbezüglichen Ergebnisse mit Zinkoxid-Eugenol-Zement hatte Türkheim bereits im Juni 1953 bei der Redaktion des *Journal of Dental Research* eingereicht, mußte das Manuskript allerdings im Februar 1954 noch einmal überarbeiten, so daß es erst nach seinem Tod im April 1955 zur Publikation kam.[17] Anhand von *in vitro*-Experimenten untersuchte er zunächst, wie dieses Material auf 1 mm dicke, zunächst sterilisierte, anschließend mit karieserzeugenden Keimen (Escherichia coli, Staphylococcus pyogenes aureus, Lactobacillus acidophilus odontolyticus, Candida albicans) infizierte Dentinscheiben Einfluß nimmt. Nach 24stündigem Kontakt mit diesem Zement war E. coli, das am sensibelsten reagierte, bereits abgetötet; die weiteren Bakterienstämme waren erst nach bis zu 48 Stunden nicht mehr nachweisbar. An extrahierten kariösen Backenzähnen fiel das Experiment unter gleichen Bedingungen allerdings überraschend aus. In keinem einzigen Fall konnte Türkheim mit seiner Versuchssubstanz „natürlich“ kariöses Dentin sterilisieren. Daher betonte er die Notwendigkeit, einen stärker antibakteriell wirkenden Zement zu entwickeln, mit

[11] Lebensdaten nicht zu ermitteln.

[12] S. Winzenried 1922; Rosenstein 1937; vgl. auch die Übersicht von Charbeneau 1950, S. o. Nr.

[13] Lebensdaten nicht zu ermitteln.

[14] Lebensdaten beider Autoren nicht zu ermitteln.

[15] S. Muntz 1943, S. 1893; Zander/Smith 1945.

[16] S. Türkheim II 1955b, S. 295. Auch diese Arbeit erschien explizit aus dem „Research Department, International Serum Institute, London, Mill Hill, England“.

[17] S. Grossmann 1955, S. 7; Türkheim II 1955b, S. 295 f.

dem, wenn schon keine Sterilisation, so doch eine gute Desinfektion des kariösen Gewebes ohne Beeinträchtigung der Pulpa erreicht werden könne.[18]

Um diesem Ziel näherzukommen, veränderte Türkheim den üblichen Zinkoxid-Eugenol-Zement durch weitere Zusätze nach folgender Formel: Auf 50 Teile arsenfreien Zinkoxid-Eugenol-Zement nahm er 24 Teile Harz, 23 Teile Asbest, 2,5 Teile Quecksilberammoniumchlorid und 0,5 Teile Zelluloseazetat. Zum Anmischen verwendete er eine Flüssigkeit aus 95 ml Eugenol und 5 Gramm Thymol. Wie er betonte, war von diesen Bestandteilen seines Wissens keiner jemals als pulpaschädigend beschrieben worden. In zwei Studien konnten er nachweisen, daß sein neues Produkt kariesfreie, aber mit Karieskeimen besetzte wie auch natürlich an Karies erkrankte Zähne sterilisieren konnte, die ersten bereits nach drei Stunden, die kariösen Zähne immerhin nach zehn bis 20,5 Stunden.[19] Für seine Versuchsanordnung wählte er zunächst kariesfreie untere Schneidezähne und Prämolaren, die er sterilisierte und entkalkte, um sie später leichter in einen Millimeter dicke horizontale Streifen schneiden zu können, die jeweils in ein Reagenzglas mit 1 ml steriler Glukoselösung gelegt wurden. Um wirklich sicher zu sein, keimfreie Zahnproben zu untersuchen, erwärmte er sie 48 Stunden lang bei 37 °C in einem Inkubator. Keines der insgesamt 50 Röhrchen wies danach ein Bakterienwachstum auf.

Nun konnte Türkheim mit dem eigentlichen Versuch beginnen. Eine Gruppe von acht Proben infizierte er mit je vier Bakterienstämmen und einem Hefepilz (Staphylococcus aureus – Nr. 6832, Escherichia coli – Nr. 86, Pseudomonas pyocyanea – Nr. 1999, Lactobacillus acidophilus odontolyticus – Nr. 1406, Monilia albicans[20] – Nr. 248)[21] und eine gleich große Gruppe mit gemischten Kariesbakterien, die er nicht näher deklarierte. Die so mit Karieskeimen infizierten Zahnscheibchen wurden 72 Stunden bebrütet, danach mit Zinkoxid-Eugenol-Zement beschichtet und in eine leere, zuvor gereinigte und sterilisierte Zylinderampulle für Anästhetika eingebracht, die mit einem Baumwoll- und Gummistöpsel verschlossen und anschließend in einer feuchten Kammer 30, 50–52, 60, 120 und 180 Minuten lang bei Körpertemperatur (37 °C) erwärmt wurde. Die Kontrollproben beschichtete er mit Phosphatzement und ließ sie 180 Minuten bebrüten. Nach den angegebenen Zeiten umwickelte er die Glasbehälter mit sterilem Papier, zerschlug sie mit einem Hammer und entnahm dann mit einer sterilen

[18] S. Türkheim II 1955b, S. 296-299.

[19] S. Türkheim II 1955a, S. 34.

[20] Heute besser bekannt als Candida albicans.

[21] Anhand der Nummern lassen sich Varianten einer Spezies unterscheiden; sie werden als Stammnamen oder Stammnummern bezeichnet. Telefonische Auskunft von Prof. Georg Conrads, Leiter des Lehr- und Forschungsgebietes Orale Mikrobiologie und Immunologie der RWTH Aachen, vom 6.6.2008.

Nadel die Dentinscheiben, die wiederum in ein zuvor sterilisiertes Glasgefäß mit Glukoselösung eingelegt und erwärmt wurden, bis sich ein Bakterienwachstum zeigte. Einige Proben blieben bis zu drei Wochen im Inkubator. Die Ergebnisse faßte Türkheim in einer Tabelle zusammen. Nach drei Stunden Kontakt mit dem Zinkoxid-Eugenol-Zement waren alle Bakterienstämme abgetötet worden, anders als beim Phosphatzement, der lediglich die empfindlichen Milchsäurestäbchen abtötete und einen leichteren bakteriostatischen Effekt auf die „mixed caries"- und die E. coli-Kultur ausübte.[22]

Wie Türkheim selbst hervorhob, stellte dieses Experiment mit kariesfreiem präpariertem Zahnmaterial einen rein theoretisch-wissenschaftlichen Versuch dar. Um praxisnähere Resultate zu gewinnen, unternahm er eine zweite Versuchsreihe mit frisch extrahierten, stark kariös zerstörten Molaren. Davon beschichtete er neun kleine Stücke mit normalem Zinkoxid-Eugenol-Zement (A) und 25 Stückchen mit seinem verbesserten, mit Thymol und Quecksilberammoniumchlorid angereicherten Zement (B); ansonsten lief das Experiment unter denselben Bedingungen ab wie das vorher beschriebene. Die Resultate stellte er ebenfalls tabellarisch zusammen. Ein quantitativer Vergleich der bakteriziden Wirkung der Präparate A und B war nicht beabsichtigt; Ziel seiner Untersuchung war lediglich der Nachweis, daß auch sein neuer Zement eine starke antibakterielle Wirksamkeit besaß, die er nach kurzer Zeit entfaltete, ohne dabei die Vitalität des Zahnes zu gefährden.

Bei den meisten Proben konnten beide Prüfsubstanzen die Karieskeime von frisch extrahierten Zähnen innerhalb von 10 bis 20 Stunden im Wachstum hemmen (bakteriostatische Wirkung). Material B zeigte aber einen weitaus stärkeren antibakteriellen, sterilisierenden Effekt, der sich auch schneller einstellte. Bei Kontrollen mit Phosphat- und Fletcher-Zement war dagegen keine antibakterielle Wirkung festzustellen.[23] Für seine Arbeit am Patienten zog Türkheim daraus die Konsequenz, die kariösen Kavitätenwände zunächst stets auf konventionellem mechanischem Weg zu reinigen, um so möglichst Keimarmut bereits im ersten Therapieschritt zu erreichen, und dann den pulpanahen Boden der Höhle mit antibakteriellen Zementen zu desinfizieren, wenn möglich sogar zu sterilisieren.[24]

Die Zusammensetzung des neuen Türkheimschen Zements ähnelt dem der heutigen Zeit, abgesehen davon, daß man inzwischen aus verständlichen Gründen auf die Zugabe von Quecksilberammoniumchlorid und Asbest verzichtet. Der Einsatz dieses Materials wurde aber inzwischen vollständig auf bestimmte

[22] S. Türkheim II 1955a, S. 30-32.

[23] S. ebd., S. 34.

[24] S. ebd., S. 35.

Bereiche beschränkt: In der modernen Zahnheilkunde hat es vorwiegend als Unterfüllungsmaterial, als provisorischer Kavitätenverschluß und als provisorischer Befestigungszement für Kronen seine Berechtigung.[25]

4.1.5.3 Prothetische Werkstoffe und Verfahren

Mit Beginn des 20. Jahrhunderts hatten sich in der zahnärztlichen Prothetik bereits die entscheidenden Konstruktionselemente wie Kronen und Brücken sowie die verschiedenen Verbindungselemente für parodontal oder gingival getragenen partiellen Zahnersatz wie Gußklammern, Federn und Gelenke etabliert. Die weiteren Fortschritte auf diesem Gebiet betrafen die Verbesserung der eingesetzten Materialien und sich daraus ergebende neue Arbeits- und Herstellungstechniken.[26]

Nach dem 1. Weltkrieg versuchte die deutsche Zahnärzteschaft trotz schwieriger Bedingungen wieder den Anschluß an den internationalen Standard der Zahnmedizin zu gewinnen. Die damals aktuellen amerikanischen Methoden des Zahnersatzes, die allesamt die Verwendung von Goldlegierungen voraussetzten, ließen sich aufgrund der langanhaltenden wirtschaftlichen Folgen des verlorenen Krieges nicht nach Deutschland importieren. Dafür eröffnete der deutschen Zahnheilkunde die Einführung von rostfreiem Stahl in die Prothetik neue Möglichkeiten. Der erste rostfreie Stahl wurde von dem Pariser Mineralogen Pierre Berthier (1782–1861)[27] hergestellt, der diese Legierung aus Chrom und Stahl bereits 1821 erfand. Aber erst mit der Entwicklung des V2A-Stahls (**V**ersuchsreihe **2** mit **A**ustenitgefüge), einer Chrom-Nickel-Stahl-Verbindung,[28] durch Benno Strauß (1873–1944)[29], den Leiter der Chemisch-Physikalischen Versuchsanstalt der Essener Firma Krupp, im Jahr 1912 stand ein für Zahnersatz geeigneter nichtrostender metallischer Werkstoff zur Verfügung. Er wurde durch Friedrich Hauptmeyer (1882–1950),[30] den damaligen Leiter der betriebseigenen Kruppschen Zahnklinik,[31] in die Prothetik eingeführt, der 1919 erstmals Prothesen aus diesem Material fertigen ließ.

[25] S. Viohl 1985a, S. 95, 101.

[26] S. Hoffmann-Axthelm 1985, S. 316 f.

[27] Zu ihm s. ebd., S. 478.

[28] V2A-Stahl, der zur Gruppe des Nirosta-Stahls gehört, zeichnet sich aufgrund seines hohen Chrom-Anteils durch besondere Festigkeit, Rost- und Säurebeständigkeit aus, s. Werkstoffblatt 883 der Rheinstahl Hüttenwerke AG.

[29] Lebensdaten nach Hoffmann-Axthelm 1985, S. 488.

[30] Lebensdaten s. ebd., S. 482.

[31] Zwecks Erhalt der Arbeitskraft errichteten zu Beginn des 20. Jahrhunderts etliche große Firmen eigene Krankenhäuser für ihre Angestellten und deren Familienangehörige. Die Einrichtungen der Firma Krupp mit ihren Werkswohnungen, Kindergärten und Krankenhäusern galten als beispielhaft für die soziale Fürsorge des Arbeitgebers. Julius Witzel

Die Nachteile früherer Legierungen unedler Metalle bestanden vor allem darin, daß sie infolge elektrolytischer Veränderungen, die durch Fäulnis von Speiseresten und durch Zersetzungsprodukte des Speichels in der Mundhöhle hervorgerufen wurden, ihre ursprüngliche Struktur verloren und dadurch ihre Elastizität einbüßten. Mit der neuen nichtrostenden Legierung, bei der keine derartigen Veränderungen auftraten, eröffneten sich neue prothetische Möglichkeiten, die jedoch aufgrund der Materialknappheit nach dem Krieg erst nach und nach in großem Umfang genutzt werden konnten. 1922 errichtete die Firma Krupp eine eigene Stahlgebißmacherei, wo auch niedergelassene Kassenzahnärzte arbeiten lassen konnten.[32]

Heute ist dagegen eine um 1930 in den USA entwickelte Kobalt-Chrom-Molybdän-Legierung gebräuchlich, die auf eine Erfindung des Göttinger Chemikers Gustav Tammann (1861–1931)[33] zurückgeht; er hatte bereits 1908 eine nichtrostende und schmiedbare Kobalt-Chrom-Legierung hergestellt. Das neue Gußmetall für Prothesen wurde zunächst als „Vitallium“ von den Austenal-Laboratorien in New York und kurz darauf auch von Krupp in Essen produziert. Die Form der skelettierten Gußprothese, der Grundlage für die heutige Modellgußprothese, geht ebenfalls auf eine Verbesserung der Metallegierung durch amerikanische Zahnärzte zurück. Um 1928 konnten die damals üblichen Metallprothesen durch den Einsatz von gehärtetem Spezialgold erstmals wesentlich zierlicher gestaltet werden.[34]

Türkheim, der seine Tätigkeit an der Hamburger Universitätszahnklinik kurz nach der Einführung des V2A-Stahls aufgenommen hatte, schätzte dessen hervorragende Beständigkeit und Härte. Im Rahmen der wissenschaftlichen Sitzung des ZVH im Allgemeinen Krankenhaus St. Georg im April 1923 berichtete er über eine hygienisch und kosmetisch bessere Alternative zu dem sonst üblichen, aus einem Wurzelstift und einer Gold- und Porzellanfacette bestehenden Ringstiftzahn. Um im oberen Frontzahnbereich eine stabile und ästhetisch

(1863–1914 [Lebensdaten nach Hoffmann-Axthelm 1985, S. 490]), der von 1890 bis 1898 Leiter des Zahnärztlichen Universitäts-Instituts in Marburg gewesen war, bemühte sich nach seinem Umzug ins Ruhrgebiet um die Gründung einer Zahnklinik und wandte sich wegen der Finanzierung an die Firma Krupp. Obgleich die zahnärztliche Versorgung seinerzeit noch nicht Teil der Kassenleistungen war, unterstützten auch die Krankenkassen sein Vorhaben. Mit der Eröffnung der Kruppschen Zahnklinik unter Witzel 1903 stand den Versicherten erstmals die Möglichkeit einer Zahnbehandlung auf Kosten der Krankenkassen offen. Dem Aufbau und der Einrichtung der Zahnklinik sowie den dort ausgeführten Therapiearten widmete Witzel eine 39 Seiten umfassende Monographie, Witzel 1904. Zur Entstehung der Kruppschen Zahnklinik vgl. Spranke 1987, S. 93-102.

32 S. Spranke 1987, S. 188.

33 Lebensdaten nach Hoffmann-Axthelm 1985, S. 489.

34 S. ebd., S. 318.

befriedigende Versorgung mit Porzellankronen zu erreichen, stellte er dafür eine individuell angepaßte Wurzelverankerung aus Stahlgold oder V2A-Stahl in möglichst dünner Verarbeitung her. Aufgrund von Lieferschwierigkeiten der Firma Krupp mußte er jedoch von weiteren Versuchen zunächst absehen.[35] Die Gründe für diese Materialverknappung konnten nicht ermittelt werden;[36] sofern es sich nicht um eine Folge der Inflation handelte, die in jenem Jahr ihren Höhepunkt erreichte, bestand möglicherweise ein Zusammenhang mit der Schaffung einer eigenen Stahlgebißmacherei bei Krupp im Jahr zuvor.[37]

In jedem Fall schränkte die schlechte Wirtschaftslage zu Beginn der 1920er Jahre die materiellen Möglichkeiten im Zahnersatz erheblich ein,[38] insbesondere die galoppierende Inflation, die infolge der Verarmung weiter Bevölkerungskreise zu einem Rückgang der Zahl der Privatversicherten und der Ausdehnung der Sozialversicherung mit ihren begrenzten finanziellen Mitteln auf den größten Teil der Bevölkerung führte. Daher floß in Türkheims Überlegungen neben dem wissenschaftlichen auch der wirtschaftliche Aspekt mit ein, damit die Fortschritte der Prothetik auch den Sozialversicherten zugänglich gemacht werden konnten. Um den partiellen Zahnersatz zu erschwinglichen Preisen zu optimieren, bemühte er sich, die gegenüber den Goldlegierungen schlechteren elastischen Eigenschaften der Klammern aus günstigeren, edelmetallfreien Materialien wie dem V2A-Stahls durch Veränderung der Formgebung zu verbessern.

Jahre später untersuchte Werner Supper (1894–?)[39], Volontärassistent in Türkheims Abteilung, unter dessen Anleitung in seiner 1932 vorgelegten Dissertation, was die preisgünstige Stahlklammer aus Wipla[**wie Pla**tin]-Draht[40] leistete und welche Einsatzgebiete dafür in Frage kamen. Dieses Halteelement, das als rein empirisch gefundene Vorrichtung schon einige Jahre in der Orthodontischen Abteilung des hamburgischen Zahnärztlichen Universitäts-Instituts unter Heinrich Schröder in Gebrauch gewesen war,[41] fand seit 1931 auch in der Prothetischen Abteilung anstelle der starren Blech- und der gegossenen Klammern Verwendung, denen die „Stoßbrecher"-Funktion fehlte.[42] Als optimale Stärke des Drahtes für die Stahlschleifenklammer ermittelte Supper einen Durchmesser von 0,7 mm. Ein dickerer Draht warf bei der Bearbeitung und Herstellung der

[35] S. Referat von Levy 1923, S. 262.

[36] Freundliche Auskunft von PD Dr. Ralf Stremmel und Dr. Heinrich Voß, Alfred Krupp von Bohlen und Halbach-Stiftung, Historisches Archiv Krupp, E-Mail vom 16.4.2007.

[37] S. dazu Spranke 1987, S. 188.

[38] S. Türkheim II 1932a, S. 1647.

[39] Geburtsjahr aus dem Lebenslauf seiner Dissertation, Supper 1932.

[40] Bezeichnung für einen rostfreien federharten V2A-Stahl.

[41] S. Supper 1932, S. 4.

[42] S. ebd., S. 11.

gewünschten Klammerform technische Probleme auf, bei einem nur 0,6 mm starken war die Haltekraft zu gering. Den geringsten Kraft- und Elastizitätsverlust erlitt im übrigen die Klammerform, bei der die Drähte jedes Arms einen Abstand von 3 mm nicht unterschritten (Abb. 24). Dank ihrer hohen Elastizität konnten die Klammerarme selbst bei gelockerten Klammerzähnen eingesetzt werden, da sie auch die bei der Mahlbewegung auftretenden Kräfte abfingen.[43]

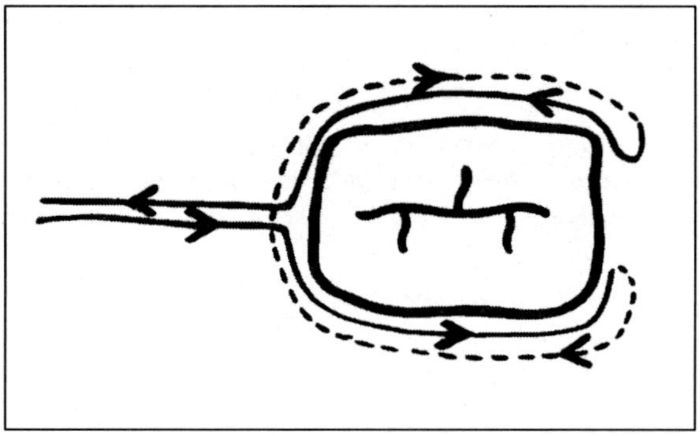

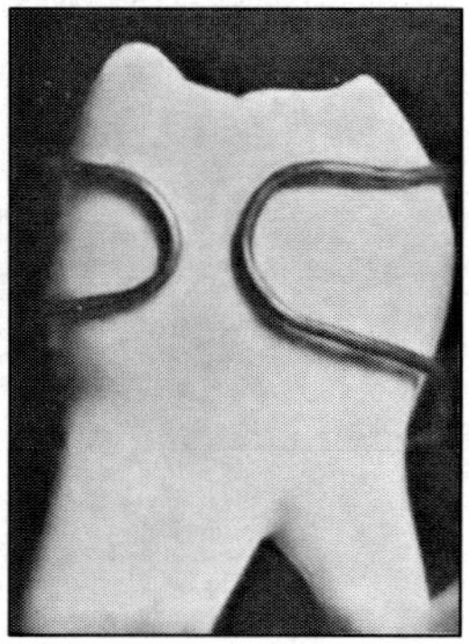

Abb. 24: Die „Hamburger" Stahlschleifenklammer in Aufsicht und Seitenansicht (Türkheim 1932a, S. 1647).

Diese Forschungen führte Türkheim in der Nachkriegszeit (1952/53) fort. Es gelang ihm, mittels technischer Veränderungen eine weitere Erhöhung der Elastizität der Klammerarme zu erreichen, was eine stärkere Entlastung der Klam merzähne ermöglichte. Dazu modifizierte er die bekannte Form, indem er den Klammerschwanz, den er mit einer dünnen Aluminiumfolie umwickelte, durch einen Kanal im Kunststoffsattel der Teilprothese hindurchführte, so daß dieser Klammerteil beweglich blieb; nur der hintere Teil wurde an den Austrittstellen im Kunststoffsattel fixiert (Abb. 25). Nachteilig erschien ihm lediglich der etwas höhere Pflegeaufwand; da sich in dem Führungskanal leicht Speiserückstände festsetzen konnten, mußte die Prothese mit Bürste und Seife unter fließendem Wasser und zusätzlich mit Zahnseide gereinigt werden.[44]

Bei Oberkiefer-Teilprothesen versuchte Türkheim in speziellen Fällen, vor allem bei protrudierter Front, ganz auf eine Klammerverankerung zu verzichten. Statt

[43] S. Türkheim II 1932a; vgl. Supper 1932, S. 10 f.

[44] S. Türkheim II 1953b.

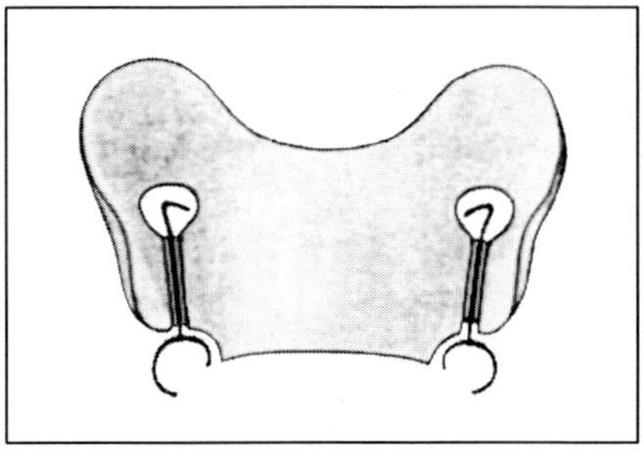

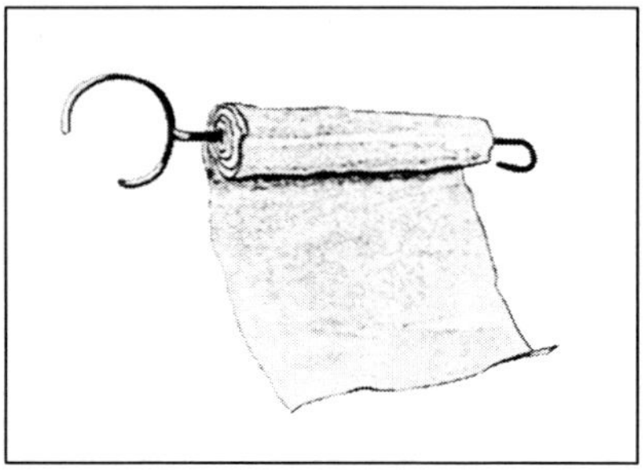

Abb. 25: Türkheims modifizierte „stress-breaker"-Klammer. Links Lage der Klammern im Kunststoffsattel, der vergrößerte Ausschnitt rechts zeigt die Umwicklung des Klammerschwanzes mit Aluminiumfolie (Türkheim II 1953b, S. 197 f.).

dessen empfahl er wie Alfred Gysi, inzwischen Professor der Prothetik am Zahnärztlichen Institut der Universität Zürich,[45] und Ludwig Köhler (1888–?), Privatdozent an dessen Abteilung,[46] eine Abstützung der Prothese auf dem Alveolarfortsatz durch elastische Arme, die unter der Oberlippe zu liegen kamen[47] (s. Abb. 26).

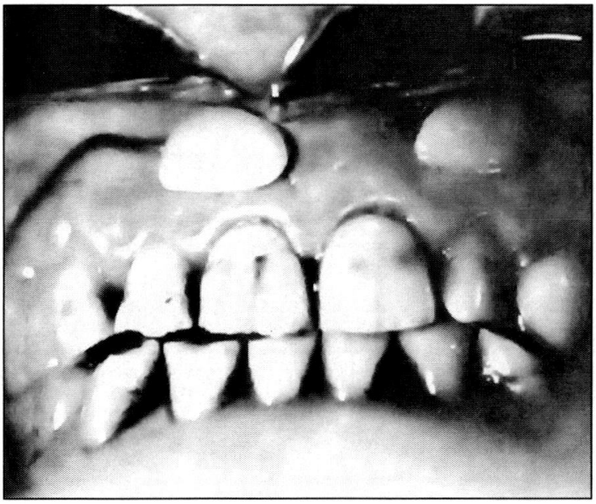

Abb. 26: Oberkieferteilprothesen mit Abstützung auf dem Alveolarfortsatz durch elastische Arme; links oberhalb der Zahnreihe deutlich erkennbar der federnde Metallarm mit ovaler Kunststoff-Abschlußkappe (Türkheim II 1952a).

[45] Zu ihm s. Hoffmann-Axthelm 1985, S. 481.

[46] S. Anonymus 1949, S. 18.

[47] S. Gysi/Köhler 1929, S. 393.

Eine weitere Methode zur Herstellung von porzellanverblendeten Goldarbeiten sowie zur Reparatur von Kronen und Brücken mit Porzellanfacetten direkt im Mund bildete die Kramponverschraubung nach dem in Basel wirkenden Amerikaner Lyman C. Bryan.[48] Er hatte dafür ein eigenes Instrumentenset (s. Abb. 27) zusammengestellt. Die Verblendschalen wurden mit Hilfe von Krampons, die mit einem Gewinde versehen waren, über zwei kleine konische Goldmuttern von der Zungenseite her an der Rückenplatte befestigt. Die Kramponenden

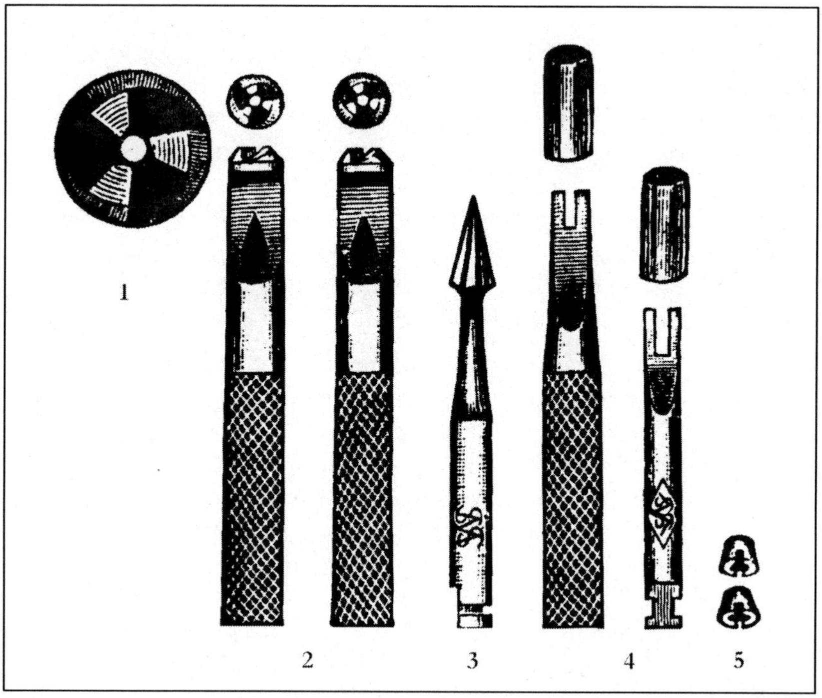

Abb. 27: Bryans Reparaturinstrumentarium für die intraorale Wiederbefestigung bzw. den Austausch von Porzellan-Facetten bei festsitzendem Zahnersatz:

(1) Versenkbohrer, Aufsicht (vergrößert),
(2) Versenkbohrer, Seitenansicht und Aufsicht (oben),
(3) Entgrater zum Glätten nach dem Vorbohren,
(4) Anfaßhilfen, darüber Messingzylinder zum Einschrauben der Muttern,
(5) zwei Muttern [ohne Plateau] (nach Bruhn 1926, S. 511).

[48] Lebensdaten nicht zu ermitteln. Er war von 1892 bis 1894 Präsident der American Dental Society of Europe, s. Anonymus 1998, S. 1888. Türkheim, der in seiner gleich zu besprechenden Veröffentlichung zu dem Thema ganz auf Literaturangaben verzichtet, kannte die Originalarbeit offenbar nicht; er schreibt den Namen fälschlich „Bryant".

der Facette, die durch diese Platte hindurchragten, wurden durch festes Anziehen der Schraubenmuttern daran verankert. Diese Befestigungstechnik ermöglichte es auch, die Facette, falls nötig, auf einfache Weise auszuwechseln.[49]

Sie erfüllte allerdings, so Türkheim, nur dann optimal ihren Zweck, wenn die Dicke der Rückenplatte mindestens der Länge der Muttern entsprach, damit diese vollständig darin versenkt werden konnten. Wenn die Rückenplatte so dünn sei, daß die Muttern überstünden und eingekürzt werden müßten, leide der Halt. Zur Verbesserung der Stabilität modifizierte er daher das Verfahren, indem er die konischen Muttern ersetzte durch zylindrische, die in der Mitte mit einem scheibenartig gestalteten Ring versehen waren (s. Abb. 28). Diese Muttern stellte die Firma Otto Sixt in Stuttgart, eine Fabrik für zahnärztliche und zahntechnische Bedarfsartikel,[50] für ihn her. Durch die in der Rückenplatte versenkten Scheibenringe und die zylindrische Form der Muttern bekamen die Facetten auch bei dünnen Platten einen guten Halt. Der flache Vierkantkopf der Mutter oberhalb der Scheibe diente als Anfaßvorrichtung, in die ein von Türkheim eigens dafür entwickelter „Schraubenschlüssel", ein Messingzylinder, griff. Damit konnte die Mutter ganz bequem in der Bohrung der Schutzplatte versenkt werden, wo sie auf das Gewinde der von der anderen Seite her eingeführten Facettenkrampons traf.

Der Halt der Verblendung lag zwar weiterhin nur in diesen Krampons, die haltende Fläche war aber aufgrund der an den Muttern angebrachten Scheibenringe größer als beim Bryanschen Originalverfahren.[51] Dies gewährleistete einen besseren Halt des künstlichen Zahnes am Metallgerüst, selbst bei größeren Löchern in der Rückenplatte, bei denen die Bryansche Methode nicht mehr anwendbar war. Allerdings schätzte Hermann Rößler[52], der diese Verblendungstechnik kritisch überprüfte, das ursprüngliche Verfahren Bryans wie auch dessen Modifikation durch Türkheim als „sehr mühevoll und zeitraubend" ein.[53] Dies trug wohl dazu bei, daß sich diese Form der prothetischen Versorgung nicht durchsetzen konnte. Sie wurde ohnehin bereits um 1930 obsolet, da sich bis dahin für die Auswechslung oder den Ersatz der Porzellanfacetten künstlicher Zähne ein einfacheres Verfahren, die Einzementierung, durchgesetzt hatte.[54]

[49] S. Bruhn 1926, S. 511; ders. 1930, S. 540 f. Auch bei Bruhn fehlt in beiden Auflagen die entsprechende Arbeit von Bryan im Literaturverzeichnis.

[50] S. Adreßbuch der Landeshauptstadt Stuttgart 1925, T. II, S. 459. Zum letzten Mal erschien diese Firma im Amtlichen Stuttgarter Adreßbuch 1931 (T. II, S. 592).

[51] S. Türkheim II 1925d, S. 588-590; s. auch Fritsch 1926, S. 949.

[52] Lebensdaten nicht zu ermitteln.

[53] Rößler 192777, S. 468. Ähnlich schon Türkheims Vorgänger in Hamburg Carl Grawinkel (!921, S. 358 f.) unter Bezug auf das ursprüngliche Verfahren, das er auf einen Zahnarzt namens „Bridge" (?) zurückführt und als „in früheren Zeiten sehr beliebt"bezeichnet.

[54] S. Bruhn 1930, S. 541.

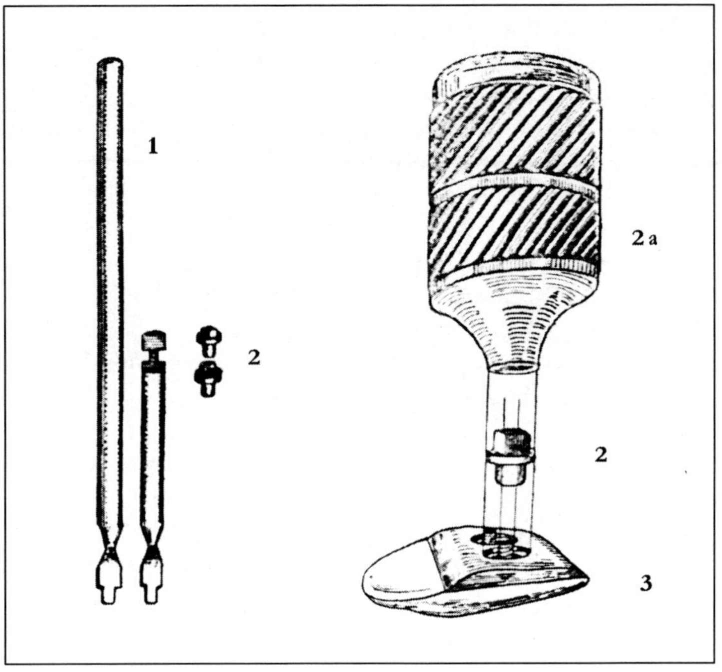

Abb. 28: Bryans Reparaturinstrumentarium, modifiziert nach Türkheim:
(1) Versenkbohrer mit kleinem Plateau zur Schaffung der Auflage für den Ring der Mutter,
(2) links zwei Muttern mit Ring, rechts Mutter mit Ring vergrößert,
(2a) Messingzylinder zum Einschrauben der Mutter,
(3) Facette mit zwei vorgebohrten Auflagen für den Ring der Mutter (die Krampons zur Aufschraubung der Muttern in der Facettte sind nicht mitabgebildet)
(nach Türkheim II 1925d, S. 589).

Auf der Grundlage eines Rundfunkvortrags *Über Befestigungsmöglichkeiten des Zahnersatzes* auf der Deutschen Welle vom 26. Januar 1929 gab Türkheim im selben Jahr im *Korrespondenzblatt für Zahnärzte* einen zusammenfassenden Überblick über die zu jener Zeit vorherrschenden Methoden und Materialien in der Prothetik, zum einen beim sogenannten „gestützten“ Ersatz unter Mitverwendung des Restzahnbestandes, zum anderen, falls dieser aus finanziellen oder aus patientenbedingten Gründen nicht in Frage kam, beim „beweglichen und abnehmbaren“ Zahnersatz. Im zweiten Falle müsse das Hauptziel des Prothetikers darin bestehen, den beweglichen Ersatz so zu konstruieren, daß er beim Essen und Sprechen ruhig liege.[55]

[55] S. Türkheim II 1929a.

Einen Höhepunkt in Türkheims wissenschaftlichem Schaffen stellte schließlich sein 237 Seiten umfassendes *Taschenbuch der klinischen Prothetik* dar, das er 1933 trotz der „Machtergreifung" der Nationalsozialisten noch veröffentlichen konnte. In diesem „Hilfsbuch für Studierende und Zahnärzte", in dem er sich laut Untertitel auf die Erfahrungen seiner Prothetischen Abteilung im Hamburger Zahnärztlichen Universitäts-Institut bezog, beschrieb er im Detail die Praxis der Prothetik. Wie in Lehrbüchern üblich, konzentrierte er sich in seiner Darstellung der Vorarbeiten und der Anfertigung von zahnärztlichen Prothetikarbeiten auf die vorherrschenden Lehrmeinungen. Insbesondere wollte er die elementaren Methoden vermitteln, die sich im Unterricht bewährt hatten.[56] Eine Besonderheit stellte sein Bemühen um die Aufdeckung möglicher Fehlerquellen bei der Herstellung von Zahnersatz dar. So konnte Kantorowicz diese handliche Einführung in das Fachgebiet charakterisieren als

> ein unscheinbares, aber eigenartiges Büchlein, das ein ehrliches Bekenntnis der Fehler enthält, deren Kenntnis in der prothetischen Praxis ebenso wichtig ist, wie die der erfolgreichen Methoden.[57]

In drei Abschnitten („Vorarbeiten", „Abnehmbarer Ersatz", „Kronen und Brükken") mit insgesamt 26 Kapiteln erläuterte Türkheim das Vorgehen von der Untersuchung des Patienten bis zur Eingliederung des fertigen Zahnersatzes. Sein *Taschenbuch*, das die klinischen Grundlagen der zahnärztlichen Prothetik auf knappe, aber anschauliche Weise vermittelte, hatte auch außerhalb der deutschsprachigen Welt Erfolg. 1936 erschien eine spanische und 1938 eine italienische Übersetzung, während in Türkheims Emigrationsland Großbritannien anscheinend kein Interesse daran bestand, vielleicht wegen der bereits angesprochenen Rückständigkeit der britischen Zahnheilkunde auf dem Gebiet des Zahnersatzes.

Nach Depmer soll das Lehrbuch noch 22 Jahre nach seinem ersten Erscheinen, 1955, neu gedruckt worden sein,[58] doch ist ein Nachweis dieser Auflage in den gängigen Online-Bibliothekskatalogen bislang nicht gelungen; auch im *Gesamtverzeichnis des deutschsprachigen Schrifttums (GV)* für die Jahre 1911 bis 1965 ist ein solcher Neudruck nicht zu finden. Vermutlich geht die Angabe zurück auf die Information im Nachruf von William Grossmann, das Buch werde „derzeit" in Deutschland, der Schweiz und Italien neu aufgelegt.[59] Offenkundig ist diese geplante zweite Auflage aber nicht mehr zustande gekommen – ungeachtet des fachkundigen Urteils von Kantorowicz in seinem Nachruf auf Türkheim, daß das

[56] S. Türkheim I 1933a, S. III.

[57] Kantorowicz 1956, S. 58.

[58] Nach Depmer 1993, S. 105.

[59] Grossmann 1955, S. 7.

Werk auch nach über 20 Jahren nichts von seiner Bedeutung eingebüßt hatte.[60] Ein Zusammenhang mit dem plötzlichen Tod des Autors liegt nahe; vielleicht hätte sein *Taschenbuch* in einer aktualisierten Fassung erscheinen sollen, die er nicht mehr hatte fertigstellen können.

Türkheims Untersuchungen zur Werkstoffkunde und zur Zahnprothetik waren im Gegensatz zu seinen vorher erörterten Studien stärker praktisch orientiert und erwuchsen z. T. aus Erfahrungen in seiner zahnärztlichen Praxis, z. T. aus seiner Lehrtätigkeit als Dozent für Prothetik an der Hamburger Universität, bei der er in der alltäglichen Arbeit mit Studierenden mit Problemen und Unzulänglichkeiten der bisherigen Techniken konfrontiert wurde. In der Nachkriegszeit trug wohl auch das Fehlen einer Verankerung im akademischen Betrieb – seine Studien am Londoner International Serum Institut verfolgte er nebenberuflich als externer Forscher – dazu bei, daß er sich nicht mehr mit theoretischer Grundlagenforschung befassen konnte. Mit seinen Ende der 1940er Jahre aufgenommenen bakteriologischen Forschungen an Zahnzementen fand er jedoch zumindest in seinem Londoner Umfeld Beachtung. Der von ihm in seiner antibakteriellen Potenz verstärkte Füllungszement, der nach der Einschätzung von William Grossmann in seiner postumen Würdigung Türkheims das Potential für „a powerful weapon against caries“ besaß,[61] wurde unter den dortigen Zahnärzten sehr geschätzt, wie mir John Ellinger, der schon zitierte Londoner Kollege Türkheims, berichtete.[62]

[60] S. Kantorowicz 1956, S. 58.

[61] Grossmann 1955, S. 8.

[62] John Ellinger, schriftliche Mitteilung vom 20.2.2001.

4.2 Aktivitäten in wissenschaftlichen Vereinen und Gesellschaften

4.2.1 Der Zahnärztliche Verein in Hamburg

Während seiner Hamburger Zeit war Türkheim aktives Mitglied im dortigen Zahnärztlichen Verein (ZVH);[1] das genaue Eintrittsdatum konnte nicht ermittelt werden.[2] Gegründet worden war dieser 1857 durch zehn Hamburger Zahnärzte als Forum für die Behandlung fachlich-wissenschaftlicher, aber auch standespolitischer Probleme, da sie hofften, ihre beruflichen Interessen mit Hilfe einer solchen Organisation besser durchsetzen zu können.[3] Trotz des harten Konkurrenzkampfes unter den Hamburger Zahnärzten traten fast alle dem Verein bei. Anfangs widmete er sich drei großen Aufgabenbereichen, einem fachlichen mit Schwerpunkt Organisation von Fortbildungsveranstaltungen, einem sozialen, der zahnärztlichen Versorgung der armen Bevölkerung, der typisch war für die Probleme der Gründungszeit, und schließlich einem standespolitischen, der Vertretung der Interessen der Zahnärzteschaft gegenüber Staat und Gesellschaft. Im Mittelpunkt stand hier der Konflikt mit den in der Zahnheilkunde tätigen Nichtapprobierten, die zahlenmäßig den Approbierten weit überlegen waren und zudem ihre Leistungen billiger anboten. Der wirtschaftliche Konkurrenzkampf mit ihnen führte auch in Hamburg immer wieder zu Auseinandersetzungen.[4] Immerhin konnte der Verein 1859 einen Erlaß des Gesundheitsrates, der hamburgischen Medizinalbehörde, erreichen, der allen Nichtapprobierten die Führung der Bezeichnung „Zahnarzt“ verbot.[5]

Durch die neue Hamburger Medizinal-Ordnung von 1899 wurde es den Hamburger Zahnärzten erstmals möglich, ihre Standesinteressen direkt in der Medizinalbehörde durch zwei zahnärztliche „Assistenten“ ständig vertreten zu lassen, die u. a. befugt waren, „Vorstellungen und Anträge in Angelegenheiten ihres Berufes direkt an das Medizinal-Collegium zu richten“ (§ 23).[6] Damit war der ZVH von seiner bis dahin wichtigsten Aufgabe befreit. Bis zum 1. Weltkrieg lagen nunmehr die Schwerpunkte seiner Arbeit gleichermaßen auf wissenschaftlichem

[1] Lebenslauf I, Nachlaß HT.

[2] Eine Anfrage bei der Zahnärztekammer Hamburg ergab, daß kein Vereinsarchiv existiert und daß der Verein als solcher praktisch nicht mehr besteht, auch wenn in seinem Namen mehrmals im Jahr Wissenschaftliche Abende im UKE stattfinden. Freundliche Auskunft von Gerd Eisentraut, Pressestelle der Zahnärztekammer Hamburg, E-Mail vom 10.1.2001.

[3] S. Fischer 1981, S. 51. In dieser Dissertation behandelt der Autor die Geschichte des ZVH bis 1907. Die folgenden zwanzig Jahre konnten anhand der historischen Übersicht in der *Festschrift des Zahnärztlichen Vereins Hamburg 1857–1927* (in: *Deutsche Monatsschrift für Zahnheilkunde* 45, H. 6, 1927) rekonstruiert werden, s. Benrath 1927.

[4] S. Fischer 1981, S. 54.

[5] S. ebd., S. 55.

[6] S. Rodegra 1979, S. 166; vgl. Fischer 1981, S. 54.

wie auf sozialem Gebiet. So setzte sich der Verein erfolgreich für die Einführung der amtlichen Schulzahnpflege in Hamburg sowie die Einrichtung von zahnärztlichen Abteilungen in den staatlichen Krankenhäusern ein. Die erste wurde 1912 im AK St. Georg eröffnet, 1920 folgte das AK Eppendorf, danach das AK Barmbek und schließlich die Psychiatrische Anstalt Friedrichsberg. In den Jahren 1915 bis 1918 standen der Krieg und seine Folgeerscheinungen im Mittelpunkt der Vereinstätigkeit.

Im Zusammenhang mit den Bemühungen der deutschen Zahnärzteschaft, den kriegsbedingten Rückstand gegenüber dem Ausland aufzuholen, regte Türkheim in dem Verein, der damals unter der Leitung von Paul Delbanco[7] stand, die Gründung eines „Wissenschaftlichen Ausschusses" an, der zukünftig die Vortragsveranstaltungen organisieren sollte. Er bestand anfangs aus drei Mitgliedern:[8] Türkheim selbst, Percival Windmüller[9] und Carlos Fryd (1876–?)[10]. Als Fryd 1921 aus dem ZVH ausschied, wurden an seiner Stelle zwei neue Ausschußmitglieder gewählt,[11] Carls[12] und der bereits als Türkheims Logenbruder erwähnte Rudolf Möller,[13] später gehörten dem Gremium neben Türkheim Hans Pflüger, Paul Laband sowie Alfred Rohrer an.[14] Seine Aufgabe bestand darin, durch die Auswahl von Themen und Rednern für die Sitzungen des Vereins dessen wissenschaftliche Tätigkeit zu beleben und das Fortbildungsangebot zu verbessern, was sich in den kommenden Jahren in einem erhöhten Besuch der Veranstaltungen niederschlug. Größere Tagungen und wissenschaftliche Fortbildungskurse, die regelmäßig abwechselnd in den Allgemeinen Krankenhäusern St. Georg und Eppendorf stattfanden, zogen in hohem Maße auch auswärtige Teilnehmer an. Eine lückenlose Dokumentation der Vereinssitzungen und des Programms der wissenschaftlichen Tagungen findet sich unter der Rubrik „Vereinsberichte" in der *Deutschen Zahnärztlichen Wochenschrift,*[15] von 1920 bis 1933 auch in der *Hamburger Wochenschrift für Ärzte, [Zahnärzte] und*

7 Lebensdaten nicht zu ermitteln; 1921 in Kiel zum Dr. med. dent. promoviert, s. Delbanco 1921.

8 S. Schlaeger 1919, S. 87.

9 Lebensdaten nicht zu ermitteln.

10 Geboren in Altona, Studium der Zahnheilkunde in Berlin und Kiel, 1900 Staatsexamen in Berlin; danach Studium der Naturwissenschaften in Kiel und 1901 Promotion mit einem zoologischen Thema an der dortigen Philosophischen Fakultät. Angaben aus dem Lebenslauf seiner Dissertation, Fryd 1901; Todesjahr nicht zu ermitteln.

11 S. Levy 1921, S. 133, 444.

12 Vorname und Lebensdaten nicht zu ermitteln.

13 Vgl. oben Kap. 3.5.5.

14 S. Benrath 1927, S. 245.

15 S. ebd.; Herrenknecht 1927, S. 241.

Krankenkassen, die seit 1924 unter dem Titel *Mitteilungen für die Ärzte und Zahnärzte Groß-Hamburgs* erschien.[16]

In diesem Rahmen hielt Türkheim regelmäßig wissenschaftliche Vorträge.[17] So referierte er u. a. am 8. Dezember 1919 über seinen bis dahin erreichten Forschungsstand zu Innervierung und Empfindungsvermögen des Dentins,[18] dem Gegenstand seiner im folgenden Jahr eingereichten Dissertation. Vom 16. bis 18. April 1920 veranstaltete der ZVH eine dreitägige „wissenschaftliche Tagung mit Vorträgen und Demonstrationen", in der Türkheim als Referent *Ueber den augenblicklichen Stand der Kariesforschung* Auskunft gab.[19] 1921 referierte er über *Physiologische Probleme in ihrer Bedeutung für die theoretische und praktische Zahnheilkunde*,[20] ein Thema, mit dem er sich kurz zuvor in seiner Habilitationsschrift auseinandergesetzt hatte. Auch auf der nachfolgenden Herbsttagung am 29. und 30. Oktober 1921, die unter dem Generalthema „Komplikationen und Behandlungsmöglichkeiten von infektiösen Zahnerkrankungen" stand, trug Türkheim wieder vor, u. zw. über *Die Methoden der Pulpadarstellung* und die *Entfernung und Sterilisation des Wurzelkanalinhalts*.[21]

Vom 15. bis 19. März 1922 organisierte der ZVH in Hamburg eine Tagung über soziale und wissenschaftliche Zahnheilkunde. Einen Schwerpunkt bildete die Arbeit von Zahnärzten im Dienst der Volkswohlfahrt, insbesondere die zahnärztliche Versorgung der Versicherten, die Schulzahnpflege und weitere sozialhygienische Aspekte der Zahnmedizin sowie die zahnärztliche Volksaufklärung. Dies gab Türkheim Gelegenheit, auf ein Interessengebiet zurückzukommen, dem er sich schon zehn Jahre zuvor in Ruhpolding gewidmet hatte, und die Bedeutung der Schulzahnpflege für die zahnmedizinische Wissenschaft zu beleuchten.[22] Ob seine Abfassung einer Denkschrift über Leitlinien für die Einführung einer systematischen Schulzahnpflege in Hamburg[23] im weiteren Zusammenhang mit dieser Tagung stand, muß mangels näherer Informationen offenbleiben.

[16] Wahrscheinlich ist die Berichterstattung über die Sitzungen des ZVH Ende 1933 eingestellt worden. Ab 1934 finden sich keine Nachrichten mehr in dieser zwischenzeitlich in *Ärzteblatt für Hamburg und Schleswig-Holstein* umbenannten Zeitschrift.

[17] Zu den Forschungen, auf denen diese beruhten, s. oben Kap. 4.1, eine Auflistung aller Vorträge Türkheims s. in der Ergographie, Kap. 8.2.2.

[18] S. Referat von Levy 1920, S. 42.

[19] S. Referat in: Zahnärztlicher Verein 1920.

[20] S. Referat von Levy 1921, S. 279.

[21] S. Referat in: Wissenschaftliche Herbsttagung 1921, S. 179.

[22] S. Referat in: Tagung 1922, S. 6.

[23] S. Salomon 1955b, S. 5; vgl. auch oben Kap. 3.5.3.

Auf der dritten Versammlung des ZVH[24] im Jahr 1922 behandelte er am 6. November ein zu dieser Zeit sehr umstrittenes Thema, *Die Bildung und physikalische Chemie des Schmelzes*, anhand von Lichtbildern.[25] Zu dieser Frage finden sich in den Veröffentlichungen seiner histologischen Untersuchungen umfangreiche Erörterungen.[26]

Auf einer der vier Sitzungen des Vereins im Jahr 1923 sprach sich Türkheim begeistert über den Werkstoff Silikoll aus, seiner Erfahrung nach „ein ganz vorzügliches [!] Silikatzement“, auf einer weiteren stellte er die Schwierigkeiten bei der Materialauswahl für die Stiftversorgung beim *Unmittelbare[n] Ersatz einzelner Frontzahnkronen* heraus und empfahl dafür Stahlgold oder rostfreien Stahl (V2A-Stahl).[27] Nachdem er 1926 Leiter der Prothetischen Abteilung des Zahnärztlichen Universitäts-Instituts geworden war, beschränkte er sich in seinen Vorträgen auf prothetische Themen, während seine durch Publikationen dokumentierte Forschung, wie oben dargestellt, ein erheblich breiteres Spektrum der Zahnmedizin abdeckte. Bei einem 1927 durchgeführten Fortbildungskurs des ZVH behandelte er *Halbkronen, Schienen und Funktionsabdruck*, 1929 trug er auf einer der wissenschaftlichen Tagungen zum Thema *Beweglicher Zahnersatz* vor.[28]

1931 veranstaltete der ZVH im April anläßlich seines 74. Stiftungsfestes einen sechstägigen Fortbildungskurs mit Demonstrationen und Vorträgen sowie einer wissenschaftlichen Festsitzung. Türkheim beteiligte sich mit Vorträgen über *Die skelettierte Stahlprothese* und den *Werdegang eines ganzen Ober- und Unterkieferstücks*.[29] Sein letztes Referat vor seiner Entlassung aus dem Staatsdienst hielt er in diesem Rahmen auf der wissenschaftlichen Tagung anläßlich des 75jährigen Jubiläums des Vereins im April 1932. Mit einer Erörterung über *Das Kariesproblem unter besonderer Berücksichtigung der Ernährung* endete Türkheims wissenschaftlicher Beitrag zur Tätigkeit des ZVH.[30] Es ist davon auszugehen, daß er 1933 oder kurz danach als „Nichtarier“ auch seine Mitgliedschaft verlor; das genaue Datum ließ sich nicht ermitteln.

[24] Die zweite, auf der Türkheim nicht referierte, beschäftigte sich mit Gebiß- und Knochenplastik sowie Demonstrationen zur Gesichts- und Nasenplastik, s. Levy 1922, S. 594 f.

[25] S. Referat von Levy 1922, S. 595.

[26] S. oben Kap. 5.1.1.

[27] S. Referate von Levy 1923, S. 78 f. und 262 f. Vgl. dazu oben Kap. 4.1.5.2 und 4.1.5.3.

[28] S. Referate von Delbanco 1928, S. 280, und Zilkens/Schneider 1929, S. 384.

[29] S. Referat von Kraft 1931, S. 413.

[30] S. Referat von Kraft 1932, S. 440.

4.2.2 Die Continental Dental Society in London

Von Türkheims Rolle bei der Gründung der C.D.S. war bereits oben die Rede. Unter seiner Leitung wurde sie in der Nachkriegszeit zu einem wissenschaftlichen Mittelpunkt auf nationaler und internationaler Ebene. Einen Höhepunkt in ihrer Geschichte stellte das Bankett während des 11. Kongresses der Fédération Dentaire Internationale (FDI) in London 1952 dar, das die Akzeptanz der Vereinigung auf internationaler Ebene besiegelte. Von 1945 bis 1955 koordinierte Türkheim als Chairman entsprechend der Zielsetzung der Gesellschaft die wirtschaftlichen wie die wissenschaftlichen Interessen der mit ihm emigrierten jüdischen Zahnärzte.

Dank des wachsenden Interesses einheimischer Zahnärzte fanden sich zu den wissenschaftlichen Treffen schließlich regelmäßig mehr als 100 Teilnehmer ein. Die englischen Zahnärzte waren vor allem von den endodontischen und prothetischen Kenntnissen ihrer deutschen Fachgenossen beeindruckt, die durch ihre fortgeschrittenen Techniken bei ihren Patienten Zähne erhalten konnten, die sonst zur Extraktion anstanden.[31] Der folgende Auszug eines Briefes von Türkheim an Kantorowicz verdeutlicht die Unterschiede in den Vorgehensweisen der beiden Gruppen in der damaligen Zeit und belegt zugleich, wie er persönlich es sich ständig angelegen sein ließ, durch prophylaktische Untersuchungen pathologische Zustände bereits im Anfangsstadium zu erkennen und die Entwicklung gravierenderer Schäden zu verhüten:

> Ich glaube nicht, daß ich in den letzten Jahren mehr als 2 oder 3 Mal das Zahnmark angeschlagen vorgefunden habe. Ich mache grundsaetzlich bei allen Leidenden zwei Mal im Jahr Fluegelbiss durch Strahlungsbilder,[32] welch letztere mir jede verdaechtige oder bestehende Zahnfaeule anzeigen, sodass ich rechtzeitig eingreifen kann. Die uebrigen Berufsbrueder, soweit sie der Auswanderungsgruppe angehoeren, pflegen immer noch das Zahnmark abzuaetzen, waehrend die angelsaechsischen die Zaehne ausziehen.[33]

Dieser wissenschaftshistorische Aspekt der Vertreibung jüdischer Mediziner durch das NS-Regime, nämlich die Verbreitung kontinentaleuropäischer Kenntnisse und Verfahren im Emigrationsland, kann an dieser Stelle nur angedeutet werden. Eine gründliche Untersuchung der Rolle Türkheims und anderer emigrierter Zahnmediziner für die Entwicklung der Odontologie in Großbritannien etwa nach der Methode der Transferanalyse[34] muß entsprechenden Spezialstudien vorbehalten bleiben.

[31] Briefliche Auskunft von John Ellinger, Chairman der A.C.D.S. von 1966 bis 1969, 20.2.2001.

[32] Vgl. oben Kap. 4.1.3.5 mit Abb. 14.

[33] Türkheim an Kantorowicz, 12.3.1953, Nachlaß HT.

[34] Zu dieser Richtung der Wissenschaftshistoriographie allgemein s. z. B. die Beiträge in Kaelble/Schriewer (Hrsg.) (2003); zur medizinhistorischen Transferforschung vgl. etwa den

Türkheim referierte auch selbst regelmäßig auf den Tagungen der C.D.S. Über Vorträge aus der Zeit zwischen der Gründung 1943 und 1949 ist leider nichts bekannt, da die Tagungsprogramme erst ab 1950 im *British Dental Journal* veröffentlicht wurden. Im April 1950 gab er, wohl aufgrund der Fachliteratur, einen kurzen Bericht über die zahnmedizinische Forschung und Praxis in den USA. Im Februar 1952 berichtete er zusammen mit C. E. Engel[35] über Aspekte der Radiologie und Fotografie in der Odontologie sowie der Medizin im allgemeinen, im April 1954 kam er auf das Thema zurück mit einem Vortrag über die Detailinterpretation von zahnärztlichen Röntgenaufnahmen. Seine zehnjährige Amtszeit als Chairman der C.D.S. beendete er schließlich, wie bereits erwähnt, auf dem Frühjahrstreffen der Gesellschaft im April 1955 unmittelbar vor seinem Tod auf Anregung seines Freundes Fritz Salomon mit einem Beitrag über die Fortschritte auf dem Gebiet der Zahnheilkunde in der Nachkriegszeit in ihrer Bedeutung für die zahnmedizinische Praxis.[36]

Zwei Jahre später wurde die von ihm mitbegründete C.D.S. in „Anglo-Continental Dental Society" (A.C.D.S.) umbenannt, eine Namensänderung, die dem Umstand Rechnung trug, daß ihr nun zunehmend einheimische Zahnmediziner beitraten. Dies bezeugt zugleich, daß die ursprünglich in der Gesellschaft zusammengeschlossenen deutschen und österreichischen Emigranten, die während des Krieges noch als „enemy aliens" betrachtet worden waren, inzwischen von den britischen Zahnärzten als vollkommen gleichberechtigte Kollegen akzeptiert wurden. Dies kam zudem darin zum Ausdruck, daß die Beziehung der A.C.D.S. zur Organisation der einheimischen Zahnärzte, der BDS bzw. BDA,[37] im Laufe der Zeit immer enger wurde und ihr wissenschaftliches Niveau dort Anerkennung fand.[38]

von Steger/Jankrift 2004 herausgegebenen Sammelband oder die Spezialuntersuchung Müller 2004. Zum Einfluß von Emigranten auf die Medizin in Großbritannien bzw. speziell in Oxford vgl. Weindling 1991 und 1996.

[35] Näheres über diesen Mitautor Türkheims war nicht zu ermitteln. Da er im Dentists Register der Nachkriegszeit nicht verzeichnet ist (freundliche Mitteilung von Sophie Cooper, Museum Assistant, BDA Dental Museum, E-Mail vom 19.3.2009), war er wohl kein Zahnarzt, sondern vielleicht ein auf dem Gebiet der Radiologie tätiger Arzt, vielleicht sogar ein Sohn oder sonstiger Verwandter des Mitbegründers der C.D.S. Richard F. Engel (vgl. Kap. 3.7.3.2), was die Verbindung zu Türkheim erklären würde.

[36] S. die Ankündigungen im *British Dental Journal*, Our Diary 1950, S. 200; 1952, S. 80; Coming Events 1954, S. 72 (vgl. auch Reif 1955, S. 2); Coming Events 1955, S. 228 (vgl. auch Salomon 1955b, S. 5).

[37] 1956 schlossen sich die drei britischen Gesellschaften für Zahnheilkunde zur British Dental Association zusammen. Gleichzeitig konstituierte sich ein vom General Medical Council unabhängiges „General Dental Council". Freundliche Auskunft von Dr. John Zamet, CfHMS, Oxford Brookes University, E-Mail vom 16.10.2006.

[38] S. Anonymus 1983.

Zu dieser Zeit hatte sich, wohl wesentlich herbeigeführt durch die Veränderung der politischen Situation, auch die Zielsetzung der Gesellschaft gewandelt. Die standespolitischen Fragestellungen traten zurück, im Vordergrund stand nun das Anliegen, durch die Beiträge auf ihren Treffen internationale zahnmedizinische Wissenschaft auf aktuellstem Stand zu vermitteln. Unter der Führung von Walter Reif, einem Schüler von Kantorowicz, konnte die A.C.D.S. auf wissenschaftlichem Gebiet ihren hohen Standard halten; britische und ausländische Zahnmediziner hielten auf ihren Tagungen Vorträge und veranstalteten Demonstrationen zu ihren Forschungsarbeiten. Ihres Mitbegründers Türkheim gedachte sie weiterhin alljährlich mit einer in London im Rahmen der Frühjahrstagung der Gesellschaft stattfindenden Gedächtnissitzung mit einem ausländischen Gastredner,[39] auf der einleitend Türkheims Leistungen und die Qualität seiner fachlichen Beiträge sowie seine persönlichen Eigenschaften gewürdigt wurden.[40] In diesen Treffen lebte seine Idee einer kontinuierlichen qualifizierten Weiterbildung auf internationalem Niveau noch gut 20 Jahre über seinen Tod hinaus fort. Zur Finanzierung der Einladungen renommierter Vortragender wurde ein eigener Spendenfonds, der „Hans Turkheim Memorial Fund", eingerichtet. Eine (nicht ganz vollständige) Liste der Redner und ihrer Themen nach den Ankündigungen im British Dental Journal findet sich unten am Ende von Türkheims Ergographie.[41] Den ersten dieser Gedächtnisvorträge hielt Türkheims alter Freund Kantorowicz über Kariesprävention durch Rehabilitation im Kindesalter.

Da das *Journal* der ACDS hierzulande nicht vollständig nachzuweisen ist, lagen mir nur zwei dieser Gedenkvorträge vor, der ausnahmsweise im *British Dental Journal* veröffentlichte 7. aus dem Jahr 1962 von dem Genfer Professor Louis J. Baume (1913–1971)[42] über die Biologie des Dentins sowie der 15., den der Kariesforscher Klaus G. König 1970 über die „Bedeutung des Tierexperiments für die zahnärztliche Forschung und Praxis" hielt.[43] Beide entsprechen in ihrer Intention aufs beste dem besonderen Anliegen Türkheims, die Praktiker des Faches mit der aktuellen Forschung vertraut zu machen. Insgesamt sind 21 „Hans Turkheim Memorial Lectures" nachzuweisen; die letzte fand im Jahr 1976 statt.

Somit waren die Gedächtnissitzungen schon aufgegeben worden, als sich die Vereinigung am 23. April 1983 auf Initiative von John Forrest (?–1992)[44], der

[39] S. Reif 1983.

[40] S. Salomon 1955b, S. 2.

[41] S. Kap. 6.2.4.

[42] Lebensdaten s. Nachruf in *Dental World* 2003, Sept./Okt., S. 6, http://www.fauchard.org/dentalworld/2003/DW.10/DWpfaSept03-page6.htm (eingesehen 14.6.2009).

[43] Baume 1964; König 1970.

[44] S. Forrest 1983. Todesjahr nach Homepage des International College of Dentists, http://www.icd.org/history.htm (eingesehen 20.9.2006).

anschließend zum Vorsitzenden gewählt wurde, in „European Dental Society" (E.D.S.) umbenannte und damit den letzten Hinweis auf ihre Vergangenheit als Interessenvertretung von Emigranten beseitigte. Türkheims ursprüngliche Vorgabe, das stete Bemühen um wissenschaftliche Bereicherung ihrer Mitglieder, blieb indes weiterhin gewahrt. Als oberstes Ziel setzte sich die Gesellschaft, ihrem neuen Namen gemäß, die Aufgabe, den wissenschaftlichen Gedankenaustausch unter den Zahnmedizinern europaweit zu fördern. Bereits nach knapp drei Jahren, 1986, stellte die E.D.S. jedoch ihre Tätigkeit für immer ein.[45]

4.2.3 Weitere Mitgliedschaften und Funktionen in wissenschaftlichen Gesellschaften

Nach seiner Emigration nach Großbritannien war Türkheim neben seinem im vorigen Abschnitt ausführlich dargestellten Engagement in der C.D.S. bis zu seinem Tod 1955 Mitglied der British Dental Society BDS. Ein genaues Eintrittsdatum konnte trotz mehrfacher Anfragen bei der Nachfolgegesellschaft BDA in London nicht ermittelt werden. Eine Zeitlang fungierte er dort sogar als Präsident der Photographic Section,[46] da er aus seinem Hobby, der Fotografie, auch Nutzen für seine wissenschaftliche Arbeit zog und es auf diesem Gebiet zu großer Meisterschaft gebracht hatte. William Grossmann berichtet in seinem Nachruf begeistert von Türkheims Sammlung von Farbdiapositiven zahnmedizinischer Befunde, die „cover practically everything one could wish for". Leider hat sich seine Vorhersage nicht bewahrheitet, dieses wertvolle Arbeitsmittel, das mit Türkheims übrigem wissenschaftlichem Nachlaß an die University College Hospital Medical School gegangen war, werde viele Jahre lang von größter Bedeutung für den studentischen Unterricht sein.[47] Bei dem in der Einleitung erwähnten Brand, der den größten Teil des Nachlasses vernichtete,[48] wurde auch diese Diapositivsammlung ein Opfer der Flammen.

1949 wurde Türkheim zum Mitglied der Royal Society of Medicine gewählt, seit 1951 gehörte er deren Odontological Section an.[49] In allen diesen Gesellschaften bzw. Sektionen wirkte er aktiv mit. 1953 wurde er in die American Dental Association (ADA), die erst seit 1948 die Aufnahme ausländischer Zahnärzte in der Kategorie „affiliate membership" gestattete, als korrespondierendes Mitglied

[45] Freundliche Auskunft von Dr. John Zamet, CfHMS, Oxford Brookes University, E-Mail vom 12.1.2004.

[46] S. Salomon 1955a.

[47] Grossmann 1955, S. 7.

[48] Vgl. Kap. 1.2.2.

[49] Anonymus 1952; freundliche Auskunft von Claire Jackson, Archivist der Royal Society of Medicine, E-Mail vom 1.8.2000; vgl. auch Salomon 1955b, S. 5.

aufgenommen.[50] Die entsprechenden Aufnahmeregularien im Statut der ADA bestimmen, daß jeder nichtamerikanische Zahnarzt einen Antrag auf Mitgliedschaft beim Vorstand stellen kann, der ihn prüft und eine Empfehlung an die Mitgliederversammlung (House of Delegates) ausspricht. Die Mitgliedschaft berechtigt zum Bezug des *Journal of the American Dental Association* und zur Teilnahme an sämtlichen wissenschaftlichen Veranstaltungen der Gesellschaft.[51]

Die 1900 in Paris gegründete internationale Fachgesellschaft Fédération Dentaire Internationale (heute FDI World Dental Federation), in die Türkheim nach dem Krieg eintrat,[52] fand seine besondere Unterstützung, da ihre Tätigkeit seinem Ideal eines weltweiten Wissensaustausches am nächsten kam. Fritz Salomon spricht in einem Nachruf davon, er sei seit einigen Jahren Mitarbeiter („collaborator") des 1950 begründeten Publikationsorgans dieser Gesellschaft, des *International Dental Journal*, gewesen.[53] Da er, wie eine Durchsicht der Bände ergab, weder Mitherausgeber noch Mitglied des Editorial Boards der Zeitschrift war,[54] dürfte sich Salomons Hinweis auf die Aufnahme von Türkheims Demonstration der Beeinflussung von Bakterienstämmen durch verschieden zusammengesetzte Zahnzemente auf dem Londoner Kongreß der Weltgesellschaft 1952 in die in der Zeitschrift abgedruckten Kongreßakten beziehen.[55] Weiterhin gehörte er nach Salomon der britischen Society of Dental Anaesthetists sowie der in den USA (Alexandria/Va.) ansässigen International Association for Dental Research an,[56] auf deren Tagung in Chicago 1949 er seinen ersten und einzigen Vortrag außerhalb Europas gehalten hatte.[57] Es fand sich allerdings unter seinem Namen kein Eintrag in der Mitgliederkartei der Gesellschaft.[58]

[50] Directory of Dentists entitled American Dental Directory, Ausgaben 1953, 1954, 1955, freundliche Auskunft von Andrea Matlak, Archivist der ADA, E-Mail vom 25.2.2005.

[51] Freundliche Auskunft von Andrea Matlak, Archivist der ADA, E-Mail vom 25.2.2005.

[52] Von Dr. Charles Godon (1854–1923), École Dentaire de Paris, und fünf weiteren Zahnärzten gegründet, zählt sie zu den ältesten internationalen Berufsverbänden der Welt, s. http://www.fdiworld/dental.org (eingesehen 13.5.2008); mehr dazu in Ennis 1967. Genaues Eintrittsdatum Türkheims unbekannt; die Unterlagen der FDI enthalten keine Details über seine Mitgliedschaft (freundliche Auskunft von Frau Patrycia Wlosowicz-Boudif, FDI Membership Secretary, E-Mail vom 25.9.2000). Auch die Bundeszahnärztekammer besitzt keine entsprechenden Unterlagen (freundliche Auskunft von Frau Jette Krämer, Abteilungsleiterin Presse- und Öffentlichkeitsarbeit der Bundeszahnärztekammer, E-Mail vom 31.10.2006).

[53] S. Salomon 1955a; ders. 1955b, S. 6.

[54] Nach Ausweis der unter der Überschrift „Bulletin" in der Zeitschrift veröffentlichten Gesellschaftsberichte bekleidete er auch keine Ämter im Vorstand oder in den Kommissionen.

[55] *International Dental Journal* 3 (1952/53), S. 174 f.; vgl. Türkheim II 1953a.

[56] S. Salomon 1955b, S. 5.

[57] Vgl. oben Kap. 4.1.5.2 und unten 4.3.

[58] Freundliche Auskunft von Marissa Naspinski, Member Relations Coordinator, E-Mail vom 30.10.2006.

4.3 Teilnahme an Kongressen

In den zwanziger Jahren des vorigen Jahrhunderts war, entsprechend der vergleichsweise geringen Zahl von Fachgesellschaften, das Kongreßwesen in der Zahnmedizin im Vergleich zur Medizin im allgemeinen noch relativ wenig entwickelt. Dennoch suchte Türkheim vor seiner Emigration neben seiner Forschungs-, Lehr- und Praxistätigkeit auch den persönlichen Austausch mit Kollegen auf wissenschaftlichen Kongressen. Von der Teilnahme an den lokalen Tagungen des Zahnärztlichen Vereins in Hamburg und der Continental Dental Society in London war bereits die Rede.[1] Im Laufe seiner akademischen Laufbahn hatte er sich jedoch auch über sein engeres Wirkungsfeld hinaus in seinem Fach einen Namen gemacht und erhielt daher 1933 erstmals Einladungen zu Tagungen außerhalb Deutschlands. In diesem Jahr plante er nach eigenen Angaben, auf zwei ausländischen Kongressen zu referieren.[2]

Das Thema und der genaue Zeitpunkt des einen, der in Kopenhagen stattfinden sollte, überliefert er allerdings nicht; ob er tatsächlich daran teilgenommen hat, ist daher fraglich. Daneben hatte er kurz vor seiner Entlassung als Hochschullehrer eine Einladung der Schweizerischen Odontologischen Gesellschaft zu deren Frühjahrstagung erhalten, die vom 19. bis 21. Mai 1933 in Locarno stattfand. Zwar hatte er von der Universität noch den Bescheid erhalten, daß er dafür vom Dienst freigestellt werde,[3] die Unbedenklichkeitsbescheinigung für die Reise, die am 25. April vom Auswärtigen Amt angefordert worden war,[4] wurde ihm jedoch wegen seiner zwischenzeitlich erfolgten Suspendierung nicht mehr erteilt, so daß er dieser Einladung offenbar nicht mehr nachkommen konnte. Im Kongreßbericht in der *Schweizerischen Monatsschrift für Zahnheilkunde*[5] ist Türkheim jedenfalls nicht als Referent verzeichnet.

Die im gleichen Jahr aus Wien an ihn ergangenen Bitte, dort einen Vortrag zu halten, konnte er ebenfalls nicht erfüllen, weil die Reiseerlaubnis versagt wurde[6] In diesem Fall nennt Türkheim weder die einladende Körperschaft noch den genauen Zeitpunkt oder das Thema der Veranstaltung. Da seine Personalakte im Hamburger Staatsarchiv keinen entsprechenden Vorgang enthält, ist zu vermuten,

[1] S. dazu Kap. 8.2.2.

[2] S. Lebenslauf II, Nachlaß HT.

[3] Landesunterrichtsbehörde an das Zahnärztliche Institut der Hamburgischen Universität, betr. Antrag auf Freistellung von Hans Türkheim, 18.4.1933, StAH, 361-6 Hochschulwesen, Dozenten- und Personalakten IV 1497, Bl. 49 f.

[4] Landesunterrichtsbehörde (Unterschrift unleserlich) an Auswärtiges Amt Berlin, Anfrage zur Unbedenklichkeit von Türkheims Reise in die Schweiz, 25.4.1933, ebd., Bl. 51.

[5] S. Held 1933.

[6] S. Lebenslauf II, Nachlaß HT.

daß die Einladung nach seiner Entlassung ausgesprochen wurde, so daß sie bei der Hochschulbehörde nicht aktenkundig wurde. Als Privatmann aber konnte der „Nichtarier" wohl kaum damit rechnen, die Genehmigung für eine Auslandsreise zum Zweck eines wissenschaftlichen Vortrags zu erhalten.

In den ersten Jahren seiner Emigration und während des Krieges kamen Kongreßreisen ins Ausland nicht in Frage. Erst nach dem Krieg konnte er wieder an Veranstaltungen in Kontinental-Europa teilnehmen. 1948 referierte er, wie berichtet, auf der von der Hamburger Zahnärztekammer initiierten Frühjahrstagung zum Thema „Soziale Zahnheilkunde".[7] 1949 unternahm er seine erste und einzige Kongreßreise nach den USA, wo er in Chicago auf der 21. Hauptversammlung der International Association of Dental Research (IADR) über erste Ergebnisse seines Forschungsprojekts zur Entwicklung eines neuen antibakteriellen Füllungsmaterials berichtete. 1953 besuchte er den Deutschen Zahnärzte-Kongreß in Düsseldorf, wo er *An observation on school dentistry in Germany* vortrug und sich mit internationalem Fachpublikum über Erfolge in der Schulzahnpflege austauschte. Auch nutzte er die Gelegenheit, die aus diesem Anlaß gezeigte Internationale Dental-Ausstellung zu besuchen.[8]

Dazwischen hatte er 1952 auf dem 11th International Dental Congress in London die ersten Ergebnisse seiner bakteriologischen Materialstudien mit Metallen und verschiedenen Zementen präsentiert, die oben ausführlich behandelt wurden.[9] Im September 1954 referierte er auf dem Congresso Italiano di Stomatologia in Venedig über *Die feinere Deutung von zahnaerztlichen Roentgenbildern* und auf der Österreichischen Zahnärztetagung in Innsbruck über *Zwei Typen von Behelfsklammern in der partiellen Prothetik*.[10] Trotz gründlicher Sichtung entsprechender Berichte in zahnärztlichen Zeitschriften ließ sich eine Teilnahme Türkheims an weiteren Tagungen und Kongressen, die in seinen eigenen Zusammenstellungen nicht erfaßt sind, nicht nachweisen.

[7] S. dazu Kap. 3.8.2.

[8] S. Türkheim 1953c.

[9] S. Türkheim II 1953a, S. 1.

[10] StAH, 361-6 Hochschulwesen, Dozenten- und Personalakten IV 1055, Bl. 7. Über diese Kongresse berichtete er auch der C.D.S., s. Coming Events 1954, S. 220.

4.4 Postume Würdigungen der Leistungen Türkheims

Obgleich Türkheim in den letzten 22 Jahren seines Lebens vom universitären Wissenschaftsbetrieb ausgeschlossen gewesen war, erschienen nach seinem Tod immerhin sieben Nekrologe, die seiner Beiträge zur wissenschaftlichen Entwicklung der Zahnheilkunde gedachten, allerdings überwiegend in Zeitschriften des angelsächsischen Raumes, in dem er seine neue Heimat gefunden hatte. In Deutschland, das ihn vertrieben hatte, reagierte eines der verbreitetsten Fachblätter, die *Zahnärztlichen Mitteilungen*, lediglich mit einer kürzeren redaktionellen Notiz, in der es hieß:

> [...] in *seinem Heimatland England* [Hervorhebung d. Verf.] und im gesamten Ausland war der Verstorbene wegen seines weitreichenden Wissens und seiner starken Persönlichkeit hoch geschätzt.

Von seiner Tätigkeit an der Universität Hamburg fand lediglich seine Honorarprofessur für Zahnheilkunde in der Nachkriegszeit Erwähnung. Über sein überaus produktives zwölfjähriges Wirken am Hamburger Zahnärztlichen Universitäts-Institut in der Weimarer Zeit als Wissenschaftler und akademischer Lehrer und seine schmähliche Vertreibung aus seiner außerordentlichen Professur ging man dagegen mit Stillschweigen hinweg.[1]

Nur die *Deutsche zahnärztliche Zeitschrift* brachte im Februar 1956 einen ausführlicheren Gedenkartikel, der aus der Feder von Alfred Kantorowicz stammte, seinem ältesten Freund und Weggenossen, der mehr als 40 Jahre mit ihm in Verbindung gestanden hatte und daher mit seiner Arbeit und seiner Persönlichkeit gründlicher vertraut war als jeder andere.[2] Er erinnerte, daran, daß Hans Türkheim an der Hamburger Universität vor dem Krieg mit seinen wissenschaftlichen Arbeiten wichtige Beiträge zu verschiedenen aktuellen Forschungsthemen geleistet habe, und hob imsbesondere seine sinnesphysiologischen Untersuchungen hervor, mit denen er durch die Anwendung physiologischer Fragestellungen auf den Bereich der Stomatologie eine wesentliche Grundlage für die neue Forschungsrichtung der zahnärztlichen Psychophysiologie geschaffen habe. Kantorowicz, der selbst in die Emigration getrieben worden war, erinnerte seine deutsche Leserschaft auch an das große Unrecht, das Türkheim in seiner Heimat Deutschland geschehen war. Doch obgleich dieser, wie der Laudator aus persönlicher Kenntnis berichten konnte, in London seine Laborstudien nur unter primitiven Bedingungen habe fortsetzen können, habe die abrupte Unterbrechung seiner akademischen Karriere seinen unermüdlichen Forscherdrang nicht zu unterdrücken vermocht:

[1] Anonymus 1955e.

[2] Kantorowicz 1956.

> Erst in der Not enthüllt sich der wahre Charakter eines Menschen, der des Wissenschaftlers, wenn er allen Gewalten zum Trotz [...] dem Forschungstrieb Unbekanntes erkennen zu wollen, folgt. [...] Er war ein Vorbild methodischen Arbeitens auch in seiner Privatpraxis. [...]
> Er starb [...] in der Fremde, die trotz dankbarst empfundenen großzügigen Entgegenkommens gegen schuldlos Entrechtete und Vertriebene niemals die Heimat ersetzen kann.[3]

Das *British Dental Journal*, das Organ der British Dental Societies, publizierte einen Nachruf von Fritz Salomon, auch er ein Emigrant und persönlicher Freund Türkheims.[4] Er unterstrich die große Breite der Forschungsinteressen des Verstorbenen, die sich in den späteren Jahren neben einem Schwerpunkt in der Bakteriologie vornehmlich auf histologische und radiologische Fragestellungen erstreckt hatten. Ferner erwähnte er Türkheims Arbeiten über Lokalanästhetika und zur Prothetik sowie seine Beiträge zur wissenschaftlichen Erforschung der Zahnpulpa.[5]

Auch das *Journal of the American Dental Association* brachte im Juni 1955 einen kurzen Nachruf auf sein korrespondierendes Mitglied Türkheim, in dem seine Beiträge zur zahnärztlichen Forschungsliteratur gewürdigt wurden.[6] Ebenso gedachte die internationale Zahnärztevereinigung ihres engagierten Mitglieds. In einem anonymen Nachruf im Mitteilungsblatt der FDI vom 11. Juni 1955 wurde die große Zahl seiner wissenschaftlichen Publikationen anerkennend hervorgehoben und dankbar an seine vielfältigen Vorträge und Demonstrationen erinnert, die er in England und im Ausland gehalten hatte.[7]

Beim obenerwähnten „Memorial Meeting for the late chairman Prof. Dr. Hans J. Turkheim" der C.D.S. am 29. Oktober 1955, bei dem Kollegen und Freunde seiner Verdienste um die standespolitischen und wissenschaftlichen Ziele der Gesellschaft gedachten, würdigten die drei Sprecher, Walter Reif, Max Adler in Vertretung des abwesenden Fritz Salomon und William Grossmann, einmütig sein ungewöhnliches Engagement für die Wissenschaft und seinen Einsatz für die Ziele der Gesellschaft. Sein Hauptinteresse sei darauf gerichtet gewesen, die Verbreitung zahnmedizinischen Wissens zu fördern, die praktischen Methoden der Zahnheilkunde im Lichte der fortschreitenden Forschung kritisch zu beleuchten und neue Ergebnisse und Hypothesen zu überprüfen. Dafür hätten ihm die mehrere Jahre lang von ihm selbst organisierten wissenschaftlichen Veranstaltungen der Gesellschaft ein wichtiges Forum geboten. Besonders unterstrichen sie seine ungewöhnliche Hingabe an seine Arbeit.

[3] Kantorowicz 1956, S. 58, 57.

[4] S. zu ihm oben Kap. 3.7.3.2.

[5] S. Salomon 1955a.

[6] S. Anonymus 1955c.

[7] S. Anonymus 1955d.

Salomon lenkte die Aufmerksamkeit darauf, wie Türkheim, obgleich von Natur aus konservativ gesinnt, trotz seines „old-fashioned outlook" und der Hochschätzung der etablierten Vorstellungen und Methoden stets die Notwendigkeit hervorgehoben habe, in der Erkenntnis voranzuschreiten und Neues zu erproben.[8] Grossmann, der Türkheims wissenschaftliches Werk im einzelnen würdigte, beklagte den Umstand, daß viele seiner Aufzeichnungen und Beobachtungen wegen seines frühen Todes unpubliziert geblieben waren.[9] Vor allem bedauerte er, daß seine letzte Untersuchung, die der Frage einer möglichen Quecksilberpenetration aus Amalgamfüllungen ins umgebende Zahngewebe galt, unvollendet geblieben war,[10] ein innovativer Forschungsansatz, der erst viel später wieder aufgegriffen wurde. Türkheims Beschäftigung damit beweist einmal mehr, daß er bei der Wahl seiner Untersuchungsgegenstände auf der Höhe der Zeit war und sogar schon manche Probleme erkannt hatte, die erst später ins Zentrum der Forschung rückten.

Türkheims allgemeine Verdienste um die Entwicklung der Zahnmedizin in enger Verbindung mit der allgemeinen medizinischen Wissenschaft hat wohl der Schweizer Louis Baume in seiner Türkheim-Gedenkrede vor der A.C.D.S. 1962 am treffendsten zusammengefaßt:

> In his view, dentistry includes the care of the oro-dental organs by the well-coordinated practice of technical procedures and biological principles. The non-mechanical aspect of oral medicine should thus bring to the practice of dental surgery the application of basic principles of human biology and the fundamentals of general medicine. Within the scope of oral medicine, he insisted, lies the control of the relationship between dental restorations and the underlying living tissues, and the protection of health from insults to the oral cavity.[11]

[8] S. Salomon 1955b, S. 6.

[9] S. Grossmann 1955.

[10] S. Grossmann 1955, S. 8.

[11] Baume 1964, S. 254.

5 Dokumentarischer Anhang

5.1 Tabellarischer Lebenslauf von Hans Jacob Türkheim

23.07.1889	in Hamburg geboren
1899–1908	Besuch der Gelehrtenschule des Johanneums in Hamburg
13.02.1908	Abitur an der Gelehrtenschule des Johanneums
1908–1911	Studium der Zahnmedizin
22.04.1908–01.03.1909	an der Julius-Maximilians-Universität Würzburg
27.04.1909–21.02.1911	an der Ludwig-Maximilians-Universität München
01.06.1911	Staatsexamen in München mit dem Prädikat „gut“
01.11.1911–30.10.1913	„Hilfsassistent“ an der Klinischen Abteilung des Zahnärztlichen Universitäts-Instituts München
Sommer 1913	Tätigkeit in der Schulzahnklinik Ruhpolding
10.12.1913	Niederlassung in eigener Praxis in Hamburg
1915–1916	Bataillonszahnarzt in Hamburg
19.05.1920	Promotion zum Dr. med. dent. in Hamburg
4.05.1921	Habilitation für Zahnheilkunde an der Medizinischen Fakultät Hamburg; Erteilung der Venia legendi
11.05.1921	Antrittsvorlesung
11.05.1921–16.03.1926	Volontärassistent und Leiter des Wissenschaftlichen Laboratoriums der Schulzahnklinik des Zahnärztlichen Universitäts-Instituts; Verwalter der Institutsbibliothek
01.04.1926–27.04.1933	Leiter der Prothetischen Abteilung des Zahnärztlichen Universitäts-Instituts
12.01.1926–27.04.1933	Mitglied der Zahnärztlichen Prüfungskommission der Medizinischen Fakultät
25.04.1930	Ernennung zum außerordentlichen Professor
27.04.1933	Entlassung aus „rassischen“ Gründen
17.12.1935	Aufnahme in das britische Dentists Register
23.10.1936	Emigration nach Großbritannien
Ende 1936	Niederlassung im Rahmen einer Gemeinschaftspraxis in London
Juni – September 1940	als „enemy alien“ interniert auf der Isle of Man

Oktober 1942	Mitbegründer der Continental Dental Society
Frühj. 1945–27.04.1955	Präsident der Continental Dental Society
15.02.1952	Ernennung zum Honorarprofessor der Medizinischen Fakultät der Universität Hamburg
WiSe 1952/53 – WiSe 1954/55	Gastvorlesungen an der Zahnärztlichen Universitätsklinik Hamburg
27.04.1955	in London verstorben

5.2 Urkunden zur wissenschaftlichen Karriere von Hans Jacob Türkheim

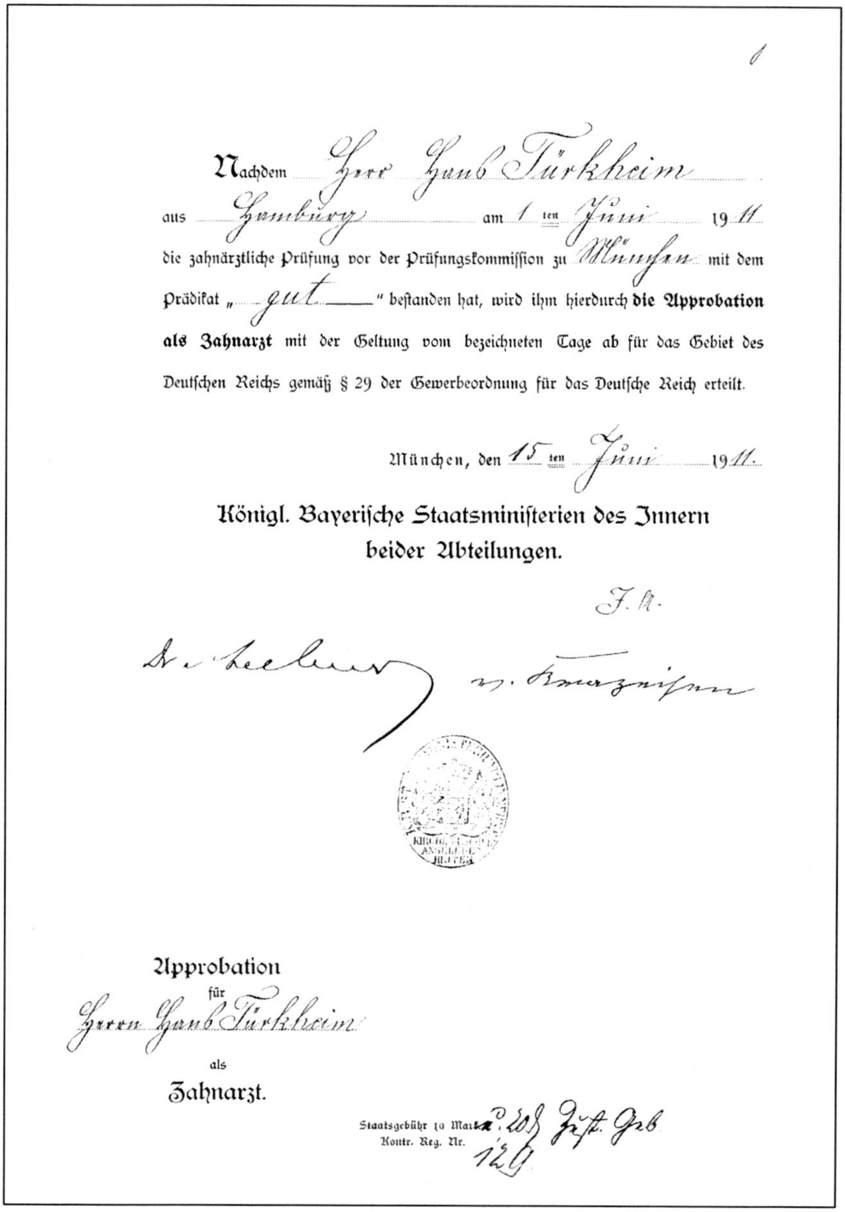

1

Nachdem Herr Hans Türkheim

aus Hamburg am 1 ten Juni 1911

die zahnärztliche Prüfung vor der Prüfungskommission zu München mit dem Prädikat „gut" bestanden hat, wird ihm hierdurch **die Approbation als Zahnarzt** mit der Geltung vom bezeichneten Tage ab für das Gebiet des Deutschen Reichs gemäß § 29 der Gewerbeordnung für das Deutsche Reich erteilt.

München, den 15 ten Juni 1911.

Königl. Bayerische Staatsministerien des Innern beider Abteilungen.

J. A.

Approbation
für
Herrn Hans Türkheim
als
Zahnarzt.

Staatsgebühr 10 Mark
Kontr. Reg. Nr. 120

Abb. 29: Hans Türkheims Approbationsurkunde 1911 (Nachlaß HT)

Unter dem Rektorat von Georg Thilenius, Doctor medicinae, ordentlichem Professor der Völkerkunde, und während des Dekanats von Bernhard Nocht, Doctor medicinae, ordentlichem Professor der Tropenhygiene, hat die Medizinische Fakultät

Herrn Hans Jacob Türkheim

aus Hamburg

auf Grund ‚sehr gut' bestandener Prüfung und Veröffentlichung seiner Schrift ‚Untersuchungen über das Empfindungsvermögen des Dentins' die Würde als

Doktor der Zahnheilkunde

verliehen. Zum Zeugnis dessen ist diese Urkunde ausgestellt, mit dem Siegel der Fakultät versehen und vom Dekan unterzeichnet worden.

Hamburg, den 19. Mai 1920.

Der Dekan

(L. S.)

Abb. 30: Hans Türkheims Promotionsurkunde 1920 (Nachlaß HT)

ERNENNUNGSURKUNDE

Der Senat ernennt

den früheren nichtbeamteten

Außerordentlichen Professor

Herrn Dr. Hans T ü r k h e i m

zum Honorarprofessor

für die Dauer seiner Zugehörigkeit

zum Lehrkörper der Universität Hamburg.

Hamburg, den 15. Februar 1952

Der Präsident des Senats

In Vertretung

(Dr. Nevermann)
Zweiter Bürgermeister

Abb. 31: Urkunde über Hans Türkheims Ernennung
zum Honorarprofessor der Universität Hamburg 1952 (Nachlaß HT).

6 Bibliographischer Anhang

6.1 Abgekürzt zitierte Zeitschriftentitel

Arch Anat Physiol, Anat Abth	Archiv für Anatomie und Physiologie, Anatomische Abtheilung
Arch Anat Physiol wiss Med	Archiv für Anatomie, Physiologie und wissenschaftliche Medicin
Arch Mikroskop Anat	Archiv für mikroskopische Anatomie
Ber Wiss Gesch	Berichte zur Wissenschaftsgeschichte
Biochem Z	Biochemische Zeitschrift
Br Dent J	British dental journal
Bull Hist Med	Bulletin of the history of medicine
Centralbl Physiol	Centralblatt für Physiologie
Dent Cosmos	The dental cosmos
Dent Items Interest	Dental items of interest
Dent Pract	The dental practitioner
Dent Pract Dent Rec	The dental practitioner and dental record
Dent Rec	The dental record
Dtsch Ärztebl	Deutsches Ärzteblatt
Dtsch Med Wochenschr	Deutsche medizinische Wochenschrift
Dtsch Monatsschr Zahnheilkd	Deutsche Monatsschrift für Zahnheilkunde
Dtsch Zahnärztl Wochenschr	Deutsche zahnärztliche Wochenschrift
Dtsch Zahnärztl Z	Deutsche zahnärztliche Zeitschrift
Ergeb Gesamten Zahnheilkd	Ergebnisse der gesamten Zahnheilkunde
Fortschr Zahnheilkd	Fortschritte der Zahnheilkunde
Hamb Ärztebl	Hamburger Ärzteblatt
Hamb Familienbl	Hamburger Familienblatt
Hamb Wochenschr Ärzte	Hamburger Wochenschrift für Ärzte[, Zahnärzte] und Krankenkassen
Intern Dent J	International Dental Journal
J ACDS	Journal of the Anglo-Continental Dental Society
J Am Dent Assoc	Journal of the American Dental Association
J Dent Res	Journal of dental research
J Hist Dent	Journal of the history of dentistry

J Hist Med Allied Sci	Journal of the history of medicine and allied sciences
Klin Wochenschr	Klinische Wochenschrift
Korrespondenzbl Zahnärzte	Korrespondenzblatt [auch „Correspondenz-Blatt"] für Zahnärzte
MedHist J	Medizinhistorisches Journal
Mitt Ärzte Gross-Hamb	Mitteilungen für die Ärzte und Zahnärzte Gross-Hamburgs
NTM	NTM. Internationale Zeitschrift für Geschichte und Ethik der Naturwissenschaften, Technik und Medizin
Nuovi Ann Ig Microbiol	Nuovi annali d'igiene e microbiologia
NY State Dent J	New York State Dental Journal
Odont Bl	Odontologische Blätter
Pflügers Arch	[Pflüger's] Archiv für die gesamte Physiologie des Menschen und der Tiere
Pl Syst Evol	Plant Systematics and Evolution
RGBl	Reichsgesetzblatt
Schweiz Monatsschr Zahnheilkd	Schweizerische Monatsschrift für Zahnheilkunde
Schweiz Monatsschr Zahnmed	Schweizerische Monatsschrift für Zahnmedizin
Vierteljahrsschr Zahnheilkd	Vierteljahrsschrift für Zahnheilkunde
Wien Klin Wochenschr	Wiener klinische Wochenschrift
Würzb Medizinhist Mitt	Würzburger medizinhistorische Mitteilungen
Wundt's Phil Studien	Wundts philosophische Studien
Yearb Dent	Year-book of dentistry
Zahnärztl Mitt	Zahnärztliche Mitteilungen
Zahnärztl Rundsch	Zahnärztliche Rundschau
Zahnärztl Student Rundsch	Zahnärztlich-studentische Rundschau
Zentralbl Bakteriol	Zentralblatt für Bakteriologie, Infektionskrankheiten und Hygiene
Z Ethnomed transkult Psych	Zeitschrift für Ethnomedizin und transkulturelle Psychiatrie
Z Stomatol	Zeitschrift für Stomatologie
Z Ver Hamb Gesch	Zeitschrift des Vereins für Hamburgische Geschichte

6.2 Hans Jacob Türkheims Ergographie

6.2.1 Veröffentlichungen

I. Monographien

1920 Untersuchungen über das Empfindungsvermögen des Dentins. Ergeb Gesamten Zahnheilkd 6: 353-376 [zugl. Med. dent. Diss., Hamburg].

1921 Die Sinnesphysiologie der Mundhöhle und der Zähne (Dtsch Zahnheilkd 5: 1-55). Thieme, Hamburg/Leipzig [zugl. Med. dent. Habil.-Schrift, Hamburg].

1933 Taschenbuch der klinischen Prothetik. Ihre Praxis, ihre Fehlerquellen. Ein Hilfsbuch für Studierende der Zahnheilkunde und Zahnärzte aus den Erfahrungen der Prothetischen Abteilung des Hamburger Universitäts-Instituts. Meusser, Berlin.

1936 Manual de prótesis clínica. Práctica odontotécnica y causas de error que en ella se encuentran. Versión española de J. Vilá y Torrent. Pubul, Barcelona.

1938 Manuale di protesi dentarie nella pratica e nei suoi errori. Ed. Odontologiche, Torino.

II. Aufsätze[1]

1913a Kasuistischer Beitrag. Dtsch Monatsschr Zahnheilkd 31: 143-145.

1913b Eine Modifikation der Mandibularanaesthesie. Dtsch Monatsschr Zahnheilkd 31: 423-430.

1914 Zur Kenntnis der Schmelzhypoplasie. Dtsch Monatsschr Zahnheilkd 32: 729-763.

1918 Vorschläge für eine einheitliche Bezeichnung der Zähne und ihrer Teile. Dtsch Monatsschr Zahnheilkd 36: 44-47.

1919 Injektions-Kanülen und -Spritzen. Zahnärztl Rundsch 28: 415.

1920a Über den augenblicklichen Stand der Kariesforschung [I]. Dtsch Zahnärztl Wochenschr 23: 401-403.

1920b Über den augenblicklichen Stand der Kariesforschung [II]. Dtsch Zahnärztl Wochenschr 23: 413-415.

1920c Über den augenblicklichen Stand der Kariesforschung [III]. Dtsch Zahnärztl Wochenschr 23: 471.

1920d Über den augenblicklichen Stand der Kariesforschung [IV]. Dtsch Zahnärztl Wochenschr 23: 501.

1920e Über Mitempfindungen in den Zähnen. Dtsch Zahnärztl Wochenschr 23: 17.

1920f Zur Kariesforschung. Dtsch Zahnärztl Wochenschr 23: 462, 471.

1921a Die Psychophysiologie des Zahnschmerzes (Antrittsvorlesung). Dtsch Zahnärztl Wochenschr 24: 269-271.

1921b Die Bedeutung physiologischer Probleme für die theoretische und praktische Zahnheilkunde. Zahnärztl Rundsch 30: 445-451.

1922a Untersuchungen über Wurzelbehandlung. Dtsch Monatsschr Zahnheilkd 40: 257-267.

1922b Die Verästelung des apikalen Wurzelkanals nebst Folgerungen, die sich daraus ergeben von Zahnarzt Dr. Djerassi, Sofia, kritische Bemerkungen zu dem gleichnamigen Artikel in dieser Zeitschrift. Vierteljahrsschr Zahnheilkd 38: 92-94.

[1] Die Veröffentlichungen der Nachkriegszeit (1949 ff.) erschienen unter der bei Türkheims Einbürgerung nach Großbritannien 1948 angenommenen Namensform „Turkheim“.

1922c Über die Bedeutung der Schmelzfärbung. Z Stomatol 20: 653-657.

1922d Die Ernährung und die physikalische Chemie des Schmelzes. Vierteljahrsschr Zahnheilkd 38: 486-499.

1922e Referat über Sterilisation des Wurzelinhalts (in: Vereinsbericht des Vereins Schleswig-Holsteiner Zahnärzte). Dtsch Zahnärztl Wochenschr 25: 407.

1922f Theorie und Praxis der Schulzahnpflege [I]. Hamb Wochenschr Ärzte 3: 20.

1922g Theorie und Praxis der Schulzahnpflege [II] Hamb Wochenschr Ärzte 3: 51 f.

1923a Über das Wesen der Karies. Zahnärztl Rundsch 32: 145-149.

1923b Unmittelbarer Ersatz einzelner Frontzahnkronen (Vortrag vor dem Zahnärztlichen Verein Hamburg , April 1923)). Dtsch Zahnärztl Wochenschr 26: 262.

1923c Zur Kariesforschung. Dtsch Zahnärztl Wochenschr 26: 462, 471.

1924a Untersuchungen über das Zahnsteinlösungsvermögen der gebräuchlichen Zahnpasten. Zahnärztl Rundsch 33: 288 f.

1924b Die Schmerzempfindung im Dentin und ihre physiologischen Grundlagen. Dtsch Zahnärztl Wochenschr 27: 51 f.

1925a Über die Einwirkung von Säuren und Alkalien auf die Speicheldiastase (Speichelstudien I). Dtsch Monatsschr Zahnheilkd 43: 744-754.

1925b Beiträge zur Kariesforschung: eine Kariesstatistik. Vierteljahrsschr Zahnheilkd 41: 63-71.

1925c Über den sogenannten Schmelzstoffwechsel. Z Stomatol 23: 642-646.

1925d Eine Vereinfachung der Kramponverschraubung nach Bryant [!]. Zahnärztl Rundsch 34: 586-588.

1925e Die Wasserstoffionenkonzentration des Speichels. Dtsch Monatsschr Zahnheilkd 43: 44-48.

1926a Über Injektionen des Schmelzes durch die Zahnbeinkanälchen. Z Stomatol 24: 887-889.

1926b Über den Gehalt des Speichels an Muzin, Ammoniak, Kochsalz und Kalzium. Speichelstudien IV. Dtsch Monatsschr Zahnheilkd 44: 897-904.

1927 Über symmetrische Anomalien im Zahnsystem. Dtsch Monatsschr Zahnheilkd 45: 302-306.

1928a Ueber weitere Befunde bei symmetrischen Anomalien im Zahnsystem. Dtsch Monatsschr Zahnheilkd 46: 1602-1608.

1928b Über das Arbeiten im Sitzen. Zahnärztl Rundsch 37: 1738-1742.

1929a Über Befestigungsmöglichkeiten des Zahnersatzes. Korrespondenzbl Zahnärzte 53: 307-414.

1929b Über die oligodynamische Wirkung einiger Metalle. Dtsch Monatsschr Zahnheilkd 47: 1-10.

1930 Über die Beeinflussung der Mundbakterien durch mechanische und chemische Maßnahmen. Zahnärztl Rundsch 39: 1206-1212.

1931a Desinfektion an Hand- und Winkelstücken. Zahnärztl Rundsch 40: 989-992.

1931b Über die oligodynamische und bakterizide Wirkung einiger Silberlegierungen und -verbindungen. Z Stomatol 29: 1067-1079.

1932a Ueber die Stahlschleifenklammer. Zahnärztl Rundsch 41: 1646-1650.

1932b Ein Fall von Opisthogenie. Dtsch Monatsschr Zahnheilkd 50: 1057-1059.

1932c El problema de la caries con especial consideración de la alimentación. Revista médica 5: 624-633.

1933a Das Kariesproblem unter besonderer Berücksichtigung der Ernährung. Zahnärztl Rundsch 42: 107-112.

1933b Ueber die räumliche Ausdehnung des Gipses. Dtsch Zahnärztl Wochenschr 36: 249-251.

1933c Die Anschauung als Hilfsmittel im prothetischen Unterricht. Dtsch Zahnärztl Wochenschr 36: 501-502.

1935 Zur Kritik der Kariesfrage. Z Stomatol 33: 193-206 (in Zusammenarbeit mit Paul Laband).

1949a Partial persistence of deciduous and absence of permanent teeth in an adult. Br Dent J 87: 73.

1949b Two cases of fused incisors in the deciduous dentition. Br Dent J 87: 41.

1949c A Case of Pulp Survival after Accident. Br Dent J 86: 278-283.

1949d The Bactericidal Effect of Essential Oils on Some Bacteria [Vortragsreferat]. J Dent Res 28: 677 f.

1950 Beitrag zur Pathologie und Therapie der kariösen Höhle unter besonderer Berücksichtigung des Röntgenbildes. Dtsch Zahnärztl Z 5: 918-927.

1951 The Desinfection and Sterilisation of Dental Impression Materials. Br Dent J 90: 240-242.

1952a A Modified Retaining Device for Upper Partial Dentures. Dent Pract 2: 203-205.

1952b Bacteriological Studies in Local Anaesthesia. Br Dent J 92: 167-173.

1952c The Effect of Tobacco Smoke upon Some Bacteria. J Dent Res 31: 326-328.

1953a Bacteriological Investigations on Dental Materials. Br Dent J 95: 1-7 [Kurzfassung in: Intern Dent J 3,3: 174 f., 1952/53].

1953b A Modified Stress-Breaker. Dent Pract 3: 197-198.

1953c An observation on school dentistry in Germany. Br Dent J 95: 250 f.

1954 Interpretation of roentgenographic details indicating conservative treatment. J Am Dent Assoc 49: 12-17.

1955a A Study on the Bactericidal Effect of Zinc Oxide Eugenol Cement. Dent Rec 14: 29-35.

1955b In Vitro Experiments on the Bactericidal Effect of Zinc Oxide Eugenol Cement on Bacteria-Containing Dentin. J Dent Res 34: 295-301.

III. Beiträge zu Handbüchern und Sammelwerken

1925a Cariesforschung. In: Misch, Julius (Hrsg.): Fortschritte der Zahnheilkunde. Thieme, Leipzig. Bd. 1-9, 1925-1933. Bd. 1/1, S. 94-114.

1925b Physiologische Chemie. In: Ebd., Bd. 1/1, S. 502-518.

1926a Cariesforschung. In: Ebd., Bd. 2/1, S. 327-339.

1926b Physiologische Chemie. In: Ebd., Bd. 2/1, S. 592-599.

1927a Cariesforschung. In: Ebd., Bd. 3/1, S. 335-341.

1927b Physiologische Chemie. In: Ebd., Bd. 3/1, S. 612-614.

1928a Cariesforschung. In: Ebd., Bd. 4/1, S. 353-362.

1928b Physiologische Chemie. In: Ebd., Bd. 4/1, S. 660-668.

1929a Fermente des Speichels. In: Kantorowicz, Alfred (Hrsg.): Handwörterbuch der gesamten Zahnheilkunde. Barth, Leipzig; Meusser, Berlin. Bd. 1, S. 661-664.

1929b Chemische Zusammensetzung der Zähne. In: Ebd., Bd. 1, S. 414-418.

1929c Physiologische Chemie. In: Misch, Julius (Hrsg.): Fortschritte der Zahnheilkunde. Thieme, Leipzig. Bd. 1-9, 1925-1933. Bd. 5/1, S. 650-653.

1929d Cariesforschung. In: Ebd., Bd. 5/1, S. 317-325.

1929e Die Zähne des Menschen in ethnologischer und völkerpsychologischer Beziehung. Kulturgeschichtliche Studien und Skizzen aus Vergangenheit und Gegenwart. In: Festschrift zur Vierjahrhundertfeier der Gelehrtenschule des Johanneums zu Hamburg 1529–1929. Broschek, Hamburg, S. 329-336.

1930a Karies. In: Kantorowicz, Alfred (Hrsg.): Handwörterbuch der gesamten Zahnheilkunde. Barth, Leipzig; Meusser, Berlin. Bd. 2, S. 1108-1159.

1930b Cariesforschung. In: Misch, Julius (Hrsg.): Fortschritte der Zahnheilkunde. Thieme, Leipzig. Bd. 1-9, 1925-1933. Bd. 6/1, S. 312-317.

1930c Physiologische Chemie. In: Ebd., Bd. 6/1, S. 604-615.

1931a Reflexe der Mundhöhle. In: Kantorowicz, Alfred (Hrsg.): Handwörterbuch der gesamten Zahnheilkunde. Barth, Leipzig; Meusser, Berlin. Bd. 3, S. 2435-2437.

1931b Schmelzvitalismus. In: Ebd., Bd. 4, S. 2669.

1931c Schmerzempfindung der Mundhöhle. In: Ebd., Bd. 4, S. 2669-2676.

1931d Sinnesempfindung. In: Ebd., Bd. 4, S. 2742-2754.

1931e Speichel. In: Ebd., Bd. 4, S. 2784-2797.

1931f Stoffwechsel. In: Ebd., Bd. 4, S. 2943-2951.

1931g Verdauung. In: Ebd., Bd. 4, S. 3032-3034.

1931h Zerkleinerung der Speisen. In: Ebd., Bd. 4, S. 3325-3330.

1931i Physiologische Chemie. In: Misch, Julius (Hrsg.): Fortschritte der Zahnheilkunde. Thieme, Leipzig. Bd. 1-9, 1925-1933. Bd. 7/1, S. 653-659.

1931j Cariesforschung. In: Ebd., Bd. 7/1, S. 348-367.

1932a Physiologische Chemie (in Zusammenarbeit mit Rudolf Hanssen). In: Ebd., Bd. 8/1, S. 584-605.

1932b Kariesforschung. In: Ebd., Bd. 8/1, S. 361-383.

1933a Kariesforschung. In: Ebd., Bd. 9/1, S. 359-366.

1933b Physiologische Chemie (in Zusammenarbeit mit Rudolf Hanssen). In: Ebd., Bd. 9/1, S. 635-647.

6.2.2 Vorträge[2]

1919 Über Innervierung und Empfindungsvermögen des Dentins.[3]

1920 Ueber den augenblicklichen Stand der Kariesforschung (Wissenschaftliche Tagung des Zahnärztlichen Vereins in Hamburg am 16.-18.4.1920 mit Fortbildungs-Vorträgen und Demonstrationen).[4]

1921 Physiologische Probleme in ihrer Bedeutung für die theoretische und praktische Zahnheilkunde.[5]

Die Methoden der Pulpendarstellung (Wissenschaftliche Herbsttagung des Zahnärztlichen Vereins in Hamburg am 29./30.10.1921 im Hörsaal des AK St. Georg).

Entfernung und Sterilisation des Wurzelkanalinhalts (ebd.)

1922 Die Schulzahnpflege in ihrer Bedeutung für die Wissenschaft (1. Tagung für soziale und wissenschaftliche Zahnheilkunde, Hamburg vom 16.-19.3.1922).

Die Ernährung und die physikalische Chemie des Schmelzes (Wissenschaftliche Sitzung im Anschluß an die Ordentliche Mitgliederversammlung des Zahnärztlichen Vereins in Hamburg am 6.11.1922 im AK St. Georg).

1923 Ueber das Wesen der Karies (Tagung der Gesellschaft für Zahnheilkunde in Berlin am 9.1.1923).[6]

Unmittelbarer Ersatz einzelner Frontzahnkronen (Wissenschaftliche Sitzung des Zahnärztlichen Vereins in Hamburg am 9.4.1923 sowie Wissenschaftliche Tagung anlässlich des 68jährigen Stiftungfests im AK St. Georg am 28./29.4.1923).

1924 Normale und pathologische Histologie der Zähne (Fortbildungskurse des Zahnärztlichen Vereins in Hamburg im AK St. Georg am 16./17.2.1924).

Speicheluntersuchungsmethoden (ebd.).

Bericht über die Arbeiten des wissenschaftlichen Laboratoriums des zahnärztlichen Instituts in Hamburg (Wissenschaftlich-soziale Tagung anlässlich des 68jährigen Bestehens des Zahnärztlichen Vereins in Hamburg im AK St. Georg am 26./27.4.1924).

Bedeutung und Pflege der Zähne (Zahnheilkunde im Rundfunk. Hamburger Sender, Dezember 1924).[7]

1925 Moderne Wurzelbehandlung (Fortbildungskurse des Zahnärztlichen Vereins in Hamburg im Zahnärztlichen Ambulatorium des AKE vom 20.-24.4.1925).

Wissenschaftliche Demonstrationen (Wissenschaftliche Sitzung im Anschluß an die Ordentliche Mitgliederversammlung des Zahnärztlichen Vereins in Hamburg am 7.12.1925 im AK St. Georg).

[2] Für die Zusammenstellung der Vorträge Türkheims wurden in erster Linie die Vereinsberichte des Zahnärztlichen Vereins Hamburg ausgewertet, zum einen in den Jahrgängen 1919 (Bd. 22) bis 1932 (Bd. 35) der *Deutschen zahnärztlichen Wochenschrift*, zum anderen in den Jahrgängen 1921 (Bd. 2) bis 1933 (die Nummerierung der Bände endet mit dem Jahrgang 1923 [Bd. 4]) der *Hamburger Wochenschrift für Ärzte[, Zahnärzte] und Krankenkassen*, die seit 1924 bis 1933 unter dem Titel *Mitteilungen für Ärzte, Zahnärzte und Krankenkassen Gross-Hamburgs* erschien. Soweit Titel aus anderen Quellen stammen, ist dies jeweils vermerkt.

[3] S. Levy 1920, S. 42.

[4] S. Zahnärztlicher Verein 1920, S. 120; Levy 1920, S. 501.

[5] S. Levy 1921, S. 279.

[6] Veröffentlichung: Türkheim II 1923a, S. 145.

[7] S. L. 1928, S. 503.

(1925) Ausbreitung der Karies (2. Tagung für soziale Zahnheilkunde vom 10.-11.10.1925 in Hamburg).[8]

1926 Demonstrationen [ohne Angabe von Inhalten] (Fortbildungskurse 1926 in den Grenzgebieten der Medizin und Zahnheilkunde am 28.3.1926 im Allgemeinen Krankenhaus Hamburg-Eppendorf).

1927 Halbkronen, Schienen, Funktionsabdruck (70jähriges Stiftungsfest des Zahnärztlichen Vereins in Hamburg im Zahnärztlichen Universitätsinstitut am 26.3.1927).

Funktionsabdruck und Prothese (Fortbildungskurse des Zahnärztlichen Instituts der Hamburgischen Universität vom 11.1.1928).

Die Zähne in Brauch und Sitte der Völker (Zahnheilkunde im Rundfunk. Hamburger Sender, Oktober 1927).[9]

1928 Halbkronen, Gußkronen (Fortbildungskurse des Zahnärztlichen Vereins in Hamburg im Zahnärztlichen Universitätsinstitut vom 19.-24.3.1928).

Demonstrationen aus der Prothetik (Jacketkronen, Schienen, Abdruckverfahren) (90. Versammlung der Gesellschaft Deutscher Naturforscher und Ärzte in Hamburg, 16.-22.9.1928, Sektion Zahnheilkunde).

Ueber die oligodynamische Wirkung einiger Metalle (ebd.).[10]

Ueber die Adhäsionskraft der Kautschukplatten (ebd.).

1929 Über Befestigungsmöglichkeiten des Zahnersatzes (Rundfunkvortrag, Deutsche Welle, 21.1.1929).[11]

Beweglicher Zahnersatz (Wissenschaftliche Tagung anläßlich des 72jährigen Bestehens des Zahnärztlichen Vereins in Hamburg am 13./14.4.1929 im AK St. Georg)

Erfahrungen mit Klammerbrücken (Wissenschaftliche Sitzung im Anschluß an die Ordentliche Mitgliederversammlung des Zahnärztlichen Vereins in Hamburg und des Zahnärztlichen Vereins Altona am 2.6.1929 im AK St. Georg).

1930 Mißerfolge in der Prothetik (Wissenschaftliche Sitzung im Anschluß an die Ordentliche Mitgliederversammlung des Zahnärztlichen Vereins in Hamburg am 6.10.1930 im Allgemeinen Krankenhaus Eppendorf).

Eindrücke von der internationalen Hygieneausstellung in Dresden und von der internationalen Dentalschau in Berlin (ebd.).

Klammerbrücken und vereinfachte Plattenprothesen (Demonstrationsabend des Zahnärztlichen Instituts der Universität Hamburg am 5.2.1930).

1931 Die skelettierte Stahlprothese (Wissenschaftliche Tagung anlässlich des 74. Stiftungsfests des Zahnärztlichen Vereins in Hamburg vom 13.-18.4.1931).

Werdegang eines ganzen Ober-und Unterstückes (ebd.).

Desinfektionsversuche an Hand- und Winkelstücken (Wissenschaftliche Sitzung im Anschluß an die Ordentliche Mitgliederversammlung des Zahnärztlichen Vereins in Hamburg am 9.3.1931 im AK St. Georg).

1932 Elektrisches Verhalten von verschiedenen Metallen im Munde (Wissenschaftliche Sitzung im Anschluß an die Ordentliche Mitgliederversammlung des Zahnärztlichen Vereins in Hamburg am 8.2.1932 im AK St. Georg).

[8] Referat: Zweite Tagung 1925, S. 9.

[9] S. L. 1928, S. 503.

[10] Publikation: Türkheim II 1929b.

[11] Korrespondenzbl Zahnärzte 1929, 53: 307.

(1932) Über Neuerungen in der Goldgußtechnik (Demonstrationsveranstaltung des Zahnärztlichen Instituts der Hamburgischen Universität für Zahnärzte in der Prothetischen Abteilung am 14.2.1932).

Das Kariesproblem unter besonderer Berücksichtigung der Ernährung (Wissenschaftliche Tagung anlässlich des 75. Stiftungsfests des Zahnärztlichen Vereins in Hamburg am 23./24.4.1932 im Hörsaal des Pathologischen Instituts des AKE).[12]

1948 Soziale Zahnheilkunde in Großbritannien (Frühjahrstagung der Hamburger Zahnärztekammer unter dem Thema „Soziale Zahnheilkunde" am 22./23.5.1948 im Auditorium Maximum der Universität Hamburg).[13]

1949 The Bactericidal Effect of Essential Oils on Some Bacteria (27th General Meeting der International Association for Dental Research, 24.-26. Juni 1949 in Chicago, Ill.).[14]

1950 Short Report on Dental Research and Practice in the U.S. (Meeting der C.D.S. am 21.-23.4.1950 in London, Eastman Dental Hospital).[15]

1952 Bacteriological Investigations on Dental Materials [Demonstration] (11th International Dental Congress, 19.–26.7.1952 in London, Royal Festival Hall).[16]

Some Aspects of Radiography and Photography in Dentistry and Medicine (mit C. E. Engel) (Meeting der C.D.S. am 13.2.1952 in London, Eastman Dental Hospital).[17]

1953 An observation on school dentistry in Germany (Deutscher Zahnärzte-Kongreß mit Internationaler Dental-Ausstellung in Düsseldorf, 16.-21.9. 1953.)[18]

1954 Detailed Interpretation of Dental Radiographs (Spring Meeting der C.D.S. am 30.4.-2.5.1954 in London, Eastman Dental Hospital).[19]

Die feinere Deutung von zahnärztlichen Röntgenbildern (29. Congresso Italiano di Stomatologia, Venezia 13.-15.9.1954).

Zwei Typen von Behelfsklammern in der partiellen Prothetik.(Österreichische Zahnärztetagung in Innsbruck am 23.-25.9.1954).[20]

Reports on 29th Congress of Dentists and Stomatologists at Venice and Austrian Dental Meeting at Innsbruck (Autumn Meeting der C.D.S. am 23./24. Oktober 1954 in London, Eastman Dental Hospital).[21]

1955 Dental practice and history (Spring Meeting der C.D.S. am 22. -24.4.1955 in London, Eastman Dental Hospital).[22]

[12] Publikation: Türkheim II 1933a.

[13] Reisebericht von Hans und Franziska Turkheim, 1948, StAH, Familienarchiv Lippmann, B 5, S. 17 und 21.

[14] Publikation des Vortragsreferats: Türkheim II 1949d (in den *Proceedings der Tagung,* Robinson 1949).

[15] Vortrag am 22. April 1950, s. Coming Events 1950, S. 200.

[16] Publikation: Türkheim II 1953a [Kurzfassung]; vgl. Türkheim II 1953a, S. 1; Fischer 1952, S. 1395.

[17] S. Coming Events 1952, S. 80.

[18] S. Türkheim 1953c.

[19] Vortrag am 1.5.1954, s. Coming Events 1954, S. 72.

[20] StAH, Hochschulwesen, Dozenten- und Personalakten, IV 1055, Bl. 7.

[21] S. Coming Events 1954, S. 220.

6.2.3 *Von Türkheim betreute Dissertationen 1923 bis 1933*[23]

1923

Fürst, Helmut: Experimentelle Beiträge zur physikalischen Chemie des Zahnschmelzes.

Reimers, John Gustav Wilhelm: Beitrag zur Behandlung putrider Wurzelkanäle durch Elektrosterilisation.

Stilck, Manfred: Experimentelle Untersuchungen über künstlichen Zahnstein.

1924

* Lichtenstein, Edith: Über den Ammoniakgehalt des Speichels in Beziehung zur Zahnkaries.

Pagel, Alfred: Über den Stoffwechsel im Dentin.

Riedel, Walter: Die Resistenz der Mikroorganismen in den Wurzeldentinkanälchen nach Gangränbehandlung.

Sintenis, Karl: Experimentelle Beiträge zur Wurzelbehandlung mit Säuren.

* Tecklenburg, Erich: Über den Mucingehalt des Speichels und seine Beziehung zur Zahnkaries.

1925

* Draeger, Else: Über die Beziehung des Ptyalins und der Wasserstoffionenkonzentration im Speichel zur Zahnkaries.

* Eisfeld, Max: Experimentelle Beiträge zur Desinfektion der kariösen Höhle.

Göhring, Georg: Über die Beeinflussung der Speichelreaktion durch perorale Medikation (Speichelstudien III).

Hundt, Richard: Über die Beeinflussung der Sinnesfunktion an Zunge und Gaumen durch künstlichen Zahnersatz in Form von Adhäsionsplatten.

* Janssen, Julius: Über die Beziehung des Calciumgehaltes des Speichels zur Karies.

Krohn, Gertrud: Über den Einfluß der Umwelt auf die Zähne Hamburger Schulkinder, unter besonderer Berücksichtigung des Kriegseinflusses.

* Prelle, Heinrich: Über die Beziehung des NaCl.-Gehaltes des Speichels zur Zahnkaries.

Rauhlfs, Karl: Sinnesphysiologische Untersuchungen des Geschmackssinnes mit Hilfe von Stammbetäubung des N. lingualis und unter Verwendung spezifisch unterschwelliger Schmecklösungen.

Rose, Heinz: Untersuchungen über das Säurebildungsvermögen der Kariesstreptokokken.

* Simon, Franz Julius: Über den Glukosegehalt des menschlichen Speichels (Speichelstudien II).

[22] S. Reif 1955, S. 2; Coming Events 1955, S. 228

[23] Zusammengestellt nach dem *Hochschulschriftenverzeichnis*, Bd. 42 (1926) bis 50 (1934) (Band 42 enthält die Jahre 1920–1925) und anhand der größtenteils in der Hamburger Staats- und Universitätsbibliothek vorhandenen Originale überprüft. Aufgenommen wurden alle Arbeiten, in denen Türkheim in der Danksagung ausdrücklich genannt ist. Auf diese Weise konnten 40 Titel rekonstruiert werden, während Türkheim in einer Übersicht seiner Publikationen aus der Zeit von 1913 bis 1933 angibt, daß „43 Dissertationen zur Erlangung der zahnärztlichen Doktorwuerde in den Jahren 1922–1933 […] im wissenschaftlichen Laboratorium und in der prothetischen Abteilung des zahnaerztlichen Universitaetsinstituts Hamburg" unter seiner Leitung fertiggestellt wurden (Nachlaß HT). Da er nur die elf mit * gekennzeichneten Titel verzeichnet, waren die drei fehlenden Arbeiten nicht zu identifizieren. Soweit nicht anders vermerkt, handelt es sich um zahnmedizinische Promotionen.

1927

* Dierks, Karl: Experimentelle Beiträge zur sogenannten Vitalität des Schmelzes.

1930

Borgs, Fritz: Biologische Studien über Acidobakterien aus Initialkaries.

Kaufmann, Ernst: Über symmetrische Anomalien im Zahnsystem mit besonderer Berücksichtigung symmetrischer Karies an atypischen Stellen.

Loewy, Julius: Die Viskosität des Speichels.

* Rudolph, Arthur: Über die Beeinflussung von Mundbakterien durch oligodynamische und bakterizide Stoffe unter besonderer Berücksichtigung einiger Silberverbindungen.

Schlüter, Hans: Ein Beitrag zur Frage der Beeinflussung der Mundbakterien durch Säure, Alkalin, Fohydol, Alkohol und Kochsalz.

Schrader, Alfred: Untersuchungen über die Stabilität der Kronenverankerung.

Westphal, Otto: Untersuchungen über die elastischen Eigenschaften der Klammermetalle und ihre Veränderungen.

Witt, Otto: Über Temperaturpunkte und Schmerzempfindung im Dentin.[24]

1931

Eitzen, Hans: Untersuchungen über die Haltbarkeit von Wurzelstiften in Wurzelkanälen.

Friedlaender, Ruth: Über elektrolytische Erscheinungen in der Mundhöhle bei Anwesenheit von zwei oder mehreren Metallen.

Jahnke, Elly: Untersuchungen über die Biozönose in der Mundhöhle.

Steding, Theodor: Untersuchungen von Zahnfarben.

Stratz, Walter: Untersuchungen der Säurewerte des Speichels im bezahnten und unbezahnten Kiefer.

1932

Flügel, Wilhelm: Untersuchungen über die Elastizität von Kautschuk unter besonderer Berücksichtigung von Drahtgeflecht-Einlagen.

Raddatz, Herbert: Über die Beeinflußbarkeit von Mundbakterien durch Silargetten, Fohydol-M, Formamint und Hexylresorcinol, speziell in qualitativer Hinsicht.

Schneider, Gottfried: Untersuchungen über Gipsabdruckmassen.

Schulze, Otto: Klinische und röntgenologische Kontrolle von Ringkronen.

1933

* Milhahn, Theodor: Die Kariesfrequenz bei 1400 untersuchten Patienten unter besonderer Berücksichtigung des Alters, des Geschlechtes, der Schmelzhypoplasien und der Geburtsjahreszeit.

* Supper, Werner: Inwieweit läßt sich rostfreier Stahl als Material für Stahl-Schleifenklammern verwenden?

[24] In dieser Dissertation wird der Doktorvater nicht ausdrücklich genannt; der Autor bezieht sich jedoch auf Arbeiten von Türkheim.

6.2.4 *Turkheim Memorial Lectures der (A)CDS 1956 bis 1976*[25]

1 (1956) Kantorowicz, Alfred: The Prevention of Caries by Means of Rehabilitation at the Age of Enamel Formation (Br Dent J 101: 145).

2 (1957) [kein Nachweis]

3 (1958) Schuchardt, Karl: Surgical Preparations of the Mouth for Full and Partial Dentures (Br Dent J 104: 463).

4 (1959) Pedersen, P. O.: Non-Carious Loss of Tooth-Substance (Br Dent J 106: 294).

5 (1960) Langeland, Kaare: Pulp Reactions to Cavity Preparation, a Comparison of Conventional and New Engines (Br Dent J 108: 310).

6 (1961) Singer, Federico: Aesthetics in Anterior Bridgework (Br Dent J 110: 286).

7 (1962) Baume, Louis J.: Survey of Dentine Biology (Br Dent J 112: 338;[26] Veröffentlichung: ebd., 116: 254-259 [1964]).

8 (1963) Deliberos, Jean: Restoration of Apparently Irreparable Teeth (Br Dent J 114: 334).

9 (1964) [kein Nachweis]

10 (1965) Hut, Marten: Osteotomies of the Jaws with Special Reference to the Maxilla (Br Dent J 118: 362).

11 (1966) Mühlemann, Hans Rudolf: What I Learned from Periodontometry (Br Dent J 120: 342).

12 (1967) Bouyssou, M.: Dental Resorptions from the Practitioners. Viewpoint and Some Aspects of the Spontaneous Healing of Root Fractures (Br Dent J 122: 368).

13 (1968) Stellmach, Rudolf: Modern Treatment of Malformations of the Face Arising from Cleft Lip and Palate (Br Dent J 124: 338).

14 (1969) Sandler, Henry C.: Oral Cytology in Dental Practice (Br Dent J 126: 389).

15 (1970) König, Klaus G.: The Importance of Animal Experimentation for Dental Research and for Dental Practitioners (Br Dent J 128: 426) [Publikation: König 1970].

16 (1971) Sprigg, Robert H.: The Swing-lock Partial Dentures (Br Dent J 130: 376).

17 (1972) Phillips, Ralph W.: Dental Materials Science in Education and Practice – Its Past and Future (Br Dent J 132: 342).

18 (1973) Redtenbacher, Kurt: Advances in Root Canal Therapy (Br Dent J 134: 402, 550).

19 (1974) Lewin-Epstein, Jacob: Observations of the Surgical Management of the Unerupted Tooth Adjunctive to Orthodondics (Br Dent J 136: 352).

20 (1975) Strong, Daniel: Electrosurgery in the Daily Dental Practice (Br Dent J 138: 228).[27]

21 (1976) Massler, Maury: The Biologic Basis for Successful Restorative Dentistry (Br Dent J 140: 292).

[25] Zusammengestellt nach den Ankündigungen („Coming Events") oder Gesellschaftsnachrichten („Societies") im *British Dental Journal*.

[26] Danach war ursprünglich ein anderes Thema vorgesehen („When Preparing Cavities"); der 1964 gedruckte Vortrag ist jedoch ausdrücklich Turkheim Memorial Lecture von 1962 gekennzeichnet.

[27] Angekündigt unter „Notes and Comments".

6.3 Allgemeines Quellen- und Literaturverzeichnis

6.3.1 Unveröffentlichte Quellen (Archivalien)

I. Staatsarchiv der Freien und Hansestadt Hamburg (StAH)

Bestand 112-3: Mairie Hamburg

27, Bd. 6: Geburtsregister 1812

35, Bd. 5a: Heiratsregister 1811

39, Bd. 6: Sterberegister 1812

Bestand 211-3: Oberappellationsgericht

A 607: Moritz Türkheim 1878

Bestand 221-11: Staatskommissar für die Entnazifizierung

M 1676: Heinrich Schröder

Bestand 314-15: Oberfinanzpräsident

1991, Bd. 2: Walter und Franziska Reiss

1998, T 37: Hans Türkheim

Bestand 332-1 I: Wedde I

29, Bd. 36: Hochzeitenbuch 1768
29, Bd. 50: Hochzeitenbuch 1783

Bestand 332-1 II: Wedde II

8, Bd. 93: Verheiratungsprotokolle der Stadt: Dez. 1849 – März 1850

8, Bd. 189: Verheiratungsprotokolle der Stadt: August – September 1865

Bestand 332-3: Zivilstandsaufsicht 1866–1875

B 35: Heiraten 1870

B 38: Heiraten 1871

B 49: Heiraten 1873

C 197: Sterberegister St. Pauli 1871

C 140: Sterberegister St. Pauli 1873

Bestand 332-7: Staatsangehörigkeitsaufsicht

A 1 f: Bürgerprotokolle 1811–1919
156: 2.1.1878–31.12.1878
94: 21.1.1901–18.9.1901

A IV 3: Alphabetisches Entlassungsregister mit Angabe der Nr. der Entlassungsakte 1830–1919

Bestand 332-8: Meldewesen

A 24: Reisepassprotokolle 1851–1929
Bd. 30: 1861 Sept. – 1862 Apr.
Bd. 59: 1889
Bd. 223, 285, 327 (ohne Angabe der Laufzeiten)

A 30: Alphabetische Meldekartei 1892–1925 (verfilmt unter Sign. K)
K 6489
K 6697
K 7090

Bestand 352-3: Medizinalkollegium

I C 12: Matrikel der hamburgischen Zahnärzte
Bd. 1: 1895–1921
Bd. 2: 1921–1936

I C 14: Streitige Honorarforderungen auswärtiger Ärzte 1845–1918

I H 1b: Zahnärztliche Versorgung der Pfleglinge in den städtischen Krankenanstalten, Armen- und Pflegehäusern 1929–1930

I O 7: Führung von ausländischen Doktorentiteln. Abgrenzung der Berufsbegriffe: Zahntechniker und Zahnarzt, Bd. 4: 1906–1910

II S 7 f: Zahnpflege und zahnärztliche Überwachung der Schulkinder, Bd. 1: 1907–1928

IV C 34: Julius Türkheim

IV K 38: Namensverzeichnis zu IV K 39

IV K 39: (Chronologisches) Register über angemeldete, nicht geprüfte Krankenbehandler und Zahnbehandler 1904–1913

Bestand 361-5 II: Hochschulwesen II

Ae 2: Zahnärztliche Universitätsklinik und Poliklinik
/1: Errichtung eines Zahnärztlichen Instituts
Bd. 1: 1919–1930
Bd. 2: 1934–1935
/2: Schaffung einer Kieferklinik 1934–1945

Ai 6: Professuren in der Medizinischen Fakultät
/2: Ordentliche Professur für Zahnheilkunde 1919–1946
/28: Außerordentliche Professur für Kieferchirurgie 1935–1938
/29: Außerordentliche Professur für Zahnheilkunde 1938–1940
/30: Außerordentliche Professur für Kieferchirurgie 1938–1939

Al 1: Zahnärztliches Institut 1922–1929

Al 16: Zahnärztliche Klinik 1934–1951

Gb 3: Verlegung des Zahnärztlichen Instituts der hamburgischen Universität nach Alsterglacis 1
Bd. 2: 1927–1937

Pb 2: Ernennung von Privatdozenten zu nichtbeamteten außerordentlichen Professoren, Allgemeines
Bd. 2: 1928–1931

Uf 1: Approbation für Mediziner und Zahnmediziner

/4: Prüfungskommission für die zahnärztliche Prüfung 1919–1947

Ug 14: Entziehung des Doktortitels 1925–1951

Ui 9: Besondere Lehraufträge in der Medizinischen Fakultät SS 1922 – SS 1952

Bestand 361-6: Hochschulwesen, Dozenten- und Personalakten

I 22: Fischer, Guido, Prof. Dr.

IV 317: Grawinkel, Carl

IV 853: Rohrer, Alfred

IV 1055: Türkheim, Hans

IV 1497: Türkheim, Hans

IV 1582: Grawinkel, Carl, Prof. Dr.

Bestand 362-2/30: Wilhelm-Gymnasium

674, Bd. 9: Abgangszeugnisbuch 1932–1940

Bestand 364-5 I: Universität I

A 1.6: Einwirkungen des nationalen Umschwunges auf den Lehrkörper, auf Lehre und Unterricht 1933–1948

K 20.1.575: Zahnärztliche Universitätsklinik und Poliklinik 1919–1957

K 20.1.575p: Zahnärztliche Universitätsklinik und Poliklinik. Personalangelegenheiten 1925–1955

L 50.6.58: Türkheim, Hans Jakob 1933–1940

M 70.21: Staatsprüfung für Ärzte und Zahnärzte 1917–1953

Bestand 522-1: Jüdische Gemeinden

63a: Hebammenregister, Bd. 1

388c: Kartei der Gemeindemitglieder am 10.10.1928

696a: Geburtsregister 1811–1815

696d: Geburtsregister 1841–1851

696e: Geburtsregister 1852–1860

696g: Geburtsregister 1866–1867

702a: Heiratsregister 1816–1829

702b: Heiratsregister 1830–1844

702c: Heiratsregister 1845–1855

725b: Leichenregister 1825–1829

725f: Leichenregister 1844–1847

725g: Leichenregister 1848–1852

992b: Kultussteuerkartei der Deutsch-Israelitischen Gemeinde in Hamburg 1913–1938 und der Hochdeutschen Israelitengemeinde Altona 1923–1938

Bestand 622-1: Familienarchive

55: Familienarchiv Lippmann

A 12: Leo Lippmann: „Meine Vorfahren“, ein Beitrag zur Geschichte der Familien Lippmann und Laskar (Lazarus) in Hamburg. [Hamburg] 1939 [masch.] [zit. als „Ms. Lippmann I“]

A 18: Leo Lippmann: „Die Vorfahren meiner Ehefrau Anna Josephine Lippmann geb. von der Porten“, ein Beitrag zur Geschichte der Familie Maximilian von der Porten (Hamburg) und der Familie Salomon Benedict Goldschmidt (Frankfurt a. M.). [Hamburg] 1939 [masch.] [zit. als „Ms. Lippmann II“]

B 5: Arthur [!] Lippmann: Korrespondenz mit Freunden, Bekannten und Kollegen, alphabet.
Darin: Reisebericht von Franziska (Francis) und Hans Turkheim, 15.–26.5.1948 [zit. als „Reisebericht Turkheim“][1]

105: Familienarchiv Türkheim

A 1 – A 26: Arbeiten von Dr. med. Julius Türkheim, geb. 3.3.1853 in Hamburg, gest. 18.3.1928 in Hamburg

Bestand 720–1: Plankammer

344-5 1/ Straßenplan Gänsemarkt

Bestand 741–2: Genealogische Sammlungen

Mappe T

II. Bayerisches Hauptstaatsarchiv München (StAMü)

Kultusministerium

MK 17025: Personalakt Studienprofessor Leo Türkheim

III. Staatsarchiv Nürnberg (StANü)

AG Nürnberg

Nachlassakten VI 2655/1917

Hans-Sachs-Gymnasium Nürnberg

Personalakt Nr. 171

IV. Stadtarchiv Würzburg (StadtAWü)

Grundliste Ludwigstraße 20

Einwohnermeldebögen, jüngere Reihe

Leo Türkheim
Nora Cäcilia Türkheim

[1] Abdruck ohne die Passagen mehr privaten Inhalts in Andrae 2003, S. 186-198.

V. Universitätsarchiv der Bayerischen Julius-Maximilians-Universität Würzburg (UAWü)

Personalbestand der königlich-bayerischen Julius-Maximilians-Universität Würzburg im Sommersemester 1908

VI. Archiv der Medizinischen Fakultät Hamburg, Universitätsklinikum Hamburg-Eppendorf (MedFakHH)

Angelegenheiten des Lehrkörpers, Aktenplan der frühen medizinischen Fakultät

52 Ehrung, Stiftung, Preise
522 Honorarprofessuren

VII. Historisches Archiv des Universitätsklinikums Hamburg-Eppendorf im Institut für Geschichte und Ethik der Medizin (UKE-Archiv)

Biographische Kartei

Biographische Sammlung

Akte Guido Fischer (aus dem Bestand der Medizinischen Fakultät):

Fischer an die Medizinische Fakultät der Universität Hamburg, 7.4.1952
Fischer an die Medizinische Fakultät der Universität Hamburg, 15.8.1952

VIII. Bibliothek des Ärztlichen Vereins Hamburg

Biographischer Zettelkatalog

IX. Standesamt Mitte, Hamburg

Geburtsregister

Geburtsurkunde Hans Jacob Türkheim

X. Archiv der Gelehrtenschule des Johanneums, Hamburg (AJohHH)

Abiturientenverzeichnis der Gelehrtenschule des Johanneums 1804–1909
Album der Gelehrtenschule des Johanneums 1865–1921
Jahresbericht der Gelehrtenschule des Johanneums zu Hamburg 1904–1910

Schülerkartei

Nr. 7200: Hans Jacob Türkheim
Nr. 9249: Herbert Türkheim
Nr. 9569: Franz Alfred Türkheim

XI. Bibliothek der Genealogischen Gesellschaft Hamburg

Familienarchiv

Familienakte Lippmann

XII. Wellcome Trust Centre for Health, Medicine and Society, Oxford Brookes University (CfHMS)

A biographical database of European medical refugees, 1930s–1950s, collected by Paul Weindling.

XIII. Nachlaß von Hans Türkheim im Besitz von Familie Peter Turkheim (Nachlaß HT)[2]

Abgangszeugnis der Julius-Maximilians-Universität Würzburg für Hans Jacob Türkheim, 1.3.1909

Abgangszeugnis der Universität München für Hans Jacob Türkheim, 20.8.1913

Approbationsurkunde von Hans Jacob Türkheim, München, 20.8.1913

Kollegienbuch für Herrn stud. med. dent. Hans Jacob Türkheim

Lebenslauf I (ca. 1926)

Lebenslauf II (ca. 1947)

Ergographische Auflistung von Hans Jacob Türkheim

Korrespondenz von Hans Jacob Türkheim

Brief an Alfred Kantorowicz, 12.3.1953
Brief an Alfred Kantorowicz, 7.4.1953

Korrespondenz von Francis (Franziska) Türkheim

Brief der University College Hospital Medical School, London, 10.6.1955
Brief des Dental Department der Medical School, London, 22.6.1955

[2] Er befindet sich seit dem Tod von Peter Turkheims Witwe Anne-Marie 2006 im Besitz von Hans Türkheims Enkel Michael Turkheim, Kingston/Surrey.

6.3.2 Gedruckte Quellen und Literatur

ADB: Allgemeine Deutsche Biographie. Hrsg. von der Historischen Kommission bei der Königlichen Akademie der Wissenschaften. Bd. 1– . Duncker & Humblot, Leipzig, 1875– .

Adler, Max (1922): Zur Behandlung der schweren Magengeschwürsblutungen. Med. Diss., Würzburg.

Adreßbuch der Landeshauptstadt Stuttgart. Union Deutsche Verlagsanstalt, Stuttgart, Ausg. 1918 – 1927.

Ärztliches Handbuch nebst Verzeichnis der Ärzte im Deutschen Reiche und deutscher Ärzte im Auslande. Hrsg. vom Verband der Ärzte Deutschlands zur Wahrung ihrer Wirtschaftlichen Interessen. Leipzig, Ausg. 1921, 1924/25.

Albrecht, Walter (1925): Anatomie. Entwicklungsgeschichte. Physiologie. Untersuchungsmethoden. In: Denker, A./Kahler, O. (Hrsg.): Handbuch der Hals-Nasen-Ohren-Heilkunde mit Einschluß der Grenzgebiete. Bd. 1-5: Die Krankheiten der Luftwege und der Mundhöhle, T. 1. Springer, Berlin/Bergmann, München.

Altmann, Lawrence (1998): Who Goes First? The Story of Self-Experimentation in Medicine. University of California Press, Berkeley [u. a.].

Altonaer Adressbuch. Adressbuchgesellschaft, Altona, Ausg. 1926 – 1935.

Amtliches Stuttgarter Adreßbuch. Stuttgart, Selbstverlag der Stadtgemeinde, Ausg. 1928 – 1935.

Andrae, Matthias (2003): Die Vertreibung der jüdischen Ärzte des Allgemeinen Krankenhauses Hamburg-St. Georg im Nationalsozialismus. Med. Diss., Hamburg 1997, überarb. Fassung, Books on Demand, Norderstedt.

Andresen, Viggo (1921): Über Mineralisation und Remineralisation des Zahnschmelzes. Dtsch Monatsschr Zahnheilkd 39: 97-122.

Anonymus (1904): Das Logenheim [der Henry Jones-Loge des U.O.B.B.] in Hamburg. Festschrift zur Erinnerung an die Einweihung, Sonntag, den 28. August 1904. Hamburg.

Anonymus (1915): Kriegszahnärztliches [Referat]. Dtsch Monatsschr Zahnheilkd 33: 54 f.

Anonymus (1920): Die Schulzahnkliniken. Hamb Wochenschr Ärzte 1: 120.

Anonymus (1924): Referat über: Hans Türkheim: Die Ernährung und die physikalische Chemie des Schmelzes (Zeitschriften: Vierteljahrsschrift für Zahnheilkunde 1922, Heft 4). Zahnärztl Rundsch 33: 10.

Anonymus (1933a): Ankündigung von Gesetzen und Verordnungen zur Ariergesetzgebung. Zahnärztl Mitt 24: 430.

Anonymus (1933b): Ankündigung von Gesetzen und Verordnungen zur Ariergesetzgebung. Zahnärztl Mitt 24: 463-464.

Anonymus (1933c): England. Aussichten einer ärztlichen Niederlassung für aus Deutschland zugewanderte Ärzte (Kleine Mitteilung). Zahnärztl Rundsch 42: 1236.

Anonymus (1933d): Verordnung über die Zulassung von Aerzten, Zahnärzten und Zahntechnikern zur Tätigkeit bei den Krankenkassen. Zahnärztl Mitt 24: 1339-1363.

Anonymus (1933e): Verzeichnis der Mitglieder der drei Hamburger Logen U. O. B. B.: Steinthal Loge, Henry Jones Loge, Nehemia Nobel Loge. Hamburg.

Anonymus (1933f): Bedeutende hamburgisch-jüdische Staatsbeamte scheiden aus. Hamb Familienbl 36: 3.

Anonymus (1935): Niederlassungsbedingungen für den deutschen Zahnarzt im Ausland. In: Deutsches Zahnärztebuch. Adreßkalender der Zahnärzte im Deutschen Reich, Freistaat Danzig und im Memelland, Ausg. 18 (1932–1935). Berliner Verlags-Anstalt, Berlin, S. 183-198.

Anonymus (1940): Refugee Dental Surgeons. Br Dent J 68: 384.

Anonymus (1941): Die Berufsaussichten der Ärzte, Zahnärzte und ähnlicher Berufsgruppen haben sich gebessert. Zahnärztl Mitt 32: 267.

Anonymus (1949): Zum 60. Geburtstag von Ludwig Köhler. Zahnärztl Mitt 40: 18.

Anonymus (1952): Biographical Directory: Hans Türkheim. J Dent Res 31: 729.

Anonymus (1954a): Referat über: H. J. Turkheim: Bacteriological Investigations on Dental Materials. J Am Dent Assoc 48: 236.

Anonymus (1955a): Referat über: H. J. Turkheim: Bacteriological Investigations on Dental Materials. NY State Dent J 20: 173 f.

Anonymus (1955b): Referat über: H. J. Turkheim: In vitro experiments on the bactericidal effect of zinc oxide eugenol cement on bacteria-containing dentin. J Am Dent Assoc 51: 513.

Anonymus (1955c): Death of Hans Turkheim, German Professor reported. J Am Dent Assoc 50: 734.

Anonymus (1955d): In Memoriam – H. J. Turkheim. FDI Newsletter 11: 1.

Anonymus (1955e): Professor Hans J. Türkheim. Zahnärztl Mitt 43: 408.

Anonymus (1983): The Evolution of the European Dental Society. The European Dental Society News Letter 1: 1.

Anonymus (1998): The first one hundred meetings of the American Dental Society of Europe. American Dental Society of Europe, o. O.

Anonymus (2001): Die Wege zur Lokalanästhesie in der Zahnheilkunde. T. 1-2. Aventis Pharma Deutschland GmbH, Frankfurt/Main (forum-med-dent).

Anrep, Vassilij von (1880): Ueber die physiologische Wirkung des Cocain. Pflügers Arch 21: 38-77.

Ballin, Gerhard (1977): Die Familie des Hamburger Reeders Albert Ballin und ihre Herkunft. Norddt Familienkd 26, 3: 65-69.

Battenberg, Friedrich (1990a): Schutzjuden. In: Erler, Adalbert/Kaufmann, Ekkehard (Hrsg.): Handwörterbuch zur deutschen Rechtsgeschichte. Bd. 4. E. Schmidt, Berlin, Sp. 1535-1541.

— (1990b): Das europäische Zeitalter der Juden. Zur Entwicklung einer Minderheit in der nichtjüdischen Umwelt Europas. Bd. 1-2. Wissenschaftliche Buchgesellschaft, Darmstadt.

Baume, Louis (1964): Survey of Dentine Biology. Br Dent J 92: 254-259.

BE: Brockhaus Enzyklopädie. Bd. 1-30. Brockhaus, Leipzig/Mannheim 2006.

Becker, Artur (1933): Das sensible Dentin. Med. dent. Diss., Heidelberg.

Bender, Wolfgang (1970): Die zeitgenössische Zahnheilkunde im Spiegel der Deutschen Monatsschrift für Zahnheilkunde 1915–1924. Med. dent. Diss., Kiel.

Beneke, Klaus (1999): Biographien und wissenschaftliche Lebensläufe von Kolloidwissenschaftlern, deren Lebensdaten mit 1996 in Verbindung stehen. Reinhard Knof, Nehmten (Beiträge zur Geschichte der Kolloidwissenschaften. 8. Mitteilung der Kolloid-Gesellschaft).

Benninghoven, Wilhelm (1887): Die Darmnaht. Med. Diss., Bonn.

Benrath, Hermann (1927): 20 Jahre Zahnärztlicher Verein in Hamburg e. V. Dtsch Monatsschr Zahnheilkd 45: 242-248 [auch in: Festschrift des Zahnärztlichen Vereins Hamburg 1857–1927 (Sonderdruck von H. 6). Springer, Berlin, S. 2-8].

Benz, Wolfgang (1994): Deutsch-jüdisches Exil, das Ende der Assimilation? Metropol Verlag, Berlin.

Benz, Wolfgang (2004): Antisemitismus: Zum Verhältnis von Ideologie und Gewalt. In: Salzborn, Samuel (Hrsg.): Antisemitismus – Geschichte und Gegenwart. Netzwerk für Politische Bildung, Kultur und Kommunikation, Giessen (Schriften zur politischen Bildung, Kultur und Kommunikation, Bd. 2), S. 33-50.

Berger, K. (Bearb.) (1979): 450 Jahre Gelehrtenschule des Johanneums zu Hamburg, 1979. Christians, Hamburg (Das Johanneum. Sonderheft).

Bergmann, Werner (2008): „Wir haben Sie nicht gerufen". Reaktionen auf jüdische Remigranten in der Bevölkerung und Öffentlichkeit der frühen Bundesrepublik. In: Lühe et al. (Hrsg.), S. 19-39.

Berlin, Jörg (1998): Hamburg 1848/49. Freie und Hansestadt Hamburg, Amt für Schule, Hamburg (Geschichte – Schauplatz Hamburg).

Berten, Jakob (1895): Hypoplasie des Schmelzes. Habil.-Schr., Würzburg.

Berufsbeamtengesetz (1933): Gesetz zur Wiederherstellung des Berufsbeamtentums vom 7.4.1933. RGBl 1933, T. I: 175-177.

BHDE: Biographisches Handbuch der deutschsprachigen Emigration nach 1933. Bd. 2: The arts, sciences, and literature, T. 1-2. Saur, München [u. a.] 1983.

Biller, Marita (1994): Exilstationen. Eine empirische Untersuchung zur Emigration und Remigration deutschsprachiger Journalisten und Publizisten. Lit-Verlag, Münster [u. a.] (Kommunikation: Forschung und Lehre, Bd. 5) [zugl. Phil. Diss., Münster 1992].

Birgfeld, Claus (1914): Die Erfahrungen mit dem Pantopon-Skopolamin-Dämmerschlaf an der Kgl. Chir. Universitätsklinik zu München. Med. Diss., München 1915.

Birkenthal, Carl (1899): Beiträge zur Kenntnis der Beziehung der Zahnkrankheiten des Kindesalters zu Rachitis, Tuberkulose und Syphilis hereditaria. Berlinische Verlagsanstalt, Berlin.

BIRS: Biographischer Index Rußlands und der Sowjetunion. Bearbeitet von Axel Frey. Saur, München 2005.

Black, Greene Vardiman (1895): An investigation of the physical characters of the human teeth in relation to their diseases, and to practical dental operations, together with the physical characters of filling-materials. Dent Cosmos 37: 353-421.

— (1914): Die Pathologie der harten Zahngewebe. Meusser, Berlin (Konservierende Zahnheilkunde, Bd. 1).

Bleker, Johanna/Jachertz, Norbert (Hrsg.) (1989): Medizin im Dritten Reich. Deutscher Ärzte-Verlag, Köln.

Blessing, Georg (1922): Ueber die physiologische und therapeutische Bedeutung des Rhodans für die Zahnheilkunde. Dtsch Monatsschr Zahnheilkd 40: 641-651.

Bock, Oskar (1960): Über die Innervation des Dentins. Dtsch Zahnärztl Z 15: 838-848, 889-897 [zugl. Med. dent. Habil.-Schr., Erlangen 1959].

Bödecker, Carl F. [Charles Francis] (1899): Die Anatomie und Pathologie der Zähne. Braumüller, Wien.

— (1911): Nutritition of the enamel of the human teeth. Dent Cosmos 53: 1000-1011.

— (1930): Elementary Histology for Dental Hygienists. Broder, New York.

Bödecker, Henry (1922): Kariöse Entkalkung im Zahngewebe. Dtsch Monatsschr Zahnheilkd 40: 652-661.

Böhm, Günter (1991): Die Sephardim in Hamburg. In: Herzig (Hrsg.), S. 21-40.

— (1994): Antijüdische Ressentiments gegenüber den Hamburger Sefardim im 17. Jahrhundert. In: Studemund-Halévy (Hrsg.), S. 89-102.

Böhnigk, Volker (2002): Kulturanthropologie als Rassenlehre. Nationalsozialistische Kulturphilosophie aus der Sicht des Philosophen Erich Rothacker. Königshausen & Neumann, Würzburg.

Böning, Jobst (2004): The start of Vassily von Anrep's scientific career in Wuerzburg. A forgotten pioneer in experimental pharmacotoxicology. Würzb Medizinhist Mitt 23: 567-570.

Börner's RMK: Dr. Paul Börner's Reichs-Medicinal-Kalender für Deutschland. Thieme, Leipzig, Ausg. 1892, 1893.

Boll, Franz (1868): Untersuchungen über die Zahnpulpa. Arch Mikroskop Anat 4: 73-87.

Bolland, Jürgen (1969): Die Gründung der „Hamburgischen Universität". In: Universität Hamburg 1919–1969. Selbstverlag der Universität Hamburg, Hamburg, S. 17-105.

Bottin, Angela (1992): Enge Zeit: Spuren Vertriebener und Verfolgter der Hamburger Universität. Unter Mitarbeit von Rainer Nicolaysen. Reimer, Berlin/Hamburg (Hamburgische Beiträge zur Wissenschaftsgeschichte, Bd. 11).

— (1994): 75 Jahre Universität Hamburg, 1919–1994. Themen, Termine, Veranstaltungen. Universität Hamburg, Hamburg.

Bottin, Angela/Bussche, Hendrik van den (1989): Opposition und Widerstand. In: Bussche (Hrsg.), S. 399-418.

Boyer, L. Bryce (1982): Kindheit und Mythos. Eine ethno-psychoanalytische Studie der Apachen. Klett-Cotta, Stuttgart.

Broderick, F. W. (1921): The effect of endocrine development on the teeth. Dent Cosmos 63: 135-147.

Broghammer, Herbert (2004): Urnen schweigen nicht. Lebensschicksale jüdischer Arztfamilien zwischen Kaiserreich und Nationalsozialismus. Shaker, Aachen (Berichte aus der Medizin).

Bruhn, Christian (1926): Die Kronenarbeit. Die Reparatur des Stiftzahnes. In: Ders. (Hrsg.): Handbuch der Zahnheilkunde unter Mitwirkung von Fachgenossen. Bd. 3: Zahnärztliche Prothetik. 1. und 2. Aufl., Bergmann, München, S. 508-512.

— (1930): Die Kronenarbeit. Die Reparatur des Stiftzahnes. In: Ders. (Hrsg.) (1930): Handbuch der Zahnheilkunde unter Mitwirkung von Fachgenossen. Bd. 3: Zahnärztliche Prothetik. 3. Aufl., Bergmann, München, S. 538-543.

Buchheim, Hans/Broszat, Martin/Jacobsen, Hans-Adolf/Krausnick, Helmut (1999): Anatomie des SS-Staates (Gutachten des Instituts für Zeitgeschichte). 7. Aufl., Deutscher Taschenbuch Verlag, München.

Büttner, Ursula (2008): Schwierige Rückwanderung nach Hamburg. Wie Briten und Deutsche den jüdischen Flüchtlingen im Wege standen. In: Lühe et al. (Hrsg.), S. 40-68.

Bundesarchiv (Hrsg.) (1986): Gedenkbuch Opfer der Verfolgung der Juden unter der nationalsozialistischen Gewaltherrschaft. Bd. 1-2. 2. Aufl., Koblenz.

Busch, Friedrich (1886): Ueber die Entstehung der Erosionen an den Kronen der Zähne. Dtsch Med Wochenschr 12: 20 f.

Bussche, Hendrik van den (1989a): Die „Machtergreifung". In: Bussche (Hrsg.), S. 32-62.

— (1989b): Akademische Karrieren im „Dritten Reich". In: Ebd., S. 63-116.

— (1989c): „Zusammenbruch" und Nachkriegszeit. In: Ebd., S. 419-446.

Bussche, Hendrik van den (Hrsg.) (1989): Medizinische Wissenschaft im „Dritten Reich". Kontinuität, Anpassung und Opposition an der Hamburger Medizinischen Fakultät. Reimer, Berlin/Hamburg (Hamburger Beiträge zur Wissenschaftsgeschichte, Bd. 5).

Bussche, Hendrik van den/Mai, Christoph/Pfäfflin, Friedemann (1989): Kontinuität, Anpassung und Opposition: Die medizinische Fakultät im „Dritten Reich". In: Weisser (Hrsg.), S. 202-230.

Carlson, Victor/McKinstry, Linn (1924): Some Studies on Saliva, with Particular Reference to Induced Acidity and Alkalinity. Dent Cosmos 66: 840-849.

Carstensen (1922): Vereinsbericht des Vereins Schleswig-Holsteiner Zahnärzte. Dtsch Zahnärztl Wochenschr 25: 407.

CDS (Hrsg.) (1955): Continental Dental Society: Memorial Meeting for the late chairman Professor Dr. Hans J. Turkheim (1889–1955). [London].

Ceconi, Angelo G. (1905): Beitrag zum Studium des Empfindungsvermögens gesunder Zähne [Referat]. Dtsch Monatsschr Zahnheilkd 23: 58.

Charbeneau, Gerald (1950): Cavity Medication, a Critical Review of the Literature. Dent Items Interest 72: No. 5.

Clairmont, Paul (1906): Ueber das Verhalten des Speichels gegenüber Bakterien. Wien Klin Wochenschr 19: 1397-1407.

Cohn, Konrad (1905): Kursus der Zahnheilkunde. Ein Hilfsbuch für Studierende und Zahnärzte. 3. Aufl., Kornfeld, Berlin.

Coming Events. Br Dent J 94: 196, 224 (1953); 95: 198 (1953); 96: 72, 198 (1954); 97: 196, 220 (1954); 98: 228 (1955).

Cox, Charles (1997): Überblick über verschiedene Dentalmaterialien mit Reizwirkung: Gluma (Glutaraldehyd), Hema (2-Hydroxyethylmethacrylat), Benzalkoniumchlorid (Zephiranchlorid). Zusammenstellung für das A.D.A. Council on Dental Therapeutics, Februar 1997, überreicht von Firma Sanofi Aventis. O. O., S. 2.

DBE: Deutsche Biographische Enzyklopädie. Hrsg. von Walter Killy. Bd. 1-13. Saur, München 1995-2003.

DBI: Deutscher Biographischer Index. Bearb. von Hans-Albrecht Koch, Uta Koch und Angelika Koller. Bd. 1-8. Saur, München 1998.

DBL: Dansk Biografisk Leksikon. Bd. 1-16. 3. Aufl., Gylondal, Kopenhagen 1979-1984.

Decker, Karola (2003): Divisions and Diversity: The Complexities of Medical Refuge in Britain, 1933–1948. Bull Hist Med 77: 850-873.

Dehlinger, Alfred (Bearb.) (1934): Systematische Übersicht über das Reichsgesetzblatt 1867–1933 und das geltende alte und neue Reichsrecht. Kohlhammer, Stuttgart/Berlin.

Delbanco, Paul (1921): Über dentale Reflexe mit einem Beitrag zur Kasuistik der Gesichtsmuskelkrämpfe dentalen Ursprungs. Med. dent. Diss., Kiel.

— (1920): Zahnärztlicher Verein in Hamburg e. V. Dtsch Zahnärztl Wochenschr 23: 63.

— (1928): Zahnärztlicher Verein in Hamburg e. V. Dtsch Zahnärztl Wochenschr 31: 278-280.

Dentists Register: The Dentists Register. Dental Board of the United Kingdom, London, Ausg. 1935 bis 1991.

Dependorf, Theodor (1913): Ergebnisse eigener Untersuchungen über die Innervierung des menschlichen Zahnes mit Berücksichtigung der Hartsubstanzen. Dtsch Monatsschr Zahnheilkd 31: 377-381.

Depmer, Ulrich-Wilhelm (1993): Weg und Schicksal verfolgter Zahnmediziner während der Zeit des Nationalsozialismus. Med. dent. Diss., Kiel.

Dierks, Karl (1927): Ueber die Färbbarkeit des Tierzahnschmelzes. Med. dent. Diss., Hamburg.

Dilg, Peter (2005): Vitaminforschung. In: Gerabek et al. (Hrsg.), S. 1451.

DJH: Das jüdische Hamburg. Ein historisches Nachschlagewerk. Hrsg. vom Institut für die Geschichte der Deutschen Juden, Red. Kirsten Heinsohn. Wallstein, Göttingen 2006.

Doerr, Robert (1920): Zur Oligodynamie des Silbers. Biochem Z 107: 207-218.

Doerr, Robert (1921): Zur Oligodynamie des Silbers. Biochem Z 113: 58-69.

Dohrn, Karl (1921): Nimmt bei einer größeren Menge von Rhodan im Speichel die Karies ab? Med. dent. Diss., Kiel.

Domay, Friedrich (Hrsg.) (1977): Handbuch der deutschen wissenschaftlichen Akademien und Gesellschaften einschließlich zahlreicher Vereine, Forschungsinstitute und Arbeitsgemeinschaften in der Bundesrepublik Deutschland. Mit einer Bibliographie deutscher Akademie- und Gesellschaftspublikationen. Steiner, Wiesbaden.

Doyum, A. Vicdani (1985): Alfred Kantorowicz unter besonderer Berücksichtigung seines Wirkens in Istanbul. (Ein Beitrag zur Geschichte der modernen Zahnheilkunde). Med. dent. Diss., Würzburg.

Drefahl, Klaus (1979): Die Zeit von 1933–1945 im Spiegel der Zeitschrift „Das Johanneum". In: Berger (Bearb.), S. 131-143.

Ebner, Viktor von (1891): Histologie der Zähne mit Einschluss der Histogenese. In: Scheff, Julius (Hrsg.): Handbuch der Zahnheilkunde. Bd. 1. Hölder, Wien, S. 209-259.

— (1899): Verdauungs- und Geschmacksorgane, Milz, Respirationsorgane, Schilddrüse, Beischilddrüsen, Thymus, Carotidenknötchen, Harnorgane, Nebennieren. Engelmann, Leipzig (A. Koellikers Handbuch der Gewebelehre des Menschen. 6. Aufl., Bd. 3, T. 1).

Eckardt, Hans Wilhelm (1991): Akademische Feiern als Selbstdarstellung der Hamburger Universität im „Dritten Reich". In: Krause et al. (Hrsg.), S. 179-200.

Eckart, Wolfgang U. (1998): Geschichte der Medizin. 3. Aufl., Springer, Berlin (Springer-Lehrbuch).

Egerer-Röhricht, Heidi (1971): Personalbibliographien von Professoren und Dozenten der Klinik und Poliklinik für Zahn-, Mund- und Kieferkranke der Universität München im ungefähren Zeitraum von 1870 bis 1967. Med. dent. Diss., Erlangen-Nürnberg.

Eichner, Karl (Hrsg.): Zahnärztliche Werkstoffe und ihre Verarbeitung. Bd. 2: Werkstoffe unter klinischen Aspekten. 5. Aufl., Hüthig, Heidelberg.

Einfeldt, Hermann (1959): Prof. Dr. Ernst Jessen, 1859–1933. Ein Leben für die Schulzahnpflege. Deutscher Ärzte-Verlag, Köln (Sammlung von Schriften des Forschungsinstituts für Geschichte der Zahnheilkunde des Bundesverbandes der Deutschen Zahnärzte e.V., Bd. 1).

Eisfeld, Max (1925): Experimentelle Beiträge zur Desinfektion der kariösen Höhle. Med. dent. Diss., Hamburg.

Ellenberger Wilhelm/Scheunert, Arthur Carl (1924): Der Speichel, Zusammensetzung und Wirkung. In: Trendelenburg/Loewy (Hrsg.), S. 56-59.

EJ: Encyclopaedia Judaica. Bd. 1-16. Keter, Jerusalem, Keter, 1971.

Engel, Richard F. (1955): Obituary. Hans Türkheim. AJR Information 10: 9.

Ennis, John (1967): The story of the Fédération Dentaire Internationale 1900–1962. Fédération Dentaire Internationale, London.

Entin, David Abramovic (1928): Beiträge zur Cariesforschung. Zur Biochemie des gemischten Speichels des Menschen. Der Speichel als biologisches Medium. Dtsch Monatsschr Zahnheilkd 46: 112-125.

Entin, David Abramovic/Schmidt, Aleksandr (1927): Zur Biochemie des gemischten Speichels des Menschen. Dtsch Monatsschr Zahnheilkd 45: 710-712.

— / — (1928): Beiträge zur Cariesforschung. A. Zur Biochemie des gemischten Speichels des Menschen. II. Mitteilung: Über den Glukosegehalt. Dtsch Monatsschr Zahnheilkd 46: 177-188.

Erb, Rainer/Schmidt, Michael (Hrsg.) (1987): Antisemitismus und jüdische Geschichte: Studien zu Ehren von Herbert A. Strauss. Wissenschaftlicher Autorenverlag (WAV), Berlin.

Faber, Fritz (1924): Zur Frage nach dem Leben des menschlichen Zahnschmelzes. Z Stomatol 22: 673-682.

— (1929): Die Frage der Vitalität des menschlichen Zahnschmelzes im Lichte der neueren Forschung. Z Stomatol 27: 530-545.

Felder, Franz (1916): Stickstoff- und Eiweißbestimmungen im Speichel. Med. Diss., Zürich.

Fischer, C.-H. (1952): Eindrücke vom XI. Internationalen Zahnärztekongreß in London. Dtsch Zahnärztl Z 7: 1395-1400.

Fischer, Guido (1909): Bau und Entwickelung der Mundhöhle des Menschen unter Berücksichtigung der vergleichenden Anatomie des Gebisses und mit Einschluß der speziellen mikroskopischen Technik. Lehrbuch für Zahnärzte, Ärzte und Studierende. Klinkhardt, Leipzig.

— (1911): Die lokale Anästhesie in der Zahnheilkunde mit spezieller Berücksichtigung der Schleimhaut- und Leitungsanästhesie. Kompendium für Zahnärzte, Ärzte und Studierende. 2. Aufl., Meusser, Berlin.

— (1920): Die örtliche Betäubung in der Zahnheilkunde mit besonderer Berücksichtigung der Schleimhaut- und Leitungsanästhesie. Ein Lehrbuch für Zahnärzte, Ärzte und Studierende. 4. Aufl., Meusser, Berlin [zugl. Med. dent. Diss., Hamburg 1921].

— (1925): Die örtliche Betäubung in der Zahnheilkunde mit besonderer Berücksichtigung der Schleimhaut- und Leitungsanästhesie. Ein Lehrbuch für Zahnärzte, Ärzte und Studierende. 5. Aufl., Meusser, Berlin.

— (1930): Zur Feier des 10jährigen Bestehens des Zahnärztlichen Universitäts-Instituts in Hamburg. Die Entwicklung des Zahnärztlichen Instituts der Hamburgischen Universität. Zahnärztl Rundsch 39: 1193-1198.

Fischer, Isidor (1962): Biographisches Lexikon der hervorragenden Ärzte der letzten fünfzig Jahre. Bd. 1-2. 2. und 3. Aufl., Urban & Schwarzenberg, München/Berlin 1962. Bd. 3- : Nachträge und Ergänzungen von Peter Voswinkel. Olms, Hildesheim [u. a.] 2002- .

Fischer, Nikolai (1980): Die Zahnheilkunde im 19. und zu Beginn des 20. Jahrhunderts. Entstehung und Entwicklung des zahnärztlichen Berufsstandes und sein Bestreben nach einer vollen akademischen Anerkennung des Faches. Med. dent. Diss., Hamburg.

Flamme, Paul/Gabrielsson, Peter/Lorenzen-Schmidt, Klaus-Joachim (Hrsg.) (1999): Kommentierte Übersicht über die Bestände des Staatsarchivs der Freien und Hansestadt Hamburg. 2. Aufl., Verein für Hamburgische Geschichte, Hamburg (Veröffentlichungen aus dem Staatsarchiv der Freien und Hansestadt Hamburg, Bd. 14).

Fleischmann, Ludwig (1875): Klinik der Pädiatrik. Studien und Vorlesungen für Ärzte und Studierende. Bd. 1. Braumüller, Wien.

Fontana, Arthur (1902): Ueber die Wirkung des Eucain B auf die Geschmacksorgane. Z Psych Physiol Sinnesorg 28: 253-260.

Fränkel, Benno (1932): Beitrag zur Klinik der Orbitalphlegmone. Med. Diss., Hamburg 1933 [ersch. 1932].

Franke, Gerhard (1955): Dürfen wir bei der Kavitätenpräparation am Boden der Kavität kariöses Dentin zurücklassen? Dtsch Zahnärztl Z 9: 1277-1283.

Franken, Ulrich (1977). Ausbildungsmethoden für Zahnärzte und Dentisten in Deutschland und Österreich (1800 bis 1925). Med. dent. Diss., Köln.

Freimark, Peter (1979): Juden auf dem Johanneum. In: Berger (Bearb.) (1979), S. 123-129.

Freimark, Peter (1991): Juden an der Hamburger Universität. In: Krause et al. (Hrsg.), Bd. 1, S. 125-147.

— (2005): Innerhalb des deutschen Judentums hatten die Hamburger Juden ein eigenes Profil. In: Lorenz, Ina (Hrsg.): Zerstörte Geschichte. Vierhundert Jahre jüdisches Leben in Hamburg. Landeszentrale für politische Bildung, Hamburg, S. 69-75.

Freimark, Peter/Herzig, Arno (Hrsg.) (1989): Die Hamburger Juden in der Emanzipationsphase (1780–1870). Christians, Hamburg (Hamburger Beiträge zur Geschichte der deutschen Juden, Bd. 15).

Freund, Ernst (1922): Chemie der Mundhöhle. Qualitative Zusammensetzung. In: Scheff, Julius (Hrsg): Handbuch der Zahnheilkunde. 4. Aufl., Bd. 1. Hölder, Wien, S. 434-441.

Fritsch, Carl (1914): Untersuchungen über den Bau und die Innervierung des Dentins. Arch Mikroskop Anat 84: 307-319.

— (1925): Zahnärztliche sowie zahnärztlich-chirurgische Prothetik. Thieme, Leipzig (Diagnostische und therapeutische Irrtümer und deren Verhütung. Zahnheilkunde, H. 3).

— (1926): Einzelkronen (einschl. Porzellantechnik). In: Misch (Hrsg.), Bd. 2/1, S. 944-959.

Frohne, Jens (1971): Personalbibliographien von Professoren und Dozenten der Universitäts-Zahnklinik und Universitätsklinik für Kieferchirurgie Wien im ungefähren Zeitraum von 1930–1971. Med. Diss., Erlangen-Nürnberg.

Fryd, Carlos (1901): Die Otolithen der Fische in Bezug auf ihre Bedeutung für Systematik und Altersbestimmung. Phil. Diss., Kiel.

Gabrielsson, Peter (1995): Bürgermeister, Senatoren, Staatsräte der Freien und Hansestadt Hamburg 1945–1995. Zuständigkeiten und Behörden. Verlag Verein für Hamburgische Geschichte, Hamburg.

Gähler, Hartmut (1991): Die Geschichte der Lokalanästhesie in der Zahnheilkunde. Med. dent. Diss., Göttingen.

Gangel, Kurt (1921): Massenuntersuchungen an Schulkindern einer Knaben-Mittelschule und der Seminar-Übungsschule in Kiel und der Landvolksschulen südlich Kiels über die Konstitution der Knaben und das Erscheinen der bleibenden Zähne und über die Abhängigkeit ihres Erscheinens von der Karies der Milchzähne. Med. dent. Diss., Kiel.

Gay, Peter (1970): Die Republik der Aussenseiter. Geist und Kultur in der Weimarer Zeit 1918–1933. Fischer, Frankfurt a. M.

Gemeinden und Strassen (1925): Die Gemeinden und Strassen des hamburgischen Staatsgebiets nach dem Stande von Anfang Oktober 1925. Meissner, Hamburg (Statistische Mitteilungen über den hamburgischen Staat, Sonderh. 5, 1925).

Genz-Klein, Sabine (1967): Leben und Werk des Lehrers und Forschers der Zahnheilkunde Prof. Dr. phil. John Theodor Dependorf. Med. dent. Diss., Leipzig.

Gerabek, Werner E. (2005): Zahnwurm. In: Gerabek et al. (Hrsg.), S. 1524.

Gerabek, Werner E./Haage, Bernhard D./Keil, Gundolf/Wegner, Wolfgang (Hrsg.) (2005): Enzyklopädie Medizingeschichte. De Gruyter, Berlin/New York.

Gerlach, Joseph von (1863): Die Photographie als Hülfsmittel mikroskopischer Forschung. Engelmann, Leipzig.

Geyer, Carl (1921): Ueber Hypoplasie des Schmelzes und Bildungsfehler im Dentin. Med. dent. Diss., Berlin.

Gilman, Sander L. (1993): Jüdischer Selbsthaß: Antisemitismus und die verborgene Sprache der Juden. Jüdischer Verlag, Frankfurt am Main.

Glaubitz, Ferdinand von (1928): Die Schulzahnpflege. In: Hygiene und soziale Hygiene in Hamburg. Zur neunzigsten Versammlung der deutschen Naturforscher und Ärzte in Hamburg im Jahre 1928 hrsg. von der Gesundheitsbehörde Hamburg. Hartung, Hamburg, S. 339-341.

Gloede, Wolfgang (1986): Vom Lesestein zum Elektronenmikroskop. Verlag Technik, Berlin.

Göhring, Georg (1926): Über die Beeinflussung der Speichelreaktion durch perorale Medikation (Speichelstudien III). Med. dent. Diss., Hamburg.

Goerig, Michael/Schulte am Esch, Jochen (2004): Ein Pionier der Narkose: Ernst von der Porten. Zur Biografie eines bedeutenden Hamburger jüdischen Narkosespezialisten der 1920er und 1930er Jahre. Hamb Ärztebl 58: 586-590.

Götze, Hans-Rainer (1991): Zur Geschichte der Zahnpflege und Gesundheitserziehung in der Zahnmedizin mit besonderer Berücksichtigung der Entwicklung in Hamburg. Med. dent. Diss., Aachen.

Goldscheider, Alfred (1898): Physiologie der Hautsinnesnerven. Barth, Leipzig (Ders.: Gesammelte Abhandlungen, Bd. 1).

— (1917): Weitere Mitteilungen zur Physiologie der Sinnesnerven der Haut. Pflügers Arch 168: 36-88.

— (1920): Das Schmerzproblem. Springer, Berlin.

Goldschmidt, F. (1953): Der Anteil der deutschen Juden an der Gründung und Entwicklung des Ordens B'nai B'rith. In: Festschrift zum 80. Geburtstag von Rabbiner Dr. Leo Baeck am 23. Mai 1953. London, S. 56-62.

Golenhofen, Klaus (2000): Physiologie heute. Urban & Fischer, München/Jena.

Gonsiorowski, Herbert (1927): Die Berufe der Juden Hamburgs von der Einwanderung bis zur Emanzipation. Phil. Diss., Hamburg.

Gottlieb, Bernhard (1914): Stoffwechsel im Zahnschmelz [Referat]. Dtsch Monatsschr Zahnheilkd 32: 79.

Goverts, Ernst F. (1901): Die Krankenfürsorge in der öffentlichen Armenpflege. In: Hamburg in naturwissenschaftlicher und medizinischer Beziehung. Den Theilnehmern der 73. Versammlung deutscher Naturforscher und Ärzte als Festgabe gewidmet. Voss, Hamburg, S. 432-442.

Graml, Hermann (1990): Reichskristallnacht: Antisemitismus und Judenverfolgung im Dritten Reich. Deutscher Taschenbuch Verlag, München (Deutsche Geschichte der neuesten Zeit vom 19. Jahrhundert bis zur Gegenwart, Bd. 19).

Grawert, Fritz/Roth, Hans (1930): Geheimmittelwesen und Kurpfuschertum in der Tierheilkunde. Kommentar für Behörden, Juristen, Tierärzte und Landwirte. Heymann, Berlin.

Grawinkel, Carl J. (1921): Die Röhrennietmethode und ihre Anwendung bei Reparaturen von abgesprungenen Kramponszähnen. Vierteljahrsschr Zahnheilkd 37: 355-363.

Grimm, Gerhard (1981): Wundlehre. Wundheilung. In: Schwenzer, Norbert/Grimm, Gerhard (Hrsg.) (1981): Allgemeine Chirurgie. Entzündungen und Röntgenologie. Thieme, Stuttgart/New York (Schwenzer, Norbert et al. [Hrsg.]: Zahn-Mund-Kiefer-Heilkunde, Bd. 1), S. 11-18.

Grolle, Joist/Lorenz, Ina (2007): Der Ausschluss der jüdischen Mitglieder aus dem Verein für Hamburgische Geschichte. Ein lange beschwiegenes Kapitel der NS-Zeit. (Mit biografischem Anhang). Z Ver Hamb Gesch 93: 1-145.

Groß, Dominik (1994): Die schwierige Professionalisierung der deutschen Zahnärzteschaft (1867–1919). Lang, Frankfurt a. M. [u. a.] (Europäische Hochschulschriften. Reihe 3: Geschichte und ihre Hilfswissenschaften, Bd. 609).

— (2005): Zahnkaries. In: Gerabek et al. (Hrsg.), S. 1523 f.

Grossmann, William (1955): [Obituary]. In: CDS (Hrsg.), S. 7 f.

Gruner, Wolf (2002): Öffentliche Wohlfahrt und Judenverfolgung. Wechselwirkungen lokaler und zentraler Politik im NS-Staat (1933–1942). Oldenbourg, München (Studien zur Zeitgeschichte, Bd. 62).

Guggenbichler, Norbert (1988): Zahnmedizin unter dem Hakenkreuz. Zahnärzteopposition vor 1933, NS-Standespolitik 1933–1939. Mabuse-Verlag, Frankfurt a. M.

Gutzeit, Hans (1924): Die Zahnhygiene im Heer. Med. dent. Diss., Berlin.

GV: Gesamtverzeichnis des deutschsprachigen Schrifttums (GV), 1911–1965. Hrsg. von Reinhard Oberschelp. Bd. 1-150. Saur, München 1976-1981.

Gysi, Alfred/Köhler, Ludwig (1929): Zahnersatzkunde. Urban & Schwarzenberg, Berlin/Wien (Scheff, Julius [Hrsg.]: Handbuch der Zahnheilkunde. 4. Aufl., Bd. 4).

Haase, Thorsten (2001): Die deutsche Schulzahnpflege bis 1945 in der Darstellung der Hochschulschriften – aktueller Forschungsstand und kritische Bewertung. Med. dent. Diss., Freie Universität, Berlin.

Hänig, David Pauli (1901): Zur Psychophysik des Geschmackssinnes. Phil. Diss., Leipzig.

Häussermann, Ekkhard (1998): Prof. Alfred Kantorowicz – von Kemal Atatürk gerettet. In: Bundeszahnärztekammer und Kassenzahnärztliche Bundesvereinigung (Hrsg.): Deutsche Zahnärzte 1933 bis 1945. Verfolger und Verfolgte. Eine Dokumentation von ZM-Veröffentlichungen 1996 und 1998. Deutscher Ärzte-Verlag, Köln, S. 34-39.

Hamburger Adressbuch. Adressbuch-Verlag, Hamburg, Ausg. 1923 – 1930, 1932, 1933, 1950.

Hamburgische Biografie. Personallexikon. Hrsg. von Franklin Kopitzsch und Dirk Brietzke. Bd. 1-4. Christians, Hamburg [später Wallstein, Göttingen] 2001-2008.

Hamburgisches Adressbuch. Hermann, Hamburg, Ausg. 1848 – 1880, 1882.

Hamburg-Lexikon. Hrsg. von Franklin Kopitzsch und Daniel Tilgner. Zeise, Hamburg 1998.

Hammarsten, Olof (1910): Lehrbuch der physiologischen Chemie. 7. Aufl., Bergmann, Wiesbaden.

Hartlmaier, Karl Maria (1960): Nekrolog: Er wies unvergängliche Wege. Zahnärztl Mitt 50: 49.

Haun, Fritz (2006): Verwechslung mit Folgen. Zahnärztl Mitt 96: 48.

Hausser, Erich/Rottke, Bernhard (1989): Klinik für Zahn-, Mund- und Kieferkrankheiten. In: Weisser (Hrsg.), S. 314-325.

Havers, Clopton (1691): Some observation of the teeth. In: Ders.: Osteologia Nova or Some New Observations of the Bones, and the Parts Belonging to Them. Smith, London.

HBLS: Historisch-biographisches Lexikon der Schweiz. Hrsg. unter Leitung von Heinrich Türler. Bd. 1-7 und Supplement. Administration des Historisch-biographischen Lexikons der Schweiz, Neuenburg 1921-1934.

Head, Joseph (1910): Enamel softening and rehardening as a factor in erosion. Dent Cosmos 52: 46-49.

Hedin, Sven Gustav (1922): Verdauung. In: Hammarsten, Olof (Hrsg.): Lehrbuch der physiologischen Chemie. 9. Aufl., Bergmann, München/Wiesbaden, S. 353-424.

Heidel, Caris-Petra (2007): „... in erster Linie nur um das Wohl und Wehe der Zahnärzte" – „Reichszahnärzteführer" Ernst Stuck (1893–1974). NTM, N. S. 15: 198-219.

Heidenheimer, Walter (1921): Bäcker- und Konditorenkaries mit Berücksichtigung der anderen die Zähne und Mundhöhle schädigenden Gewerbe. Med. dent. Diss., Würzburg.

Heine, Arthur (1921): Ein Beitrag zum Carcinom der Tonsillen. Med. Diss., Hamburg.

Held, A. (1933): Compte-rendu des séances scientifiques de la 48e assemblée générale de la S.S.O., Locarno 19, 20 et 21 mai 1933. Schweiz Monatsschr Zahnmed 43: 846-856.

Held, Thomas (1983): Juden und Freimaurer in Hamburg. Eine historisch-quantifizierende Studie. MA-Arb., Hamburg.

Henke, Christian (1972): Wilhelm Pfaff (1870–1942) und seine Bedeutung für die Orthodontie. Med. dent. Diss., Mainz.

Hentze, Kurt (1920): Untersuchungsergebnisse über den Rhodangehalt im Speichel bei normaler Mundschleimhaut und Stomatitis. Med. dent. Diss., Göttingen.

Hergovits, Andreas (1992): Aufarbeitung und Analyse der Arbeiten von Walter Hess zur Pulpa- und Wurzelbehandlung. Juris, Dietikon (Zürcher medizingeschichtliche Abhandlungen, Bd. 240).

Herrenknecht: (1927): Zum 70. Wiegenfest des zahnärztlichen Vereins Hamburg. Dtsch Monatsschr Zahnheilkd 45: 241 [auch in: Festschrift des Zahnärztlichen Vereins Hamburg 1857–1927 (Sonderdruck von H. 6), S. 1].

Herzig, Arno (1989): Die Emanzipationspolitik Hamburgs und Preussens im Vergleich. In: Freimark/Herzig (Hrsg.), S. 261-278.

— (1991): Die Juden in Hamburg 1780–1860. In: Herzig (Hrsg.), S. 61-73.

Herzig, Arno (Hrsg.) (1991): Die Juden in Hamburg 1590–1990. Wissenschaftliche Beiträge der Universität Hamburg zur Ausstellung „Vierhundert Jahre Juden in Hamburg". In Zusammenarbeit mit Saskia Rohde. Dölling und Galitz, Hamburg (Die Geschichte der Juden in Hamburg, Bd. 2).

Hettling, Manfred/Reinke, Andreas/Conrads, Norbert (Hrsg.) (2003): In Breslau zu Hause? Juden in einer mitteleuropäischen Metropole der Neuzeit. Dölling und Galitz, Hamburg (Studien zur jüdischen Geschichte, Bd. 9).

Hirsch, August (Hrsg.) (1962): Biographisches Lexikon der hervorragenden Ärzte aller Zeiten und Völker. Hrsg. von August Hirsch. Bd. 1-6. 3. Aufl., Urban & Schwarzenberg, München/Berlin.

Hirsch, Erika (1991): Die Henry-Jones-Loge und jüdische Vereine. In: Wamser, Ursula/Weinke, Wilfried (Hrsg.): Ehemals in Hamburg zu Hause: Jüdisches Leben am Grindel. VSA-Verlag, Hamburg, S. 64-78

Hitler, Adolf (1961): Hitlers zweites Buch: Ein Dokument aus dem Jahr 1928. Eingeleitet und kommentiert von Gerhard L. Weinberg. Deutsche Verlagsanstalt, Stuttgart (Quellen und Darstellungen zur Zeitgeschichte, Bd. 7).

Hochschulschriftenverzeichnis: Jahresverzeichnis der an den deutschen Universitäten und Hochschulen erschienenen Schriften. Asher, Berlin, Jg. 42-50, 1926-1934.

Höber, Rudolf (1919): Lehrbuch der Physiologie des Menschen. Springer, Berlin.

Hoffmann, Tobias (2007): Hoffmann's: Qualität seit 1892. Hoffmann Dental Manufaktur GmbH, Berlin.

Hoffmann-Axthelm, Walter (1985): Die Geschichte der Zahnheilkunde. 2. Aufl., Quintessenz, Berlin [u. a.].

Hof- und Staatshandbuch Bayern: Hof- und Staatshandbuch des Königreichs Bayern. Landesamt, München, Ausg. 1892, 1900, 1911.

Hüpper, Bernd (1971): Geschichte der Jugendzahnpflege in Deutschland. Med. dent. Diss., Köln.

IBI Med: Internationaler Biographischer Index der Medizin: Ärzte, Naturheilkundler, Veterinärmediziner und Apotheker. Bd. 1-3. Saur, München [u. a.] 1996.

IDAZL: Index der deutschen und ausländischen zahnärztlichen Literatur und zahnärztliche Bibliographie. Hrsg. und bearbeitet im Auftrag des Zentralvereins Deutscher Zahnärzte von Richard Hesse. Bd. 1 (1903) bis 12 (1914), 1915/18 bis 1934. München 1904-1916, 1934-1937.

IPB: Internationale Personalbibliographie. Bearbeitet von Max Arnim, Gerhard Bock, Franz Hodes, Bd. 1-5. 2. Aufl., Hiersemann, Leipzig 1944-1987.

Israel, Jonathan I.: Duarte Nunes da Costa alias Jacob Curiel aus Hamburg (1585–1664). In: Studemund-Halévy (Hrsg.), S. 267-292.

Jäckel, Eberhard (1991): Hitlers Herrschaft. Vollzug einer Weltanschauung. 3. Aufl., Deutsche Verlagsanstalt, Stuttgart.

Javal, Émile (1904): Der Blinde und seine Welt (Entre Aveugles). Ratschläge zum Nutzen für Erblindete. Übers. von Julius Türkheim. Voss, Hamburg.

Jeanneret, R. (1953): Professor Dr. Jakob Schindler zu seinem 60. Geburtstag. Schweiz Monatsschr Zahnheilkd 63: 211-213.

Joachim, Hermann (1901): Handbuch für Wohlthätigkeit in Hamburg. Hrsg. vom Armen-Kollegium. Gräfe (Komm.), Hamburg.

Jochmann,Werner: Einleitung des Herausgebers. In: Lippmann 1964, S. XV-XXV.

Jüttemann, Gerd (Hrsg.) (2006): Wilhelm Wundts anderes Erbe. Ein Missverständnis löst sich auf. Vandenhoeck & Ruprecht, Göttingen.

Kaelble, Hartmut/Schriewer, Jürgen (Hrsg.) (2003): Vergleich und Transfer: Komparatistik in den Sozial-, Geschichts- und Kulturwissenschaften. Campus, Frankfurt/M. [u. a.].

Kantorowicz, Alfred (1913): Ueber die Ernährung des Schmelzes. Dtsch Monatsschr Zahnheilkd 31: 925-947.

— (1914): Über die Ursachen der Misserfolge der heutigen Schulzahnpflege. Dtsch Monatsschr Zahnheilkd 32: 577-587.

— (1919): Die Zukunft der Zahnheilkunde und die zahnärztliche Sanierung des deutschen Volkes. Meusser, Berlin (Sammlung Meusser. Abhandlungen aus dem Gebiete der klinischen Zahnheilkunde, H. 7).

— (1929): Klinische Zahnheilkunde. Ein Lehrbuch. 3. Aufl., Bd. 1. Meusser, Berlin.

— (1956): Hans Türkheim zum Gedächtnis. Dtsch Zahnärztl Z 11: 57 f.

Kantorowicz, Alfred (Hrsg.) (1929-1931): Handwörterbuch der gesamten Zahnheilkunde. Bd. 1-4. Barth, Leipzig/Meusser, Berlin.

Kantorowicz, Alfred/Speyer, Grete (1914): Experimentelle Untersuchungen über die Beziehungen des Rhodangehalts des Speichels zur Karies der Zähne. Dtsch Monatsschr Zahnheilkd 32: 81-103.

Kaplan, Yosef (1994): The Place of Herem in the Sefardic Community of Hamburg during the Seventeenth Century. In: Studemund-Halévy (Hrsg.) (1994), S. 63-88.

Katz, Jacob (1982): Zur Assimilation und Emanzipation der Juden. Ausgewählte Schriften. Wissenschaftliche Buchgesellschaft, Darmstadt.

Kayser, Werner (1979): 500 Jahre wissenschaftliche Bibliothek in Hamburg, 1479–1979. Von der Ratsbücherei zur Staats- und Universitätsbibliothek. Mit Beiträgen von Helmut Braun und Erich Zimmermann. Hauswedell, Hamburg (Mitteilungen aus der Staats- und Universitätsbibliothek Hamburg, Bd. 8).

Kellenbenz, Hermann (1958): Sephardim an der unteren Elbe. Ihre wirtschaftliche und politische Bedeutung vom Ende des 16. bis zum Beginn des 18. Jahrhunderts. Steiner, Wiesbaden (Vierteljahrschrift für Sozial- und Wirtschaftsgeschichte, Beih. 40).

Kelter, Edmund (1928): Hamburg und sein Johanneum im Wandel der Jahrhunderte 1529–1929. Ein Beitrag zur Geschichte unserer Vaterstadt. Lütje & Wulff, Hamburg.

Kemper, Artur (1921): Über den Ammoniakgehalt des Speichels. Med. Diss., Frankfurt am Main.

Ketterl, W. (1985): Wurzelkanal-Füllungswerkstoffe. In: Eichner (Hrsg.), S. 177-189.

Kiesow, Friedrich (1894a): Ueber die Wirkung des Cocains und der Gymnemasäure auf die Schleimhaut der Zunge und des Mundraums. Wundt's Phil Studien 9: 510-527.

— (1894b): Beiträge zur physiologischen Psychologie des Geschmackssinnes. Wundt's Phil Studien 10: 329-368, 523-561.

— (1896): Beiträge zur physiologischen Psychologie des Geschmackssinnes. Wundt's Phil Studien 12: 255-273, 464-473.

— (1898): Zur Psychophysiologie der Mundhöhle. Wundt's Phil Studien 14: 567-588.

Kiesow, Friedrich (1903): Zur Psychophysiologie der Mundhöhle nebst Beobachtungen über die Funktion des Tast- und Schmerzapparates und einige Bemerkungen über die wahrscheinlichen Tastorgane der Zungenspitze und des Lippenrots. Wundt's Phil Studien 18: 424-443.

Kiesow, Friedrich/Hahn, Raoul (1901): Beobachtungen über die Empfindlichkeit der hinteren Theile des Mundraums für Tast-, Schmerz-, Temperatur- und Geschmacksreize. Wundt's Phil Studien 17: 383-410.

Kirchhoff, Wolfgang (2004): Der Einfluß von Alfred Kantorowicz auf die wissenschaftliche Zahnheilkunde in der Türkei. In: Scholz/Heidel (Hrsg.), S.115-126.

Klapproth, Ernst (1922): Die Methoden der schmerzlosen Behandlung Zahnkranker mit besonderer Berücksichtigung ihres nervösen Zustandes. Med. dent. Diss., Hamburg.

Kleinau, Elke (1992): Lehrerin – ein typischer Frauenberuf im 19. und frühen 20. Jahrhundert. In: Luca, Renate/Kahlert, Heike/Müller-Balhorn, Sigrid (Hrsg.): Frauen bilden – Zukunft planen. Dokumentation des 8. Fachkongresses Frauen und Schule. Kleine, Bielefeld (Theorie und Praxis der Frauenforschung, Bd. 19), S. 114-125.

Kleinsorgen, Fritz (1908): Zur Bekämpfung der Erdsalzarmut. Dtsch Monatschr Zahnheilkd 26: 541-552.

Klumpp, Lutz (1971): Personalbiographien von Professoren und Dozenten der Klinik und Poliklinik für Zahn-, Mund- und Kiefererkrankungen der Universität Würzburg im ungefähren Zeitraum von 1900–1970. Med. dent. Diss., Erlangen-Nürnberg.

Köhler, Ludwig (1926): Die Elemente der klinischen Prothetik. Meusser, Berlin.

Köhn, Michael (1994): Zahnärzte 1933–1945. Berufsverbot, Emigration, Verfolgung. Edition Hentrich, Berlin [zugl. Med. dent. Diss., Berlin 1993 udT: Das Schicksal von „nichtarischen“ und politisch mißliebigen Zahnärztinnen und Zahnärzten in Berlin 1933–1945].

Kölliker, Albert von (1867): Handbuch der Gewebelehre des Menschen für Aerzte und Studirende. 5. Aufl., Engelmann, Leipzig.

Kölmel, Rainer (1987): Die Anfänge der Association of Jewish Refugees in London. In: Erb/Schmidt (Hrsg.), S. 215-229.

König, Klaus G. (1970): The Importance of Animal Experimentation for Dental Research and for Dental Practitioners (The Fifteenth Hans Turkheim Memorial Lecture delivered at the Spring Meeting, 1970 of the Anglo-Continental Dental Society). J ACDS 23, Oct: 7-9.

König, Klaus (1987): Karies und Parodontopathien. Ätiologie und Prophylaxe. Thieme, Stuttgart/New York.

Krämer, Lieselotte (1964): Überblick über die Entwicklung der gebräuchlichsten Füllungsmaterialien und -methoden in der Zahnheilkunde. Med. dent. Diss., Berlin.

Kraft, August (1931): Zahnärztlicher Verein in Hamburg E. V. Dtsch Zahnärztl Wochenschr 34: 413.

Kraft, August (1932): Zahnärztlicher Verein in Hamburg E. V. Dtsch Zahnärztl Wochenschr 35: 440.

Kraus, Alfred (1934): Ist Exkavieren bis ins gesunde Dentin notwendig? Z Stomatol 32: 1459-1463.

Krause, Eckart/Huber, Ludwig/Fischer, Holger (Hrsg.) (1991): Hochschulalltag im „Dritten Reich“. Die Hamburger Universität 1933–1945. T. 1: Einleitung, allgemeine Aspekte. Reimer, Berlin/Hamburg (Hamburger Beiträge zur Wissenschaftsgeschichte, Bd. 3, T. 1).

Kreinbring, Mary (2007): G. V. Black: The Early Years. J Hist Dent 55: 31-38.

Kries, Johannes von/Mangold, Ernst (1924): Spezielle Physiologie der niederen Sinne. Der Geruchssinn. Der Geschmackssinn. In: Trendelenburg/Loewy (Hrsg.), S. 438-445.

Kröner, Hans-Peter (1989a): Die Emigration deutschsprachiger Mediziner im Nationalsozialismus. Ber Wiss Gesch 12: 1-44.

— (1989b): Die Emigration von Medizinern unter dem Nationalsozialismus. In: Bleker/Jachertz (Hrsg.), S. 38-46.

Krohn, Claus-Dieter/Rotermund, Erwin/Winckler, Lutz/Koepke, Wulf (Hrsg.) (1991): Exil und Remigration. Edition Text + Kritik, München (Exilforschung, Bd. 9).

Krohn, Gertrud (1925): Über den Einfluß der Umwelt auf die Zähne Hamburger Schulkinder, unter besonderer Berücksichtigung des Kriegseinflusses. Med. dent. Diss., Hamburg.

Krohn, Helga (1967): Die Juden in Hamburg 1800–1850. Ihre soziale, kulturelle und politische Entwicklung während der Emanzipationszeit. Europäische Verlagsanstalt, Frankfurt am Main (Hamburger Studien zur neueren Geschichte, Bd. 9).

— (1974): Die Juden in Hamburg. Die politische, soziale und kulturelle Entwicklung einer jüdischen Großstadtgemeinde nach der Emanzipation, 1848-1918. Christians, Hamburg.

Kropp, Rudolf/Mayer, R. (1985): Amalgame. In: Eichner (Hrsg.), Bd. 2, S. 111-133.

Krüger, Friedrich von (1930): Toxische Einflüsse auf den Geschmackssinn. In: Kantorowicz (Hrsg.), Bd. 2, S. 646-650.

Kruif, Paul de (1942): Mikrobenjäger. 10. Aufl., Orell Füssli, Zürich/Leipzig.

Kühnöhl, Alfred (1940): Das Leben und das Wirken des französischen Zahnarztes Émile Magitôt. Med. Diss., Düsseldorf.

Kümmel, Werner (1988): Jüdische Ärzte in Deutschland zwischen Emanzipation und „Ausschaltung“. In: Preiser, Gert (Hrsg.): Richard Koch und die ärztliche Diagnose. Olms Weidmann, Hildesheim (Frankfurter Beiträge zur Geschichte, Theorie und Ethik der Medizin, Bd. 1), S. 15-47.

— (1989): „Die Ausschaltung“ – Wie die Nationalsozialisten die jüdischen und die politisch missliebigen Ärzte aus dem Beruf verdrängten. In: Bleker/Jachertz (Hrsg.), S. 30-37.

Künzel, Walter (2003): Die Hypomineralisation bei Molaren und Inzisiven. Zahnärztl Mitt 93: 42-47.

Kürschner: Kürschners Deutscher Gelehrten-Kalender. 4. – 19. Ausg., de Gruyter, Berlin [/Leipzig; später: Saur, München], 1931-2003.

Kuhn, Peter (1987): Das „Archiv für Zahnheilkunde“ 1900–1921 im Spiegel der Zeit. Med. dent. Diss., Düsseldorf.

Kunert (1908): Zur Erdsalzfrage. Dtsch Monatsschr Zahnheilkd 26: 621-625.

L., M. (1928): Zahnheilkunde im Rundfunk. Mitt Ärzte Gross-Hamb, S. 503 f.

Laband, Paul (1922): Desinfektionsversuche an Mundspirochaeten. Med. dent. Diss., Hamburg [veröffentlicht in Dtsch Monatsschr Zahnheilk 41 (1923)].

Lamberti, Georg (1995): Wilhelm Maximilian Wundt (1832–1920): Leben, Werk und Persönlichkeit in Bildern und Texten. In Gedenken an den 75jährigen Todestag von Wilhelm Wundt. Deutscher Psychologen-Verlag, Bonn.

Langmaack, Dieter (1979): Drei Gebäude am Wege. In: Berger (Bearb.), S. 85-91.

Langsch, Karin (1993): Die Etablierung der Zahnmedizin an der Universität Heidelberg seit 1895. Med. dent. Diss., Heidelberg.

Lassalle, Ferdinand (1888): Die französischen Nationalwerkstätten von 1848. In: Ders.: Kleine Aufsätze. Verlag der Volksbuchhandlungen, Hottingen-Zürich (Sozialdemokratische Bibliothek, Bd. 2, Nr. 23), S. 4-9.

Lehmann, Alfred (1912): Grundzüge der Psychophysiologie: Eine Darstellung der normalen, generellen und individuellen Psychologie. Reisland, Leipzig.

Lehmann, Hans Georg (1991): Wiedereinbürgerung, Rehabilitation und Wiedergutmachung nach 1945. In: Krohn et al. (Hrsg.), S. 90-103.

Lehmann, Klaus (1985): Einführung in die Zahnersatzkunde. 5. Aufl., Urban & Schwarzenberg, München [u. a.].

Lehmann, Klaus/Hellwig, Elmar (1998): Einführung in die restaurative Zahnheilkunde. 8. Aufl., Urban & Schwarzenberg, München [u. a.].

Leineweber, Gino (2004): Der untragbare Staatsrat [Novelle]. In: Fiedler-Winter, Rosemarie (Hrsg.): ... denk ich an Hamburg. Geschichten von gestern und heute. Langen Müller, München, S. 162-171.

Leist, Moritz (1923): Über oligodynamische Wirkung zahnärztlich verwendeter metallischer Substanzen. Gleichzeitig ein Beitrag zur Rhodanfrage. Z Stomatol 21: 414-420.

— (1926): Physiologische Chemie. Von Hans Türkheim. Hamburg (Bücherbesprechung). Z Stomatol 24: 548.

Leonhardt, Helmut (1990): Histologie, Zytologie und Mikroanatomie des Menschen. 8. Aufl., Thieme, Stuttgart/New York (Taschenlehrbuch der gesamten Anatomie, Bd. 3).

Lessing, Theodor (1930): Der jüdische Selbsthass. Jüdischer Verlag, Berlin.

Levy, Hugo (1920): Zahnärztlicher Verein in Hamburg E. V. Dtsch Zahnärztl Wochenschr 23: 42, 498-502.

— (1921): Zahnärztlicher Verein in Hamburg E. V. Dtsch Zahnärztl Wochenschr 24: 133, 279, 443 f.

— (1922): Zahnärztlicher Verein in Hamburg E. V. Dtsch Zahnärztl Wochenschr 25: 179 f., 204, 595.

— (1923): Zahnärztlicher Verein in Hamburg E. V. Dtsch Zahnärztl Wochenschr 26: 78 f., 132, 262-264.

Ley, Astrid (1999): Die Professoren und Dozenten der Friedrich-Alexander-Universität Erlangen 1743–1960. T. 2: Medizinische Fakultät. Universitätsbund Erlangen-Nürnberg, Erlangen (Erlanger Forschungen. Sonderreihe, Bd. 9).

Linderer, Joseph (1842): Handbuch der Zahnheilkunde. Schlesinger, Berlin.

Lippmann, Leo (1964): Mein Leben und meine amtliche Tätigkeit. Erinnerungen und ein Beitrag zur Finanzgeschichte Hamburgs. Aus dem Nachlaß herausgegeben von Werner Jochmann. Christians, Hamburg (Veröffentlichungen des Vereins für Hamburgische Geschichte, Bd. 19).

Lohmann, August (1904/05): Krankheiten der harten Zahnsubstanz. Begründung meiner Theorie über das Wesen der Zahnkaries. Odont Bl 9: 48-59.

— (1907): Ueber die Entstehung der Zahnkaries. Dtsch Zahnärztl Wochenschr 10: 167-169.

Lommel, August (1927): Die Universität Würzburg: Ihre Anstalten, Institute und Kliniken. Lindner, Düsseldorf.

London, Louise (2000): Whitehall and the Jews, 1933–1948. British Immigration Policy, Jewish Refugees, and the Holocaust. Cambridge University Press, Cambridge [u. a.].

Lorenz, Ina (S.) (1987/92): Juden in Hamburg zur Zeit der Weimarer Republik: Eine Dokumentation. Bd. 1-2. Christians, Hamburg (Hamburger Beiträge zur Geschichte der Deutschen Juden, Bd. 13).

— (1989): Zehn Jahre Kampf um das Hamburger System (1864–1873). In: Freimark/Herzig (Hrsg.), S. 41-59.

— (1991): Die jüdische Gemeinde Hamburg 1860–1943. Kaiserreich – Weimarer Republik – NS-Staat. In: Herzig (Hrsg.), S. 77-99.

Lorenz, Ina (1992): Das Leben der Hamburger Juden im Zeichen der „Endlösung“ (1942–1945). In: Herzig, Arno/Lorenz, Ina (Hrsg.): Verdrängung und Vernichtung der Juden unter dem Nationalsozialismus. Christians, Hamburg (Hamburger Beiträge zur Geschichte der deutschen Juden, Bd. 19), S. 207-247.

Luciani, Luigi (1906): Physiologie des Menschen. Bd. 2, Fischer, Jena.

Lück, Helmut (1991): William Stern und das Psychologische Institut der Universität Hamburg. In: Herzig (Hrsg.), S. 407-417.

— (1995): Zu Leben und Werk von William Stern. In: Ders./Löwisch, Dieter-Jürgen (Hrsg.): Der Briefwechsel zwischen William Stern und Jonas Cohn. Lang, Frankfurt am Main [u. a.] (Beiträge zur Geschichte der Psychologie, Bd. 7), S. 185-195.

Lühe, Irmela von der/Schildt, Axel/Schüler-Springorum, Stefanie (Hrsg.) (2008): „Auch in Deutschland waren wir nicht wirklich zu Hause“. Jüdische Remigration nach 1945. Göttingen, Wallstein (Hamburger Beiträge zur Geschichte der deutschen Juden, Bd. 34).

Lux, Thomas (2004): Viele Namen für dieselbe Sache? Ethnomedizin, Medizinethnologie und Medical Anthropology. Z Ethnomed und transkult Psych 27: 197-200.

Maio, Giovanni (2002): Ethik der Forschung am Menschen. Zur Begründung der Moral in ihrer historischen Bedingtheit. Frommann-Holzboog, Stuttgart-Bad Cannstatt (Medizin und Philosophie, Bd. 6).

Mandel, Irving: (1921): Der Einfluß des Tabaks auf die Mundhöhle. Med. dent. Diss., Berlin.

Marwedel, Günter (1991): Die aschkenasischen Juden im Hamburger Raum (bis 1780). In: Herzig (Hrsg.), S. 41-59.

Mayer, F. C. (1940): Comparative Value of Thymol-Alcohol and Phenol in Treatment of Carious Cavities. Yearb Dent 6: 180 f.

McClelland, John R (1924): Dentifrices and the Saliva. Dent Cosmos 66: 751-753.

Mehringer, Hartmut (1998): Widerstand und Emigration. Das NS-Regime und seine Gegner. 2. Aufl., Deutscher Taschenbuch Verlag, München.

MEL: Meyers Enzyklopädisches Lexikon. Bd. 1-26. 9. Aufl., Bibliographisches Institut, Mannheim [u. a.] 1971-1980.

Mennicken, Paul (1933): Ist eine wirksame Kariesprophylaxe möglich? Med. dent. Diss., Bonn.

Mettenleiter, Andreas (2003): Selbstzeugnisse, Erinnerungen, Tagebücher und Briefe deutschsprachiger Ärzte. Nachträge und Ergänzungen III (I-Z). Würzb Medizinhist Mitt 22: 269-304.

MGKL = Meyers Großes Konversations-Lexikon. Ein Nachschlagewerk des allgemeinen Wissens. 6. Aufl., Bd. 1-21, Bibliographisches Institut, Leipzig/Wien 1905-1909.

Michaelis, Leonor (1922): Praktikum der physikalischen Chemie insbesondere der Kolloidchemie. 2. Aufl., Springer, Berlin.

Michalka, Wolfgang (Hrsg.) (1999): Deutsche Geschichte 1933–45. Dokumente zur Innen- und Außenpolitik. Fischer Taschenbuch Verlag, Frankfurt a. M.

Michel, Andreas (1909a): Der Speichel als natürlicher Schutz gegen Caries. Dtsch Monatsschr Zahnheilkd 27: 237-269, 257-269.

— (1909b): Die Mundflüssigkeit und die in der Mundhöhle ablaufenden pathologischen Vorgänge. Thieme, Leipzig (Deutsche Zahnheilkunde in Vorträgen, H. 10).

Milhahn, Theodor (1933): Die Kariesfrequenz bei 1400 untersuchten Patienten unter besonderer Berücksichtigung des Alter, des Geschlechtes, der Schmelzhypoplasien und der Geburtsjahreszeit. Med. dent. Diss., Hamburg.

Miller, Willoughby Dayton (1889a): Die Mikroorganismen der Mundhöhle. Die örtlichen und allgemeinen Erkrankungen, welche durch dieselben hervorgerufen werden. Thieme, Leipzig [2. Aufl. 1892].

Miller, Willoughby Dayton (1889b): Über die antiseptische Wirkung einiger Goldpräparate. Korrespondenzbl Zahnärzte 18: 191-193.

— (1890): Micro-Organisms of the Human Mouth. The local and general diseases which are caused by them. White, Philadelphia [überarbeitete und erweiterte englische Fassung des deutschen Originals, Miller 1889].

— (1895): An investigation of the physical characters of the human teeth in relation to their diseases, and to practical dental operations, together with the physical characters of filling-materials. Dent Cosmos 37: 353-421.

— (1903a): Einleitung zum Studium der Frage der relativen Immunität der Mundgebilde gegenüber parasitären Einflüssen. Dtsch Monatsschr Zahnheilkd 21: 1-35.

— (1903b): Die relative Immunität der Mundgebilde gegenüber parasitären Einflüssen. Dtsch Monatsschr Zahnheilkd 21: 389-405.

— (1905): Weitere Studien über die Frage der relativen Immunität. Dtsch Monatsschr Zahnheilkd 23: 385-420.

Misch, Julius (Hrsg.): Fortschritte der Zahnheilkunde. Bd. 1-9. Thieme, Leipzig, 1925-1933.

Mochmann, Hanspeter/Köhler, Werner (1997): Meilensteine der Bakteriologie. Von Entdekkungen und Entdeckern aus den Gründerjahren der medizinischen Mikrobiologie. 2. Aufl., Edition Wötzel, Frankfurt a. M.

Möller, Rudolf (1921): Beitrag zur Frage der Oxydationsvorgänge und Reduktionsvorgänge im Organismus, speziell im Speichel und in den Mundhöhlen-Organen. Med. dent. Diss., Hamburg.

Molthagen, Dietmar (2007): Das Ende der Bürgerlichkeit? Liverpooler und Hamburger Bürgerfamilien im Ersten Weltkrieg. Göttingen, Wallstein (Hamburger Beiträge zur Sozial- und Zeitgeschichte, Bd. 42) [zugl. Phil. Diss., Hamburg 2004].

Moral, Hans (1914): Über Pulpenausgüsse. Dtsch Monatsschr Zahnheilkd 32: 617-624.

Morgenstern, Michael (1892): Vorläufige Mitteilung von Nerven im Dentin. Dtsch Monatsschr Zahnheilkd 10: 436-437.

— (1895): Vorkommen von Nerven in harten Zahnsubstanzen und eine Methode sie aufzufinden. Dtsch Monatsschr Zahnheilkd 13: 111-113.

— (1896): Über die Innervation des Zahnbeins. Arch Anat Physiol, Anat Abth, S. 378-394.

— (1901): Zur Abwehr gegen die Angriffe des Herrn Prof. Dr. Walkhoff. Dtsch Monatsschr Zahnheilkd 19: 318-324.

Müllenbruck, Hans (1932): Rhodan im Speichel und Magensaft. Med. dent. Diss., Greifswald.

Müller, Christine von (2004): Nationalsozialist oder schwacher Charakter? Dr. Werner Puttfarken, Schulleiter der Gelehrtenschule des Johanneums von 1933 bis 1942. In: Dies./Petersen, U./Reimer, U. (Hrsg.): Symposion. Festschrift zum 475-jährigen Jubiläum der Gelehrtenschule des Johanneums. Hamburg, S. 49-62.

Müller, Fritz (1931): Experimentelle Untersuchungen über die antiseptische Wirkung von Zahnzementen. Naturwiss. Diss., Zürich.

Müller, Thomas: Vergleich und Transferanalyse in der Medizingeschichte? Eine Diskussion anhand von Reiseberichten. MedHist J 39 (2004) 57-77.

Müller, Wilhelm (1922): Das sensible Dentin und seine Bekämpfung mit Rahinol. Med. dent. Diss., Göttingen.

Müller-Schneemayer, Ingrid (2004): Die Amalgamkontroverse in den Zwanziger Jahren des 20. Jahrhunderts. Med. dent. Diss., München.

Müssener, Helmut (1974): Exil in Schweden. Politische und kulturelle Emigration nach 1933. Hanser, München (Stockholmer germanistische Forschungen, Bd. 14; Acta Universitatis Stockholmiensis).

Mummery, Howard (1924): The microscopic & general anatomy of the teeth, human and comparative. 2. Aufl., Oxford University Press, London.

Muntz, John/Dorfman, Albert/Stephan, Robert (1943): In vitro studies on sterilization of carious dentin. J Am Dent Assoc 30: 1893-1900.

Musgrave, J. J. (1882): The Human Teeth. A popular treatise on their care and preservation, and the effect of diseased teeth in causing various constitutional derangements with practical remarks on the filling and extraction of teeth [...]. "Guardian" Office, Warrington.

Nägeli, Carl von (1893): Ueber oligodynamische Erscheinungen in lebenden Zellen. Commissions-Verlag Georg, Basel/Zürcher & Zurrer, Zürich (Denkschriften der Schweizerischen Naturforschenden Gesellschaft, Bd. 33).

Nagel, Hermann (1923): Das sensible Dentin. Med. Diss., Köln.

NDB: Neue Deutsche Biographie. Hrsg. von der Historischen Kommission bei der Bayerischen Akademie der Wissenschaften. Bd. 1– . Duncker & Humblot, Berlin, 1953– .

Neumann, Hugo (1894): Über die Beziehung der Krankheiten des Kindesalters zu den Zahnkrankheiten. In: Volkmann, Richard von (Hrsg.): Sammlung klinischer Vorträge. N. F., H. 172 = Innere Medizin. N. F., H. 53. Breitkopf und Härtel, Leipzig, S. 855-901.

Nickol, Thomas (1992): Das wissenschaftliche Werk des Arztes und Zahnarztes Carl Röse (1864–1947). Lang, Frankfurt a. M. [u. a.] (Marburger Schriften zur Medizingeschichte, Bd. 31).

Nicolaysen, Rainer (2008): Die Frage der Rückkehr. Zur Remigration Hamburger Hochschullehrer nach 1945. Z Ver Hamb Gesch 94: 117-152.

Nipperdey, Thomas (1993a): Das Problem der Minderheit: die Juden. In: Ders.: Deutsche Geschichte 1800–1866. Bürgerwelt und starker Staat. Beck, München, S. 248-255.

— (1993b): Die Juden. In: Ders.: Deutsche Geschichte 1866–1918. Bd. 1: Arbeitswelt und Bürgergeist. Beck, München, S. 396-413.

NLJ = Neues Lexikon des Judentums. Hrsg. von Julius H. Schoeps. Bertelsmann Lexikon Verlag, Gütersloh/München 1992.

Nolden, Rolf (1994): Zahnerhaltungskunde. Präventive Zahnheilkunde, Kariologie, Endodontologie, Parodontologie, Kinderzahnheilkunde. 6. Aufl., Thieme, Stuttgart/New York.

Nufer, Walter (1947): Untersuchungen über die Beeinflussung tiefer Cariesherde mit Endoxyl I. Med. dent. Diss., Basel.

ODNB: Oxford Dictionary of National Biography. In Association with the British Academy. From the Earliest Times to the Year 2000. Ed. by H. C. G. Matthew and Brian Harrison. Bd. 1-60. Oxford University Press, Oxford [u. a.] 2004.

ÖBL: Österreichisches Biographisches Lexikon 1815–1950. Hrsg. von der Österreichischen Akademie der Wissenschaften unter der Leitung von Leo Santifaller. Bd. 1– . Verlag der Österreichischen Akademie der Wissenschaften, Wien 1957– .

Oppenheimer, Carl (1922): Biochemie. 4. Aufl., Thieme, Leipzig (Ders./Weiß, Otto: Grundriss der Physiologie für Studierende und Ärzte, T. 1).

Our Diary. Br Dent J 88: 82, 138, 200 (1950); 89: 184, 214, 236 (1950); 90: 228, 250 (1951); 91: 228 (1951); 92: 58, 80, 224 (1952).

Pagel, Julius Leopold (Hrsg.) (1901): Biographisches Lexikon hervorragender Ärzte des neunzehnten Jahrhunderts. Mit einer historischen Einleitung. Urban & Schwarzenberg, Berlin/Wien [Repr. Zentralantiquariat der DDR, Leipzig 1989].

Papcke, Sven (1991): Exil und Remigration als öffentliches Ärgernis. In: Krohn et al. (Hrsg.), S. 9-24.

Pearle, Kathleen M. (1984): Ärzteemigration nach 1933 in die USA: Der Fall New York. MedHist J 19: 112-137.

Pickerill, Henry Percy (1913): Die Verhütung von Zahnkaries und Mundsepsis. Meusser, Berlin.

— (1923): The Prevention of Dental Caries and Oral Sepsis. 3. Aufl., Baillière, Tindall & Cox, London.

Pohle, Ernst/Strebinger, Erich (1922): Über die Ionenkonzentration der menschlichen Mundflüssigkeit. Dtsch Monatsschr Zahnheilkd 40: 306-309.

Port, Gottlieb/Euler, Hermann (1915): Lehrbuch der Zahnheilkunde. Bergmann, Wiesbaden.

—/— (1951): Port-Euler: Lehrbuch der Zahnheilkunde. 6. Aufl., hrsg. von Hermann Euler. Bergmann, München.

Preiswerk, Gustav (1908): Lehrbuch und Atlas der Zahnheilkunde mit Einschluss der Mundkrankheiten. Lehmann, München (Lehmanns Medizinische Handatlanten, Bd. 30).

Prescott, Heather Munro (2002): Using the student body: College and university students as research subjects in the United States during the twentieth century. J Hist Med Allied Sci 57: 3-38.

Prime, James Mark (1925): Prophylactic treatment of pits and fissures with technic for filling them when carious. J Am Dent Assoc 12: 700-710.

Pschyrembel (2002): Pschyrembel Klinisches Wörterbuch. 259. Aufl., de Gruyter, Berlin/New York.

Pünter, Moritz (1933): Ueber das Rhodan, das Ptyalin und die Wasserstoffionenkonzentration im Speichel bei Gesunden und Kranken. Med. dent. Diss., Zürich.

Puntoni, V. (1965): Memory of Giuseppe Sanarelli on the 25th anniversary of his death. April 24, 1864 – April 6, 1940. Nuovi Ann Ig Microbiol 16: 81-87.

Pursche, Walter (1920): Das sensible Dentin und seine Behandlung. Med. dent. Diss., Greifswald.

Radkau, Joachim (1998): Das Zeitalter der Nervosität. Deutschland zwischen Bismarck und Hitler. Hanser, München [u. a.].

Radosevic, E. (1927): Das Grundprinzip des Stoffwechsels im Zahn. Dtsch Monatsschr Zahnheilkd 45: 145-168.

Regal, Wolfgang/Nanut, Michael (2002): Von Kurpfuschern und Zahnbrechern (Altes Medizinisches Wien 10). http://www.aerztewoche.at/viewArticleDetails.do?articleId=3855.

Reif, Walter (1928): Die Vererbung der Kronenform menschlicher Zähne. Med. dent. Diss., Bonn.

— (1955): [Chairman's Address]. In: CDS (Hrsg.), S. 4.

— (1983): The Hans Turkheim Memorial Address. The European Dental Society News Letter 1: 2.

Reincke, Johann Julius (1890): Das Medicinalwesen des Hamburgischen Staates. Eine Sammlung der gesetzlichen Bestimmungen für das Medicinalwesen in Hamburg. 2. Aufl., Mauke, Hamburg.

[Reincke, Johann Julius] (1901): Die sonstige Fürsorge der Behörden für die Gesundheitsverhältnisse. In: Die Gesundheitsverhältnisse Hamburgs im neunzehnten Jahrhundert. Den ärztlichen Theilnehmern der 73. Versammlung Deutscher Naturforscher und Ärzte gewidmet von dem Medicinal-Collegium. Voss, Hamburg.

Reisman, Arnold (2007): Public Health Dentistry Pioneer: Alfred Kantorowicz in Exile from Nazi Rule. J Hist Dent 55: 6-15.

Renk, Alfred (2005): Zahnfüllungen ältere Zeit. In: Gerabek et al. (Hrsg.), S. 1517.

Resch, Lieselotte/Buzas, Ladislaus (1915): Verzeichnis der Doktoren und Dissertationen der Universität Ingolstadt-Landshut-München. Bd. 2: Medizinische Fakultät 1472–1915. Universitätsbibliothek, München.

Reuland, Andreas Jens (2004): Menschenversuche in der Weimarer Republik. Books on Demand, Norderstedt [zugl. Med. Diss., Heidelberg 2003].

Richter, Ekkehard/Lebhardt, Angelika (1978): Simon Schwendener: Mitbegründer einer modernen allgemeinen Botanik. Berlin.

Riemer, Silke Katharine (2001): Karl Schuchardt – Leben und Werk. Med. dent. Diss., Hamburg. http://deposit.ddb.de/cgi-bin/dokserv?idn=974451223.

Ring, Malvin E. (1997): Geschichte der Zahnmedizin. Könemann, Köln.

RMK: Reichs-Medizinal-Kalender für Deutschland, begründet von Paul Börner. T. II: Ärztliches Handbuch und Ärzteverzeichnis. Thieme, Leipzig, Ausg. 1926.

Robinson, Hamilton B. G.: International Association for Dental Research: Proceedings of Twenty-Seventh General Meeting Drake Hotel, Chicago, Ill. June 24, 25, and 26, 1949. J Dent Res 28: 627-688.

Rodegra, Heinrich (1979): Das Gesundheitswesen der Stadt Hamburg im 19. Jahrhundert unter Berücksichtigung der Medizinalgesetzgebung (1586 – 1818 – 1900). Steiner, Wiesbaden (Sudhoffs Archiv, Beih. 21).

Römer, Oskar (1899): Zahnhistologische Studie. T. 2. Fehsenfeld, Freiburg i. Br.

Röse, Carl (1905): Zahnverderbnis und Speichelbeschaffenheit. Dtsch Monatsschr Zahnheilkd 23: 705-746.

— (1908): Erdsalzarmut und Entartung. Springer, Berlin.

Rößler, Hermann (1927): Eine Vereinfachung der Kramponzahnverschraubung nach Bryant [!]. In: Misch (Hrsg.), Bd. 3, S. 467 f.

Rohde, Saskia (1994): Die Synagogen der Sefardim in Hamburg und Altona: Eine Spurensuche. In: Studemund-Halévy (Hrsg.), S. 141-152.

Rohrmeier, Gerhard (1985): Friedrich Otto Walkhoff 1860–1934. Leben und Werk. Med. Diss., Würzburg.

Rose, Ingeborg (1969): Alfred Kantorowicz. Sein Leben und seine Bedeutung für die Zahnheilkunde. Med. dent. Diss., Bonn.

Rosenberg, Louis (1920): Beiträge zur Injektions-Anästhesie in der konservierenden Zahnheilkunde, besonders zur Dentin- und Pulpen-Anästhesie. Med. dent. Diss., Berlin.

Rosenstein, Solomon (1937): Studies in the conservation of deciduous and early permanent teeth. J Dent Res 16: 29-31.

Roth, Karl (1924): Die Prädisposition des Sechsjahrmolaren für die Karies, ihre Rolle bei der Kieferostitis und die Möglichkeit einer Prophylaxe. Med. dent. Diss., Göttingen.

Rothman, David (1997): Der Nürnberger Kodex im Licht früherer Prinzipien und Praktiken im Bereich der Humanexperimente. In: Tröhler, Ulrich/Reiter-Theil, Stella (Hrsg.): Ethik und Medizin 1947–1997. Was leistet die Kodifizierung von Ethik? Wallstein, Göttingen, S. 75-88.

Rudolph, Arthur (1930): Über die Beeinflussung von Mundbakterien durch oligodynamische und bakterizide Stoffe unter besonderer Berücksichtigung einiger Silberverbindungen. Med. dent. Diss., Hamburg.

Rürup, Reinhard (1984): Deutschland im 19. Jahrhundert: 1815–1871. Vandenhoeck & Ruprecht, Göttingen (Leuschner, Joachim [Hrsg.]: Deutsche Geschichte, Bd. 8).

— (1987a): Emanzipation und Antisemitismus. Studien zur „Judenfrage" der bürgerlichen Gesellschaft. Fischer, Frankfurt a. M.

— (1987b): Emanzipationsgeschichte und Antisemitismusforschung. In: Erb/Schmidt (Hrsg.), S. 467-478.

Ruete, Alfred (1925): Über die oligodynamische Wirkung unseres Silberpulvers. Klin Wochenschr 4: 2499 f.

Rumberger, Ekkehart/Hünerbein, Diana (1989): Physiologisches Institut. Ein Schritt vom AKE zum UKE vor 75 Jahren. In: Weisser (Hrsg.), S. 348-352.

Ruppenthal, Jens (2007): Kolonialismus als „Wissenschaft und Technik". Das Hamburgische Kolonialinstitut 1908 bis 1919. Steiner, Stuttgart (Historische Mitteilungen, Beiheft 66) [zugl. Phil. Diss., Kiel 2006].

Sachs, Wilhelm (1891): Die Pflege und die Erkrankungen der Zähne. In: Clasen, Friedrich Ernst: Die Haut und das Haar. Ihre Pflege und ihre kosmetischen Erkrankungen. 3. Aufl., Gundert, Stuttgart, S. 322-359.

— (1924): Das Füllen der Zähne. In: Scheff, Julius (Hrsg.): Handbuch der Zahnheilkunde. 4. Aufl., Hölder, Wien, Bd. 2, S. 290-529.

Salomon, Fritz G. (1955a): Hans Turkheim, D.M.D, Hamburg. Br Dent J 97: 384.

— (1955b): [Obituary]. In: CDS (Hrsg.), S. 4-6.

Sanarelli, Giuseppe (1892): Der menschliche Speichel und die pathogenen Mikroorganismen der Mundhöhle. Centralbl Bakt Parasitenkd 10: 818-822.

Sauerwein, Ernst (1952): Das Spaltungsvermögen einiger Karieskeime und des Bact. Acidophilum gegenüber verschiedenen Kohlenhydraten und deren Reaktion auf das Speichel-pH. Dtsch Zahnärztl Z 7: 73-87.

— (1985): Zahnerhaltungskunde: Kariestherapie, Endodontie, Parodontologie. 5. Aufl., Thieme, Stuttgart/New York.

Schäfer, E. et al.: Offizielles Endodontologisches Lexikon – mit einem Anhang für Materialien und Instrumente – der Deutschen Gesellschaft für Zahnerhaltung (Stand August 1999). http://www.endopedia.de/images/1/1d/GLOSSARY_DGZ.DOC (eingesehen 11.12.2007).

Scheckel, Gerlinde (1985): Zahnmedizinische Schulen gemäß dem fachlichen Schrifttum. Fakultäten Erlangen, München, Würzburg, Wien und Prag. Med. dent. Diss., Erlangen-Nürnberg.

Schiffner, Ulrich (1981): Über den Einfluss vasokonstringierender Zusätze auf die Wirksamkeit verschiedener Lokalanästhetika. Med. dent. Diss., Hamburg.

— (1993): Der Einfluss von Speichelproteinen auf die Demineralisation von Zahnschmelz. Untersuchung in einer künstlichen Mundhöhle. Med. dent. Habil.-Schrift, Hamburg.

Schindler, Jakob (1919): Ueber den Einfluß verschiedener Lokalanästhetica auf die Empfindungen der Zunge. Med. dent. Diss., Zürich.

Schirren, Carl (2004): Die Entwicklung der Mykologie in Hamburg am Beispiel von H. C. Plaut und H. Rieth. Omnimed, Hamburg (Folia Dermatologica, Bd. 2).

Schlaeger (1919): Zahnärztlicher Verein in Hamburg E.V. Dtsch Zahnärztl Wochenschr 22: 87.

Schlegel, Hans Günter (2004): Geschichte der Mikrobiologie. 2. Aufl., Deutsche Akademie der Naturforscher Leopoldina, Halle (Saale) (Acta historica Leopoldina, Bd. 28).

Schmid, Hans (1960): Henry Percy Pickerill (1879–1956). Med. dent. Diss., Zürich.

Schmidt, Erich (1910): Das Deutsche Zahnärztehaus war Mittelpunkt und Repräsentationsstelle für zahnärztliche Wissenschaft und Standesvertretung. Dtsch Monatsschr Zahnheilkd 28: 240.

Schmitz, Emil-Heinz (1989/90): Handbuch zur Geschichte der Optik. Erg.-Bd. 2: Das Mikroskop. T. A – B. Wayenborgh, Bonn [u. a.].

Schmitz, Ernst (1928): Zur normalen und pathologischen Physiologie des Mundes. Dtsch Zahnärztl Wochenschr 31: 3-25.

Schölermann, Andrea (2003): Hermann Euler und Hans-Hermann Rebel. Eine Abhandlung über ihre wissenschaftliche Tätigkeit als Leiter des Zahnärztlichen Instituts der Universität Göttingen (1921–1947). Med. dent. Diss., Göttingen.

Scholz, Albrecht/Heidel, Caris-Petra (Hrsg.) (2004): Emigrantenschicksale. Einfluss der jüdischen Emigranten auf Sozialpolitik und Wissenschaft in den Aufnahmeländern. Mabuse, Frankfurt a. M. (Medizin und Judentum, Bd. 7).

Schott, Heinz (2000): Die Chronik der Medizin. Chronik Verlag, Gütersloh/München.

Schröck-Schmidt, Peter (1996): Leuchtende Sterne der Medizin. Zur verdrängten Geschichte jüdischer Zahnoperateure, Zahnärzte und Professoren. Verlag im Wissenschaftszentrum, Leipzig.

Schroeder, Hubert E. (2000): Orale Strukturbiologie. Entwicklungsgeschichte, Struktur und Funktion normaler Hart- und Weichgewebe der Mundhöhle und des Kiefergelenks. 5. Aufl., Thieme, Stuttgart [u. a.].

Sebba, Max (1922): [Referat über:] Hans Türkheim zur Sinnesphysiologie der Mundhöhle und der Zähne. Dtsch Monatsschr Zahnheilkd 40: 185 f.

Seer, Max (1920): Der Einfluss der Füllungsmaterialien auf das Wachstum der Bakterien. Med. dent. Diss., Kiel.

Selbach, Friedrich Wilhelm (1935): Die Ausbildung des englischen Zahnarztes L.D.S. (Engl.). Zahnärztl Student Rundsch 3: Sp. 1821.

Shatzkes, Pamela (2002): Holocaust and Rescue: Impotent or Indifferent? Anglo-Jewry, 1938–1945. Palgrave, Basingstoke [u. a.].

Siebert, Kurt (1936): Untersuchung der Schmelz-Dentin-Grenze. Med. dent. Diss., Tübingen.

Sielemann, Jürgen (Bearb.) (1995): Hamburger jüdische Opfer des Nationalsozialismus: Gedenkbuch. Unter Mitarbeit von Paul Flamme. Staatsarchiv, Hamburg (Veröffentlichungen aus dem Staatsarchiv der Freien und Hansestadt Hamburg, Bd. 15).

Sigron, G. (1985): Centenary of the birth of the Swiss dental pulp researcher Walter Hess (1885–1980). Schweiz Monatsschr Zahnmed 95: 1130-1137.

Simon, Franz Julius (1926): Über den Glukosegehalt des menschlichen Speichels. Speichelstudien II. Dtsch Monatsschr Zahnheilkd 44: 111-123 [zugl. Med. dent. Diss., Hamburg 1925].

Simons, Albrecht (1925): Geschichtliches über Speichelanalysen und über quantitative Phosphorsäurebestimmungen im Mundspeichel. Schweiz Monatsschr Zahnheilkd 13: 93-97.

Skinner, Eugene (1948): The science of dental materials. 3. Aufl., Saunders, Philadelphia/London.

Skramlik, Emil von (1925): Handbuch der Physiologie der niederen Sinne. Bd. 1: Die Physiologie des Geruchs-und Geschmackssinnes. Thieme, Leipzig.

Smreker, Ernest (1923): Fortsetzung von Zahnbeinkanälchen in dem Schmelz menschlicher Zähne. Vierteljahrsschr Zahnheilkd 39: 521-527.

Smreker, Ernest (1926a): Über die Injektion des Schmelzes durch die Zahnbeinkanälchen. Z Stomatol 24: 460-467.

— (1926b): Erwiderung auf vorstehende Zeilen von H. Türkheim. Z Stomatol 24: 889.

Spehr, Wolfgang (1989): Psychiatrische und Nervenklinik. Von der Irrenanstalt zur Universitätsklinik. In: Weisser (Hrsg.), S. 303-306.

Sperling (1930): Die Oligodynamisierung der edlen Metalle und ihre Anwendung in der Heilkunde [Vortragsreferat]. Zahnärztl Rundsch 39: 555 f.

Spranke, Günter (1987): Julius Witzel (1863–1914). Med. dent. Diss., Marburg.

Stahnisch, Frank (2005): „Die Photographie als Hülfsmittel mikroskopischer Forschung"? Joseph von Gerlach (1820–1896) und die frühen anatomischen Mikrophotographen. Ber Wiss Gesch 28: 135-150.

Stearn, William T. (1989): List of Publications of John S. L. Gilmour. Pl Syst Evol 197: 109-112.

Steger, Florian/Jankrift, Kay P. (Hrsg.): Gesundheit – Krankheit. Kulturtransfer medizinischen Wissens von der Spätantike bis in die Frühe Neuzeit. Böhlau, Köln [u.a.].

Stein, Georg (1930): Untersuchungen über die oligodynamische Wirkung des Silbers mit besonderer Berücksichtigung seiner Brauchbarkeit zur Wurzelfüllung. Z Stomatol 28: 1-8.

Steiner, Isidor (1891): Die Empfindungen der Mundhöhle. In: Scheff, Julius (Hrsg.): Handbuch der Zahnheilkunde. Bd. 1. Hölder, Wien, S. 299-305.

— (1902): Ueber das Empfindungsvermögen der Zähne des Menschen. Centralbl Physiol 15: 585-589.

Stöhr, Philipp (1905): Lehrbuch der Histologie und der mikroskopischen Anatomie des Menschen mit Einschluss der mikroskopischen Technik. 11. Aufl., Fischer, Jena.

Strömgren, Hedvig Lidforss (1945): Die Zahnheilkunde im neunzehnten Jahrhundert. Munksgaard, Kopenhagen.

Strübig, Wolfgang (1989): Geschichte der Zahnheilkunde. Eine Einführung für Studenten und Zahnärzte. Deutscher Ärzte-Verlag, Köln.

Stuck, Ernst (1939): Die Ausschaltung der Juden aus der deutschen Zahnheilkunde. Zahnärztl Mitt 30: 84-86.

Studemund-Halévy, Michael (2000): Biographisches Lexikon der Hamburger Sefarden. Die Grabinschriften des Portugiesenfriedhofs an der Königstraße in Altona. Christians, Hamburg.

Studemund-Halévy, Michael (Hrsg.) (1994): Die Sefarden in Hamburg. Zur Geschichte einer Minderheit. 1. T. Buske, Hamburg.

Stumm, Heidi: Der Dermatologe Paul Gerson Unna (1850–1929). Leben, klinische Hauptarbeitsgebiete, Weltanschauung. Med. Diss., Mainz 1990.

Sturm, Reinhard (1998): Weimarer Republik: Zwischen Festigung und Gefährdung. Franzis-Druck, München (Informationen zur politischen Bildung, Bd. 261).

Sudhoff, Karl (1926): Geschichte der Zahnheilkunde. Barth, Leipzig [Repr. Olms, Hildesheim 1964].

Süß, Cornelia (1989): Der Prozess der bürgerlichen Gleichstellung der Hamburger Juden 1815–1865. In: Freimark/Herzig (Hrsg.), S. 279-298.

Supper, Werner (1933): Inwieweit läßt sich rostfreier Stahl als Material für Stahl-Schleifenklammern verwenden? Med. dent. Diss., Hamburg.

Tagung (1922): Tagung für soziale und wissenschaftliche Zahnheilkunde Hamburg, 15.–19. März 1922. Dtsch zahnärztl Wochenschr, 25: 6.

Taupitz, Jochen (2001): Forschung am Menschen. Die neue Deklaration von Helsinki. Vergleich mit der bisherigen Fassung. Dtsch Ärztebl 98: 1933-1940.

Tetzlaff, Walter (1982): 2000 Kurzbiographien bedeutender deutscher Juden des 20. Jahrhunderts. Askania-Verlagsgesellschaft, Lindhorst.

Tigerstedt, Robert (1907): Lehrbuch der Physiologie des Menschen. 4. Aufl., Bd. 1. Hirzel, Leipzig.

— (1919): Lehrbuch der Physiologie des Menschen. 9. Aufl., Bd. 1. Hirzel, Leipzig.

Timpe, Sylvia (2003): Die Entstehung der Kariesprophylaxe in Deutschland Ende des 19. Jahrhunderts. Med. dent. Diss., Köln.

Traeber, Margarete (1933): Historischer Rückblick auf die Forschung über die bakterienfeindlichen Kräfte im Speichel. Med. dent. Diss., Würzburg.

Trebitsch, Hugo (1929): Über oligodynamische Silberwirkungen. Z Stomatol 27: 1090-1102.

Trendelenburg, Wilhelm/Loewy, Adolf (Hrsg.) (1924): Lehrbuch der Physiologie des Menschen. 4. Aufl., Vogel, Leipzig.

Trepel, Martin (1999): Neuroanatomie, Struktur und Funktion. 2. Aufl., Urban & Fischer, München [u. a.].

Tschoetschel, Michael (1990): Die Diskussion über die Häufigkeit von Krankheiten bei den Juden bis 1920. Med. Diss., Mainz.

Türkheim, Hans: s. Ergographie, Kap. 8.2.

Türkheim, Julius (1879): Zur Pathogenese der Wahnideen. Med. Diss., München.

— (1900): Zur Psychologie des Willens. Stahel, Würzburg.

— (1904): Zur Psychologie des Geistes: Tier- und Menschengeist. Naumann, Leipzig.

— (1920): Probleme. Eine Reihe von Abhandlungen wichtiger Fragen. Laue, Hamburg.

Türkheim, Nora Cäcilia (1922): Über Wesen und Ätiologie der Opisthognathie bezw. Opisthogenie. Med. dent. Diss., Würzburg.

Uhlmann, Gordon/Weisser, Ursula (1989): Die Entwicklung des Eppendorfer Krankenhauses während des Kaiserreichs (1889–1918). In: Weisser (Hrsg.), S. 34-62.

Urbantschitsch, Eduard Hans (1926): Ursachen und Bahnen der endogenen Zahnverfärbungen [I]. Z Stomatol 24: 1050-1075.

— (1927): Ursachen und Bahnen der endogenen Zahnverfärbungen[II-IV]. Z Stomatol 25: 19-34, 789-800, 1054-1072.

Uschkureit, Martin (1989): Die Geschichte der zahnärztlichen Prophylaxe unter besonderer Berücksichtigung der Sozialhygiene von 1883 bis 1933. Med. dent. Diss., Hamburg.

Villiez, Anna von (2002): Die Verdrängung der jüdischen Ärzte Hamburgs aus dem Berufsleben 1933–1945. MA-Arbeit, Hamburg.

Viohl, Jochen (1985a): Zemente. In: Eichner (Hrsg.), Bd. 2, S. 77-109.

— (1985b): Provisorische Verschlußmittel. In: ebd., S. 173-175.

Völker, Konrad (1928): Die Schmelzfissuren der Prämolaren und Molaren und ihre Beziehung zur Karies. Med. dent. Diss., Würzburg.

Vogel, Barbara (1991): Anpassung und Widerstand. Das Verhältnis Hamburger Hochschullehrer zum Staat 1919 bis 1945. In: Krause et al.Huber (Hrsg.), S. 3-83.

Volkov, Shulamit (1990): Jüdisches Leben und Antisemitismus im 19. und 20. Jahrhundert. Zehn Essays. Beck, München.

Vorlesungsverzeichnis Hamburg: Universität Hamburg: Personal- und Vorlesungsverzeichnis. Lütcke & Wulff, Hamburg, Ausg. Wintersemester 1952/53 bis Wintersemester 1954/55.

Walkhoff, Otto (1885): Beitrag zur Lehre von den Conturlinien und zur Physiologie des Zahnbeines. Dtsch Monatsschr Zahnheilkd 3: 575-583.

Walkhoff, Otto (1892): Neue Untersuchungen über die Pathohistologie des Zahnbeins. Dtsch Monatsschr Zahnheilkd 10: 81-98, 450-468.

— (1895): Ueber das Wesen und die Entstehung von Entwicklungsfehlern in der Structur menschlicher Zähne und ihre Bedeutung für das spätere Leben. Dtsch Monatsschr Zahnheilkd 13: 305-319.

— (1899): Bemerkungen zur Thermometrie der Pulpa. Dtsch Monatsschr Zahnheilkd 17: 555-557.

— (1901a): Der augenblickliche Stand der Kenntnis und der Behandlung des sensiblen Dentins. Dtsch Monatsschr Zahnheilkd 19: 6-19.

— (1901b): Die Abwehr des Herrn Morgenstern. Dtsch Monatsschr Zahnheilkd 19: 425-428.

— (1901c): Die normale Histologie menschlicher Zähne einschließlich der mikroskopischen Technik. Felix, Leipzig

— (1902): Der augenblickliche Stand der Kenntnis und der Behandlung des sensiblen Dentins. Dtsch Monatsschr Zahnheilkd 20: 6-18.

— (1922): Die Überempfindlichkeit des Zahnbeins und ihre Behandlung. 2. Aufl., Berlinische Verlagsanstalt, Berlin.

— (1924): Neue Untersuchungen über den feineren Bau der Dentinkanälchen. Dtsch Monatsschr Zahnheilkd 42: 521-539.

— (1925): Über das vermeintliche Leben im Zahnschmelz durchgebrochener Zähne. Z Stomatol 23: 93-110.

Walkhoff/Hess (1931): [Otto] Walkhoff's Lehrbuch der konservierenden Zahnheilkunde. Hrsg. von Walter Hess. 3. Aufl., Meusser, Berlin.

Walkhoff/Hess (1949): Walkhoff, Otto: Lehrbuch der konservierenden Zahnheilkunde. Hrsg. von Walter Hess. 4. Aufl., Barth, Leipzig.

Wasserstein, Bernard (1979): Britain and the Jews of Europe 1939–1945. Clarendon [u. a.], Oxford [u. a.].

Weber, Ernst-Heinrich (1835): Über den Tastsinn. Arch Anat Physiol wiss Med, S. 152-159.

Weber, Thomas (1997): Zahnmedizin. Chapman & Hall, London [u. a.] (Memorix).

Weindling, Paul (1991): The Contribution of Central European Jews to Medical Science and Practice in Britain, the 1930s–1950s. In: Mosse, Werner E. (Koordinator); Carlebach, Julius et al. (Hrsg.): Second Chance: Two Centuries of German-Speaking Jews in the United Kingdom. Mohr, Tübingen (Schriftenreihe wissenschaftlicher Abhandlungen des Leo Baeck Instituts, Bd. 48), S. 243-254.

— (1996): The Impact of German Medical Scientists on British Medicine: A Case Study of Oxford, 1933-45. In: Ash, Mitchell G./Söllner, Alfons (Hrsg.): Forced Migration and Scientific Change. Emigré German-Speaking Scientists and Scholars after 1933, Cambridge University Press, Cambridge [u. a.], S. 86-114.

— (2004): Gebrochene Lebenswege. Erfahrungen medizinischer Flüchtlinge in Großbritannien und weiteren Ländern. In: Scholz/Heidel (Hrsg.), S. 9-18.

Weisser, Ursula (1984): Das erste Hormon aus der Retorte: Arbeiten am synthetischen Adrenalin (Suprarenin) bei Hoechst, 1900–1908. Hoechst Aktiengesellschaft, Frankfurt/M. (Dokumente aus Hoechst-Archiven, Bd. 52).

Weisser, Ursula (Hrsg.) (1989): 100 Jahre Universitäts-Krankenhaus Eppendorf 1889–1989. Attempto, Tübingen.

Wer ist's (1909): Wer ist's? Zeitgenossenlexikon, enthaltend Biographien und Bibliographien. Zusammengestellt von Hermann A. L. Degener. Degener, Leipzig.

Wer ist Wer? (1967/68): Wer ist Wer? Das deutsche Who's who. Hrsg. von Walter Habel. Bd. 15, T. 1. Arani-Verlag, Berlin.

Westphal, Axel (1929): Pulpentod von Zähnen des Oberkiefers nach Radikaloperationen der Kieferhöhle. Med. dent. Diss., Kiel.

Widmann, Horst (1973): Exil und Bildungshilfe. Die deutschsprachige akademische Emigration in die Türkei nach 1933. Lang, Frankfurt a. M. [u. a.].

Will, Rolf (2002): Philipp Pfaff (1713–1766) – Begründer der Deutschen Zahnmedizin. Einblicke in die Entwicklung der Zahnmedizin des 18. Jahrhunderts, Vergleiche zwischen Pierre Fauchard und Philipp Pfaff, die „Preußische Medicinalordnung". Beier & Beran, Langenweißbach.

Willgeroth, Gustav (Bearb.) (1929): Die mecklenburgischen Aerzte von den ältesten Zeiten bis zur Gegenwart. Verlag der Landesgeschäftsstelle des Mecklenburgischen Ärzteverbundes, Schwerin.

Winiker, Gabriella (1985): Dr. med. dent. h. c. Adolf Brodtbeck, 1867–1935. Sein Leben und sein Wirken als Zahnarzt und als engagierter Standespolitiker. Med. dent. Diss., Zürich.

Winzenried, Emil (1922): Klinisch-histologische Untersuchungen über die Wirkung von Silbernitrat bei der Behandlung der Milchzähne. Med. dent. Diss., Zürich.

Wissenschaftliche Herbsttagung (1921): Wissenschaftliche Herbsttagung am 29. und 30. Oktober 1921 [des Zahnärztlichen Vereins in Hamburg] im Allg. Krankenhaus St. Georg. Dtsch zahnärztl Wochenschr 23: 179 f.

Witt, Otto (1930): Über Temperaturpunkte und Schmerzempfindung im Dentin. Med. dent. Diss., Hamburg.

Witzel, Adolph (1899): Das Füllen der Zähne mit Amalgam, nebst einem Anhang über die moderne Behandlung pulpakranker Zähne. Berliner Verlagsanstalt, Berlin.

Witzel, Julius (1904): Die Kruppsche Zahnklinik. Berlinische Verlagsanstalt, Berlin.

Wolf, Manfred (1981): Guido Fischer (1877–1959). Materialien zu einer Biographie. Med. dent. Diss., Marburg.

Wright, Samuel (1844): Der Speichel in physiologischer, diagnostischer und therapeutischer Beziehung. Kaulfuss/Prandel, Wien.

Würzburger Adressbuch. Stürtz, Würzburg, Ausg. 1905.

Wurmbrand, Max/Roth, Cecil (1999): Das Volk der Juden. 4000 Jahre Kampf ums Überleben. Sonderausg., Komet, Frechen [Originalausg. 1993].

Young, J./Cook, D./Lingard, J./Van Lennep, E./Wegmann, E. (2000): Funktion des Magen-Darm-Trakts. In: Klinke, Rainer/Silbernagel, Stefan (Hrsg.): Lehrbuch der Physiologie. 2. Aufl., Thieme, Stuttgart/New York, S. 388-433.

Zachen, Burghard (1990): Das physiologische Humanexperiment von 1880 bis 1900. Med. Diss., Hannover.

Zahnärztlicher Verein (1920): Zahnärztlicher Verein in Hamburg e. V. [Bekanntmachungen]. Dtsch zahnärztl Wochenschr 23: 120.

Zamet, John (2006): Aliens or colleagues? Refugees from Nazi oppression 1933–1945. Br Dent J 201: 397-407.

Zander, H./Smith, H. (1945): Penetration of silver nitrate into dentin [T. II]. J Dent Res 24: 121-128.

Zettel, Hans-Jürgen (1922): Vom Tabakrauch und dessen Einfluß auf die Mikroorganismen der Mundhöhle. Med. dent. Diss., Halle/Saale.

Zierler, Franz E. (1905): Beiträge zur Behandlung putrider Zahnwurzeln unter spezieller Berücksichtigung der Anwendung schwacher galvanischer Ströme (Elektrosterilisation). Stuber, Würzburg.

Zilkens/Schneider (1929): Zahnärztlicher Verein in Hamburg E. V. Dtsch Zahnärztl Wochenschr 32: 384.

Zimmer, Johann Emil (1921): Die bakterizide Wirkung zahnärztlicher Goldersatzmetalle unter Mitberücksichtigung des Münzgeldes (eine vergleichende Experimentaluntersuchung über Randolf, Kosmos, Nickelin). Med. dent. Diss., Greifswald.

— (1923): In welchem Masse wirken die gebräuchlichen zahnärztlichen Goldersatzmetalle und Füllungsmaterialien bakterizid? Vierteljahrsschr Zahnheilkd 39: 355-370.

Zimmer, Stefan (2000): Kariesprophylaxe als multifaktorielle Präventionsstrategie. Med. dent. Habil.-Schr., Berlin.

Zimmermann, Felix (1905): Statistische Bearbeitung und Untersuchung der während 20 Jahren am zahnärztlichen Institut der Universität Leipzig gemachten Füllungen und Extraktionen. Dtsch Monatsschr Zahnheilkd 23: 321-362.

Zimmermann, Mosche (1979): Hamburgischer Patriotismus und deutscher Nationalsozialismus. Die Emanzipation der Juden in Hamburg 1830–1865. Christians, Hamburg (Hamburger Beiträge zur Geschichte der deutschen Juden, Bd. 6).

Zusne, Leonard (1984): Biographical Dictionary of Psychology. Greenwood, Westport/Conn.

Zweite Tagung (1925): II. Tagung für soziale Zahnheilkunde (10.–11. Oktober), verbunden mit einer Ausstellung: „Der Zahnarzt im Dienste der Volksgesundheitspflege“ (10.–15. Oktober) und einer Zahnpflegewoche (12.–15. Oktober). Hamburg.

6.3.3 Informationen von Zeitzeugen

6.3.3.1 Interviews[3] und mündliche Auskünfte

Peter Turkheim (gest. am 2. April 2002 in London)

23.08.2000 in Hamburg
16.01.2001 in Hamburg
06.09.2001 in Hamburg
telefonische Auskunft vom 20.01.2001
telefonische Auskunft vom 10.09.2001

6.3.3.2 Briefliche Informationen

Peter Turkheim (gest. am 2. April 2002 in London)

20.11.2000
07.12.2000
18.01.2001
29.01.2001
05.02.2001
19.02.2001
21.03.2001
23.04.2001
14.05.2001

Anne-Marie Turkheim (gest. am 16. Oktober 2006 in London)

06.04.2002
22.08.2004
25.05.2005

John Ellinger, London

20.02.2001

6.3.4 Internetseiten

http://www.johanneum-hamburg.de, Rubrik „Ehemalige" (eingesehen 17.5.2004).

http://deposit.ddb.de/cgi-bin/dokserv?idn=974451223 (eingesehen 10.5.2008).

http://www.aerztewoche.at/viewArticleDetails.do?articled=3855 (eingesehen 10.5.2008).

http://ki.se/ki/jsp/polopoly.jsp?d=4013&I=en (eingesehen 20.2.2007).

http://de.wikipedia.org/wiki/Richard_Zsigmondy (eingesehen 12.1.2005).

http://www.icd.org/history.htm (eingesehen 20.9.2006).

http://www.fauchard.org/dentalworld/2003/DW.10/DWpfaSept03-page6.htm (eingesehen 14.6.2009).

http://www.fdiworldental.org (eingesehen 13.5.2008).

http://www.endopedia.de/images/1/1d/GLOSSARY_DGZ.DOC (eingesehen 11.12.2007).

http://depatisnet.dpma.de (eingesehen 9.2.2009)

[3] Liegen der Autorin in Form von Notizen vor.

6.4 Abbildungs- und Tabellenverzeichnis mit Quellennachweisen

6.4.1 Abbildungen

6.4.2 Tabellen

Personenindex

Stammbaum Hans Jacob Türkheims

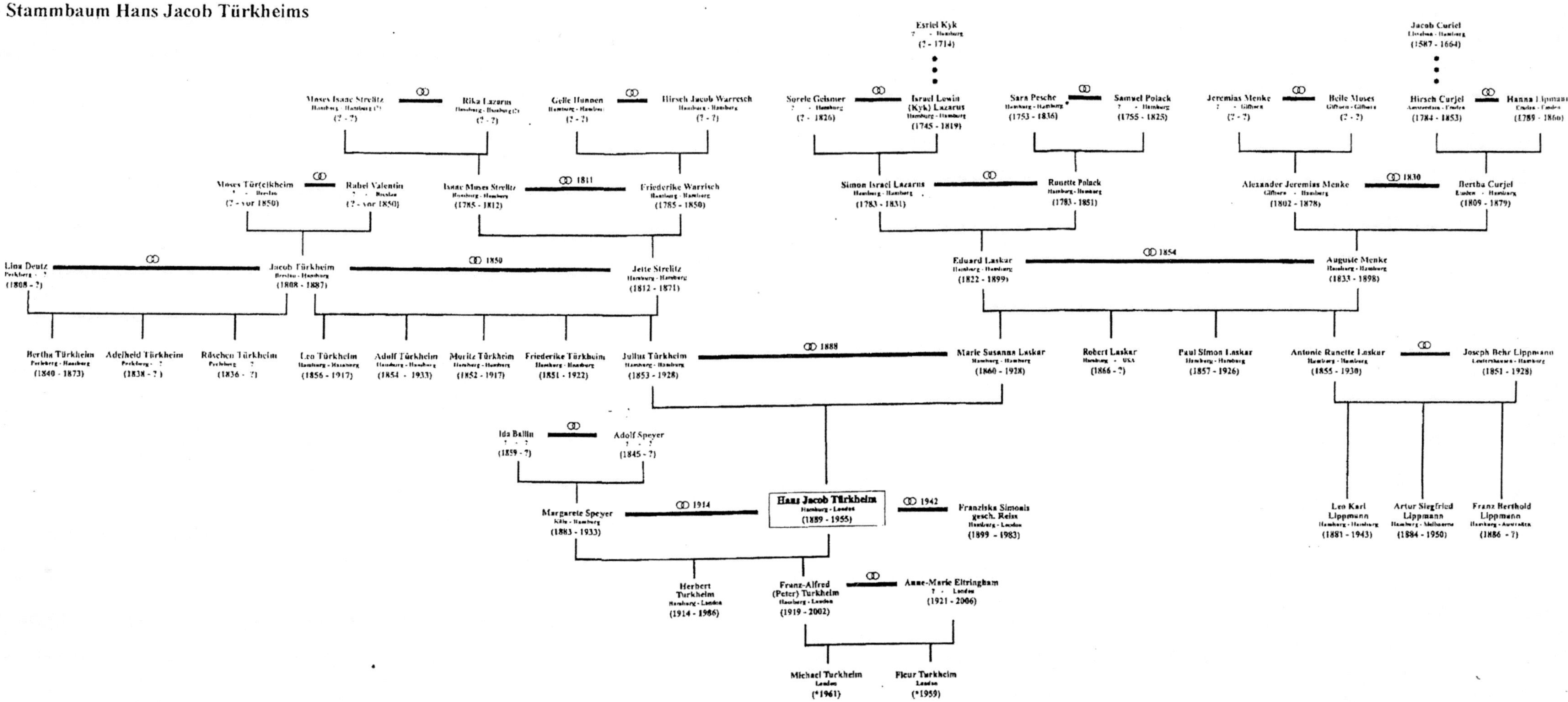

Hamburger Studien zur Geschichte der Medizin
hrsg. von Kai Sammet und Ursula Weisser (Universität Hamburg)

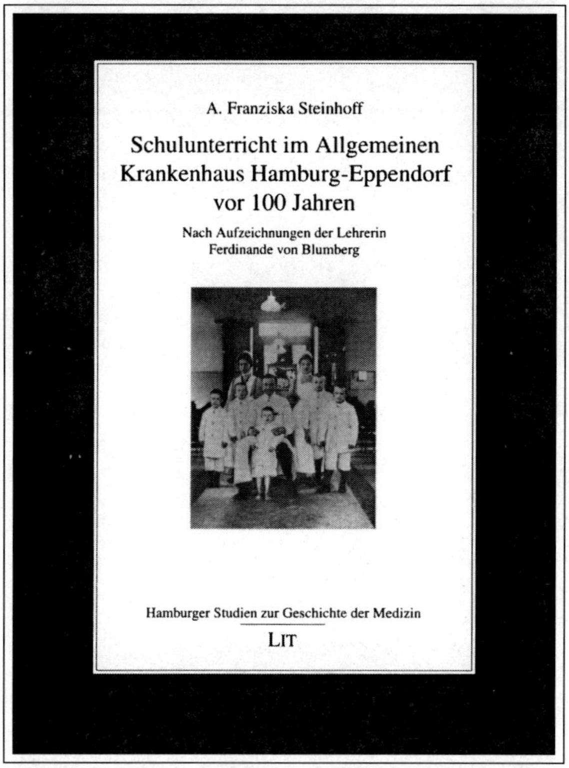

Angelika F. Steinhoff
Schulunterricht im Allgemeinen Krankenhaus Hamburg-Eppendorf vor 100 Jahren
Nach Aufzeichnungen der Lehrerin Ferdinande von Blumberg. Bearbeitet und herausgegeben von Ursula Weisser

Schulunterricht in Anstalten und Krankenhäusern läßt sich in Deutschland bereits im 19. Jahrhundert nachweisen. Näheres über die alltägliche Arbeit der Klinikpädagogen ist den Quellen jedoch meist nicht zu entnehmen. Eine Ausnahme bilden die Arbeitsberichte der Lehrerin F. von Blumberg, die sich um die Wende zum 20. Jahrhundert am größten Städtischen Krankenhaus Hamburgs engagiert um schulische Bildung und pädagogische Förderung kranker Kinder bemühte. Diese Dokumente, die einen facettenreichen Einblick in einen noch wenig erhellten Aspekt der Patientengeschichte, der Sozial- und Alltagsgeschichte des Krankenhauses sowie der Frühzeit der Krankenpädagogik gewähren, werden ediert und mit Hilfe weiterer zeitgenössischer Quellen ausgewertet.

Bd. 3, 2007, 416 S., 34,90 €, br., ISBN 978-3-8258-5605-2

LIT Verlag Berlin – Münster – Wien – Zürich – London

Auslieferung Deutschland / Österreich / Schweiz: siehe Impressumsseite

Medizingeschichte

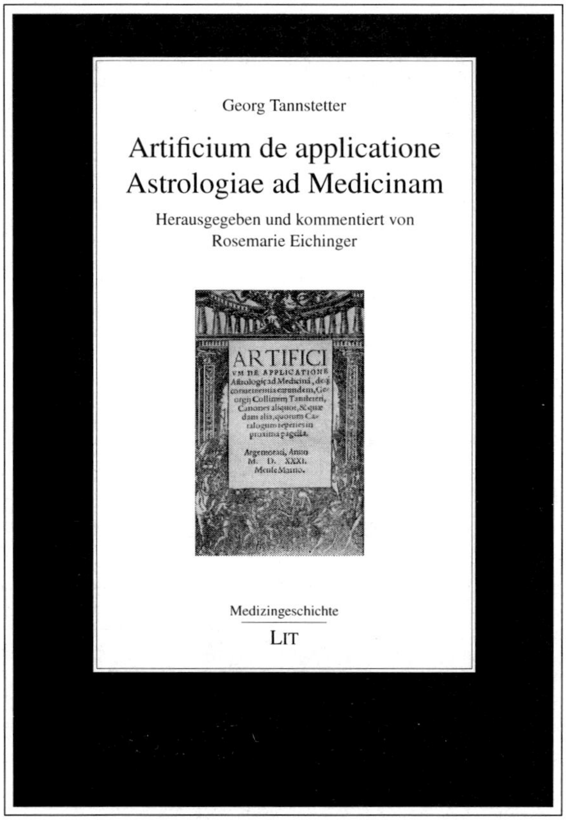

Georg Tannstetter
Artificium de applicatione Astrologiae ad Medicinam
Herausgegeben und kommentiert von Rosemarie Eichinger
In dieser Arbeit wird eine außergewöhnliche Quelle vorgestellt, die ein Schlaglicht auf die Bedeutung der Astrologie in den Lehrplänen der Universitäten wirft. Im Jahre 1526 hielt der humanistische Naturwissenschafter, Lehrer und Arzt Georg Tannstetter die iatromathematische Vorlesung mit dem Titel „Artificium de applicatione Astrologiae ad Medicinam" an der Medizinischen Fakultät der Universität Wien. Diese gedruckte Vorlesungsmitschrift wird nun im Rahmen einer kritischen Edition nebst Übersetzung und Kommentar erstmals im vollständigen Wortlaut vorgelegt.
Bd. 1, 2006, 288 S., 24,90 €, br., ISBN 3-8258-9540-8

LIT Verlag Berlin – Münster – Wien – Zürich – London
Auslieferung Deutschland / Österreich / Schweiz: siehe Impressumsseite

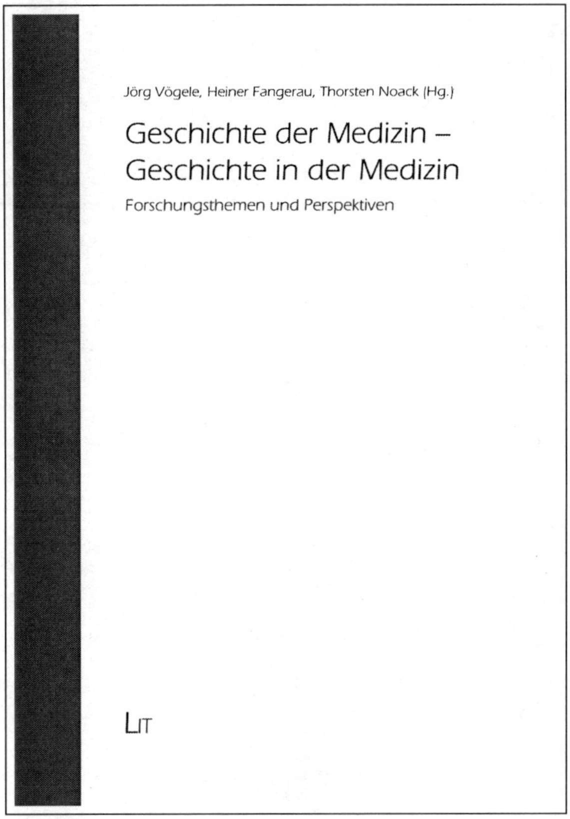

Jörg Vögele; Heiner Fangerau; Thorsten Noack (Hg..)
Geschichte der Medizin – Geschichte in der Medizin
Forschungsthemen und Perspektiven
Die Medizin des 19., 20. und frühen 21. Jahrhunderts folgt mit ihrem Anspruch des Heilens, des Forschens und der Ausbildung von Ärztinnen und Ärzten einem gesellschaftlichen und historischen Wandel. Dieser hat Auswirkungen auf die Medizin als Wissenschaft, ihre Ethik und ihre Theorie. In diesem Sinn bedeutet „Medizin" immer auch ein Nach- und Nebeneinander unterschiedlicher Konzepte, Handlungsfelder und Verhaltensweisen. Der vorliegende Band stellt aktuelle Forschungen zur Geschichte, Theorie und Ethik der Medizin mit ihren Perspektiven für die Medizin des 21. Jahrhunderts exemplarisch dar.
Bd. 2, 2006, 240 S., 24,90 €, gb., ISBN 3-8258-9562-9

LIT Verlag Berlin – Münster – Wien – Zürich – London
Auslieferung Deutschland / Österreich / Schweiz: siehe Impressumsseite

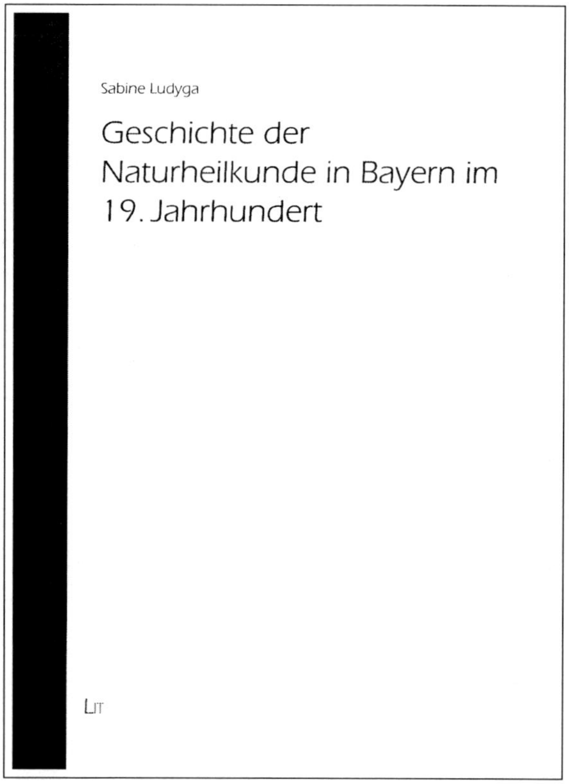

Sabine Ludyga
Geschichte der Naturheilkunde in Bayern im 19. Jahrhundert
Das vorliegende Buch informiert über die Geschichte der Naturheilkunde in Bayern im 19. Jahrhundert. Bayern fällt bei der Geschichte der Naturheilkunde eine besondere Bedeutung zu, nicht zuletzt weil der Begriff Naturheilkunde hier zum ersten Mal erwähnt und schriftlich niedergelegt wurde. Kamen die Anhänger der Naturheilkunde aus den Reihen der Ärzteschaft oder waren es eher medizinische Laien, die sich der neuen Heilmethode zuwandten? War es hauptsächlich die Stadt München, wo sich die Naturheilkunde etablieren konnte oder waren die Wirkungsstätten der die Naturheilkunde Ausübenden vielmehr in ländlichen Regionen zu finden? Wurde die Naturheilkunde von Seiten der bayerischen Regierung unterstützt wie beispielsweise die Homöopathie oder stand ihr der Staat ablehnend gegenüber? Aus Menschen welcher Bevölkerungsschicht setzte sich die Klientel der nach dem neuen Verfahren Behandelnden zusammen? Waren es die begüterten Kreise oder waren die Anhänger der Naturheilkunde eher in der ländlich-bäuerlichen Bevölkerung zu finden? Wurde die Naturheilkunde hauptsächlich im ambulanten Bereich angewandt oder gab es auch Institutionen, z. B. Krankenhäuser, in denen die Patienten stationär behandelt wurden? Diese und andere Fragen werden in vorliegender Arbeit geklärt.
Bd. 3, 2007, 120 S., 14,90 €, br., ISBN 978-3-8258-9918-9

LIT Verlag Berlin – Münster – Wien – Zürich – London
Auslieferung Deutschland / Österreich / Schweiz: siehe Impressumsseite